Hoepffner (Hrsg.)
Pädiatrie
in Schlagworten

Dr. med. J.-U. Albert
Facharzt für Kinderchirurgie

Pädiatrie in Schlagworten

Handbuch der
Diagnostik und Therapie

Dr. med. J.-U. Albert
Facharzt für Kinderchirurgie

Herausgegeben von
Wolfgang Hoepffner

Empfehlungen
und Erfahrungen
der Universitäts-Kinderklinik Leipzig

vfm

Verlag für Medizin Dr. Ewald Fischer · Heidelberg

Die Deutsche Bibliothek – CIP-Einheitsaufnahme

Pädiatrie in Schlagworten: Handbuch der Diagnostik und Therapie; Empfehlungen und Erfahrungen der Universitäts-Kinderklinik Leipzig; / hrsg. von Wolfgang Hoepffner. – Heidelberg: Verl. für Medizin Fischer, 1992
  ISBN 3-88463-161-6
NE: Hoepffner, Wolfgang [Hrsg.]; Kinderklinik ⟨Leipzig⟩

Adresse des Herausgebers und der Erstautoren:

Universitäts-Kinderklinik
Oststraße 21–25
O-7050 Leipzig

Redaktionsschluß: 17. August 1992

© 1992 Verlag für Medizin Dr. Ewald Fischer, Heidelberg

Alle Rechte, insbesondere die der Übersetzung in fremde Sprachen, vorbehalten. Kein Teil dieses Buches darf ohne schriftliche Genehmigung des Verlages in irgendeiner Form – durch Photokopie, Mikrofilm oder irgendein anderes Verfahren – reproduziert oder in eine von Maschinen, insbesondere von Datenverarbeitungsmaschinen verwendbare Sprache übertragen oder übersetzt werden.
All rights reserved (including those of translation into foreign languages). No part of this book may be reproduced in any form – by photoprint, microfilm, or any other means – not transmitted or translated into a machine language without written permission from the publishers.

Titel-Nr. 6161 · ISBN 3-88463-161-6

Produkthaftungsausschluß:
Alle in diesem Buch enthaltenen Angaben, Daten, Ergebnisse usw. wurden von den Autoren nach bestem Wissen erstellt und von ihnen und dem Verlag mit größtmöglicher Sorgfalt überprüft. Gleichwohl sind inhaltliche Fehler nicht vollständig auszuschließen. Daher erfolgen die Angaben usw. ohne jegliche Verpflichtung oder Garantie des Verlages oder der Autoren. Sie üben deshalb keinerlei Verantwortung oder Haftung für etwaige inhaltliche Unrichtigkeiten.

Gesamtherstellung: Colordruck Kurt Weber GmbH, 6906 Leimen.

Geleitwort

Ohne Zweifel gibt es eine Reihe guter Bücher zu Diagnostik und Therapie, gedacht für die Anwendung am Krankenbett. In der Regel haben Spezialisten mehrerer Kliniken dazu hervorragende Beiträge geliefert. Dieses Buch hat eine andere Vorgeschichte. Obwohl jeder Arzt am Krankenbett immer wieder selbst Verantwortung für notwendige Maßnahmen übernehmen muß, selbst Entscheidungen zu treffen hat, erfordert es die Ordnung einer Klinik mit einer größeren Zahl von Mitarbeitern, daß ein hauseigener Konsens zu Diagnostik und Therapie herbeigeführt wird. Diesem Ziel dienen tägliche Beratungen und Visiten sowie wöchentliche Weiterbildungsveranstaltungen. Dabei haben sich schriftliche Empfehlungen als besonders nützlich erwiesen. Seit 1983 gibt es diese in unserer Klinik. Sie haben bei Mitarbeitern, Ärzten in Ausbildung, zahlreichen Gästen und in anderen Kliniken ein lebhaftes Echo gefunden. Das hat uns veranlaßt, solche Empfehlungen in etwas erweiterter Form herauszugeben. Dabei muß betont werden, daß in der Regel nur praktizierte und erprobte Empfehlungen der Diagnostik und Therapie Berücksichtigung fanden. Die Beiträge wurden zu einem hohen Anteil von Ärzten verfaßt, die über eigene tägliche Erfahrungen am Krankenbett verfügen. Ihnen allen gilt der Dank für die z. T. mühevolle Kleinarbeit und wiederholte Korrekturen. Dr. *Hoepffner* hat sich als Koordinator große Verdienste erworben. Ihm gebühren besonderer Dank und Anerkennung, gleichermaßen für Anregungen, wie für Geduld und Hartnäckigkeit.

Wir würden uns freuen, wenn das Buch auch in der neuen Fassung Akzeptanz finden würde.

W. Braun

Vorwort

In den Jahren 1983, 1985 und 1989 erschienen zum Eigengebrauch der Universitäts-Kinderklinik Leipzig Empfehlungen für Diagnostik und Therapie, die aber auch über den Leipziger Raum hinaus Verbreitung fanden. Das positive Echo veranlaßte uns zu einer völligen Neubearbeitung und Erweiterung unter Einbeziehung der neonatologischen Aspekte. Dabei behielten wir die konzeptionellen Grundsätze unseres Nachschlagebuches für die tägliche Praxis bei: Nahezu vollständiger Verzicht auf die Darstellung von Ätiologie und Pathogenese, differentialdiagnostische Überlegungen nur dort, wo es sinnvoll oder notwendig erschien, Betonung von Anamnese und Klinik als Voraussetzungen für Diagnostik und Therapie, schlagwortartige Darstellung aller Maßnahmen in der notwendigen Reihenfolge (jeder Satz bzw. jede Zeile soll eine schnell erfaßbare Information enthalten) und schließlich Verzicht auf Literaturzitate. In Einzelfällen liegen den Darstellungen Empfehlungen von Arbeitsgemeinschaften zugrunde. Die meisten Beiträge beruhen jedoch auf eigenen Erfahrungen und sind zum Teil bereits in erweiterter Form in wissenschaftlichen Publikationen, Buchbeiträgen, Dissertationen und Diplomarbeiten veröffentlicht worden. Über evtl. auftretende Fragen werden die Autoren Auskunft geben.

Vollständigkeit wurde nicht angestrebt. Vergiftungen wurden von vornherein ausgeklammert, da es dafür spezielle umfangreiche Bücher gibt. Dennoch hat sich ein breites Spektrum ergeben, in dem sich allerdings sehr häufige neben z. T. extrem seltenen Krankheiten versammelt finden. Dem in der Regel typischen Ort des diagnostischen bzw. therapeutischen Handelns entsprechend wurden sie 3 verschiedenen Teilen des Buches zugeordnet: Neonatologie, Station bzw. ITS, Ambulanz.

Eingetragene Warenzeichen wurden nicht in jedem Fall und nicht vollständig angeführt. Wo es geschah, sind sie extra gekennzeichnet. Benutzer der Empfehlungen sind nicht der Verpflichtung enthoben, sich darüberhinaus in Mitteilungen der pharmazeutischen Industrie (Rote Liste, Fachinformationen, Beipackzettel usw.) über weitere Präparate sowie über Anwendung, Dosierungsrichtlinien und Kontraindikationen zu informieren.

Durch die Empfehlungen wird ganz allgemein die Verantwortung des Arztes für andere begründete Entscheidungen im Einzelfall nicht berührt.

Herausgeber und Autoren wären für kritische und – wo notwendig – korrigierende Hinweise sehr dankbar.

Leipzig, am 17. 8. 1992

W. Hoepffner

Autorenverzeichnis

Aus der Universitäts-Kinderklinik Leipzig

Prof. Dr. med. habil. *Klaus Beyreiß*
Dr. med. habil. *Günther Boehm* (jetzt Mailand)
Dr. med. *Michael Borte*
Prof. Dr. med. habil. *Wolfgang Braun*
Doz. Dr. med. habil. *Peter Bührdel*
Dr. med. *Ingo Dähnert*
Dr. med. *Elisabeth Dalitz*
Doz. Dr. med. habil. *Manfred Domula*
Dipl.-Med. *Eckhardt Erdmann*
Monika Fabian, Sozialarbeiterin der Klinik
Dr. med. habil. *Christian Fritzsch*
Dr. med. habil. *Hans-Jürgen Häusler*
Dr. med. habil. *Werner Handrick*
Dr. med. *Wolfgang Hoepffner*
Dr. med. *Doris Hückel*
Dr. med. *Fred Hunkert*
Doz. Dr. med. habil. *Eberhard Keller*
Dr. med. *Peter Kinzel*
MU Dr. *Cornelia Kurzke*
Dr. med. habil. *Harald Lenk*
Dr. med. habil. *Rainer Lietz*
Dr. med. *Toni-Annelies Lietz*
Dr. med. *Eva-Maria Meister*
Dipl.-Med. *Andreas Möckel*
Dr. med. *Ute Nietzschmann*
Dr. med. *Thomas Richter*
Dr. med. *Karin Rieske*
Dipl.-Med. *Doris Rösch*
Dipl.-Med. *Uwe Roschlau*
Dr. med. *Regine Schille*
Prof. Dr. med.habil. *Peter Schneider*
Dr. med. habil. *Friedrich-Bernhard Spencker*
Dr. med. *Wolfgang Springer* (jetzt Heidelberg)
Dr. med. *Sibylle Strenge*
Prof. Dr. med. habil. *Herbert Theile*

Dr. med. *Jörg Theile*
Doz. Dr. med. habil. *Christoph Vogtmann*
PD Dr. med. habil. *Stefan Wässer* (jetzt Lübeck)
Doz. Dr. med. habil. *Helmut Willgerodt*

Aus der Klinik für Kinderchirurgie der Universität Leipzig

Prof. Dr. med. habil. *Joachim Bennek*
Dr. med. *Detlef Brock*
Dr. med. *Hans-Dieter Jaeger*
Dr. med. *Karin Rothe*
Dr. med. *Bernd Tillig*
Dr. med. *Ralf-Bodo Tröbs*

Aus der Röntgenabteilung der Kinderklinik und der Klinik für Kinderchirurgie der Universität Leipzig

Doz. Dr. med. habil. *Dieter Hörmann*

Aus der Klinik für Anästhesiologie und Intensivmedizin der Universität Leipzig

Doz. Dr. med. habil. *Lena Wild*

Aus der Augenklinik der Universität Leipzig

Dr. med. *Christa Matzen*

Aus der HNO-Klinik der Universität Leipzig

Dr. med. habil. *Heidrun Müller*

Aus der Hautklinik der Universität Leipzig

Dr. med. *Barbara Biella*
Dr. med. *Manfred Rytter*

Aus dem Institut für Medizinische Mikrobiologie und Epidemiologie

Dr. med. habil. *Rosemarie Blatz*

Aus der Kinderklinik im Städtischen Klinikum St. Georg, Leipzig

Dr. med. *Hertha Eichstädt*

Abkürzungsverzeichnis

ACTH	Adrenocorticotropes Hormon
AFP	Alphafetoprotein
AK	Antikörper
ALAT	Alaninaminotransferase (= GPT)
Amp.	Ampulle
ASAT	Aspartataminotransferase (= GOT)
ASR	Antistreptolysinreaktion
AUG	Ausscheidungsurogramm
BB	Blutbild
BE	base excess
BF	Blutformel (Blutgruppe)
BG	Blutglukose
BSR	Blutsenkungsreaktion
BZ	Blutzucker
cAMP	cyclisches Adenosinmonophosphat
CF	Cystische Fibrose
Ch	Charrier
CMV	Cytomegalievirus
CPAP	Continuous positive airway pressure
CRP	C-reaktives Protein
CT	Computertomogramm
CTG	Cardiotokogramm
DBB	Differentialblutbild
DC	Direct Current
DD	Differentialdiagnose
DMD	Dystrophia musculorum Duchenne
EBV	Epstein-Barr-Virus
ED	Einzeldosis
EEG	Elektroenzephalogramm
EKG	Elektrokardiogramm
EMG	Elektromyogramm
FiO_2	Fraction of inspired oxygen
FSH	Follikelstimulierendes Hormon
FSME	Frühsommer-Meningoenzephalitis
GA	Gestationsalter
Gamma-GT	Gamma-Glutamyltransferase
GLDH	Glutamatdehydrogenase

GOT	Glutamat-Oxalazetat-Transaminase (= ASAT)
Gpt	Gigapartikel
GPT	Glutamat-Pyruvat–Transaminase (= ALAT)
Hb	Hämoglobin
HDL	High density lipoprotcins
H.i.	Haemophilus influenzae
Hk	Hämatokrit
HLA	Human-leucocyte-antigen
HSV	Herpes-simplex-Virus
HUS	Hämolytisch-urämisches Syndrom
HWZ	Halbwertzeit
ICP	Infantile Cerebralparese
ICR	Intercostalraum
Ig	Immunglobulin
IMV	intermittend mandatory ventilation
i.S.	im Serum
ITS	Intensivtherapiestation
KBR	Komplementbindungsreaktion
KG	Körpergewicht
KI	Kontraindikationen
KO	Körperoberfläche
LDL	Low density lipoproteins
LH	Luteotropes Hormon
LKS	Lymphknotenschwellung
LT	Lebenstag
LP	Lumbalpunktion
LVET	Left ventricular ejection time
MCU	Miktions-Cysto-Urethrographie
MRT	Magnetresonanztomogramm
NNH	Nasennebenhöhlen
NNR	Nebennierenrinde
NSA	Nabelschnurarterie
NW	Nebenwirkungen
PDA	Persistierender Ductus arteriosus
sPDA	symptomatischer PDA
PEEP	Positive endexspiratory pressure
PFC	Persistent fetal circulation
PIP	positive inspiratory pressure
Pkt.	Punkt
PKU	Phenylketonurie

PPH	Persistierende pulmonale Hypertension
PTH	Parathormon
PTT	Partielle Thromboplastinzeit
RDS	Respiratory distress syndrome
RF	Rheumafaktor
RöA oder Rö	Röntgenaufnahme
RSV	Respiratory Syncytial Virus
SBH	Säure-Basen-Haushalt
SBS	Säure-Basen-Status
SDS	Standard-deviation-score
SO_2	Sauerstoffsättigung
SPECT	Single-Photon-Emissions-Computertomografie
SSW	Schwangerschaftswoche
STH	Somatotropes Hormon
T_3	Trijodthyronin
T_4	Thyroxin
f T_4	freies T_4
TBG	Thyroxinbindendes Globulin
TG	Thyreoglobulin
TPO	Thyreoidale Peroxidase
Tr.	Tropfen
TRAK	TSH-Rezeptor-Antikörper
TSH	Thyreoida-stimulierendes Hormon
US	Ultraschall
VZV	Varicella-Zoster-Virus
ZNS	Zentralnervensystem
ZVD	Zentralvenendruck
ZVK	Zentralvenenkatheter

Inhalt

Ausgehend davon, daß

- jede Gliederung des Inhalts letztlich in einem nicht unerheblichen Anteil zu Kompromissen zwingt,
- der Benutzer eines solchen Taschenbuches deshalb zumeist über das Schlagwortverzeichnis die ihn interessierenden Abschnitte sucht und
- er dabei dann etliche Verweise findet, die auf unergiebige Stellen führen,

haben sich Herausgeber und Verlag zu einem ungewöhnlichen Verfahren entschlossen:

- Der Inhalt des Taschenbuches wird in 3 Teile gegliedert.
- Innerhalb dieser Teile werden die Beiträge schlagwortartig alphabetisch geordnet.
- Hinzu kommen wenige Verweise, die zu umfangreicheren zusätzlichen oder differentialdiagnostischen Ausführungen führen.

Dieses kombinierte Inhalt-Schlagwort-Verzeichnis findet sich am Ende des Buches.

1. TEIL

Neonatologie

Anämie

Ch. Vogtmann

Vorbemerkungen

In ungestörtem Allgemeinzustand sind Hämatokrite bis 0,30 akzeptabel und nicht akut behandlungsbedürftig. Bei erhöhtem Sauerstoffbedarf liegt die Grenze bei 0,40, bei zyanotischen Vitien bei 0,50. Hämatokrite verstehen sich immer als venöse Werte. Kapillar-venöse Differenzen sind um so größer je jünger das Kind, je schlechter die periphere Zirkulation und je höher der venöse Hämatokrit sind.

Anämie geht meist auch mit Hypovolämie (Gegensatz zu Polyglobulie) einher und ist evtl. erkennbar an hoher Herzfrequenz (auch fetale Tachykardie); Blutdruck meist normal.

1. Vorgehen bei Verdacht auf perinatalen Blutverlust
- Überwachung von Herzfrequenz, Blutdruck, Säure-Basen-Status.
- Hk-Kontrollen venös.
- Systolische Zeitintervalle: verlängerte PEEP (>50 ms), verkürzte LVET (<150 ms) spricht für Hypovolämie.
- Zentraler Venendruck (falls Katheter aus anderen Gründen zentral liegt) <4 cm H_2O.

2. Transfusionsindikation
- Hk <0,40: in den ersten Lebenstagen und RDS, PDA, Vitium cordis, Sepsis,
- Hk <0,30: reife Kinder in erster Lebenswoche,
- Hk <0,30–0,35: asymptomatische Frühgeborene <1500 g.
- Akuter Hämatokritabfall >0,05/4 Std.

3. Bluttransfusion
- Im lebensbedrohenden Notfall Frischblut von gesunden, untersuchten Stationsspendern.
- Sonst Blutkonserve (Erythrozyten-Konzentrat oder Vollblut, möglichst nicht älter als 5 Tage).
- Hypovolämie: 15–20 ml/kg KG bei Schocksituation, sonst geteilt auf 2–4 Portionen.

– 1 ml Ery-Konzentrat/kg KG bzw. 2 ml Vollblut/kg KG heben den Hk um 0,01.

Apnoen

Ch. Vogtmann

Vorbemerkungen

Apnoen sind im Rahmen periodischer Atmung des sehr kleinen Frühgeborenen häufige Ereignisse der ersten Lebenswochen, deren Erstmanifestation aber in der Regel jenseits des 1. Lebenstages liegt. Daneben sind sie Zeichen oder Folgeerscheinung zahlreicher anderer Störungen, die ausgeschlossen werden müssen. Rezidivierende Apnoen gefährden die Kinder durch hypoxämische Schädigung oder intrazerebrale Blutungen.

Definitionen
- Apnoische Pause: Atemstillstand ohne Änderung der Hautfarbe und der Herzfrequenz. Dauer <10 sec, spontanes Wiedereinsetzen der Atmung.
- Apnoischer Anfall: Charakterisiert durch Dauer von über 10 sec, zunehmende Zyanose, später Blässe und Herzfrequenzabfall. Reaktion auf taktile Stimulation oft verzögert, so daß Maskenbeatmung erforderlich sein kann. Nach der Überwindung der Apnoe folgt nicht selten eine Schreiattacke, die dann erneut in einer Apnoe enden kann.

Ätiologie
- Unreife: periodische Atmung insbesondere im REM-Schlaf.
- Hypoxie: Apnoe im Verlauf eines RDS zeigt eine schwere Hypoxie an. Oft geht eine Seufzeratmung voraus. Bei der Sepsis kann sie ein Frühzeichen sein.
- Zentrale Ursachen: Medikamente, Hypoglykämie, Hypokalzämie, zerebrale Läsion (Blutung, Ischämie, Entzündung,

Geburtstraumen). Zeitgleichheit von Apnoe und Herzfrequenzänderung weist auf zerebrale Störung hin.
- Hyperventilation: Schreiattacke.
- Reflektorisch: Atemhemmung durch zu geringe Lungendehnung, Sekrete im Hypopharynx-Kehlkopfbereich.
- Obstruktiv: Verlegung der Atemwege, auch durch zu starke Kopfwendung zur Seite, falsche Lagerung.
- Atmungsbehinderung: Magenblähung, zu rasche Nahrungssondierung.
- Unterkühlung, auch Übertemperatur im Inkubator.
- Grobes „handling".

Überwachung

Alle Neugeborenen auf der ITS erhalten ein Herz- und Atemmonitoring (Kardiorespirogramm). Kontrolle der Blutgase, Elektrolyte, Glukose, Infektionsparameter.

Therapie und Prophylaxe
- Taktile Stimulation: Je früher sie einsetzt, mit um so geringerer Stärke kommt man zum Ziel. Schmerzreize vermeiden. Möglichst peripher applizieren. Schaukelmatratze.
- Sauerstoff-Supplementierung: Prinzipiell gehört die Erhöhung des Sauerstoffangebotes nicht zur Prophylaxe und Therapie der Apnoe (gefährliche pO_2-Spitzen). Liegt der pO_2 im unteren Grenzbereich, kann das Angebot um 5% erhöht werden.
- Maskenbeatmung, wenn die Herzfrequenz trotz Stimulation abfällt.
- Aminophyllin: 2,5–4 mg/kg i.v. 4–5mal tgl., Startdosis 7 mg/kg, bei Herzfrequenz >180/min Pause, optimaler Blutspiegel 7–13 µg/ml.
- Nasaler kontinuierlicher Überdruck von 2–4 cm H_2O.
- Beatmung, wenn 2mal Maskenbeatmung erforderlich wurde, der pH auch zwischen den Apnoen um 7,3 liegt oder die Zahl der Apnoen über 2/Std. liegt.

Postnatale Asphyxie

Ch. Vogtmann

Vorbemerkungen

Art und Umfang therapeutischer Maßnahmen sind allein vom aktuellen Zustand, nicht vom Abstand zur Geburt abhängig. Der die Asphyxie charakterisierende Funktionsausfall des Atemzentrums im Hirnstamm sagt nichts über eine mögliche Schädigung des Kortex aus. Sein Funktionszustand wird durch Tonusverhalten und Spontanmotorik beschrieben. Normales Verhalten 20–40 min nach Geburt ist unabhängig von der Schwere einer Asphyxie als prognostisch günstig zu bewerten.

Schweregrade der Asphyxie
- Neonatale Depression: muskuläre Hypotonie, Reagibilität vermindert, Schreien schwach, Haut rosig-livid, Herzfrequenz >100 min, APGAR >5.
- Mittelgradige Asphyxie: muskuläre Hypotonie, Reagibilität gering, Apnoe, Haut blaß-livid, Herzfrequenz um 100/min, APGAR 4–5.
- Schwere Asphyxie: schlaff, reaktionslos, Apnoe, Blässe, Herzfrequenz <100/min, APGAR <4.

Formen der Asphyxie
- Primäre Asphyxie: obiger Zustand unmittelbar nach Geburt.
- Sekundäre Asphyxie: Asphyxie nach spontan einsetzender Eigenatmung.
- Terminale Asphyxie: ohne Reanimation keine Spontanerholung möglich.

1. Behandlungsprinzipien

1.1 Im Vordergrund stehen nach Sicherstellung freier Atemwege die Oxygenierung, Beseitigung einer respiratorischen und/oder metabolischen Azidose, Wiederherstellung bzw. Verbesserung der Kreislauffunktion durch
- Beatmung bis zum Auftreten einer suffizienten Eigenatmung und einer Spontanmotorik bzw. befriedigenden Reagibilität.
- Verabreichung von glukosefreien Infusionen (Humanalbumin, Plasma, im Notfall auch Vollelektrolytlösung).

- Puffertherapie (Natriumhydrogencarbonat verdünnt mit Aqua dest., Glukosezusatz nur bei nachgewiesener Hypoglykämie) nur bei fortbestehender schwerer Azidose (pH <7,0, Basendefizit >20 mmol/l) trotz Hyperventilation.
- Glukoseverabreichung erst nach Tonusnormalisierung.

1.2 Exakte Protokollierung aller Befunde, Maßnahmen und Zeitabläufe.

2. Praktisches Vorgehen
(s.a. Kapitel Erstversorgungsmaßnahmen im Kreißsaal)

2.1 Depression
- Fruchtwasser hell:
  Offene Sauerstoffmaske,
  gleichzeitig mechanische Stimulation (Kneifen der Fußsohle),
  kein Absaugen der oberen Atemwege.
- Fruchtwasser mekoniumhaltig:
  Obere Atemwege unter Sicht absaugen,
  weiter wie oben.
  Kind soll nach 1–2 Minuten rosig sein.

2.2 Sekundäre Apnoe/Asphyxie (evtl. nach vorausgegangener Sauerstoffverabreichung und taktiler Stimulation), Apgar <4
- Beatmung (Intubationsbeamtung gegenüber Maskenbeatmung favorisiert).
- Endotracheales Absaugen ist nicht zwingend erforderlich (Ausnahmen: mekoniumhaltiges Fruchtwasser, Verdacht auf Obstruktion).

2.3 Primäre Apnoe/Asphyxie, Apgar <4
- Einmaliger kräftiger mechanischer Stimulationsversuch ist erlaubt.
- Bei Erfolglosigkeit Laryngoskopie, endotracheales Absaugen, Beatmung (Intubation bevorzugt).

2.4 Terminale Asphyxie, Apgar <2
- Sofortige Laryngoskopie, endotracheales Absaugen, Intubation und Beatmung.
- Bei Herzfrequenz unter 60/min Herzdruckmassage.
- Bestätigung der Diagnose „Terminale Asphyxie", wenn vor Einsetzen der Eigenatmung (zunächst als Schnappatmung) Kind rosig wird.

2.5 Anhaltende Bradykardie trotz guter Ventilation und Herzdruckmassage
- 0,1 ml/kg KG Adrenalin 1:1000 (Wiederholung gefahrlos möglich) über Tubus oder i.v.
- Bei Nabelschnurarterien-pH unter 7,0 bzw. Basendefizit über 20 mmol/l:
  6 ml Pufferlösung (Natriumhydrogencarbonat 8,4% + Aqua dest. aa) pro kg KG in 10 min.

Vorbedingung: Vor jeder Pufferbehandlung respiratorische Azidose durch entsprechende Ventilation behandeln.

Merke: Ein pathologischer Nabelschnurarterien-pH unter 7,1 ohne weitere klinische Symptomatik zwingt nicht zur Puffertherapie.

2.6 Fortbestehende Blässe trotz guter Ventilation und Herzfrequenz über 100
- Hauptursachen:
  Anämie,
  Kreislaufinsuffizienz (hypovolämisch, kardial).
- Therapie: Volumenersatz 10–15 ml/kg KG in 10 min.
  Merke: Erythrozytenfreier Volumenersatz kontraindiziert bei Anämie.

2.7 Verzögertes/ausbleibendes Rosigwerden trotz Sauerstoffverabreichung bei Frühgeborenen mit vorhandener Eigenatmung
- Beatmungsindikation um so großzügiger stellen, je unreifer ein Kind.

2.8 Primäre Dauerbeatmung über einen geraden Tubus ist angezeigt bei:
Hydrops congenitus,
Enterothorax,
Mekoniumaspirationssyndrom,
Extrem unreifes Frühgeborenes (Atemnotsyndrom wahrscheinlich).

2.9 Primäre Reanimationsbeatmung
- Bei Frühgeborenen <1500 g, <30 SSW.
- Ausnahmen:

Sehr agile Kinder, die unter Sauerstoffverabreichung rasch rosig werden,
Frühgeborene <500 g, <26 SSW.

3. Diagnostik und Überwachung

3.1 Ziel: Erkennung von Ursachen (neben Hypoxie und Unreife am häufigsten Traumata, Infektion, Fehlbildung, Mekoniumaspiration) und Folgezuständen (insbesondere das Postasphyxiesyndrom).

3.2 Kontrolle von
- Vitalitätsparameter,
- Säure-Basen-Status, Blutgase,
- Infektionsparameter (s. Kapitel Infektionen),
- Elektrolyte,
- Urinausscheidung,
- Gerinnungsstatus.

4. Postasphyxiesyndrom

4.1 Definition: Gesamtheit zentralnervöser, respiratorischer, kardialer, intestinaler, metabolischer, renaler und hämostasiologischer Veränderungen im Gefolge einer perinatalen Hypoxie.

4.2 Klinik: Prognostisch am bedeutsamsten zentralnervöse Symptome, reichend vom Hyperexzitabilitätssyndrom bis zum Coma depassè, darüberhinaus organspezifische Insuffizienzzeichen.

4.3 Prophylaxe und Therapie
Maßnahmen bei drohendem oder manifestem Hirnödem:
- Furosemid: 2mal 2 mg/kg KG/24 Std.,
- Mannitol: 4 g/kg KG,
- Phenobarbital: 30 mg/kg KG am 1. Tag auf 2 Dosen verteilt, weiter 5 mg/kg/24 Std. (kann den Ductus arteriosus erweitern).
- Kontrollierte Hyperventilation: pCO_2 25–30 Torr zur Vermeidung zerebraler Blutfülle.
- Kortikoide sind in ihrer Wirkung umstritten.

Weitere Maßnahmen entsprechend klinischer Symptomatik.

Aspiration mekoniumhaltigen Fruchtwassers

Ch. Vogtmann

Vorbemerkungen

Gute Schwangerschaftsbetreuung und Geburtsleitung haben das Mekoniumaspirationssyndrom zu einem seltenen Ereignis werden lassen.
Voraussetzung und begünstigende Umstände für eine Aspiration sind ein vorzeitiger Mekoniumabgang (Hypoxie, Übertragung), Geburt durch Sectio, Beckenendlage, operativ-manuelle Entbindung, Maskenbeatmung ohne vorheriges intratracheales Absaugen, ganz selten bei Spontangeburt.

1. Klinik
- Primäre oder sekundäre Asphyxie.
- Stimmlippen eventuell gelb-grünlich verfärbt, endotracheal grünes Sekret.
- Oder Atemnotsymptomatik mit hoher Atemfrequenz, gewölbtem Thorax, blaß-lividem Aussehen.
- Bei Reanimation hoher Beatmungswiderstand (obstruktive Ventilationsstörung).

2. Diagnostik
- Röntgen Thorax.
- Urin für Urin-Mekonium-Index (>2 bestätigt Mekoniumaspiration).

3. Therapie
- Nie Maskenbeatmung bei Möglichkeit der Mekoniumaspiration!
- Sofortige Bronchialspülung:
  Laryngoskopie, intratracheales Absaugen (Katheter mit zentraler Öffnung!),
  Intubation, einige Beatmungsstöße,
  Instillation von 1 ml/kg KG physiologischer NaCl-Lösung,
  Weiterbeatmung.
  Ziel dieser Maßnahme: Sekretlösung zur Absaugung und/oder peripheren Verteilung.

Ist grünes Sekret im Tubus feststellbar, Extubation unter Sog (Absaugen mittels Katheter über den Tubus möglich, aber zeitaufwendiger und weniger effektiv).
Neuintubation, Beatmung.
Bei fortbestehendem hohen Beatmungswiderstand Wiederholung der Bronchialspülung, was auch ein weiteres Mal nötig sein kann.
- Bei guter Ventilierbarkeit der Lungen nach Instillation ist Absaugung nicht zwingend erforderlich.
- Extubation bei suffizienter Eigenatmung.
- Sauerstofftherapie nach Maßgaben von pO_2 bzw. SO_2.
- Verabreichung von kontinuierlichem Überdruck ist gefährlich, behindert CO_2-Elimination und erhöht Pneumothoraxgefahr.
- Bereithalten des Pneumothorax-Sets.
- Sedierung, Vermeidung unnötiger Belastungen.
- Antibiotische Behandlung wie bei Sepsis bis zum Ausschluß einer Infektion.
- Bei Hinweisen auf persistierende pulmonale Hypertension – oft assoziiert – diese mitbehandeln.

Atemnotsyndrom

Ch. Vogtmann

Vorbemerkungen

Bei dem ätiologisch sehr bunten Krankheitsbild, dessen pathophysiologisches Hauptmerkmal eine verminderte funktionelle Residualkapazität mit gestörtem Ventilations-Perfusions-Verhältnis ist, sind die wichtigsten Ursachen der primäre (Unreife) oder sekundäre (Hypoxie, Infektion, Unterkühlung) Surfactantmangel (Surfactantmangel-Syndrom, Hyaline Membrankrankheit), eine verzögerte Flüssigkeitsresorption (transitorisches Atemnotsyndrom), Volumenmangel, Herzvitien mit

Lungenstauung, Stoffwechselstörungen und chirurgische Erkrankungen.

1. Klinik
- Leitsymptome: Inspiratorische Einziehungen, exspiratorisches Stöhnen (Knorksen), Zyanose bei Luftatmung.
- Tachypnoe (>60/min) auch jenseits der 1. Lebensstunde, auskultatorisch leises Atemgeräusch.
- Salivation mit Blasenbildung vor dem Mund.
- Beginn meist sofort nach Geburt, Progredienz diskreter Symptome bis zu sekundärer Asphyxie in kurzer Zeit möglich, echtes freies Intervall selten.
- Säure-Basen-Status kann kompensiert sein.
- Sauerstoffbedürftigkeit bis FiO_2 1,0.

2. Diagnostik
- Klinische Untersuchung zum Versuch ätiologischer Klärung.
- Röntgen Thorax.
- Blutdruck, Herzfrequenz, periphere Zirkulation.
- Körpertemperatur.
- Blutgase, Säure-Basen-Status.
- Hämatokrit, Blutbild.
- Infektionsdiagnostik (s.d.).

3. Therapieprinzipien
- Minimalsymptome immer ernstnehmen.
- Therapie geht vor Diagnostik.
- Sauerstofftherapie (s. dort) kontinuierlich.
- Eventuelle Surfactantbehandlung nach Erstversorgung bzw. Stabilisierungsversuch mit Methoden der Sauerstoff- bzw. Herz-Kreislauf-Therapie.
- Venöser Zugang.
- Wärmepflege.
- Apparative Überwachung.
- Immer Betreuung auf Intensivtherapiestation.

Maschinelle Beatmung bei Neugeborenen

Ch. Vogtmann

Inhalt
Vorbemerkungen
1. Beatmungsindikationen
2. Kontrollmaßnahmen
3. Durchführung
4. Hinweise für besondere Zustände
5. Tubuswechsel
6. Tubuspflege
7. Absaugen
8. Bronchialspülung
9. Beatmungskomplikationen
10. Entwöhnung und Extubation
11. Technische Probleme

Vorbemerkungen

In den Kapiteln Erstversorgungsmaßnahmen im Kreißsaal, Grundsätze der Sauerstofftherapie und Sauerstofftherapie mittels CPAP werden die Maßnahmen bei nicht-maschineller Sauerstoffzufuhr im Detail abgehandelt. Hier werden darüberhinaus die Aspekte und Methoden der maschinellen Beatmung dargelegt.

Maschinelle Beatmung ist in jedem Fall eine eingreifende Behandlungsmethode, bei deren Anwendung Risiken und Probleme gegen den möglichen Nutzen abzuwägen sind:
- Intubationsprobleme (Traumatisierung von Nase, Kehlkopf, Trachea, Hypoxie und Hyperkapnie).
- Barotrauma der Lunge, extraalveoläre Luftansammlungen, insbesondere interstitielles Emphysem.
- Beeinträchtigung der mukoziliaren Beweglichkeit.
- Infektionsgefahr.
- Unter der Beatmung sich laufend ändernde Lungenfunktionsparameter erfordern die gleitende adäquate Anpassung der Beatmungsparameter.
- Je unreifer ein Kind, desto höher der anfängliche Druckbedarf, aber desto größer auch das Traumatisierungsrisiko.

- Immer mögliche Herz-Kreislauf-Rückwirkungen der Beatmung beachten.
- Eine Beatmung bei shuntbedingter Hypoxämie (kardial, pulmonal) beeinflußt vor allem den pCO_2, weniger den pO_2 (außer bei Erschöpfung).

Die zu wählenden Beatmungsparameter hängen von der zugrundeliegenden Störung und dem Beatmungsziel ab. Bis zu einem gewissen Grad kann durch ausgewählte Veränderung von Beatmungsparametern bevorzugt die Oxygenierung oder Ventilation beeinflußt werden.

Die Oxygenierung wird verbessert durch
- Erhöhung der FiO_2,
- Erhöhung des Mitteldruckes (endexspiratorischen Druck höher, Inspirationszeit länger, inspiratorisches Plateau, inspiratorischen Spitzendruck höher),
- Synchronbeatmung;

verschlechtert durch
- Überblähung durch zu hohen Mitteldruck,
- Verschlechterte Lungenperfusion.

Die Ventilation wird verbessert durch
- Vergrößerung der Druckamplitude,
- Frequenzerhöhung,
- Verlängerung der Exspirationszeit (darf um so kürzer sein, je niedriger die Compliance ist, nach Möglichkeit nicht kürzer als 0,4 s),
- Verkleinerung des Totraumes,
- Synchronbeatmung bzw. Relaxierung.

1. Beatmungsindikationen
- Je unreifer ein Kind, um so großzügiger die Indikationsstellung.
- Fortsetzung einer primären Reanimation bei fortbestehender respiratorischer Insuffizienz.
- Progrediente respiratorische Insuffizienz (FiO_2 über 0,6–0,8, paO_2 <50 Torr, pH-Abfall <7,3).
- Rezidivierende Apnoen, die Maskenbeatmung notwendig machen.
- Atmung mit irregulärem Atemtyp, schwächer werdende Eigenatmung, allgemeine Zustandsverschlechterung.
- Vitium cordis bei gegebener Operabilität.

- Besondere Zustände: Hydrops congenitus, Zwerchfellücke, Stridor.
- Vor Risikotransport.

2. Kontrollmaßnahmen

2.1 Inspektion
- Thoraxform.
- Seitengleiches Heben des Thorax.

2.2 Tubuslage
- Einführlängen s. Erstversorgungsmaßnahmen im Kreißsaal.
- Auskultatorisch seitengleiches Atemgeräusch.
- Röntgenologisch Tubusspitze 1 cm oberhalb Bifurkation bis Sternoklavikulargelenk.

2.3 Blutgase
- Kontinuierliche transkutane Messung.
- Indices für Oxygenierung:
  Mittlerer Beatmungsdruck (cm H_2O) × FiO_2 × $100/paO_2$ = >40 mmHg bedeutet schwerste Hypoxie.
  paO_2 (Torr oder kPa)/FiO_2 = >400 Torr oder 30 kPa bedeutet gute Lungenfunktion, <50 Torr bzw. 6,6 kPa schwere Hypoxie.

2.4 pH-Messung kapillär/arteriell
(Im Schock, bei Unterkühlung, in den ersten Stunden p.n. können erhebliche Differenzen bestehen.)
- Bestimmung 15 min nach Beatmungsbeginn.
- Engmaschige Messung (ca. 2stdl.), solange keine Atemsynchronisierung erzielt ist.

2.5 Blutdruck
- Dinamap-Technik 1/2- bis 2stdl.
- Niedrig: Überprüfe
  PEEP zu hoch?
  Mitteldruck zu hoch?
  Exspirationszeit zu kurz?
  Inspirationszeit zu lang?
  Blutvolumen?
  Extrapulmonale Gasansammlung?
- Hoch: schlechtes Zeichen, wenn Kreislauf gleichzeitig zentralisiert.

2.6 Röntgen
- Mindestens täglich, Ausnahme: klinisch völlig stabil.
- Besonders zu beachten:
Überblähung: Zwerchfellstand tiefer als 8. Rippe,
Kleines Herz (kann auch Hypovolämie sein),
Atelektasen: Bevorzugt re Oberfeld,
Endobronchiale Intubation: Atelektase, kontralaterale Überblähung,
Extraalveoläre Luftansammlung.

3. Beatmungsdurchführung

Vorbemerkungen
Zunächst ist eine Atmungssynchronisierung anzustreben, um eine rasche CO_2-Elimination zu erzielen. Asynchronbeatmung erhöht das Hirnblutungs- und Pneumothoraxrisiko.

3.1 Grundsätzliche Maßnahmen
- Beatmungsfrequenz von Hand an kindliche Eigenfrequenz anpassen (dabei I:E beachten, Exspirationszeit soll lang genug für vollständige Thoraxsenkung sein, nicht kürzer als 0,25 s).
- Inspirationsdruck erhöhen (auch über 30 cm H_2O in bedrohlichen Situationen).
- Kind sedieren (Phenobarbital 10–20 mg/kg, FENTANYL® 5 µg/kg, Morphin 0,05–0,1 mg/kg KG). Kind alkalisieren (3–5 mval/kg Bikarbonat-Puffer).
- Allgemeine Relaxation (letztes Mittel; Pancuronium bromid 0,1 mg/kg KG).

3.2 Gerätegrundeinstellung
- Bei Beatmungsbeginn: Befeuchtertemperatur 35–37 °C, Gasfeuchte über 80 %.
- Bei gestörter Lungenfunktion (klinisch Atemnotsyndrom):
Frequenz 60/min.
PIP 25 cm H_2O (bis 30 cm), Thorax soll sich deutlich heben.
Inspirations-Exspirationsverhältnis 1:1 (ti = 0,5 s).
PEEP 4 cm H_2O (für Höhe des Druckes ist die Tiefe der Einziehungen entscheidend, Erhöhung auf 6–8 cmH_2O möglich).

Flow in Abhängigkeit von der Größe des Kindes 5–15 l/min, beeinflußt die inspiratorische Druckanstiegsgeschwindigkeit und damit die Dauer des inspiratorischen Plateaus.
FiO_2 1.0.
- Bei normaler Lungenfunktion (z.B. rezidivierende Apnoe): Frequenz 40/min, PIP 12–18 cm H_2O, Kriterium ist die Thoraxexkursion.
Inspirations-Exspirationsverhältnis 1:2/3 (ti = 0,4 s).
PEEP 2 cm H_2O.
Flow 3–8 l/min.
FiO_2 wie vor Beatmung + 0,05.

3.3 Zielgrößen der Beatmung
- Atemsynchrone Beatmung: Erzielte Synchronisierung bedeutet optimaler, vom Kind akzeptierter pH-Wert, sofern keine zerebrale Läsion vorliegt.
- paO_2: 60–90 Torr (8–12 kPa)
- SO_2: 85–95 %
- pH: 7,35–7,45
- pCO_2: 40–50–60 Torr (5–8 kPa, auch abhängig vom BE).

Insbesondere bei hohem Beatmungsspitzendruck kann ein pCO_2 >50 Torr akzeptiert werden. Erniedrigung nicht durch gefährliche Druckerhöhung erzwingen.
Effektiver sind Frequenzerhöhung und Totraumverminderung.

3.4 Weiteres Vorgehen
- Reduzierung von Ventilationsgrößen spätestens wenn die Eigenatmung durch Hyperventilation unterdrückt ist. Reihenfolge:
Spitzendrucksenkung in kleinen Schritten (1–2 cm H_2O).
Plateau- und/oder Inspirationszeitverkürzung.
Frequenzerniedrigung nach Erreichen von Spitzendrucken um 15 cm H_2O.
- Steigender pO_2 bei Drucksenkung ist Hinweis auf negative Kreislaufwirkungen eines zuvor zu hohen Beatmungsdruckes.
- FiO_2-Veränderung um 0,05–0,1 nach Maßgabe des paO_2, sofern die Möglichkeiten der Beeinflussung des paO_2 durch Variation des Mitteldruckes ausgeschöpft sind.

- Intermittierendes Blähen in 2– bis 4stündigen Abständen mit um 3 cm erhöhtem Beatmungsdruck für 10 min nach Erreichen von Beatmungsdrucken von 20 cm H_2O wirkt Atelektasenentstehung entgegen.

3.5 Beatmungsgerät: BP 2001

Der BP 2001 ist ein continuous flow constant pressure-Generator. Die Beatmung erfolgt zeit- und druckgesteuert. Vom Gerät angezeigte Werte sind die am Beatmungskopf gemessenen Werte. Die tatsächlichen intrapulmonalen Druckwerte weichen in Abhängigkeit von Tubusweite, Flow und Frequenz von diesen ab. Insbesondere muß daran gedacht werden, daß ein positiv endexspiratorischer Druck distal der Tubusspitze wesentlich höher als der gemessene sein kann (inadvertant PEEP).

4. Hinweise für besondere Zustände

4.1 Hyaline Membrankrankheit
- Bei starken Einziehungen die Beatmung nicht mit zu niedrigem Spitzendruck (30 cm H_2O meist erforderlich) beginnen.
- Ein fortschreitender Alveolarkollaps trotz Beatmung bzw. fehlende Besserung stellen eine Indikation für die Surfactant-Applikation dar.

4.2 Mekoniumaspiration
- Primär hohe Beatmungsfrequenz, dennoch möglichst lange Exspirationszeit, da Lunge inhomogen.
- Gefahr des „air trapping" und des Pneumothorax.
- PEEP niedrig, PIP hoch (Beachte: bei hoher Frequenz und kurzer Inspirationszeit ist der intrapulmonale PIP niedriger als der vom Gerät angezeigte).

4.3 Persistierende Pulmonale Hypertension
- Hyperventilation (pH >7,6 anstreben)
  durch Frequenzerhöhung (Beachte: bei hoher Frequenz und entsprechend kurzer Exspirationszeit ist der intrapulmonale PEP deutlich höher als der vom Gerät angezeigte = inadvertant PEEP),
  durch Vergrößerung der Druckamplitude (PEP senken).
- Ergänzende Maßnahmen s. PPH

4.4 Interstitielles Emphysem
- Starke Compliancverminderung und pulmonale Perfusionsstörung.

- Frequenz erhöhen bei ausreichend langer Exspirationszeit.
- Mitteldruck vermindern, FiO$_2$ erhöhen.
- pH um 7,3.
- Daher stark sedieren (Phenobarbital 20 mg/kg KG) bzw. relaxieren.
- Totraum maximal vermindern, Kreislauf stabilisieren.
- Surfactant?

4.5 Lungenblutung, hämorrhagisches Lungenödem
- Kurz intratracheal absaugen.
- Erhöhung des Mitteldruckes vor allem durch PEEP-Erhöhung bis 8 cm H$_2$O, Spitzendruck analog.
- Gerinnungsanalyse.
- Flüssigkeitsrestriktion.

5. Tubuswechsel
- Ohne Obstruktion routinemäßig nicht erforderlich.
- Notwendig, wenn
  wegen hoher Beatmungsfrequenz größerer Tubus erforderlich,
  primär ein zu kleiner Tubus (Leck) oder ein Cole-Tubus im Rahmen primärer Reanimation eingeführt worden war,
  bei primär zu großem Tubus ein kleinerer gelegt werden soll,
  Tubuswechsel geplant (z.B. von oral auf nasal).
- Durchführung:
  FiO$_2$ 1,0 für 10 min.
  FENTANYL® 5 µg/kg KG i.v.
  Absaugen von Rachen und Nasengängen.
  Neuen Tubus nasal bis Epipharynx vorschieben.
  Liegenden Tubus unter Sog (0,5–1 m H$_2$O) entfernen.
  Intubieren.

6. Tubuspflege
- Eine hinreichende Atemgasanfeuchtung ist an einem zarten Wasserkondensat im zuführenden Atemschlauch im Inkubator erkennbar.
- Die Temperatur, außerhalb des Inkubators gemessen, sollte 35 °C betragen.
- Während der ersten 24 Std. meist keine besonderen Maßnahmen erforderlich, insbesondere ohne Indikation kein routinemäßiges Absaugen.

7. Absaugen
- Bei Zeichen der Obstruktion (pO_2-Abfall, pCO_2-Anstieg, Rasselgeräusche, seitendifferente Belüftung, Röntgenbefund).
- Vorgehen:
  Stets 2 Personen, sterile Arbeitsweise.
  0,5–1 ml physiol. NaCL-Lösung instillieren.
  Kurz mit um 3 cm höherem Druck beatmen.
  Zentral (!) offenen Absaugekatheter (für Zwecke der mikroskopischen und bakteriologischen Sekretuntersuchung DeLee-Katheter) bis über Tubusspitze oder zum Anschlag einführen und um 1–2 mm zurückziehen.
  Unter Sog von 1–2 m (!) H_2O zügig herausziehen, Gesamtdauer etwa 20 sec. Während des Absaugvorganges soll keine Hypoxämie auftreten.
  Beatmung für 10 min mit dem höheren Druck fortsetzen.
  Evtl. Wiederholung der Prozedur.

8. Bronchialspülung bei Lappen- oder Totalatelektasen der Lunge
- Instillation von 0,5–1,0 ml/kg KG
  physiol. NaCl-Lösung
  oder $NaHCO_3$ 8,4%/Aq. dest. 1 : 5
  oder N-Acetylcystein/Aq. dest. 1 : 9 (bei zähem Sekret, Absaugen nach 15 min).
- Gezieltes Einführen des Katheters:
  Rechter Hauptbronchus: rechte Schulter runterziehen, Kopf nach links wenden.
  Linker Hauptbronchus: linke Schulter runterziehen, Kopf nach rechts wenden.
- Katheter bis Anschlag einführen und unter Sog zurückziehen.
- Weiterbeatmung mit höherem Druck.

9. Beatmungskomplikationen
9.1 Atelektasen
- Ursachen: Sekretstau, endobronchiale Intubation.
- Kennzeichen: Steigende O_2-Bedürftigkeit (dominiert vor CO_2-Anstieg), Einziehungen, seitendifferente Belüftung, Röntgen.
- Formen: Lokalisiert (meist Oberlappen), disseminiert (vor allem bei kleinen Kindern).

- Therapie:
  Anfeuchtung verbessern.
  Bronchialspülung (s. Pkt. 8).
  Gezielt absaugen (s. Pkt. 7).
  Physiotherapie.
  Lagern auf Gegenseite.
  Intermittierend blähen (mit um 2–3 cm H_2O höherem Druck 2- bis 4stdl.).
  N-Acetylcystein p.o. (50 mg/kg KG)
  Ambroxol (MUCOSOLVAN®) i.v.: 4mal 5 mg/kg KG.
  BROMHEXIN® 2mal 0,5 mg/kg KG i.v.

9.2 Obstruktionen
- Ursachen: Bronchialspasmen, Sekretverhaltungen mit Ventilmechanismus.
- Kennzeichen: abnehmende Thoraxexkursionen, die durch höhere Drucke kaum zu beeinflussen sind. Leises Atemgeräusch. Betontes Exspirium. Aktive Exspiration unter Zuhilfenahme der Bauchmuskulatur. Asynchronbeatmung. CO_2-Anstieg dominiert gegenüber pO_2-Abfall. Röntgenologisch Zeichen der Überblähung.
- Therapie:
  Aminophyllin 4 mg/kg KG, 4–6mal tgl.
  N-Acetylcystein: physiol. NaCl = 1 : 9; 0,5 ml/kg KG intratracheal, nach einigen Minuten Absaugung.
  Verlängerung der Exspirationszeit.

9.3 Tubusobstruktion
- Ursache: Meist Folge ungenügender Anfeuchtung.
- Kennzeichen: Stärkere Eigenatmung mit Einziehungen, höhere O_2-Bedürftigkeit und CO_2-Anstieg. Unruhe, aber wenig verändertes Röntgenbild. Über dem Tubus fehlendes oder scharfes Strömungsgeräusch. Plötzlich auftretende Symptomatik nach Manipulationen am Tubus oder Flüssigkeitsinstillation (Quellung von eingetrockneten Sekreten).
- Abhilfe:
  Intratracheales Absaugen.
  Bei Erfolglosigkeit oder wenn Zustand des Kindes schon schlecht, rasche Extubation und O_2-Verabreichung über Maske.
  Vor Intubation erwägen, ob kontinuierlicher Überdruck (nasales CPAP) nicht ausreichend.

9.4 Entzündungen/Traumatisierungen
- Bei zu dickem oder starrem Tubus Gefahr von Druckulzera und späterer Stenosierung (Ringknorpelstenose) oder Malazien (Tracheomalazie).
- Wegen Entzündungen regelmäßige bakteriologische und mikroskopische (auf Entzündungszellen und Mikroorganismen; Methylenblaufärbung im Dienst ausreichend) Untersuchung.
- Manifeste Infektion gezielt antibiotisch behandeln (s.d.).

9.5 Pneumothorax
Dem häufigen Pneumothorax (bis 30% der Beatmungsfälle) gehen in der Regel ein Mediastinalemphysem oder interstitielles Emphysem voraus. Kann in jeder Phase der Beatmung entstehen, also auch in der Phase der Druckreduktion. (Näheres s. Kapitel Pneumothorax.)

10. Entwöhnung und Extubation

10.1 Grundsätzliches
- Jede unnötige Verlängerung der Beatmungsdauer vergrößert das Risiko für das Auftreten von Komplikationen. Daher sollte eine Beatmung frühestmöglich beendet werden.
- Bei kleinen, sehr unreifen oder schwachen, vermindert reagiblen Kindern ist ein zu frühes Beenden bei gegebenen pulmonalen Voraussetzungen mit der Gefahr einer sich erneut erforderlich machenden Reintubation verbunden. Dennoch sollte ein Versuch zu Beatmungsbeendigung erwogen werden.
- Entwöhnungsphasen über mehrere Tage sind auch nach wochenlanger Beatmung nicht nötig.
- Hält ein Kind nach Übergang auf kontinuierlichen Überdruck über 1–2 Std. pH und pO_2 im Normbereich bei nur geringen oder mittelgradigen Einziehungen, dann ist eine Extubation gerechtfertigt. Die Zeichen der respiratorischen Belastung bessern sich in der Regel nach Extubation weiter.
- Eine kurze Phase der IMV-Beatmung mit Frequenzen um 10/min wird bei Kindern mit instabiler Eigenatmung vorgeschaltet.

10.2 Voraussetzungen für Extubation
- FiO_2 <0,40
- PIP   <20   cm H_2O (Kinder >2000 g)
        <15   cm H_2O (Kinder <2000 g)
        <12   cm H_2O (Kinder <1000 g)
- Eigenatmung regelmäßig.
- Höhe des pCO_2 gibt keine verläßliche Orientierung, da vom Basenüberschuß abhängig.
- Kommt es akzidentell zur Extubation oder liegt eine Tubusobstruktion mit Notwendigkeit zum Tubuswechsel vor, sollte bei Voraussetzungen nach Pkt. 10.2 Überdruckanwendung ohne Beatmung versucht werden.

10.3 Vorgehen
- Umschaltung auf Beatmungsmodus CPAP, FiO_2 erhöhen um 0,05.
- Klinische Beobachtung und Blutgasüberwachung.
- pH-Kontrolle spätestens nach 1 Std. Bei pH >7,35 kontinuierlichen Überdruck fortsetzen.

  Beachte: Aus einer Phase der Hyperventilation kann nicht unmittelbar auf CPAP umgestellt werden. Niederfrequente Beatmung zwischenschalten. Übernahme durch das Kind kann 20 min und länger dauern.
- Nach 2 Std. Entscheidung treffen. Im positiven Fall
- Magen entleeren, Rachen und Nasenwege reinigen.
- FiO_2 erhöhen, 2–3 kräftige Beatmungsstöße geben.
- Tubus unter Sog entfernen.

  Alternativ: Bei sehr kleinen Frühgeborenen nasalen Tubus nur bis in den Epipharynx zurückziehen zur evtl. Unterstützung der Ventilation durch Beatmung.
- Tubusabstrich für bakteriologische Untersuchung.
- Nasalen Überdruck anlegen (2–4 cm H_2O).
- Nahrungspause für 3–6 Std.
- Physiotherapie, insbesondere Lagewechsel 2– bis 4stdl.

10.4 Extubationsprobleme
- Postextubationsatelektasen (meist rechtes Oberfeld).
- Sekretverhaltung im Tracheobronchialbaum (gestörter mukoziliarer Transport).
- Erschöpfung.
- Akute oder progrediente Larynxstenose (Ringknorpelstenose selten) als Spätkomplikation.

11. Technische Probleme

11.1 Ungenügender Druckaufbau
Flow zu niedrig, obere Druckbegrenzung zu tief, Lecks im Bereich gasführender Teile bzw. zwischen Tubus und Kehlkopf. Fehlposition des Tubus (z.B. im Rachen).

11.2 Intermittierend schlechtere Belüftung
Zu viel Kondensat im Faltenschlauch, das in den Tubus ablaufen kann (Beatmungsschlauch unter Niveau des Beatmungskopfes halten).

11.3 Unbefriedigender Ventilationseffekt trotz relativ hohem Druck bei relativ guten Lungen. „Druck kommt nicht an". Konnektor zu englumig, Tubus zu klein, Obstruktion, Krampfanfall.

11.4 Stromausfall
Umstellung auf CPAP und Handbeatmung durch manuelle Flowunterbrechung am Exspirationsschenkel (z.B. Schlauch an Wasserfalle dekonnektieren und mittels Daumen intermittierend unter Beachtung des Manometers verschließen).

11.5 Gasdruckabfall (Druckluftanlage defekt)
Notdienst rufen. Floweinstellung überprüfen und wo möglich Flow reduzieren. Keine Absaugung mittels Injektor. Wenn vertretbar, höhere FiO_2 anbieten (nur Druckgasverbrauch läßt sich reduzieren, nicht O_2-Verbrauch). Evtl. Beutelbeatmung. Reservekompressor zuschalten.

Akuter Blutverlust

Ch. Vogtmann

Vorbemerkungen
Akute perinatale Blutverluste bis zu 25% des Blutvolumens werden von reifen Neugeborenen oft gut toleriert.

Anpassungsgestörte, insbesondere unreife Kinder sind sehr empfindlich gegenüber Blutverlusten.

1. Klinik
- Blässe bei Tachykardie.
- Pulmonale Symptome können fehlen.
- Blutdruck normal oder erniedrigt.
- Zentraler Venendruck <4 cm H_2O, abfallender Hämatokrit.
- Reagibilität und Tonus annähernd normal (anders bei Sepsis oder Hirnblutung bzw. im protrahierten Schock).
- Periphere Zirkulation vermindert.
- Sauerstoffsättigung normal.

2. Therapie
- Autotransfusion auch bei Neugeborenen effektiv.
- Venösen Zugang sichern, am schnellsten durch Punktion oder Kanülierung einer Nabelschnurvene.
- Volumenersatz nach geschätztem Blutverlust (Gewichtskontrolle): 10–15 ml Plasmaersatzstoff/kg KG (Humanalbumin, BISEKO®) innerhalb 10 min als Erstbehandlung.
- Bei Hämatokritabfall <0,30 Transfusion.
- Angewärmte Infusionslösungen verwenden.
- Im Schock intensivtherapeutische Versorgung einschließlich Beatmung (s.d.).

3. Überwachung
Blutdruck, Herzfrequenz, Hämatokrit, Hautkolorit, Säure-Basen-Status, zentraler Venendruck, Urinsekretion, Gerinnungsstatus.

Symptomatischer Persistierender Ductus arteriosus

Ch. Vogtmann, H.-J. Häusler

Vorbemerkungen
Häufigster kardiologischer Notfall der Neonatologie. Betroffen sind insbesondere Frühgeborene <1500 g, Kinder mit Hyaliner Membrankrankheit oder anfangs Persistierender Pulmonaler Hypertension oder Myokardialer Dysfunktion (MD).

1. Klinische Zeichen
- Systolische, selten auch diastolische Geräusche besonders links infraklavikulär, aber auch über dem Rücken.
- Kardiale Belastung: springende Pulse; präkordiale/epigastrische Pulsationen (aktives Präkordium), große Blutdruckamplitude (diastolischer Druck niedrig).
- Kardiale Insuffizienz: Tachykardie, Lebervergrößerung, Ödeme („gute" Gewichtszunahme), Oligurie, Blässe, Nahrungsretention im Magen, geblähtes Abdomen.
- Pulmonale Rezirkulation/Stauung: zunehmende Einziehungen und Sauerstoffbedürftigkeit.
- Röntgen: Kardiomegalie, verstärkte Gefäßzeichnung, Ödem.
- Manifestationszeitpunkt:
  Am häufigsten zwischen dem 3. und 7. Tag, therapeutisch gut beeinflußbar. Spätere Manifestationen in der 2. und 3. Woche sind möglich, schwerer zu behandeln.

2. Diagnosesicherung und Verlaufsbeurteilung
- Klinische Diagnose schon zuverlässig, ergänzen durch:
- Mechanokardiographie: Quotient PEP/LVET <0,30 (PEP <50 ms, LVET >160 ms), Quotient <0,25 ist Hinweis auf drohende Dekompensation. Zunahme des Quotienten bei fehlender klinischer Besserung ist prognostisch ungünstig.
- Echokardiographie: Direkte Duktusdarstellung schwierig, dopplersonographisch Nachweis des Li-Re-Shunts als Einstrom in die Arteria pulmonalis. Erweiterung des linken Vorhofs, objektivierbar durch eine LA/AO-Relation >1,2.

3. Therapie (s.a. Kapitel Zyanotische und/oder dekompensierende Herzfehler, Pkt. 5 und 7)

Der Nachweis eines typischen Geräusches allein ohne weitere klinische Belastungszeichen ist keine Behandlungsindikation. Gerechtfertigt ist eine Frühtherapie, d.h. ohne Hinweise auf drohende Dekompensation aber bei Nachweis eines hämodynamisch bedeutsamen Shuntes (Quotient <0,25), bei sehr kleinen Frühgeborenen.

- Flüssigkeitsrestriktion auf 80 ml/kg/24 Std. Digitalisierung, Furosemid 2mal 1–2 mg/kg/24 Std. Optimierung der Sauerstofftherapie (auch Hämatokrit auf über 0,40 anheben).
- Kontinuierlichen Überdruck (CPAP, s. Sauerstofftherapie).
- Bei Erfolglosigkeit innerhalb 24 Std. oder weiterer Verschlechterung:
  Indomethacin i.v.: 0,2 mg/kg bis 3mal im Abstand von 12 Std. Erfolgsbeurteilung mittels Mechanokardiographie oder Echokardiographie schon nach 6 Std. Wegen Oliguriegefahr stets gleichzeitig Furosemid.
  Kontraindikation: Oligurie (Kreatininerhöhung), Blutungen (Intrakranielle Blutung), Thrombozytopenie, Sepsis, Hyperbilirubinämie.

4. Überwachung
- Klinik,
- Urinausscheidung,
- Systolische Zeitintervalle, Echokardiographie.

Myokardiale Dysfunktion (MD)

Ch. Vogtmann, H.-J. Häusler

Vorbemerkung

MD ist eine Begleiterscheinung oder ein ätiologischer Faktor des Atemnotsyndroms bei Kindern aller Gewichtsklassen, häufiger aber bei größeren Kindern.

Anamnese: häufig Langzeit–i.v.–Tokolyse, Blutungen (Placenta praevia), intrauterine Hypoxie.
Pathogenese: Eine systemische und pulmonale Hypoperfusion infolge verminderter myokardialer Kontraktilität verursacht die Symptome einer pulmonalen Globalinsuffizienz.

1. Klinische Zeichen
– Erhöhte Sauerstoffbedürftigkeit, schlechte periphere Zirkulation, Ödeme.
– Cor: Tachykardie, Präkordium wenig aktiv, Geräusche möglich, Blutdruck normal oder erniedrigt.
– Röntgen: Kardiomegalie, Diskrepanz zwischen der Schwere der klinischen Symptome und den relativ diskreten Lungenveränderungen.
– Systolische Zeitintervalle: Quotient PEP/LVET >0,4, oft über 0,5 (PEP >80–100 ms; LVET <150 ms; bei Werten <140 ms ist Beatmung meist nicht zu umgehen).
– DD: Hypovolämie.

2. Therapie
– Blutvolumen vorsichtig normalisieren (Hypervolämie kann tödlich sein) mit mehrfach 3 ml BISEKO®/kg KG.
– Digitalisierung.
– Dobutamin.
– Versuch mit kontinuierlichem Überdruck.
– Beatmung.
– Hämatokrit normalisieren.
– Metabolische Azidose vorsichtig korrigieren.

3. Überwachung (nach üblichen Kriterien)
Eine Besserung wird in der Regel nach 1–2 Tagen erzielt.

Bronchopulmonale Dysplasie

Ch. Vogtmann

Vorbemerkungen
Neben sauerstofftoxischen Wirkungen sind pulmonale Infektionen und barotraumatische Läsionen nach Beatmung unreifer Lungen wesentliche Ursachen dieser Beatmungskomplikation.

1. Klinik
- Chronische respiratorische Insuffizienz, erhöhte Sauerstoffbedürftigkeit über den 28. Lebenstag hinaus.
- Röntgen: Typische streifig-fleckige Verdichtungen und zystische Aufhellungen.

2. Therapie
- Flüssigkeitsrestriktion (120 ml/kg KG und Tag).
- Dexamethason: 1 mg/kg KG, 2 Wochen.
- Furosemid: 1–2 mg/kg KG (Elektrolyt- und Phosphatverluste beachten).
- Digitoxin (bei Zeichen kardialer Dekompensation).
- Sauerstofftherapie nach Maßgabe der arteriellen Blutgaswerte.

3. Erfolgsbeurteilung
- Geringer werdende Einziehungen,
- Sinkende Atemfrequenz und O_2-Bedürftigkeit nach wenigen Tagen.

4. Prognose
Ausheilung der schwersten Form ist auch nach Monaten noch möglich.

Nekrotisierende Enterokolitis (NEK)

W. Handrick, D. Hückel, D. Hörmann, J. Bennek, Ch. Vogtmann

Vorbemerkungen

Die NEK ist eine nicht selten letal endende Erkrankung, deren wesentliches Element eine schwere, oft fulminant verlaufende enterogene Sepsis ist. Nur bei rechtzeitiger Diagnostik und adäquater Therapie besteht Überlebenschance. Vorwiegend betroffen sind Frühgeborene, seltener reife Neugeborene im Alter von 3–10 Lebenstagen auf neonatologischen Stationen bzw. Intensivstationen, die meist schon oral ernährt wurden.

Mögliche Folgekrankheiten: Darmstenosen bzw. -obliterationen durch Strikturen bzw. Adhäsionen (Wochen bis Monate nach der akuten Phase), nach umfangreichen Darmresektionen Kurzdarmsyndrom.

Prophylaxe
- Vermeidung hypoxischer Zustände und kardialer Überbelastung (PDA).
- Möglichst kein Nabelgefäßkatherismus.
- Vermeidung bzw. Behandlung von Hyperviskosität im Blut (= venöser Hämatokrit >0,65).
- Vorsichtiger Beginn mit oraler Ernährung bei Frühgeborenen und/oder gestörter primärer Adaptation (erst Tee mit Glukose, dann zunächst kleine Mengen nativer Frauen- oder Muttermilch).
- Vermeidung hyperosmolarer Nahrung.
- Reduzierung oder Abbruch der oralen Ernährung bei verdächtigen abdominellen Symptomen.
- Steigerung der Nahrung nicht schematisch, sondern individuell.
- Vermeidung der oralen Zufuhr hyperosmolarer Medikamente.
- Rationeller Einsatz von Antibiotika.
- Peinliche Beachtung hygienischer Regeln zwecks Vermeidung einer bakteriellen Fehlbesiedlung des Darmes.
- Gezielte Suche nach Frühsymptomen (okkultes Blut im Stuhl? Selektive Dilatation des Dünndarms im Röntgenbild?).

- An NEK erkrankte Kinder sollten räumlich bzw. funktionell von anderen Patienten isoliert werden.

1. Klinische Symptomatik
- Anfangs Unruhe, dann Lethargie, Temperaturschwankungen, Atemstörungen, zunehmende Tachykardie (>150/min), Oligurie, Ödeme, marmorierte Haut.
- Geblähtes bis gespanntes Abdomen, Erbrechen, galliger Reflux, Nahrungsretention im Magen, im fortgeschrittenen Stadium Blut im Stuhl (makroskopisch oder okkult), Ileussymptome, evtl. Erythem und Ödem der Bauchhaut, u.U. trotz Perforation bzw. Peritonitis keine Abwehrspannung, aber rasche Verschlechterung des Allgemeinzustandes.

2. Diagnostik
- Wichtig ist die sorgfältige Überwachung potentiell gefährdeter Kinder auf Frühsymptome (klinische, Labor- und Röntgenbefunde).
- Diagnostische Untersuchungen schon beim geringsten Verdacht.

2.1 Laboruntersuchungen
- Blut: Blutkultur(en), Blutbild, BSR, CRP, Säure-Basen-Status, Serumelektrolyte, Gerinnungsstatus.
- Für NEK sprechen: Bakteriämie, beschleunigte BSR, Leukozytopenie oder Leukozytose, Linksverschiebung, Thrombozytopenie, metabolische Azidose, Hyponatriämie, positives CRP, erhöhter Serumfibrinspiegel bzw. Zeichen einer Verbrauchskoagulopathie.
- Ergebnisse bakteriologischer Stuhluntersuchungen haben nur geringe Bedeutung.

2.2 Röntgenuntersuchungen
- Aufnahmen in Rückenlage mit vertikalem und in Rechtsseitenlage mit horizontalem Strahlengang. Falls es der Zustand des Kindes erlaubt, Aufnahme in aufrechter Position.
- Befunde zu Beginn oft unspezifisch (Veränderungen können klinischen Symptomen vorausgehen).
- Bei einzelnen Patienten konnten keine typischen Röntgenbefunde gefunden werden!

- Geblähte Darmschlingen, z. T. auch Flüssigkeitsspiegel und Darmwandödem, Dilatation betrifft Dünn- und Dickdarm. Rasch kann eine Ileussituation folgen.
- Pneumatosis intestinalis (in etwa 60%), meist im terminalen Ileum bzw. Coecum in Form schmaler und unregelmäßiger Aufhellungsstreifen parallel zum Darmlumen.
- Pneumatosis Venae portae (in etwa 10%), ein prognostisch ungünstiges Zeichen!
  Da die Pneumatosis nur vorübergehend auftritt, hängt die Häufigkeit ihrer Feststellung von der Anzahl der Röntgenuntersuchungen in der akuten Krankheitsphase ab.
- Pneumoperitoneum als Folge einer Darmperforation, am häufigsten im terminalen Ileum.
- Freie Flüssigkeit im Bauchraum, Zeichen der Peritonitis. Im Röntgenbild Transparenzminderung im Unterbauch.

2.3 Sonographie

Die Sonographie am Bett zeigt Art und Ausmaß des Ileus, freie Flüssigkeit und evtl. auch eine Pneumatosis Venae portae. Sie ist bei jeder NEK indiziert.

3. Differentialdiagnosen

Sepsis, Mekoniumileus, Volvulus, Invagination, Appendizitis, Megacolon congenitum, Magenperforation durch Sonde, Rektumperforation durch Darmrohr oder Fieberthermometer. In der Frühphase sind Sepsis und NEK klinisch kaum voneinander zu unterscheiden!

4. Konservative Therapie, Kontrolluntersuchungen

Neugeborene mit NEK bzw. NEK-Verdacht werden behandelt wie Neugeborene mit Sepsis.

4.1 Allgemeine Maßnahmen
- Ausschließlich parenterale Ernährung, Magenentlastungssonde.
- Überwachung von Atmung und Herztätigkeit, Blutdruck, Temperatur und Urinausscheidung.
- Atemhilfe bzw. Beatmung.
- Überwachung und Korrektur von Stoffwechselparametern (Glukose, Eiweiß, Elektrolyte, Säure-Basen-Status, pO_2).

- Restriktive Flüssigkeitszufuhr (80–100 ml/kg KG/24 Std.), insbesondere muß auf eine Hyponatriämie geachtet werden.
- Berechnung des Infusionsvolumens unter Beachtung des spezifischen Gewichts des Urins (optimal 1010).

4.2 Schocktherapie (s. Kapitel Neonatale Infektionen)
- Frischplasma (15–20 ml/kg KG/24 Std., verteilt auf 4–6 Portionen), evtl. Bluttransfusion.
- Substitution von Gerinnungsfaktoren gemäß Gerinnungsstatus.
- Digitalisierung.
- Dobutamin 5–15 µg/kg KG/min.
  Dopamin, Nierendosis: 2–4 µg/kg KG/min, bei Blutdruckabfall (<40 Torr beim Neugeborenen): 5–15 µg/kg/min.

4.3 Antibiotika-Therapie (ausschl. i.v.)
- Therapiebeginn mit einem 3. Generations-Cephalosporin, z.B. Cefotaxim (CLAFORAN®) + Piperacillin (PIPRIL®) + Metronidazol (CLONT®): 100–150 bzw. 200 bzw. 20 mg/kg KG/24 Std.
- Evtl. zusätzlich Genta- oder Tobramycin.
- Candida-Prophylaxe mit Nystatin nicht vergessen!
- Nach Vorliegen eines bakteriologischen Befundes (Blutkultur) Fortführung als gezielte Chemotherapie.

4.4 Ernährung
- Mindestens 48 Std. vollständige parenterale Ernährung. Keine Zugabe von i.v. Fettemulsionen, solange eine Azidose besteht.
- Erst wenn die Sepsis beherrscht ist, vorsichtiger Beginn mit oraler Nahrung: Zunächst Tee mit Glukose, dann verdünnte frische Mutter- bzw. Frauenmilch (besser Kolostrum), danach unverdünnte Milch.

4.5 Kontrolluntersuchungen
- Kurzfristige Kontrollen: Klinischer Zustand, Blutdruck, Elektrolyte im Serum, Säure-Basen-Haushalt, Bilirubin, Glukose, Kreatinin, Hämatokrit, Leukozyten- und evtl. Thrombozytenzahl, Urinausscheidung (Volumen, spezifisches Gewicht), Körpergewicht, u.U. Gerinnungsparameter.
- Röntgen- bzw. Ultraschall-Kontrollen:
  In der kritischen Phase u.U. täglich, danach in größeren Abständen. Als Hinweis einer beginnenden Komplikation gilt,

wenn sich aus einer allgemeinen Darmdilatation plötzlich eine diskontinuierliche Luftverteilung entwickelt, evtl. mit Spiegelbildung. Verdächtig ist auch, wenn eine isolierte Darmschlinge über Stunden nachweisbar bleibt.

5. Verlauf, Komplikationen
- Trotz adäquater konservativer Therapie in etwa 30% Gangrän und/oder Perforation.
- Neben chirurgisch zu behandelnden Komplikationen (Perforation, Peritonitis, Abszesse, gastrointestinale Blutung, kompletter Ileus) kann es im weiteren Verlauf zu Cholestase, hämolytischer Anämie, Thrombosen u.a. kommen.

Enterale Ernährung

Ch. Vogtmann, G. Boehm

Vorbemerkungen
Von der 28. SSW an sind die funktionellen Grundlagen für eine Ernährung mit Frauenmilch gegeben.

Unter dem Gesichtspunkt der guten Stimulierbarkeit enteraler Enzyme auch bei sehr unreifen Neugeborenen ist so früh wie möglich mit enteraler Zufuhr von Nährstoffen zu beginnen.

1. Voraussetzungen enteraler Ernährung
- Keine Zeichen kardiorespiratorischer Dekompensation: pH, Basendefizit, Blutdruck normal, keine Hypoxie (kompensierte Hypoxämie ist keine Kontraindikation).
- Kein Hinweis auf gastrointestinale Insuffizienz (geblähtes Abdomen, spärliche Darmgeräusche, Sekretstau im Magen, starker galliger Reflux, fehlende Stuhlentleerung, enterale Infektion).
- Möglichst normale Reagibilität.

- Nahrungsfreies Intervall nach Geburt
  GA <28 SSW (<1000 g): 3–5 Tage
      28/29 SSW (<1250 g): 2–3 Tage
      30/31 SSW (<1500 g): 1 Tag
      >31 SSW (>1500 g): <1 Tag
- Nahrungsfreies Intervall nach schwerer Hypoxie mit deutlicher Kreislaufbeeinträchtigung: mindestens 1 Tag (abhängig von Geschwindigkeit der Erholung und obigen Zeichen).
- Besondere Vorsicht ist bei schwer hypotrophen Neugeborenen geboten (deprimierter Stoffwechsel, enterale Zirkulationsstörung, enterale Enzymfreisetzung vermindert, insbesondere niedrige Lipase).
- Fehlbildung des Gastrointestinaltraktes ausgeschlossen.

2. Praktisches Vorgehen

- Beginn mit Probefütterung von Glukoselösung 5%, in der Regel als Sondenfütterung (Sondenlänge: Abstand Nase–Ohr–Epigastrium), 2mal im Abstand von 3 Std.:
  <28 SSW: 1 ml,
  28/29 SSW: 2–3 ml,
  30/31 SSW: 3–4 ml,
  >31 SSW: 5 ml
- Wird die Probefütterung toleriert und ist die Darmpassage gesichert, Fütterung von nativer Frauen- bzw. Muttermilch.
- Anfangs vor erneuter Gabe Magenrest kontrollieren. Entspricht er der zuzuführenden Menge, ist eine Nahrungspause einzulegen.

Nahrungsmengen: Start		2. Tag	3. Tag
<28 SSW:	8mal 1 ml	8mal 2 ml	12mal 2 ml
28/29 SSW:	8mal 2 ml	12mal 2–3 ml	12mal 4–5 ml
30/31 SSW:	8mal 3 ml	12mal 3–4 ml	12mal 5–6 ml
>31 SSW:	8mal 5 ml	8mal 10 ml	8mal 15 ml

- Zahl der Mahlzeiten erhöhen bis auf 24/24 Std. bei Spucken und Erbrechen, negativen Kreislaufwirkungen, Apnoen.
- Ziel: 150–180 (–200) ml/kg KG/24 Std.
- Die täglichen Steigerungen richten sich entscheidend nach Nahrungsretention, abdomineller Distension, Stuhlpassage, Allgemeinzustand.

3. Supplementierung von Energie, Eiweiß und Elektrolyten
– Bei Frühgeborenen <1500 g KG:
  Bei einem Nahrungsvolumen von 120–150 ml/kg KG/24 Std.
  3 g FM 85®/100 ml.
  Bei Verfügbarkeit Eoprotin.
  Zuvor: 1 mmol NaH_2PO_4/100 ml.
– Bei ungenügender Gewichtszunahme:
  4–6mal 0,5 ml Natriumhydrogencarbonatlösung 8,4%/24 Std.
  Bei metabolischer Azidose Steigerung auf 8 ml/24 Std. ohne Gefahr der Hypernatriämie möglich.
– Vitamine: 3mal 5 Tr. SUMMAVIT®, Vitamin D entsprechend gültigen Empfehlungen.

Verschiedene angeborene Fehlbildungen

Ch. Vogtmann

Vorbemerkungen

Viele chirurgisch zu versorgende Fehlbildungen sind heute pränatal diagnostizierbar. Da auch der optimale Geburtszeitpunkt und -ort in enger Zusammenarbeit von Geburtshelfer, Kinderchirurg und Kinderarzt bestimmt werden, kann sich der Neonatologe gut auf die zu lösende Aufgabe einstellen.

1. Ösophagusatresie
– Hinweiszeichen:
  Hydramnion, fetale Sonographiebefunde.
– Klinik:
  Oft Frühgeborene, Atemnotsymptome, reichliche Salivation, Stop nach 6-10 cm bei Ösophagussondierung.
– Versorgung:
  Behandlung des Atemnotsyndroms.

Sonde in Blindsack, kontinuierliche Absaugung.
Verlegung in halbschräger Position.
Bei ösophago-trachealer Fistel und Beatmungsnotwendigkeit Tubus evtl. bis über Fistel in Trachea einführen (zur Verminderung von Magenblähung und Reflux in die Atemwege).

2. Choanalatresie
– Klinik:
Sekundäre Asphyxie, frustrane Atembewegungen, Zyanose.
– Therapie:
Kind zum Schreien bringen, Zyanose verschwindet, Rachentubus z.B. nach Güdel legen.

3. Zwerchfellhernie
– Entgeht nicht selten fetaler Ultraschalldiagnostik.
– Klinik:
Mit dem ersten Atemzug Aspiration von Eingeweiden in die Thoraxhöhle. Sekundäre Asphyxie möglich. Gut gewölbter Thorax, Tachypnoe, eingesunkenes Abdomen (im Gegensatz zum Pneumothorax), verlagerte Herztöne, leises Atemgeräusch.
Probleme durch begleitende Lungenhypoplasie und persistierende pulmonale Hypertension.
– Therapie:
Intubation, Beatmung mit hoher Frequenz über 60/min.
Zustandsstabilisierung anstreben, im stabilisierten Zustand Operation nicht dringlich.
Später Verlegung in kinderchirurgische Klinik. Halbschräge Seitenlagerung auf betroffener Seite.
Bei fehlender Zustandsverbesserung Rücksprache mit Kinderchirurgen zwecks sofortiger Operation.

4. Myelomeningozele, Omphalozele, Gastroschisis
– Optimalen Geburtszeitpunkt mit Kinderchirurgen besprechen.
– Seitenlagerung.
– Steril abdecken (feuchte Kompressen, Plastikfolie).
– Wärmeschutz sichern.
– Verlegung Kinderchirurgie, Magensonde.

5. Steißbeinteratom
- Massive Blutung aus diesem oder in dieses hinein möglich, sowohl nach Vaginal- wie auch Sectiogeburt (Hämorrhagischer Schock).
- Sofortmaßnahme: Straffe Ligatur an der Basis und Verlegung.

Hepatitis-B-Infektion der Mutter

Ch. Vogtmann

Vorbemerkungen

Infektion des Kindes erfolgt in 40% der Fälle erst unter der Geburt. Daher ist eine passive und aktive Impfung sinnvoll. Impfstoff bereits vor der Geburt des Kindes aus zuständiger Apotheke besorgen.

Vorgehen
- Serologische Untersuchung des Kindes auf HBs-Ag, Anti-HBs, HBe-Ag, Anti-HBe. Wiederholung nach 4 Wochen.
- Passive Immunisierung des Kindes innerhalb 72 Stunden (besser 24 Stunden) mit HB-Immunglobulin (0,2 ml/kg KG).
- Aktive Immunisierung mit HB-Impfstoff (reines HBs-Antigen): 1 ml i.m. innerhalb von 5 Tagen.
- Wiederholung der aktiven Impfung nach 4 Wochen.
- Stillen: Erlaubt bei Müttern ohne Hinweis auf akute oder fortdauernde Hepatitis B.
- Infektionsschutz durch Isolation auf Kreißsaal. Handschuhpflege während Erstversorgung, später keine besonderen Maßnahmen.

Zyanotische und/oder dekompensierende Herzfehler

I. Dähnert, A. Möckel, P. Schneider

Inhalt
Vorbemerkungen
1. Klinische Symptome
2. Kardiale Differentialdiagnosen
3. Extrakardiale Differentialdiagnosen
4. Diagnostik
5. Allgemeine Therapie
6. Prostaglandin-Therapie zum Offenhalten des Ductus arteriosus
7. Indomethazin-Therapie zum Ductusverschluß
8. Prostazyklin-Therapie
9. Transportvorbereitungen

Vorbemerkungen

Mit einer Inzidenz von fast einem Prozent bilden Herzfehler die häufigste konnatale Erkrankungsgruppe. Etwa ein Fünftel dieser Kinder wird bereits im Neugeborenenalter symptomatisch, wobei es sehr schwer sein kann, Vitien von anderen lebensbedrohlichen Krankheiten (Sepsis, Atemnotsyndrom, Hirnblutung) zu unterscheiden. Die Manifestation erfolgt häufig nicht unmittelbar postnatal, sondern verzögert mit dem Duktusverschluß oder dem Abfall der Lungengefäßwiderstände.

Bereits bei Verdacht auf einen symptomatischen oder potentiell schweren Herzfehler muß Kontakt mit einem Herzzentrum aufgenommen werden, um das diagnostische und therapeutische Vorgehen zu besprechen. Gegebenenfalls muß das Kind rasch und unter Beibehaltung der eingeleiteten Therapie – evtl. unter Beatmung – in ein Zentrum verlegt werden, wo neben neonatologischer Intensivtherapie auch definitive kardiologische Diagnostik (Echokardiographie, Herzkatheterisierung) und spezielle interventionelle oder herzchirurgische Therapie erfolgen können.

1. Klinische Symptome
– Tachypnoe.

- Dyspnoe (Einziehungen und Knorksen bei Lungenstauung).
- Aktives Präkordium (bei großem Shunt).
- Tachykardie (meist weniger ausgeprägt als bei Sepsis) oder Bradykardie.
- Zustandsverschlechterung beim Trinken oder bei anderen Belastungen (starkes Schwitzen, Tachydyspnoe, Trinkschwäche).
- Kreislaufzentralisation (Rekapillarisierungszeit auf >3s verlängert, kühle Akren, Blässe, Marmorierung).
- Hepatomegalie.
- Exzessive Gewichtszunahme.
- Herzgeräusch (kann fehlen !), betonter 2. Herzton, frühsystolischer Klick, Galopprhythmus.
- Schwache oder schnellende oder asymmetrische Pulse an den Extremitäten (A. radialis, A. brachialis, A. femoralis).
- Zentrale Zyanose, anfangs oft wenig ausgeprägt.
- Fallender Blutdruck.
- Stridor bei Gefäßanomalien (selten).
- Extrakardiale Fehlbildungen ?

2. Kardiale Differentialdiagnosen

2.1 Dekompensation

- Hypoplastisches Linksherzsyndrom.
- Aortenisthmusstenose oder unterbrochener Aortenbogen.
- Hochgradige Aortenstenose.
- Truncus arteriosus.
- Ductus arteriosus (s. Extra-Kapitel)
- Double outlet right ventricle ohne Pulmonalstenose.
- Atrioventrikulärer Septumdefekt.
- Komplexe Fehlbildungen.
- Dysrhythmien, z.B. supraventrikuläre Tachykardie, ventrikuläre Tachykardie, kompletter AV-Block, auch intermittierende Formen.

2.2 Zyanose

- Transposition der großen Arterien.
- Pulmonalatresie oder hochgradige -stenose (mit oder ohne Ventrikelseptumdefekt).
- Totale Lungenvenenfehleinmündung mit Obstruktion.
- Trikuspidalatresie.
- Ebsteinsche Anomalie.

3. Extrakardiale Differentialdiagnosen
- Sepsis (positive Entzündungsdiagnostik, metabolische Azidose, ausgeprägte Tachykardie, rasche Progredienz).
- Atemnotsyndrom (Thoraxröntgenaufnahme, normaler pCO_2 bei niedrigem pO_2).
- Andere respiratorische Probleme: Pneumonie, Aspiration, Pneumothorax, Enterothorax, Lungenhypoplasie (Thoraxröntgenaufnahme).
- Intrakranielle Blutung (Krampfanfälle, Hämatokritabfall, Schädelsonographie).
- Persistierende fetale Zirkulation (s. dieses Kapitel).
- Polyglobulie (venöser Hämatokrit >0,65).
- Choanalatresie (Besserung beim Schreien, Nase sondieren).
- Stoffwechselstörungen, z.B. Hypokalzämie, Methämoglobinämie, Hypoglykämie (Laborwerte).

4. Diagnostik
4.1 Ziele
- Ausschluß extrakardialer Erkrankungen (s. 3. und entsprechende Kapitel).
- Bestätigung einer kardialen Ursache des Krankheitsbildes.
- Definition des vorherrschenden klinischen Problems:
  Herzinsuffizienz,
  Zyanose/Hypoxie,
  Herzinsuffizienz und Zyanose.
- Kalkulierter Therapiebeginn auch ohne exakte kardiologische Differentialdiagnostik.

4.2 Methoden
- Thorax-Röntgenaufnahme.
- EKG (Extremitäten, Brustwand von dV5 bis V9).
- Blutdruck (Doppler oder Oszillometrie) initial an allen vier Extremitäten, dann stündlich am rechten Arm (bei Gabe von vasoaktiven Substanzen häufiger !).
- Hb, Hk, Blutgruppe, Na^+, K^+, Ca^{++}, Mg^{++}, Blutglukose.
- Arterieller Säure-Basen-Status (Wiederholung nach klinischen Erfordernissen).
- Hyperoxietest (Vergleich des pO_2 bei Atmung von Luft und reinem Sauerstoff), ggf. am rechten Arm und einem Bein gleichzeitig.
- Echokardiographie (2D und Doppler).

- Kontinuierliches Monitoring:
  Herzfrequenz,
  Atemfrequenz,
  pO_2 und pCO_2 transkutan,
  O_2-Sättigung transkutan,
  Urinmenge,
  Gewicht (täglich).

5. Allgemeine Therapie
5.1 Basistherapie
- Sauerstoff über Haube, Trichter, CPAP oder Beatmung mit PEEP (Ziel pO_2 arteriell >60 mmHg [8 kPa], Sättigung 90%).
- Sedierung (Phenobarbital 10 mg/kg KG/24 Std. in 2 ED i.v. oder i.m.).
- Transfusion (Erythrozytenkonzentrat bis max. 20 ml/kg KG) bei Zyanose und Hämatokrit <0,50. Vorsicht bei gleichzeitigen Dekompensationszeichen!
- Digitalisierung bei Herzinsuffizienz (Digitoxin-Sättigung 0,04 mg/kg KG, davon 50% initial und 2mal 25% nach je 8 Stunden i.v., dann Erhaltung 0,003 mg/kg KG/24 Std.).
- Diuretika bei Herzinsuffizienz (Furosemid bis 10 mg/kg KG/ 24 Std. i.v., Spironolacton bis 4 mg/kg KG/24 Std. als Kurzinfusion).
- Flüssigkeitsrestriktion auf maximal 100 ml/kg KG/24 Std., bei Dekompensation 70 ml/kg KG/24 Std.
  Cave: Intravasale Hypovolämie, Kreislaufzentralisation und Hämokonzentration.
- Azidoseausgleich nur bei respiratorisch nicht kompensierbarer metabolischer Azidose.

5.2 In schweren Fällen zusätzlich
- Rechtzeitige Beatmung bereits bei Dyspnoe (nicht Erschöpfung abwarten).
- Sicherer, möglichst zentralvenöser Zugang (Venenkatheter).
- Dopamin in „Nierendosis" (2–4 µg/kg KG/min) bei Oligurie.
- Dobutamin (5–10–15 µg/kg KG/min) bei verminderter Herzkraft, bei Volumenmangel jedoch zunächst Kreislauf auffüllen.

6. Prostaglandin-Therapie zum Offenhalten des Ductus arteriosus

6.1 Indikationen
- Bei duktusabhängigem Systemkreislauf (z.B. Aortenisthmusstenose, unterbrochener Aortenbogen, Aortenatresie, kritische Aortenstenose).
  Klinik:
  Entweder allgemeine Hypotension mit fehlenden Pulsen, Kreislaufschockzeichen und schwerer Azidose.
  Oder abgeschwächte Femoralispulse, pathologischer Hyperoxietest am Bein (pO_2 in A. femoralis wie zentralvenös) bei normalem Test am rechten Arm, Niereninsuffizienz.
- Bei duktusabhängiger Lungendurchblutung (z.B. Pulmonalatresie, Trikuspidalatresie, hochgradige Pulmonalstenose).
  Klinik:
  Ausgeprägte (oft blasse) Zyanose und unter 100% Sauerstoff niedrig bleibender pO_2 (<4 kPa bzw. <30 mmHg).
  Röntgenologisch verminderte Lungendurchblutung.
- Bei duktusabhängigem Blutaustausch zwischen Lungen- und Systemkreislauf (z.B. Transposition der großen Arterien).
  Klinik:
  Zunehmende Zyanose, relative Tachykardie.
  Negativer Hyperoxietest.

- *Hinweise:*
  Indikation *bereits bei Verdacht* auf duktusabhängigen Herzfehler.
  Anwendung nur in Intubations- und Beatmungsbereitschaft.
  Blutdruck und Temperatur überwachen.
  Keine Indikation: Zyanose bei stabilem Kind mit ausreichender Oxygenierung.
  Kontraindikationen: Atemnotsyndrom, PFC-Syndrom, spontan offener Duktus.

6.2 Dosierung
Prostaglandin E1 = Alprostadil (MINPROG®PÄD).
Initial 0,05 µg/kg KG/min als Dauerinfusion.
1 Amp. = 1 ml MINPROG®PÄD (500 µg) in 83 ml Glukoselösung 5% verdünnen und davon 0,5 ml/kg KG/Stunde infundieren.

Bei Erfolg (Wirkungseintritt meist nach 20–30 min) stündliche Dosisreduktion in Halbierungsschritten.
Ein Ausbleiben der Wirkung sollte stets zur Überprüfung der Verdachtsdiagnose führen, jedoch ist in seltenen Fällen eine höhere Dosierung erforderlich (bis 0,2 µg/kg KG/min) und der Effekt kann bei duktusabhängigem Systemkreislauf bis zu 12 Stunden verzögert eintreten.

6.3 Nebenwirkungen
Häufig und schwerwiegend Apnoeneigung, Blutdruckabfall, Herzrhythmusstörungen, Bradykardie, Fieber, Muskelzuckungen, Unruhe.

7. Indomethazin-Therapie zum Duktusverschluß
7.1 Indikation
Verschluß eines großen persistierenden Ductus arteriosus, der zu kardialer Dekompensation und/oder Lungenüberflutung geführt hat, die durch Therapie nach 5.1 nicht behoben werden konnten (s.a. Extrakapitel).

– *Hinweise:*
  Im Zweifel unterlassen.
  Urinausscheidung unbedingt messen.
  Duktusabhängige Vitien vorher echokardiographisch ausschließen.
  Kontraindikationen: Duktusabhängige Vitien, Gerinnungsstörungen, Niereninsuffizienz, Sepsis, Thrombozytopenie, intrakranielle Blutungen.

7.2 Dosierung
Indomethazin zur intravenösen Applikation (CONFORTID®) 0,2 mg/kg KG i.v., ggf. nach 12 und 24 Stunden wiederholen.

7.3 Nebenwirkungen
Nierenfunktionsstörungen, gastrointestinale Blutungen, Hyperkaliämie, allergische Reaktionen.

8. Prostazyklin-Therapie
8.1 Indikationen
– Schwere, therapierefraktäre pulmonale Hypertension (z.B. PFC-Syndrom).
– Duktusabhängiger Systemkreislauf mit trotz Ausschöpfung der Therapie (Beatmung, Katecholamine, Prostaglandin)

fortbestehendem Kreislaufschock und anhaltender schwerer Azidose.

- *Hinweise:*
  Noch nicht zugelassen.
  Bisher nur in verzweifelten Fällen eingesetzt.
  Versuch *ausschließlich als ultimo ratio.*
  Unbedingt kontinuierliche Blutdruckmessung.

8.2 Dosierung
Prostazyklin I2 = Epoprostenol (FLOLAN®) 0,005–0,02 µg/kg KG/min als Dauerinfusion.

8.3 Nebenwirkungen
Blutdruckabfall, Tachykardie.

9. Transportvorbereitungen
- Telefonische Absprache mit Herzzentrum (Befunde mitteilen, ggf. EKG faxen, Verdachtsdiagnose und Therapie festlegen).
- Hubschrauber anfordern.
- Intensivtransportinkubator anheizen.
- Begleitung durch Neonatologen organisieren.
- Vorläufige Einwilligung für Transfusion, Notfallkatheteruntersuchung und Notoperation bei Eltern einholen.
- Sicheren venösen Zugang schaffen.
- Therapie vor Transport beginnen.
- Eingeleitete Therapie (Katecholamine, Prostaglandin, Glukose, Beatmung) und Monitoring (mindestens transkutane Sauerstoffsättigung, Herzfrequenz, Urinausscheidung) unbedingt fortsetzen.
- Auf sichere Tubuslage bei Beatmung achten.
- Stabile Lagerung.
- Wärmeverlust vermeiden.
- Alle verfügbaren Befunde (EKG, Röntgenaufnahmen, Blutgruppe usw.) mitgeben.

Posthämorrhagischer Hydrozephalus

Ch. Vogtmann

Vorbemerkungen
Die gute Kapillarisierung um die Ventrikel bei nur lockerer Einbettung im Hirngewebe prädisponiert zu periventrikulären, intraventrikulären und Plexus-Blutungen. Ursachen sind Zirkulationsstörungen in Form von Ischämien (bevorzugt periventrikulär) mit nachfolgenden Hämorrhagien oder primäre Hämorrhagien bei arteriellen und venösen Blutdruckschwankungen (Hyperkapnie, Hypoxie, Pneumothorax).

Einteilung nach Papile (Sonographie)
Grad I: lokale subependymale Keimlagerblutung
  II: Ventrikelblutung ohne Ventrikelerweiterung
  III: Ventrikelblutung mit Ventrikelerweiterung
  IV: intraventrikuläre plus Parenchymblutung.

Eine progrediente Ventrikelzunahme ist zunächst nur sonographisch feststellbar. In ca. der Hälfte der Fälle kommt sie innerhalb 4–6 Wochen zum Stillstand, ohne daß äußerlich eine Kopfumfangszunahme oder Nahtdehiszenz nachweisbar wird.

Eine rapide Kopfumfangszunahme wie auch Dehiszenz insbesondere der Lambdanaht signalisieren ein fortgeschrittenes Stadium der Ventrikelerweiterung.

1. Diagnostik
- Kopfumfangsmessung 2mal wöchentlich bis täglich.
- Prüfung der Schädelnähte, bes. der Lambdanaht.
- Kontrolle der Fontanelle.
- Sonographie 2mal wöchentlich (kritischer Ventrikelindex >0,5).
- Lumbalpunktion für
  Liquordiagnostik,
  Entfernung von Zelldedritus,
  therapeutische Volumenentlastung,
  Druckmessung (ist aber für Therapieentscheidungen nicht relevant).
- Augenhintergrund untersuchen.

2. Therapie
2.1 Lumbalpunktionen

- Etwa 2tägig bei progredienter Ventrikelerweiterung (Schädelnähte sollen sich normalerweise berühren).
- ca. 5–8 ml Liquor/kg KG ablassen.

2.2 Konservativ
- Vor oder parallel zu den Punktionen
  Furosemid 1–2 mg/kg KG/24 Std., verteilt auf 2 Dosen oder Acetazolamid 25–100 mg/kg KG/24 Std., verteilt auf 3 Dosen einschleichend.
- Wichtig sind Elektrolytkontrollen und entsprechende Substitution mit NaCl, KCl und $NaHCO_3$.
- Ein erster Effekt muß sich innerhalb von 10 Tagen zeigen.
- Ist nach 6–8 Wochen kein befriedigendes Resultat erzielbar, muß eine invasive Intervention erwogen werden.

2.3 Invasiv
- Ventrikelpunktion:
  Entlastung bei Aquäduktverschluß,
  Liquordiagnostik.
- Externe Ventrikeldrainage über eingelegten Silastikkatheter:
  Besser als wiederholte Ventrikelpunktionen.
  Bei sehr kleinen Frühgeborenen bis zur Erreichung eines günstigen Operationsgewichtes bzw. als alternativer Versuch zur „Trockenlegung".
- Ventrikulo-peritonealer Shunt:
  Bei fortbestehender Punktionsnotwendigkeit bzw. externer Ableitung ohne abnehmende Tendenz der abzulassenden Liquormenge.
  Voraussetzung: Liquoreiweiß <2g/l, Körpergewicht >1600 g.

Persistierende Pulmonale Hypertension

Ch. Vogtmann, H.-J. Häusler

Vorbemerkungen

Ätiologisch uneinheitliches Krankheitsbild, das vor allem

reife und übertragene Kinder sowie Kinder mit Fehlbildungen betrifft.

Ein Rechts-Links-Shunt auf Vorhofebene (oft bei Trikuspidalinsuffizienz infolge Rechtsherzversagen) und über einen Ductus arteriosus verursachen zusammen mit der daraus resultierenden verminderten Lungenperfusion eine ausgeprägte Zyanose mit stärkerer Ausprägung in der unteren Körperhälfte.

1. Klinik
- Blasse Zyanose, schlechte, periphere Zirkulation ($tcpO_2$ nicht repräsentativ), Tachypnoe, keine Besserung unter Beatmung mit FiO_2 1,0, bei schlechter pulmonaler Perfusion auch pCO_2 erhöht, Leber vergrößert, Blutdruck niedrig.
- Cor: Geräusch (Trikuspidalinsuffizienz) möglich, sehr aktives Präkordium, Frequenz normal.
- Röntgen: Kardiomegalie, Lungen eher vermindert transparent (bei idiopathischer Form).
- Echokardiographie: Ausschluß struktureller Anomalien, Nachweis einer Trikuspidalinsuffizienz mit hoher Rückflußgeschwindigkeit und dilatierten rechten Herzanteilen (bis auf das doppelte der linken Herzhälfte). Nachweis eines PDA. Typisches Flußmuster in der Arteria pulmonalis (kurze Akzeleration bei verlängerter Dezeleration), Pulmonalklappeninsuffizienz.
- STI: PEP/LVET >0,4, LVET verkürzt als Ausdruck verminderter linksventrikulärer Kontraktilität.
- pO_2: Differenz präduktal – postduktal >10 Torr.
- Tolazolintest: pO_2-Anstieg >10 Torr nach 1–2 mg/kg KG Tolazolin in 5–10 min i.v. in das Abstromgebiet der oberen Hohlvene (zur Vermeidung zu starker systemischer blutdrucksenkender Wirkung Testdosis evtl. erst nach Volumensubstitution und Dobutamin).

2. Therapie
- Sedierung und Vermeidung zusätzlicher Belastungen.
- Herzstützung: Dobutamin, Digitalisierung.
- Bei symptomatischen Formen Grundleiden behandeln (z.B. Hämodilution, Antibiotika, Bronchialspülung).
- Beatmung: Hyperventilation mit pH >7,6 anstreben (pCO_2 <30 Torr, notfalls Bicarbonat: 1–3 mmol/kg KG in 1–2 Std.), evtl. relaxieren, FiO_2 1,0 meist erforderlich.

Hochfrequenzoszillationsbeatmung günstig, bei Besserung nur langsame und vorsichtige Drucksenkung.
- Vasodilatation: Tolazolin 1–2 mg/kg KG/Std., bei Blutdruckabfall Volumensubstitution und Dobutamin.
- Beendigung bei FiO_2 <0,5.
- Extrakorporale Membranoxygenierung als ultima ratio (Kinderklinik Klinikum Mannheim) bei alveolo-arterieller Sauerstoffdifferenz von >610 mm Hg für über 4 Std. und Oxygenierungsindex (mittlerer Beatmungsdruck × FiO_2 × 100/paO_2) von >40 mm Hg.

Hyperthyreose des Neugeborenen

H. Willgerodt, W. Hoepffner, E. Keller

Vorbemerkungen

Die Schilddrüsenüberfunktion bei Fetus und Neugeborenem ist Folge des transplazentaren Übertritts maternaler Schilddrüsen-Antikörper mit stimulierender Wirkung. Zur Sicherung der Diagnose deshalb stets auch Schilddrüsen-Antikörper im mütterlichen Blut bestimmen.

1. Klinische Befunde
- Tachykardie, Unruhe, Schreckhaftigkeit.
- Häufige dünne Stühle, Gewichtsabnahme, Schwitzen.
- Evtl. Exophthalmus und Struma.

Symptome können entweder bereits unmittelbar postnatal auftreten (Tachykardie schon intrauterin) oder sich etwa 4–10 Tage nach der Geburt entwickeln, wenn die Mutter thyreostatisch behandelt wurde.

2. Diagnostik
- T_3, fT_3, T_4, fT_4, TSH, TBG, TPO-AK und TRAK bei Neugeborenem und Mutter. Bestätigung der Diagnose durch erhöhte

Werte für T_3, T_4 und Schilddrüsen-Antikörper sowie erniedrigtes TSH (<0,1 mE/l).
- Rö.A linker Unterschenkel und Fuß, Schädel in 2 Ebenen (Knochenreifung und Nahtschluß sind oft akzeleriert).

3. Therapie
- In leichten Fällen β-Blocker wie Propranolol (OBSIDAN®, DOCITON®).
- Bei stärkerer Symptomatik Blockierung der Hormonabgabe durch Jodid (Lugolsche Lösung; THYROJOD 200®, 1 Tabl. = 200 µg Jod; JODID 200®, 1 Tabl. = 200 µg Jod). Dosierung: 300 µg Jod/24 Std., aufgeteilt auf 3 ED.
- *Oder:* Thyreostatische Therapie mit Methylmerkaptoimidazol (Tabl. à 5 mg, METHIMAZOL®, THYROZOL®, FAVISTAN®, THIAMAZOL®), Dosis: 5 mg/24 Std., aufgeteilt auf 3 ED.
- In besonders bedrohlichen Fällen Austauschtransfusion oder Plasmapherese.
- Spätestens nach 1 Woche, abhängig von klinischem Zustand und Hormonkonzentration, Initialdosen (Jodid, Methimazol) auf die Hälfte reduzieren.

4. Kontrollen
- Bestimmung von T_3, T_4, TSH zunächst wöchentlich, dann alle 3–4 Wochen.
- Schilddrüsen-Auto-Antikörper im Abstand von 3–6 Wochen.
- Kontrolle von Knochenalter und Röntgenaufnahme des Schädels, zunächst viertel-, später halbjährlich.
- Bei einer HWZ der Schilddrüsen-Antikörper von 2–4 Wochen ist nach 3–4 Monaten mit allmählicher Besserung und nach 5–6 Monaten mit spontaner Ausheilung zu rechnen.
- Ganz selten sind Fälle von echter Immunthyreoiditis bei Neugeborenen, die nach 6 Monaten persistieren.
- Allmähliche Reduzierung der Thyreostatika und Versuch, Therapie nach 4–6 Monaten zu beenden.
- Wegen des ungünstigen Einflusses auf Knochenreifung und neurologische Entwicklung Kinder bis zum Alter von 2–3 Jahren weiter beobachten.

Angeborene Hypothyreose, Hypothyreose-Screening, Struma connata

H. Willgerodt, W. Hoepffner, E. Keller

Vorbemerkungen

Die primäre (thyreogene) Hypothyreose beruht auf einer Aplasie (Athyreose), Dysplasie oder Dysgenesie der Schilddrüse (SD) oder auf einer gestörten Hormonsynthese (autosomal vererbte Jodfehlverwertung) in der anatomisch normal angelegten SD. Die Häufigkeit beträgt 1:3500 bis 1:3800.

Sekundäre (hypophysäre) und tertiäre (hypothalamische) Hypothyreosen sind wesentlich seltener, verlaufen milder und werden durch das TSH-Screening nicht erfaßt.

Eine Struma connata ist zumeist Ausdruck einer transitorischen Hypothyreose infolge eines endemischen Jodmangels, seltener einer massiven Jodexposition oder einer Jodfehlverwertung.

Die angeborene primäre Hypothyreose führt unbehandelt zu schweren irreversiblen Schäden der geistigen Entwicklung. *Sofortige Diagnose und Therapiebeginn* sind unbedingt erforderlich und werden nur mit dem Neugeborenen-Massenscreening ermöglicht. Das Risiko einer geistigen Schädigung besteht auch bei nichtoptimaler Therapieführung. Deshalb sollte die Behandlung in einer speziell erfahrenen kinderendokrinologischen Ambulanz begonnen und in enger Zusammenarbeit mit ihr fortgesetzt werden.

1. Klinische Befunde bei angeborener Hypothyreose
– Normales Geburtsgewicht, häufig Übertragung.
– Makroglossie, Nabelbruch, marmorierte Haut.
– Kleine Fontanelle größer als $0,5 \times 0,5$ cm, weit offene große Fontanelle.
– Hypothermie, Bradykardie (unter 120/min).
– Heiseres Schreien, Trinkfaulheit, Obstipation.
– Evtl. Struma.

Merke: Diese klinischen Zeichen sind unspezifisch und oft nur sehr gering ausgeprägt. Deshalb das Massenscreening!

Anamnese bei auffälligen Screeningbefunden und/oder Struma connata:
- Schilddrüsenerkrankungen bei der Mutter, insbesondere Struma, Hyperthyreose, SD-Entzündungen (Autoimmunthyreoditis)?
- Vorhergehende Geburten von Kindern mit Struma oder Hypothyreose?
- Medikamente: Thyreostatika, jodhaltige Präparate?

2. Hypothyreose-Screening
- Durchführung am (3.–) 5. Lebenstag.
- Bestimmung der TSH-Konzentration in einem auf Filterpapier eingetrockneten Blutstropfen im Screeninglabor.
- Einberufung aller Kinder mit TSH-Werten >20 mE/l (20 µE/ml) durch das Screeninglabor zur ambulanten Kontrolle und ggf. Therapie in einem erfahrenen endokrinologischen Behandlungszentrum.

3. Konsequenzen aus den Screeningergebnissen
3.1 TSH-Werte unter 20 mE/l sind normal. Keine Kontrolle erforderlich.

3.2 TSH-Werte 20–50 mE/l (verdächtig auf Hypothyreose)
- Erneute TSH-Bestimmung in eingetrockneten Blutstropfen im Screeninglabor.
- Zusätzlich TSH, T_4, T_3 im Blut.
- Rö.A. Knie und Fuß zur Beurteilung der Knochenreifung.
- Behandlung nur bei klinischem Verdacht. Erneute Entscheidung nach Vorliegen der Befunde.

3.3 TSH-Werte über 50–100 mE/l (Hypothyreose möglich) zusätzlich zu 3.2:
- TBG, TG, SD-Antikörper i.S. (1 ml Serum einfrieren für Speziallabor).
- Jodbestimmung (5 ml Urin, Nachweis evtl. Jodexposition).
- Behandlung auf jeden Fall. Erneute Entscheidung nach Vorliegen der Befunde.

3.4 TSH-Werte über 100 mE/l (Hypothyreose praktisch sicher) zusätzlich zu 3.2 und 3.3:
- Sonographie und Szintigraphie nur, wenn dadurch Therapiebeginn nicht verzögert wird.

- Sofortige und konsequente Therapie bis zur Überprüfung der Diagnose im 4. Lebensjahr.

4. Therapie
4.1 Therapie-Grundsätze
- Unmittelbares Ziel ist eine möglichst rasche Anhebung der T_4-Konzentrationen an oder geringfügig über den oberen Referenzwert und eine Senkung der erhöhten TSH-Werte auf weniger als 10 mE/l.
- Die Therapie muß lebenslang erfolgen.
- Lediglich in Ausnahmefällen (hohes Fieber) Therapie für wenige Tage reduzieren oder unterbrechen.
- Der Hormonbedarf nimmt, bezogen auf Körperoberfläche bzw. Körpergewicht, mit steigendem Lebensalter ab.
- Bei deutlichem Stridor und Atemnot Kopflagerung auf Nakkenrolle stark nach dorsal gebeugt, evtl. O_2-Gabe über Trichter. Intubation auf diese Weise nahezu immer vermeidbar!
- Bei Struma connata Therapie nach Rückbildung der SD-Vergrößerung beenden. Engmaschige klinische Kontrollen und Kontrollen von TSH, T_4, T_3 und TBG über etwa 6 Monate. Das Vorliegen von Jodfehlverwertung oder Strumarezidiv ausschließen.
- Bei Strumarezidiv Pendred-Syndrom (Jodfehlverwertung mit Innenohrschwerhörigkeit) durch Hörprüfung und Depletionstest (Verdrängung von Technetium oder ^{123}Jod aus der SD) ausschließen.

4.2 Medikamente und Dosierung
- Zu verwenden ist ausschließlich L-Thyroxin (Levothyroxin): L-THYROXIN HENNING® 25, 50, 75, 100, 125, 150, 200 (μg). L-THYROXIN BERLIN-CHEMIE® 25, 100 (μg). EUTHYROX® MERCK 25, 50, 75, 100, 150, 175, 200, 300 (μg).
- Gesamte Tagesdosis morgens 1/2 bis 3/4 Std. vor der ersten Mahlzeit geben.
- Beginn mit der vollen altersentsprechenden Dosis, kein „Einschleichen"!

– Dosisempfehlungen

Alter	µg-L-T/24 Std.	µg-L-T/kg KG/24 Std.
1.–12. Mon.	50 (25–37,5)	10–15
13.–24. Mon.	50–75	6– 8
3.– 5. Lebensjahr	75–100	5– 6
6.–12. Lebensjahr	100–150	4– 5
älter als 12 Jahre	150–200	2– 3

– Bei Frühgeborenen beträgt die Richtdosis im 1. Lebensjahr 8–10 µg/kg KG/24 Std., im 2. Lebensjahr 6 µg/kg KG/24 Std.

4.3 Therapiekontrollen
– T_4, TSH und T_3: In den ersten 6 Wochen nach Therapiebeginn alle 2 Wochen, anschließend bis zum Ende des 2. Lebensjahres vierteljährlich. Bis zum Ende des 6. Lebensjahres weiterhin alle 3–4 Monate.
– Knochenalter (Rö. linke Hand): Im 1. Lebensjahr vierteljährlich, später halbjährlich.
– Regelmäßige Kontrollen der statomotorischen und intellektuellen Entwicklung.
– Im 2. Lebensjahr Audiogramm und augenärztliche Untersuchung (gegebenenfalls zur endgültigen Beurteilung im 3. Lebensjahr wiederholen).
– Psychologische Untersuchungen im 3. Jahr und vor Einschulung. Bei Auffälligkeiten öfter.

5. Endgültige Sicherung der Diagnose im 4. Lebensjahr
– Laufende Therapie mit L-Thyroxin durch äquivalente Dosis Trijodthyronin = Liothyronin (THYBON®) ersetzen. Diese nach 14 Tagen absetzen.
– Nach Therapiepause von 3 Wochen TRH-Test durchführen, T_4, T_3, TBG und TG bestimmen.
– Weiterhin Sonographie und Szintigraphie der Schilddrüse.

Angeborene und erworbene Infektionen

Ch. Vogtmann, W. Handrick, D. Hückel

Vorbemerkungen

Ein nur um wenige Stunden verzögerter Behandlungsbeginn verschlechtert erheblich die Überlebensprognose. Eine enge Zusammenarbeit mit einem ständig zu schulenden Schwesternpersonal ist daher von besonderer Wichtigkeit. Definitionen der perinatal erworbenen bakteriellen Infektionen:
- Early onset: Unter der Geburt bis 2./3. Lebenstag manifest,
- Late onset: Unter der Geburt oder später erworben und ab 4./5. Tag manifest.

Therapiegrundsatz: Der Infektionsverdacht allein begründet den Beginn einer antibiotischen Behandlung. Sofortige Beendigung bei Nichtbestätigung eines Verdachtes.

1. Infektionsmöglichkeit

1.1 Mütterliche Risikohinweise
- Fieber unter der Geburt.
- Leukozytose, positives CRP.
- Kolpitis, pathologische Vaginalbesiedlung.
- Schmerzhaftigkeit des Uterus.
- Fötides/mißfarbenes Fruchtwasser.
- Frühgeburt, Geburtsfortschritt trotz Tokolyse.
- Vorzeitiger Blasensprung, Zeitintervall
  Blasensprung – Geburt >12 Std.
  Aber: kurzes Intervall schließt Infektion nicht aus!
- Intranatale Elektrodenapplikation.
- Spezifische Schwangerschaftsbefunde (Toxoplasmose, CMV-Infektion, Lues).

1.2 Infektionsverdacht, fetale/neonatale Hinweise
- Fetale Tachykardie >150/min.
- Kurze Dezelerationen, fehlende Akzelerationen, Oszillationsverlust im fetalen CTG.
- Asphyxie bei normalem NSA-pH.
- Verzögertes Rosigwerden trotz Sauerstoff-Supplementierung.
- Frühgeburt.

- Kombination von mütterlichen und fetalen/neonatalen Risikohinweisen.
- Ausbleibende postnatale Herzfrequenznormalisierung oder Herzfrequenzzunahme.
- Tachypnoe mit thorakalen Einziehungen, Stöhnatmung, evtl. nach kurzem freien Intervall.
- Muskuläre Hypotonie.
- Irritabilität.

1.3 Überwachungsmaßnahmen
- Ärztliche Untersuchung. Wiederholung 2- bis 3stündlich. Engmaschige Kontrolle durch Schwester.
- Überwachung der Vitalparameter. Puls- und Atemkontrolle kontinuierlich oder 2- bis 3stündlich.
- Säure-Basen-Status, Leukozytenzahl, Differentialblutbild, CRP.
- Blutkulturen.
- Periphere Abstriche (Rachen, Ohr, Anus), Magenausstrich (Bakterien, Leukozyten).

2. Manifeste Infektion/Sepsis

Pathophysiologische Kennzeichen: Myokardiale Depression, Hypovolämie, periphere Vasodilatation oder -konstriktion, periphere Minderperfusion, pulmonale Vasokonstriktion.

2.1 Klinik
- Grau-blasses Aussehen.
- Tachypnoe mit Einziehungen, exspiratorisches Stöhnen (Knorksen), erhöhter Sauerstoffbedarf, nicht selten freies Intervall.
- Geblähtes Abdomen, gastraler Reflux, Nahrungsretention.
- Muskuläre Hypotonie.
- Irritabilität, Krämpfe.
- Fieber oder Untertemperatur.
- Spätzeichen: Apathie, Nahrungsverweigerung, Hepatomegalie, noch später Splenomegalie, Blutungsneigung, Ikterus.
- Tachykardie >150/min, Rekapillarisierungszeit >2–3 s.
- Blutdruck bei Normovolämie lange kompensiert, erniedrigt bei Hypovolämie und präfinal.
- Oligurie (<0,5 ml/kg KG/Std.).

2.2 Paraklinik
- Metabolische Azidose (Laktatazidose).
- Leukozytenzahl <4 Gpt/l oder >15 Gpt/l (altersabhängige Normwerte berücksichtigen). Verhältnis unreife/Gesamt-Granulozyten >0,20.
- CRP >20 mg/dl.

2.3 Diagnostik
- Blutkultur(en)
  Merke: Die Diagnose Sepsis wird durch den Erregernachweis gestützt. Fehlt er, ist die Sepsis nicht ausgeschlossen.
- Liquor (Zellzahl, Eiweiß, Glukose, Zellsediment)
- Urin (Zellzahl, -art, Keimzahl, -art).
- Trachealsekret (Ausstrich auf Zellen und Erreger).
- Periphere Abstriche.
- Abstriche von Katheterspitzen u.a.

2.4 Überwachung
- Kontinuierlich Puls, Atmung, Temperatur, pO_2, pCO_2, SO_2, Blutdruck.
- Säure-Basen-Status 2– bis 4stündlich.
- Elektrolyte, Harnstoff, Kreatinin, Blutbild, CRP.
- Herzleistung (Zeitintervalle), Rekapillarisierungszeit.

2.5 Infektion unwahrscheinlich
- Herzfrequenz <140/min (Ausnahme: präfinal).
- CRP negativ (Ausnahme: foudroyante Sepsis).
- Leukozytenzahl >6 Gpt/l, keine Linksverschiebung.
- Klinisch keine Zustandsverschlechterung.
- Gute Belastbarkeit.

3. Prophylaxe

Sterile/hygienische Arbeitsweise konsequent durchsetzen, Schleimhautläsionen vermeiden (z.B. beim Absaugen), Händedesinfektion vor/nach jedem Kindkontakt, Einwegmaterial verwenden, besondere Pflege von Kathetern, Sonden, Mehrwegehähnen.

4. Therapie mit Antibiotika
4.1 Indikationen
- Sichere Indikationen:
  Nachgewiesene Infektion.

Verdacht Sepsis/Meningitis.
Reifes Kind mit ungeklärter Atemnotsymptomatik.
Putrides Trachealsekret.
- Mögliche Indikationen:
Mütterliches Amnioninfektionssyndrom.
Fötid riechendes Fruchtwasser.
Unhygienische Arbeitsweise.
Fruchtwasser-/Mekoniumaspiration.
Chirurgische Darmeingriffe (perioperative Prophylaxe).
- Keine a-priori-Indikationen:
Unreife.
Mekoniumhaltiges Fruchtwasser.
Reanimation, Nabelgefäßkatheterismus.
Mütterliche Besiedlungsflora (B-Streptokokken, E.-Coli) (aber strenge, engmaschige Überwachung!).
Kortikoidgabe.

4.2 Kalkulierte Therapie
- Therapiebeginn mit Cefotaxim (CLAFORAN®) und Piperacillin (PIPRIL®).
- Ergibt sich aus klinischen und Laborbefunden der Verdacht auf eine Staphylokokkeninfektion, kann als 3. Komponente Flucloxacillin (STAPHYLEX®) hinzugefügt werden.
- Besteht von vornherein der Verdacht auf Pseudomonas, Therapiebeginn mit Ceftazidim (FORTUM®) statt Cefotaxim.
- Bei klinischem Verdacht auf nekrotisierende Enterokolitis evtl. als 3. (bzw. 4.) Mittel Metronidazol (s. Kapitel Nekrotisierende Enterokolitis).
- Bei schweren Infektionen evtl. als 3. (bzw. 4.) Komponente Genta- oder Tobramycin.
- Bei ausbleibendem Erregernachweis aber klinischen und Laborbefunden, die für eine Infektion sprechen, kann bei Besserung der Symptomatik die Therapie als Monotherapie fortgesetzt werden. Bei Frühinfektionen am ehesten mit Piperacillin, bei Spätinfektionen am ehesten mit Cefotaxim.
- Bei ausbleibender Besserung muß u.a. an seltene Erreger (Anaerobier, Sproßpilze) gedacht werden.
- Da jede systemische bakterielle Infektion mit einer Meningitis einhergehen kann, so früh wie möglich Lumbalpunktion!

- Sprechen die weiteren Laborbefunde und der klinische Verlauf gegen eine Infektion, wird die Antibiotikatherapie sobald wie möglich beendet.

4.3 Nach Eingang der bakteriologischen Befunde Fortführung als gezielte Therapie
- E. coli und andere Enterobakterien: Cefotaxim, Ceftazidim oder Piperacillin (je nach Antibiogramm) bei schweren Verläufen mit Genta- oder Tobramycin.
- Pseudomonas aeruginosa: Piperacillin oder Ceftazidim und Genta- oder Tobramycin.
- B-Streptokokken, Listerien, Enterokokken: Piperacillin (oder Ampicillin) und Genta- oder Tobramycin.
- Staphylokokken (je nach Antibiogramm): Penicillin, Flucloxacillin oder Vancomycin.
- Bei ungewöhnlichen Erregern bzw. Erregern mit ungewöhnlichen Resistenzen Spezialisten fragen.

4.4 Weitere Hinweise
- Therapiedauer: Solange wie notwendig, so kurz wie möglich.
- Applikation praktisch immer i.v., nur ausnahmsweise i.m. Besser als die i.v.-Injektion ist die Kurzinfusion. Letztere sollte bei Penicillin und Mekronidazol immer erfolgen.
- Bei Meningitis wird die Dosis des Betalaktam-Antibiotikums erhöht (max. verdoppelt), nicht aber diejenige des Aminoglykosids. Dosierung der einzelnen Antibiotika siehe Tab.

5. Sonstige Therapie

5.1 Volumensubstitution
- Bei Tachykardie und Hypotension 5–10 ml BISEKO®/kg KG in 30 min., weiter 4stündl. 3 ml/kg KG (Tagesdosis bis 20 ml/kg KG).
- Bei noch fehlenden Zeichen der Kreislaufinsuffizienz Start mit 3 ml/kg KG.

5.2 Hämatokrit von >0,40 durch Frischbluttransfusion anstreben (bei Volumensubstitution beachten).

5.3 Herzstützung
- Adrenalin (Inotropie, pulmonale und systemische Vasodilation): 0,05–0,2 µg/kg KG/min (maximal 1,5 µg/kg KG/min).
- Dobutamin: Bei Hypotension 5–15 µg/kg KG/min.

Tab.: Dosierung wichtiger Antibiotika bei Früh- und Neugeborenen

	TAGESDOSIS in mg/kg, bei Penicillin in IE (Anzahl der Einzeldosen) i.v./i.m.						
	1.–7. LT				> 7. LT		
	<2000 g		>2000 g		<2000 g		>2000 g	
Amikacin	10	(2)	15	(2)	15	(3)	15–20	(3)
Ampicillin	50–75	(2)	75–100	(3)	100–150	(3)	150	(4)
Azlocillin	150	(2)	150–200	(3)	200	(3)	200	(4)
Cefotaxim	100	(2)	100	(2)	100	(3)	150	(3)
Ceftazidim	100	(2)	100	(2)	100	(3)	150	(3)
Chloramphenicol	25	(1)	25	(1–2)	25	(2)	50	(2)
Erythromycin	20–30	(2)	30	(2)	30–40	(3)	40–50	(3–4)
Flucloxacillin	50–75	(2)	50–100	(2–3)	100	(3)	100	(4)
Gentamicin	4	(1–2)	4	(2)	5	(2–3)	5–6	(3)
Metronidazol	15	(2)	15	(2)	20	(3)	20	(3)
Mezlocillin	150	(3)	150	(3)	150–200	(4)	200–250	(4)
Penicillin G	50000	(2)	50000	(3)	75000–100000	(3)	100000–150000	(4)
Piperacillin	150	(2)	150	(2)	150–200	(3)	200–250	(3)
Tobramycin	4	(2)	4	(2)	6	(3)	6	(3)
Vancomycin	30	(2)	30	(2)	45	(3)	45	(3)

- Noradrenalin: Bei persistierender Hypotension 0,1–1 µg/kg KG/min.
- Dopamin: Zur Ergänzung in nierenwirksamer Dosis, 2–4 µg/kg KG/min. Am besten im Bypass geben.

5.4 Kortikoide
Positive Wirkung nicht erwiesen.

5.5 Sauerstofftherapie, Beatmung (s. entsprechende Kapitel).
Nach Erfordernissen der respiratorischen Situation, auch Surfactant-Behandlung kann diskutiert werden.

5.6 Infusionstherapie (s. dort)
Restriktiv nach Ausgleich einer Hypovolämie wegen des Syndroms der inappropriaten Antidiuretinhormonausscheidung. Anfänglicher Richtwert 80 ml/kg KG/24 Std.

5.7 Korrektur von Elektrolytverschiebungen
Hyponatriämien beachten.

5.8 Parenterale Ernährung (s. dort)
Sicherung einer Kalorienzufuhr von 40–50 kcal/kg Kg/24 Std. Keine Fettinfusionen.

5.9 Enterale Ernährung
- Nahrungspause und Nahrungsaufbau, wenn
  kein gastraler, galliger Reflux,
  keine abdominelle Distension,
  gute Darmperistaltik nachweisbar sind.
- Beginn mit Tee/Glukose 10% 2 ml/kg KG 3stündl., wenn 2 Gaben toleriert, dann weiter mit Frauenmilch, evtl. Frauenmilch-Glukose aa.
- Vor nächster Gabe Kontrolle des Mageninhaltes. Bei guter Entleerung Steigerung milliliterweise bzw. Erhöhung der Zahl der Mahlzeiten.

Infusionstherapie/Parenterale Ernährung

Ch. Vogtmann, G. Boehm

Vorbemerkungen
Die folgenden Empfehlungen verstehen sich als Richtwerte. Jede Verordnung ist gleitend den sich ändernden individuellen Bedürfnissen anzupassen unter Berücksichtigung von Klinik (Grundleiden, Ödeme, Urinausscheidung, Dehydratation, Herzbelastung), Blut- und Urinzucker, Gestationsalter (je niedriger um so höher der Flüssigkeits- und Elektrolytbedarf) und Lebensalter (zunehmender Bedarf mit zunehmender Stoffwechselaktivität).

Flüssigkeits- und Elektrolytzufuhr sollen den postnatalen Gewichtsverlust nicht verhindern (bei reifen Kindern bis 10%, bei unreifen zwischen 5 und 15%, bei hypotrophen weniger) und eine Urinausscheidung von 1–2 ml/kg KG/24 Std. sichern.

Die primäre Vermeidung exzessiver Flüssigkeitsverluste (z.B. bei Fototherapie) ist besser als ihr späterer Ersatz.
Aber: Eine zu große Flüssigkeitszufuhr ist gefährlicher (sPDA, Infektion, Hyponatriämie) als eine restriktive (Hypernatriämie, Dehydratation).

Grundbedarf (alle Angaben pro kg KG/24 Std.)
1.1 Steigerungen in der 1. Lebenswoche
– Glukoseangebot von 6 auf 12(18) g,
– Aminosäureangebot von 0 auf 2,5–3,5 g,
– Fettangebot von 0 auf 2(–4) g,
  Kontraindikation: Schock, Sepsis, Thrombozytopenie, Cholestase, metabolische Azidose.
  Vorsicht bei respiratorischen Störungen und Hyperbilirubinämie.
– Flüssigkeitszufuhr von 50–80 ml auf 150–200 ml,
– Kalorienangebot von 24 auf 100 kcal (100–400 kJ). Der postnatale Anstieg des Energieumsatzes verläuft bei Frühgeborenen im Vergleich zu reifen Neugeborenen langsamer, ist geringer und unterliegt einer großen Variabilität. Der Basisbedarf liegt bei 200 kJ. Mit 300–350 kJ (70–85 kcal) kann bereits ein Wachstum erzielt werden.

1.2 Wasser- und Elektrolytbedarf bei Neugeborenen
(ml bzw. mmol/kg KG/24 Std.)

	<1000	<1500	<2500	>2500 g
Insensible Verluste	30–80	20–50	15–40	10–20
Urinvolumen	50–100	50–100	50–100	30–80
Stuhl	10	10	10	10
Phototherapie	40	30	20	20
Wachstum	20	20	20	20
Abnorme Verluste	individuelle Ermittlung			
Natrium	3–8	2–6	2–4	2–3
Kalium	2–3	2–3	2–3	2–3
Kalzium 2, Phosphor 2, Magnesium 0,2				

Wöchentlicher Vitaminbedarf
A:	500–1000 IE	Nikotinamid:	12,8 mg
D:	5000 IE	Ristoflavine:	0,32 mg
K:	0,25 mg	Pyridoxin:	4 mg
C:	100 mg	Zyancobalamin:	100 µg
E:	0,5 mg	Folsäure:	0,5 mg

2. Behandlungsempfehlung in der 1. Woche

2.1 1. Tag

Glukose 10%: <1500 g 2 ml/kg/Std. = 50 ml/kg/24 Std.,
           >1500 g 3 ml/kg/Std. = 75 ml/kg/24 Std.

Ca gluc. 10%: 2 ml/kg KG, verteilt auf 2 Dosen,
            langsam i.v.

Bei ausgeglichenem Säure-Basen-Status schon nach
12 Std. 1/5 der Infusionsmenge als AMINOPÄD® 10%ig,
    2/5 als Vollelektrolytlösung,
    2/5 als Glukose 20%ig
    (variieren nach Blutzuckerspiegel).

2.2 2. Tag

- Steigerung um 10–25 ml/kg KG/24 Std.,
- Mehr bei Fototherapie (+ 30 ml) und Polyurie (Richtschnur: Urinmenge = 2/3 der Infusionsmenge),
- spez. Gewicht >1008, Gewichtsverlust >5%:
  Gewicht <1500 g   75 ml/kg KG/24 Std.
  Gewicht >1500 g 100 ml/kg KG/24 Std.
- Zusammensetzung der Tagesmenge wie 2.1
- Zusätze pro kg KG/24 Std.:
  KH_2PO_4 10%: 1 ml,

Spurenelemente (INZOLEN® Infantibus): 0,5 ml,
Vitamine (SOLUVIT®): 1,0 ml.
Weitere Zusätze nach Elektrolytkonzentrationen i.S.
- Lipide 20%: 2,5 ml/kg KG im Bypass über mindestens 3 Std.
- Vitaminzusatz (VITINTRA®; Vitamin A,D,K): 1 ml.
- Calcium-gluconicum-Lösung 10%: 2 ml.

2.3 3. Tag
- Steigerung um 10–20 ml/kg KG/24 Std.
- Zusammensetzung entspricht 2. Tag.
- Lipide verdoppeln mit entsprechend verlängerter Infusionsdauer.
- Glukose und Elektrolyte anpassen.

2.4 4.–7. Tag
- Steigerung der Infusionsmenge um 15 ml/kg KG/24 Std. bei gleicher Zusammensetzung bis zur Deckung des Normalbedarfes.
- Lipide können bei kontinuierlicher Infusion bis auf max. 4 g/kg KG/24 Std. erhöht werden.

2.5 Beachte:
- Eine speziell bei Kindern mit hyaliner Membrankrankheit am 2./3. Tag auftretenden Polyurie (Besserungszeichen) kann deutlich höhere Flüssigkeitsvolumina als die empfohlenen erforderlich machen.
- Extrem kleine Frühgeborene benötigen zur Sicherung der Flüssigkeitsbilanz oft Volumina um 250 ml/kg KG/24 Std.
- Der Bedarf an ungesättigten Fettsäuren wird schon durch 2,5 ml Fettemulsion/kg KG/24 Std. gedeckt.

3. Behandlung bei Verwertungsstörungen oder erforderlichen Beschränkungen
- Flüssigkeitsrestriktion auf ca. 60–80 ml/kg KG/ 24 Std. bei:
  symptomatischem PDA
  Sepsis
  Herzinsuffizienz
  Nierenversagen
- Aminosäurereduktion auf 0,5–1 g/kg KG/24 Std. bei:
  Sepsis
  Nierenversagen

- Glukosereduktion bei:
  Hyperglukosämie
  Glukosurie
- Insulinverabreichung zur Erhöhung der Glukosetoleranz: 0,05–1 E Insulin/Std.

4. Ergänzende enterale Ernährung
- So früh wie möglich beginnen. Auch kleine Mengen stimulieren enterale Enzyme und Darmperistaltik.
- Parenteral zugeführte Volumina müssen um den enteral zugeführten Anteil reduziert werden.
- Enteral anzubietende Bestandteile/Zusätze sollten parenteral infundierte Zusätze ablösen:
  Vitamine: 3mal 5 gtt. SUMMAVIT® statt SOLUVIT®
  Fette: Ceresöl   statt Lipide
  NaH_2PO_4: 1 mmol/100 ml   statt KH_2PO_4
  Spurenelemente: entbehrlich

5. Kontrollen

Kriterium	Häufigkeit	Toleranz
Klinik	ständig	Beachte: Cholestasesyndrom (s. dort) Sepsis, Hydratation
Gewicht	täglich	Abnahme 2%/24 Std., max. 15%
Urin-Volumen	12stdl.	0,5–2,0 ml/kg KG
spez. Gew.		1008–1015
Osmolal.		75–300 mosmol/l
Glukose		Spuren
$Natrium^+$ i.S.	täglich	130–150 mmol/l
$Kalium^+$ i.S.	täglich	3,5–6 mmol/l
Calcium ion.	3mal wöchtl.	1,15–1,3 mmol/l
Glukose	täglich u. häufiger	45–140 mg/dl (2,5–7,7 mmol/l) sehr kleine Frühgeborene: 3,5–5,5 mmol/l
Bilirubin dir.	bei Ikterus	<17 µmol/l
Säure-Basen-Status	täglich	Basendefizit <3 mmol/l

6. Komplikationen
6.1 Während der ersten Lebenstage auftretend
- Hyperglukosämie.
- Glukosurie und osmotische Diurese.

- Hyponatriämie und Ödeme.
- Hypernatriämie und Dehydratation.

6.2 Weitere Komplikationen im Verlauf
- Septikämie (bes. Kathetersepsis, bakteriell und mykotisch; Bakterienfilter, Verbindungsstücke steril abdecken, Dekonnektierung mit sterilen Tupfern, Händedesinfektion).
- Hyperaminoazidämie, Hyperammonämie,
- Metabolische Alkalose.
- Gefäßthrombosen.
- Cholestasesyndrom (s. dort).

7. Venöse Zugänge

7.1 Periphere Venen: Perfusionssysteme 0,4 und 0,5 mm für Kopf- oder Armvenen.

7.2 Für Kubitalvenen Katheterkanülen (24 oder 26 G) oder Silastik-Katheter nach Shaw. Einzuführende Länge:

	vom Arm	vom Bein (Knöchelvene)
<1000 g:	12 cm	22 cm
<1500 g:	13 cm	24 cm
<2000 g:	14 cm	26 cm
>2000 g:	15 cm	28 cm

7.3 Nabelvene: während der ersten Lebenswoche

7.4 V. jugularis: ultima ratio.

Krampfanfälle

Ch. Vogtmann, R. Lietz, St. Wässer

Vorbemerkungen

Die klinische Manifestationsbreite zeigt eine große Vielfalt. Krampfäquivalente wie Apnoen, „Zittrigkeit", Schluckstörungen oder Bradykardien werden nicht immer als solche erkannt.

Nicht alle Krampfanfälle sind ätiologisch abklärbar. Krämpfe als Folge intranataler Komplikationen manifestieren sich meist erst jenseits des 1. Lebenstages.

Differentialdiagnose: physiologische Zittrigkeit der Frühgeborenen (Reaktion auf Stimuli erhalten, unterbrechbar durch passive Flexion, physiologische Phänomene des Schlafes).

1. Ätiologie
- Hypoxisch-ischämische Enzephalopathie ca. 50%.
- Intrakranielle Blutungen ca. 15%.
- ZNS und Allgemeininfektionen ca. 10–15%.
- Hypoglykämie, Hypokalzämie, Hypomagnesiämie ca. 10%.
- Hirnfehlbildungen (porenzephale Defekte, Migrationsstörungen, Pachygyrie, Lissenzephalie) ca. 50%.
- Ungeklärt ca. 10%, z.B. auch Syndrom der benignen 5-Tage-Krämpfe (Anfälle bei Reifgeborenen, zwischen 4. und 6. Lebenstag auftretend, sistieren meist innerhalb von 24 Std.).
- Nur geringer Anteil genetisch determinierter Krampfanfälle: Neurokutane Syndrome, Fehlbildungssyndrome, angeborene Stoffwechselkrankheiten, Mitochondriopathien, Pyridoxinabhängige Krampfanfälle, benigne familiäre Neugeborenenkrämpfe (autosomal dominant vererbt, bei Reifgeborenen meist am 3. Lebenstag auftretend, gute Prognose).
- Weitere Ursachen: als Entzugssymptom bei mütterlichem Medikamentenabusus, Polyglobulie, Hyperthermie; auch an medikamenteninduzierte Krampfanfälle denken.

2. Klinik
- Myoklonien, bevorzugt Gesichtsbereich, induzierbar. Myoklonische Anfälle haben eine schlechte Prognose, da sie häufig das Vorliegen des Syndroms der myoklonischen Frühenzephalopathie anzeigen.
- Auffällige Mund-, Zungen-, Augenbewegungen (Nystagmus, Blicklähmungen), Pupillenveränderungen.
- Tonische Streckkrämpfe, auch überwiegend der Atemmuskulatur (als Apnoe imponierend oder unter Beatmung als Obstruktion, „Kind läßt sich nicht beatmen"). Tonische Anfälle haben eine schlechte Prognose, da sie häufig Symptome einer Ventrikelblutung sind.

- Tonisch-klonische Krämpfe lokalisiert oder generalisiert. Auch multifokale klonische Anfälle mit klonischen Bewegungen eines Gliedes, die in andere Körperteile oder andere Glieder wandern können, kommen vor.
- Allgemeiner Tonusverlust.
- Apnoen, zyanotische Zustände.

3. Diagnostik

In ca. der Hälfte der Fälle sind Krämpfe Teilerscheinung bekannter perinataler Komplikationen, so daß sich eine besondere Diagnostik erübrigt. Sind sie Leitsymptom, ergeben sich folgende diagnostische Schritte:
- Genaue Anamnese.
- Klinische Untersuchung einschließlich Blutdruckmessung.
- Blutzucker, Elektrolyte, Säure-Basen-Status, Blutgase, Blutbild einschließlich Thrombozyten, Hämatokrit (Polyglobulie!), Bilirubin.
- Ammoniak, Laktat.
- Infektionsparameter, Serologie spezifischer Infektionen.
- Lumbalpunktion, Fontanellenpunktion.
- Schädelsonographie, Dopplersonographie der intrakraniellen Gefäße.
- EKG (QT-Verlängerung bei Hypokalzämie).

Nicht dringliche Diagnostik:
- EEG (die synchrone polygraphische Registrierung verschiedener Meßgrößen verbessert Aussagekraft).
- Fundoskopie.
- Kranielles CT.

Asservierung von Blut für gezielte Stoffwechseldiagnostik.

4. Therapie

4.1 Grundsätzliches
- Die nicht selten vorhandene Apnoe beenden!
- Erst Blutentnahme für Einleitung einer Diagnostik!
- Inkubatorpflege in Seitenlage mit Monitorüberwachung auf ITS.
- Sowohl von Phenobarbital als auch von Phenytoin sind hohe Dosen i.v. erforderlich, wenn die Neugeborenen-Krämpfe unterbrochen werden sollen. Auf der ITS ist das Phenobarbital bei Neugeborenen mit Krämpfen Mittel der 1. Wahl, außerhalb der ITS verwenden wir als erstes Diazepam.

4.2 Krämpfe im Rahmen bekannter perinataler Komplikationen
- Rasche Krampfunterdrückung durch Diazepam: 1 mg/kg KG i.v. in 2 min (Nachteile: nur kurze Wirkdauer trotz langer Halbwertzeit, atemdepressiv, verdrängt Bilirubin aus der Albuminbindung). Daher danach
- Phenobarbital (LEPINAL®, LUMINAL®): 10 mg/kg KG bis 3mal langsam i.v., Erhaltungsdosis 5 mg/kg KG/24 Std. Blutspiegel 20–30, in Einzelfällen 30–60 µg/ml. Bei Bedarf bis 2malige Wiederholung nach jeweils 30 min.
- Bei anhaltenden Krämpfen Pyridoxin 50 mg i.v.
- Bei fortdauernden Krämpfen Phenytoin (EPANUTIN®, PHENHYDAN®): 5–10 mg/kg KG innerhalb 10–15 Minuten i.v. unter EKG-Kontrolle (AV-Block!). Wiederholung möglich (Sättigungsdosis 15–20 mg/kg KG). Engmaschige Spiegelbestimmungen sind obligat.
Erhaltungsdosis 3–5 mg/kg KG/24 Std. (Blutspiegel 5–15 µg/ml).

4.3 Bei Krämpfen als führendes Leitsymptom (aus relativem Wohlbefinden) probatorische Soforttherapie ohne Ergebnisse abzuwarten im Sinne eines polypragmatischen Vorgehens.
- Kalziumglukonat 10%: 2 ml/kg KG in 10 min i.v., zusammen mit Glukose 10% zu gleichen Teilen und
- Magnesium (MAGNORBIN®): 0,1 ml/kg in 10 min!
- Gleichzeitig Hypoxämie beseitigen, metabolische Azidose korrigieren.
- Bei fortbestehenden Krämpfen weiter wie unter 4.2.

4.4 Intervallbehandlung
- Kontrovers diskutiert.
- Nötig bei Hirnfehlbildung.
- Nicht erforderlich bei vorübergehender metabolischer Störung.
- Vorzugsmedikament: Phenobarbital (3–5 mg/kg KG/24 Std.)

Aufgaben des Kinderarztes im Kreißsaal

Ch. Vogtmann

Vorbemerkungen

Die Qualität der postnatalen Versorgung eines Kindes hängen ab von der ärztlichen Fähigkeit zur richtigen Zustandsbeurteilung eines Neugeborenen, dem Können und Wissen sowie der guten Vorbereitung des Arbeitsplatzes sowie auch von der gründlichen Information bei Mutter, Geburtshelfer und Hebamme über die zu erwartende Risikosituation. Bei den folgenden Darlegungen bleiben Reifebeurteilung und APGAR-Schema unberücksichtigt.

1. Neonatologischer Arbeitsplatz

Vollständigkeit und Funktionstüchtigkeit der Arbeitsmittel überprüfen:
- Wärmeversorgung,
- Sauerstoff, Druckluft, Vakuum,
- 2 Laryngoskope,
- Endotrachealtuben:
  Coletuben Ch. 10–14,
  Gerade Tuben 2,5, 3,0 u. 3,5 mm,
- Führungsdraht,
- Absaugkatheter 6–8 Ch. zentral offen,
- Beatmungsgerät:
  Druckbegrenzung reifes Kind 20 cm H_2O
  Druckbegrenzung unreifes Kind 30 cm H_2O,
- Stethoskop, Pflaster, Einmalspritzen, Kanülen,
- Medikamente: Adrenalin, Alupent, Glukose 5%, Humanalbumin, bei Bedarf Puffergemisch ($NaHCO_3$ 8,4%ig, Glukose 5%, aa).

2. Beachte folgende mütterlich-geburtshilflichen Befunde

- Abnorme Schwangerschaftsdauer unter 36 SSW und über 42 SSW.

- Zeichen drohender kindlicher Asphyxie (fetal distress): schwankende, ansteigende oder absinkende Herztöne, mekoniumhaltiges Fruchtwasser, stärker und dann schwächer werdende Kindsbewegungen, Ergebnisse einer Fetalblutuntersuchung oder Kardiotokographie, pathologische fetale Flowmuster (diastolischer Flowverlust der Umbilicalarterie, Zentralisationszeichen).
- Abnorme Geburtsdauer: protrahierter Geburtsverlauf, extrem schnelle Geburt (Sturzgeburt).
- Lageanomalien, Manualhilfe.
- Plazentare Störungen: Plazentainsuffizienz (Hypotrophie unter 5. Perzentile), vorzeitige Lösung, Placenta praevia, Randsinusblutung.
- Nabelschnurkomplikationen: Nabelschnurvorfall, -knoten, -umschlingung, zu kurze Nabelschnur.
- Operative Geburtsbeendigung: Forceps, Vakuumextraktion, Sectio caesarea.
- Mehrlingsschwangerschaft.
- Hydramnion: Fehlbildungen, oft Atemstörungen.
- Verdacht auf fetale Infektion.
- Gravide mit Gestosen, Hypertonie unter der Geburt.
- Gravide mit Diabetes, Epilepsie, Hepatose, Herz- und Nierenerkrankungen und Infektionen.
- Gravide mit Blutfaktor d und Anti-D oder anderen Antikörpern.
- Gabe von Wehenmitteln (Geburtseinleitung) oder Tokolytika.
- Auffällige Ultraschallbefunde.

3. Besondere Risiken beachten
3.1 Beckenendlagegeburt
- Asphyxierung durch Nabelschnurkompression oder durch
- Traumatisierung: Halsmarkschädigung, Plexuslähmung, Phrenikusparese, Frakturen, Schädelkontusion, intrazerebrale Blutung.
- Aspiration (bei mekoniumhaltigen Fruchtwasser).
- Ausgeprägte Geburtsgeschwulst im Bereich des vorangehenden Teiles (Skrotum, Vulva).

3.2 Vakuumextraktion mit Komplikationen nach schwieriger Kindsentwicklung
- Kephalhämatom.

- Kopfschwartenhämatom: Anämie-, Hyperbilirubinämiegefahr.
- Subdurale Blutung,
- Schädelfraktur (1%).

Prophylaxe: Vitamin K_1: 1 mg/kg KG i.m., lokal antiseptische Salben.

3.3 Vorzeitiger Blasensprung bzw. großer Zeitabstand Blasensprung-Geburt
- Gefahr einer Keimaszension und damit die Wahrscheinlichkeit eines Amnioninfektionssyndroms wächst mit
  zunehmendem Intervall Blasensprung–Geburt,
  zunehmender Dauer einer internen Überwachung;
  ist besonders groß bei einer Kolpitis und gleichzeitiger Wehentätigkeit.
- Bei Blasensprung in einer frühen Woche und erfolgreicher Schwangerschaftsverlängerung über Tage und Wochen Gefährdung durch Folgen des Fruchtwassermangels (Lungenhypoplasie nach 2–4 Wochen, Fehlhaltungen der Extremitäten, Thoraxdeformierung, Sekreteindickungen in den Atemwegen mit der Folge eines Obstruktionssyndroms).

3.4 Sturzgeburt gefährdet das Kind durch Traumatisierung und Hypoxie, wenn Folge sehr kräftiger Wehen (erkennbar an starker Schädelkonfiguration).

3.5 Protrahierte Austreibungsperiode
- Hypoxie durch uteroplazentare Zirkulationsstörung.
- Zerebrale Ischämie durch Schädelkompression.
- Zerebrale Traumatisierung/Blutung durch Hirnmassenverschiebung (Schädelkonfiguration!)
- Infektion.

3.6 Umbilikale Zirkulationsstörungen
(Einklemmung, Knoten, Zug, Abriß, Vorfall der Nabelschnur)
- Intermittierende bis ständige Behinderung des venösen Rückstromes (saltatorische CTG-Veränderungen).
- Drosselung auch des arteriellen Blutstromes (Dezelerationen).

3.7 Fetale/neonatale Blutverluste sind Folge von
- feto-fetaler, feto-maternaler, feto-plazentarer Transfusionen,
- Blutungen aus Skalpinzisionsstellen,

- arteriellen Nabelschnurnachblutungen,
- traumatisch/hypoxisch bedingten inneren Blutungen.

3.8 Hydramnion (ursächlich nur ein Drittel der Fälle abklärbar)
- Atresien im oberen Gastrointestinaltrakt, Spaltbildungen, Schluckstörungen.
- Immer an Gefahr möglicher respiratorischer Anpassungsstörungen denken.

4. Hinweise zur Bewertung klinischer Zeichen

4.1 Zyanose
- „Rote" Zyanose häufig bei Polyglobulie (venöser Hämatokrit >0,65).
- „Blaue" Zyanose: Zeichen der Hypoxämie, aber guter Kreislaufsituation.
- „Blasse" Zyanose bei Hypoxämie und Kreislaufinsuffizienz.

4.2 Blässe
- Infolge Anämie: Kreislauf stabil.
- Infolge Hypovolämie: Kreislauf instabil.
- Infolge Hypoxie: Kreislauf insuffizient, Herzfrequenz <100/min.

4.3 Rekapillarisierungszeit
Verlängerung auf über 2–3 s; Hinweis auf Kreislaufinsuffizienz (Hypovolämie, Hypoxie, myokardiale Insuffizienz, Infektion), Blutdruck kann normal oder erhöht sein.

4.4 Dysmaturitätszeichen (Clifford)
Sind nicht beweisend für Übertragung.

4.5 Atemfrequenz
- Normalwert für den Atmungsbeginn: erster Atemzug nach 5–10 s, maximal 20 s, nicht selten nach einem initialen Hustenstoß.
- Erster Schrei nach 5–45 s, maximal 1 1/4 min.
- Regelmäßige Spontanatmung nach 1 min, maximal 1 1/2 min.
- Atemfrequenz bis 60/min in den ersten Stunden ist noch normal. Frequenzen um 100/min bestehen oft bei konnatalen Pneumonien und Aspirationen.

4.6 Einziehungen
Sind Ausdruck fester Lungen oder einer inspiratorischen Atembehinderung.

4.7 Apnoen
- Geburtsapnoe ist Folge einer Atemhemmung durch Hypoxie unter der Geburt, erhöhtem Prostaglandinspiegel sowie Benetzung von Rachenhinterwand und Kehlkopfregion durch Fruchtwasser (analog Tauchapnoe).
- Apnoen in den ersten Lebensstunden sind meist Ausdruck schwerer Hypoxie, später vieldeutig.

4.8 Asymmetrische Thoraxexkursionen
Atelektase, Enterothorax, Phrenikusparese.

4.9 Hochstehender gewölbter Thorax
Aspirationssyndrom, interstitielles Emphysem, Pneumothorax.

4.10 Exspiratorisches Stöhnen (Knorksen)
Immer ernst zu nehmendes Zeichen drohender oder manifester respiratorischer Insuffizienz.

4.11 Herzfrequenz
- Nach Geburt bis 180/min. Normalisierung im Verlauf von 2 Stunden auf 120 bis 140/150 min.
- Werte über 150/min: Möglichkeit der Infektion, Hypovolämie, Fieber, Hypoxie.
- Werte unter 100 bis 80/min: Ruhebradykardie; nicht selten meist erst ab 2. Lebenstag bei Kindern mit Clifford-Symptomatik, nach Asphyxie und starker Sedierung.

4.12 Präkordium
- Nach Geburt deutliche Pulsationen sichtbar und fühlbar (Volumenbelastung bei PDA oder PPH).
- Gleichbleibende Intensität bzw. Zunahme der Aktivität ist Ausdruck pathologischer Volumenbelastung.

4.13 Ödeme
Insbesondere bei Frühgeborenen als Ausdruck postnataler Flüssigkeitsumverteilung innerhalb von Stunden nach Geburt auftretend.

4.14 Muskeltonus und motorische Aktivität
Reflektieren Funktionszustand des Kortex (Atmung den des Hirnstammes).

4.15 Abdomen
- Groß und ausladend: Organomegalie, Aszites, Pneumothorax, Peritonitis, Meteorismus.
- Klein und leer: Enterothorax, Hypotrophie.

Erstversorgungsmaßnahmen im Kreißsaal

Ch. Vogtmann

Vorbemerkungen

Die folgenden Darlegungen erläutern Indikation und Durchführung häufiger prophylaktischer und therapeutischer Maßnahmen ohne Darstellung ihrer komplexen Anwendung bei bestimmten Krankheiten und Zuständen. Das geschieht in den speziellen Abschnitten (postnatale Asphyxie, symptomatischer persistierender Ductus arteriosus, myokardiale Dysfunktion, bronchopulmonale Dysplasie, persistierende pulmonale Hypertension u.a.).

1. Abnabeln
- Ziel ist die Vermeidung von Hypovolämie durch feto-plazentare Transfusion bei Hochhalten vor allem des deprimierten/asphyktischen Kindes oder Hypervolämie durch plazento-fetale Transfusion bei Tiefhalten des Kindes, Spätabnabelung.
- Empfehlung: Abnabelung nach dem 1. Schrei bei Lagerung in oder leicht unter Plazentaniveau.

Das Legen eines vitalen Kindes mit noch nicht ligierter Nabelschnur auf den mütterlichen Leib birgt nicht die Gefahr eines feto-plazentaren Blutverlustes in sich.

2. Absaugen
- Keine Routinemaßnahme der Versorgung ungestörter Neugeborener.

- „Gründliches" Absaugen provoziert Asphyxie.
- Wenn erforderlich, Mund- und Rachenhöhle vor den Nasengängen absaugen.
- Applikation des Unterdruckes durch das Ansetzen eines hinreichend dicken, dicht schließenden Absaugkatheters mit zentraler Öffnung am Naseneingang.
- Blindes Absaugen des Rachenraumes ist verzichtbar, wenn das Kind schon einmal geschrien hat. Passagefähigkeit der Atemwege ist damit bewiesen.

3. Absaugen unter laryngoskopischer Sichtkontrolle bei
- primärer Apnoe vor Beatmung,
- sekundärer Apnoe vor Masken- oder Mund-zu-Mund-Nase-Beatmung,
- Verdacht auf Atemwegsverlegung durch mekoniumhaltiges Fruchtwasser oder zähe Sekrete (Schleimpfropf bei Oligohydramnie).
- Großzügigere Indikation bei Beckenendlage und Sectiogeburt.
- *Beachte:* Durch vermeintlich gründliches (langes und irritierendes) Absaugen wird schließlich auch das primär vitalste Kind asphyktisch.

4. Magensondierung
Zum Ausschluß einer Ösophagusatresie bei entsprechendem Verdacht, keine Routinemaßnahme der ersten Lebensminuten.

5. Atemstimulation durch Beseitigung einer Hypoxie
- Sauerstoffverabreichung bei ungenügender Eigenatmung.
- Äußere Reize (Kneifen der Fußsohle) plus Sauerstoffverabreichung.
- Beatmung.
- Kreislaufwiederherstellung.

6. Beatmen

6.1 Maskenbeatmung
- Vorbemerkung
 Die bei der Maskenbeatmung erzielbaren Spitzendrucke von 20–25 cm H_2O sind gegenüber den vom Neugeborenen zur

Erstbelüftung aufgebrachten Unterdrucken im Pleuraspalt von bis zu 60 cm H_2O niedrig. Daher erscheint die Maskenbeatmung als eine wenig geeignete Methode zur Erstbelüftung bei völlig apnoischen Neugeborenen. Sie wird erst im synchronen Zusammenwirken mit der kindlichen Eigenatmung richtig effektiv. Hingegen ist sie zuverlässig wirksam bei gut belüfteten Lungen und zentral ausgelöster Ventilationsstörung.

- Nachteile

  Technisch schwierig (Abdichtungsprobleme, inkonstante Ventilation).

  Lange Inspirationszeiten für Belüftungsbeatmung nicht realisierbar.

  Schädelkompression besonders bei Frühgeborenen durch zu starken Druck der Maske gegen das Gesicht.

  Gleichzeitige Magenblähung behindert Thoraxexkursionen und fördert Magensekretrückstau in den Pharynx mit Aspirationsgefahr.

- Durchführung

  Absaugung des Mageninhalts, bei Aspirationsverdacht auch der Trachea.

  Leichte Reklination des Kopfes.

  Aufsetzen der Maske über Mund und Nase und sanften Druck über den Maskenkörper übertragen, nicht den Gummirand selbst drücken.

  Mit der linken Hand Unterkiefer/Gesicht der Maske entgegendrücken.

  Mit kleinem Finger leicht gegen den Kehlkopf drücken (verhindert Magenblähung).

  Möglichst atemsynchron beatmen.

6.2 Intubationsbeatmung

- Vorbemerkung

  Intubation ermöglicht die Wahl der effektivsten Beatmungsform.

  Nicht routinemäßig eine weniger effektive Maskenbeatmung voranstellen.

  Maskenbeatmung ist bei sehr kleinen Frühgeborenen kontraindiziert.

- Tubuswahl

  Im Kreißsaal überwiegend Coletubus verwenden.

Bei vorauszusehender Langzeitbeatmung ist zur Vermeidung späterer Umintubationen ein gerader Tubus einzusetzen. Nasotracheale Intubation insbesondere bei dringlicher Beatmung nicht versuchen (Zeitaufwand).
- Tubusgröße

  Neugeborene < 800 g Ch. 10 (2,0 mm)

  <2000 g Ch. 12 (2,5 mm)

  >2000 g Ch. 14 (3,0 mm)

- Einführlänge

	Nasensteg-Spitze	Mund-Spitze
Neugeborene		
<1000 g	8 cm	6–7 cm
<1500 g	9 cm	8 cm
<2000 g	10 cm	9 cm
<2500 g	11 cm	10 cm
>2500 g	12 cm	11 cm

- Beatmungsmodus

  Belüftungsphase: Verlängerung der Inspirationszeit auf 3–5 s während der ersten 3–5 Beatmungszyklen.

  Weiterbeatmung mit einem Inspirations-Exspirations-Zeitverhältnis von 1:1 mit einer Frequenz von 40–60/min.

  Atemsynchrone Ventilation fördert erheblich die Oxygenierung.

  Beatmungsdruck: Der Thorax soll sich eben deutlich heben. Bei Frühgeborenen Spitzendrücke bis 30 cm H_2O und mehr, bei Reifgeborenen um 20 cm H_2O. Positivendexspiratorischer Druck 4 cm H_2O.

  Zu hohe Beatmungsdrücke/forcierte Beatmung können negative Kreislaufwirkungen haben (Kind wird nicht rosig trotz effektiver Ventilation), über eine Hyperventilation die Eigenatmung unterdrücken,

  Wegbereiter eines interstitiellen Emphysems sein.

  Konsequenz: Ventilation reduzieren.

- Beatmungsdauer: Bis das Kind rosig, reagibel, gut tonisiert ist und suffizient selbst atmet.

- Ungenügender Beatmungseffekt

  Wenn bei einer Herzfrequenz um 100 das Kind nach wenigen Beatmungszyklen nicht rosig wird, Überprüfung der Tubuslage und der Beamtungsparameter.

  Für korrekte Tubuslage sprechen:

Cole-Tubus sitzt mit Schulter auf und läßt sich nicht beliebig weit einführen (Ausnahme: sehr kleine Frühgeborene).
Kind reagiert auf erste Insufflation mit Extension der Arme.
Ventilationsgeräusch über Lunge deutlicher als über Magen.
Bei Kompression des Thorax entweicht Luft über den Tubus.
Via falsa: Perforationsgefahr bei Intubation bei geschlossener Stimmritze (blutige Tubusspitze nach Extubation !)
Endobronchiale Intubation: Diese Gefahr besteht bei der Verwendung von geraden Tuben. Strenge Beachtung der Einführlänge. Seitengleiches Atemgeräusch.
Hoher Beatmungsdruck, kein Ventilationseffekt: Atemwegobstruktion durch zähes Sekret (nach Oligohydramnie, Übertragung). Tubus in Schleimhautfalte verfangen – Neuintubation.
Scheinbar gute Ventilation, fortbestehende Blässe: schwere Anämie, Hypovolämie oder Bradykardie.

7. Kardiale Reanimation

7.1 Herzdruckmassage
– Indikation bei Herzfrequenz <60/min.
– Durchführung: Kompression des mittleren/unteren Sternumdrittels 1 Querfinger unterhalb Verbindungslinie der Mamillen mittels Zeige- und Mittelfinger oder beider Daumen (Hand umfaßt gesamten Thorax). Kompressionsfrequenz 100/min im Wechsel mit Beatmung 4:1.
– Risiko: Rippenfraktur, selten.

7.2 Medikamentöse Behandlung
– 0,1 ml Adrenalin 1:1000 endotracheal (schnellerer Wirkungseintritt als bei intravenöser Applikation). Wiederholung gefahrlos möglich.
– 2 ml $NaHCO_3$ 8,4 %ig/kg + Aqua dest aa intravenös, eventuell intrakardial.

8. Wärmeschutz
– Vorbemerkung
Der deprimierte Stoffwechsel des asphyktischen Neugeborenen ist Ursache der großen Unterkühlungsgefahr dieser

Kinder. Daher keine Vernachlässigung des Wärmeschutzes!
- Reanimationstisch vorheizen.
- Kind mit vorgewärmten Tüchern aufnehmen, abtrocknen, zudecken (Plastikfolie verhindert Verdunstung).
- Kurze Wege, rasches Handeln.
- Reinigungsbad erst nach Stabilisierung (Temperatur 37 °C).

Beachte: Temperatur der Unterlage um 50 °C (z.B. nach längerer Vorwärmung mittels Strahlungsheizung) verursacht bei deprimiertem kindlichen Kreislauf innerhalb von Minuten schwere Verbrennungen.

9. Hygiene nicht vernachlässigen
- Händereinigung und Händedesinfektion bzw. sterile Gummihandschuhe.
- Vor und nach einem Kontakt mit einem Neugeborenen.
- Atraumatische Arbeitsweise, speziell beim Intubieren, Absaugen, Katheterlegen.
- Sterile Unterlage, Einwegmaterial.

10. Blutentnahmen aus dem plazentaren Rest der Nabelschnur zu der Bestimmung von
- SBS (Astrup), Blutgase, Blutzucker,
- Infektionsparametern,
- Blutgruppe und Antikörper (bei Indikation),
- Hämatokrit,
- Antikörpern gegen konnatale Infektionen.

Neugeborene bzw. Säuglinge von Müttern mit überstandener Lues

U. Nietzschmann, W. Handrick

Vorbemerkungen

Es handelt sich in der Regel um gesunde Kinder von Müttern, die früher erfolgreich wegen einer Lues behandelt wurden, aber z.Z. der Schwangerschaft noch seropositiv waren („serologische Narbe") und diese Antikörper auch auf das Kind übertrugen. Bei den im 4. und 7. Schwangerschaftsmonat durchgeführten luesserologischen Kontrolluntersuchungen werden bei diesen Frauen meist niedrige Titer nachgewiesen.

Seltener handelt es sich um Kinder von Müttern, bei denen wegen Verdachts auf Reinfektion während der Schwangerschaft (Titeranstieg im 7. Schwangerschaftsmonat) oder wegen manifester Lues im Primär- oder Sekundärstadium eine Penicillintherapie eingeleitet werden mußte. Auch bei korrekter Penicillinbehandlung der luetischen Schwangeren sollte in jedem Fall eine konsequente ambulante Betreuung dieser Neugeborenen und Säuglinge erfolgen (Titerverlauf). Leider besteht in zunehmendem Maße die Gefahr, daß sich Schwangere in Zukunft immer häufiger den luesserologischen Untersuchungen entziehen werden.

Bei zu spät erfolgter oder unvollständiger Penicillintherapie der luetischen Schwangeren sollte schon in der Entbindungsklinik beim Neugeborenen eine luesserologische Diagnostik eingeleitet und beim geringsten klinischen Verdacht auf Lues connata bzw. beim Nachweis treponemenspezifischer IgM-Antikörper eine Penicillin-Therapie des Kindes durchgeführt werden.

1. Anamnese

1.1 Angaben zur Mutter
- Jahr der Erkrankung an Lues.
- Behandlungen vor der Schwangerschaft (Anzahl, Zeitpunkt, Dauer, Art des Antibiotikums, Dosis).

1.2 Angaben zur Schwangerschaft
- Zeitpunkt der erfolgten serologischen Untersuchungen.

- Ergebnisse, insbesondere Titerverlauf.
- Luestherapie in der Schwangerschaft (Zeitpunkt, Dauer, Art des Antibiotikums, Dosis).

1.3 Angaben zur Geburt und zur Postnatalperiode
- Geburt zum Termin bzw. wieviel Wochen vor dem Termin?
- Geburtsgewicht, Geburtslänge.
- Bisherige serologische Untersuchungen beim Kind (wann, wo, Art des Untersuchungsmaterials, Ergebnisse).
- Bisherige Entwicklung des Kindes, auffällige Symptome?

2. Klinische Untersuchung des Kindes
- Allgemeinzustand (dystroph, retardiert?)
- Verdacht auf Allgemeininfektion?
- Generalisierte LKS?
- Haut-, Schleimhautveränderungen?
- Blutig-eitrige Rhinitis?
- Leber- oder Milztumor?
- Meningitische Zeichen?

3. Diagnostik

3.1 Serodiagnostik
5–8 ml Blut für luesserologische Reaktionen (Blutentnahme mit Handschuhen):
- Treponemen-spezifische IgG-AK
  CMT = Cardiolipin-Mikroflockungstest
  TPHA-Test = Treponema pallidum-Haemagglutinations-AK-Test
  FTA-ABS-Test = Fluoreszenz-Treponemen-AK-Absorptionstest
- Treponemen-spezifische IgM-AK
  IgM-FTA-ABS-Test

3.2 Röntgendiagnostik
Röntgenaufnahmen (linker Unterschenkel und Fuß, rechter Unterarm mit rechter Hand) nur indiziert bei der Erstuntersuchung im 1. bis 3. bis spätestens 6. Lebensmonat. Pathologische Befunde: Diaphyseale Periostitis, periostale Verkalkungen, Osteochondritis.

4. Bewertung der luesserologischen Reaktionen

4.1 Hinweis für diaplazentar übertragene IgG-AK
das heißt, es besteht keine Therapie-Indikation, wenn:
- CMT $\leq$1:8
- TPHA-Test: reaktiv
- FTA-ABS-Test: reaktiv
- IgM-FTA-ABS-Test: negativ

Verlaufskontrollen: 2./4./6./9./12./15. Lebensmonat
Abbruch der Kontrollen wenn alle Titer negativ!

4.2 Kurzfristige serologische Kontrollen sind indiziert, wenn:
- CMT >1:8
- TPHA-Test: reaktiv
- FTA-ABS-Test: reaktiv
- IgM-ABS-Test: negativ

4.3 Hinweisend auf Lues connata sind folgende Befunde:
- CMT >1:32
- TPHA-Test: reaktiv
- IgM-FTA-ABS-Test: reaktiv

Es besteht Behandlungsindikation (siehe zu weiterer Diagnostik und Therapie Kapitel Lues connata).

Lues connata

U. Nietzschmann, C. Kurzke, W. Handrick

Vorbemerkungen

Obwohl die connatale Lues in den entwickelten Ländern heute zu den seltenen Erkrankungen zählt, werden auch in Deutschland immer wieder zu spät diagnostizierte Einzelfälle beobachtet. Durch Wegfall der Meldepflicht, nur sporadische serologische Kontrollen während der Schwangerschaft, großzügigere Reisemöglichkeiten und in Anbetracht der zunehmenden

Bedeutung des Drogenproblems ist mit einem Anstieg der Häufigkeit der Lues connata zu rechnen. Die Gefahr der intrauterinen Infektion ist um so größer, je kürzer die Zeitspanne zwischen Infektion der Mutter und Konzeption ist.

Bei frühzeitiger Infektion des Feten (1. und 2. Trimenon) kommt es in der Regel zum Abort, in etwa 20% der Fälle zur Totgeburt, Frühgeburt bzw. Hydrops congenitus.

Eine Infektion des Kindes ist aber auch zu einem späteren Zeitpunkt möglich, z.B. erst unter der Geburt (dann ist die Reaktion zum Nachweis von luesspezifischen IgM-Antikörpern bei Geburt natürlich negativ). Bei jeder unklaren Erkrankung bei Neugeborenen und jungen Säuglingen sollte die Lues connata ausgeschlossen werden!

1. Anamnese
Siehe Kapitel Neugeborene von Müttern mit überstandener Lues.

2. Klinische Symptomatik
– Häufig erst im 2. oder 3. Lebensmonat auftretend.
– Anfangs oft nur unspezifische Symptome, z.B.:
geringes Geburtsgewicht,
geringe Geburtslänge,
Gedeihstörung,
Anämie,
Windeldermatitis.
– Haut- und Schleimhautbefunde:
unspezifische makulöse, papulöse, papulosquamöse Effloreszenzen (= Syphilide)
vesikobullöse Effloreszenzen palmar und plantar (Pemphigus syphiliticus).
– Generalisierte LKS,
– Hepatosplenomegalie,
– Meningitische Zeichen (pathologischer Liquorbefund: Pleozytose, hohes Liquor-Eiweiß),
– Augenveränderungen (Uveitis, Chorioretinitis, Glaukom),
– Nephrose, Nephritis, Ödeme, Aszites möglich.

3. Paraklinische Befunde
– Röntgen: Periostitis, Osteochondritis

- Blutbild: Anämie, Thrombozytopenie, Retikulozytose, monozytärleukämoide Reaktion
- Blutkultur: steril
- CRP positiv
- BSR beschleunigt

4. Lues-Seroreaktionen

Bei Infektion des Feten erst im letzten Trimenon oder unter der Geburt kann der Nachweis der treponemen-spezifischen IgM-Antikörper beim Neugeborenen noch negativ sein.

Liegt der Titer der treponemenspezifischen IgG-AK beim Kind um ein Vielfaches höher als bei der Mutter, ist eine connatale Infektion des Neugeborenen anzunehmen.

Test	Reaktiv nach Infektion	Diagnostische Aussage
CMT*	5.–6. Woche	Nachweis von Cardiolipin-AK der IgG-Klasse
TPHA	ab 3. Woche	Nachweis von treponemenspezifischen IgG-AK
FTA-ABS	ab 3. Woche	
IgM-FTA-ABS	ab 2.–3. Woche	Nachweis von treponemenspezifischen IgM-AK

*Abkürzungen: s. Kapitel Betreuung Neugeborener von Müttern mit überstandener Lues.

5. Therapie
- Penicillin G-Na: 50 000–100 000 IE/kg KG/24 STd. i.v., verteilt auf 3–4 Gaben.
- Dauer der Therapie: 10–14 Tage.

6. Nachkontrollen nach Behandlung einer Lues connata
- Nach 1, 2, 3, 6 und 12 Monaten: Wiederholung von CMT, TPHA, FTA-ABS und IgM-FTA-ABS.

    Der CMT fällt zuerst wieder ab und kann nach 6–12 Monaten sogar schon negativ sein. Der IgM-FTA-ABS-Test kann bis zum 12.–15. Monat noch positiv sein, wird aber häufig vor dem 12. Monat negativ.

    TPHA- und FTA-ABS-Test bleiben häufig als „serologische Narbe" lebenslang positiv.
- Nach 3 und 6 Monaten Wiederholung der Lumbalpunktion zur Kontrolle des Liquors.

- Entlassung aus der ambulanten Kontrolle nach 2 Jahren bei unauffälligem Liquorbefund, negativem CMT und negativem IgM-Test.

Morbus haemolyticus neonatorum (Mhn) infolge Rh-Sensibilisierung der Mutter; Nabelkatheter

Ch. Vogtmann

Vorbemerkungen

Ein Morbus haemolyticus als Ursache schwerer fetaler/neonataler Bedrohung ist bei einer Sensibilisierung der Mutter gegen die Blutgruppeneigenschaften D, C, c, E, e, nicht gegen Lea oder Kell bzw. im klassischen Blutgruppensystem zu erwarten. In seltenen Fällen kann auch schon das 1. Kind betroffen sein.

Hinweise auf eine schwere Erkrankung des Feten
- Anamnese (vorausgegangener Mhn, nachlassende Kindsbewegungen).
- Fetale Ultraschallbefunde: Hydrops placentae (Dicke >2,5 cm), Hepatomegalie, Aszites, Hydrops congenitus.
- Fetale Blutbefunde (fetale Nabelschnurpunktion): Hämatokrit <0,35, Erythroblastose.
- Fetales Kardiotokogramm: silente Oszillation.
- Fruchtwasseranalyse: Gefahrenzone III nach Liley.

Differentialdiagnosen
- Fetale Anämie (feto-maternale Transfusion).
- Infektiöse Fetopathie (Ringelröteln, Lues, Zytomegalie).
- Herzinsuffizienz (Tachyarrhythmie, Bradyarrhythmie, pränataler Verschluß des Foramen ovale).
- Polyglobulie (feto-fetale Transfusion).
- Hypoproteinämie, Hepatitis, Nephrose.

- Chromosomenanomalie (Trisomie E, Turner-Syndrom).
- Achondroplasie.
- Pulmonale Lymphangiektasie.
- Mütterlicher Diabetes.

1. Vorbereitungen vor Geburt
- Notfallbesteck.
- O d-Blut (Konserve max. 5 Tage alt) oder O d-Erythrozytenkonzentrat bzw. gruppengleiches d-Blut.
- Punktionsbesteck für Körperhöhlen (Perfusionssystem 0,65 bis 0,8 mm ausreichend).
- Dauerbeatmungsmöglichkeit (Pi >30 cm H_2O).
- Puffergemisch.

2. Reihenfolge der Erstversorgungsmaßnahmen bei neonatalem Hydrops (auch bei nichthämolytischem)
- Sofortabnabelung, langer Nabelschnurrest zur Messung des zentralen Venendruckes (ZVD).
- Intubation und Beatmung (Beatmungsdruck ca. 30/4 cm H_2O, Atemphasenzeitverhältnis 1:1).
- Aszitespunktion: linker Unterbauch zwischen Nabelschnuransatz und Spina iliaca ventralis, keine vollständige Entleerung, nur bis Bauchdecken weit eindrückbar.
- Punktion der Nabelschnurvene für Soforttransfusion.
- Bei Anämie Transfusion von Erythrozytensediment: 10 bis 20 ml/kg KG in 5–10 min.
- Bei hohem ZVD (>10 cm H_2O) volumengleiche Austauschtransfusion gegen kindliches Blut.
- Bei schwerer Anämie keine Pufferinfusion (Verstärkung einer Anämie), Teilaustausch bis zur Erreichung eines Hämatokrits von 0,40–0,45 in 5 ml-Schritten/kg KG. ZVD von <8 cm H_2O anstreben (Ausfuhr größer als Einfuhr).
- Entnahme von Nabelschnurblut aus dem plazentaren Nabelschnurrest für Blutgruppe, Kreuzprobe, Race-Coombs-Test, Bilirubin, Eiweiß, Blutzucker, Gesamtblutbild, Hämatokrit, Blutausstrich, Thrombozyten.
- Verlegung auf die ITS unter Beatmung zu weiterer Diagnostik und Therapie.
- Weiteres Vorgehen nach Maßgabe des Bilirubinspiegels (s. 3.).

- Bei nichthämolytischem Hydrops fetalis gelten prinzipiell die gleichen Behandlungsrichtlinien.

3. Vorgehen bei leichtem Mhn bzw. Verdacht auf Mhn
- Sofortabnabelung.
- Normale Erstversorgung und klinische Untersuchung (Leber- und Milztumor, Hautkolorit).
- Untersuchung von plazentarem Nabelschnurblut auf Blutgruppe, Race-Coombs-Test, Bilirubin, Gesamtblutbild.
- Klinische Untersuchung und Bilirubinkontrolle nach 1–2 Stunden. Je nach Ergebnis weitere Kontrollen in 4- bis 12stündigen Abständen (blutig, transkutan).
- Beginn einer Fototherapie bei Bilirubinwerten über 100 µmol/l.
- Bei Bilirubin über 340 µmol/l unabhängig vom Alter und Gewicht Austauschtransfusion bzw. bei Bilirubinanstieg über 8–10 µmol/l pro Stunde bei reifen Kindern, bei unreifen Kindern bei 5–8 µmol/l und Stunde.
- Noch in Erprobung: Infusion von 1 g Gammaglobulin/kg KG.

4. Richtwerte für die Behandlung der Hyperbilirubinämie

Gewicht	Bilirubin (µmol/l)	
(g)	Fototherapiebeginn	Austauschgrenze
800	70	140
900	80	160
1000	85	170
1100	95	190
1200	105	200
1300	110	220
1400	120	240
1500	130	260
1600	135	270
1700	145	290
1800	155	310
1900	160	320
2000	170	340
2100	180	360*
2200	190	380
2300	200	400
2400	205	410
2500	215	430
2600	220	440
2800	240	440

Gewicht	Bilirubin (µmol/l)	
(g)	Fototherapiebeginn	Austauschgrenze
3000	260	440
3200	290	440
3400	300	440
3600	300	440

*Für uns gelten 340 µmol als Austauschgrenze

5. Nabelvenenkatheterismus

– Vorbemerkung
  Zur möglichst raschen Verabreichung von Medikamenten, Infusionslösungen oder Blutbestandteilen ist die Nabelvenenpunktion mittels Perfusionssystems 0,6 mm dem Katheterismus vorzuziehen.

5.1 Indikationen: Hydrops fetalis, schlechte Venenverhältnisse, sehr unreife Frühgeborene, Austauschtransfusion.

5.2 Vorgehen
– Nabeldesinfektion wie vor chirurgischem Eingriff, Abdecken.
– Abschneiden der Nabelschnur 1 cm über der Bauchdecke.
  Merkmale der Nabelschnurvene: dünnwandig, weit, nicht kontrahiert, kranial (Arterien: über Schnittebene, kontrahiert, paarig). Eventuell Sondierung und Dilatation.
– Einführen des mit 5%iger Glukose gefüllten oder des mit einer Spritze armierten leeren Katheters Ch 5 in die untere Hohlvene bzw. den rechten Vorhof. Müheloses Einführen über 12–14 cm spricht für Passieren der Portalregion.
– Zurückziehen auf 10–12 cm.
– Gelingt dies nicht, dann Katheter nur 5–7 cm tief einführen.
– Erforderliche Blutentnahmen vornehmen.
– Katheterbefestigung mittels Ligatur um Nabelstumpf.
– Röntgenkontrolle!

6. Arterienkatheterismus

– Vorbereitung wie bei Venenkatheterismus.
– Fassen des eingerollten Randes einer Arterie mit der Irispinzette. Eingehen und dilatieren mit der Haarsonde, danach mit der Knopfsonde.
– Keine Tiefensondierungsversuche, nur 2–3 mm tief dilatieren.

- Arterienkatheter in Richtung des Arterienverlaufs, also nach kaudal, einführen. Ein nach 1–3 cm auftretender Stop ist möglich und meist durch anhaltenden Druck überwindbar, evtl. kleine Menge konzentrierte Elektrolytlösung einspritzen zur Lösung eines Spasmus.
- Wünschenswert ist die Lage der Katheterspitze in Höhe des Zwerchfells (12–15 cm).
- Beine auf Zirkulationsstörung beobachten. Spasmus? Lösungsversuch mittels Tolazolin 1 mg.
- Bei Erfolglosigkeit Katheter entfernen.
- Keine hypertonen Lösungen infundieren (Glukose bis 10% erlaubt).

Nierenversagen

Ch. Vogtmann

Vorbemerkungen

Physiologisch ist eine Olig- bis Anurie am 1. Lebenstag, höchstens bis 3. Lebenstag. Am 2./3. Lebenstag setzt oft eine überschießende Urinsekretion ein. Später stellt sich ein Verhältnis Ein- zu Ausfuhr von ca. 3:2 ein. In Abhängigkeit von der Reife sind bei Neugeborenen
- das Glomerulumfiltrat niedrig (von der 28. zur 35. Schwangerschaftswoche Anstieg von 5 auf 15 ml/min/m² KO, nach Geburt Verdoppelung im Verlauf von 2 Wochen),
- die proximale tubuläre Rückresorption vermindert (Verlust von Na^{++} bis 8 mmol/kg KG/24 Std., Glukose, Bicarbonat),
- die tubuläre Exkretion niedrig (Medikamente),
- der distale tubuläre Transport vermindert (tubulärer Austausch von Na^+ gegen K^+ und H^+).

Dennoch ist eine Konzentrationsfähigkeit bis auf 450–600 mosmol/l (spez. Gew. 1030) und eine hinreichende Verdünnungsfähigkeit (spez. Gew. 1001) möglich. Eine normale Molenlast wird auch vom Frühgeborenen bewältigt.

Urinausscheidung:
1. Tag: 0,3–0,5 ml/kg KG/Std.
2. Tag und später: 1–3 ml/kg KG/Std.
Oligurie: <1 ml/kg KG/Std. ab 2. Tag
Anurie: kein Urin oder <0,5 ml/kg KG/Std. ab 2. Tag

1. Ätiologie des neonatalen Nierenversagens

1.1 Prärenales (sekundäres) Nierenversagen infolge
- Hypotension (aber: auch bei einem Mitteldruck <30 Torr oft noch gute Ausscheidung),
- Hypovolämie,
- Sepsis,
- Herzinsuffizienz,
- Polyzythämie,
- Dehydratation.

1.2 Renales (primäres) infolge
- Asphyxie,
- Thrombosen,
- Verbrauchkoagulopathien.
- Angeborene renale Ursachen und obstruktive postrenale Ursachen spielen eine geringere Rolle.

2. Diagnostik bei Verdacht auf primäres Nierenversagen

2.1 Anamnese
- Fetale Sonographie?
- Fruchtwassermenge?
- Miktion im Kreißsaal?

2.2 Klinik
- Cliffordzeichen?
- Singuläre Nabelschnurarterie?
- Morphologische Hinweise auf Fruchtwassermangel?
- Inspektion des Genitale.
- Allgemeinsymptome, Hydratationszustand, Blutdruck.

2.3 Untersuchungen
- Blut:
  Elektrolyte, Eiweiß, Kreatinin, Harnstoff, Glukose.
- Sonographie.

Fehlen auffällige Befunde, ist Abwarten bis zum 3. Lebenstag erlaubt. Ganz überwiegend stellt sich eine ausreichende Diurese ein.

3. Therapie bei sekundärem Nierenversagen

3.1 Mit Zeichen der Hypovolämie
- BISEKO®: 5 ml/kg/h Std., 2–3mal,
- FURESIS®: 2 (–5) mg/kg,
- Dopamin: 2–4 µg/kg/min,
- Dobutamin: 5–15 µg/kg/min.

3.2 Mit Zeichen kardialer Dekompensation
- Flüssigkeitsrestriktion,
- Furesis: 2 mg/kg, steigern bei Erfolglosigkeit auf 5 mg/kg,
- Digitalisierung,
- Dobutamin: 5–15 µg/kg/min,
- Dopamin: 2–4 µg/kg/min.
- Elektrolytkorrektur (besonders Na, Ca), Azidosekorrektur.
- Bei Hyperkaliämie: 0,1 IE Altinsulin/kg unter fortgesetzter Glukose-Infusionstherapie.
- Antibiotika reduzieren.

4. Therapie bei kompletter Anurie

Infusion auf 30 ml Glukoselösung 20%/kg KG/24 Std. und auf 0,5 g Aminosäuren/kg KG/24 Std. reduzieren.

Pneumothorax und andere extraalveoläre Luftansammlungen

Ch. Vogtmann

Vorbemerkungen

Mit einer Häufigkeit von 1–2% bei Neugeborenen und bis zu 20% bei intensivmedizinisch betreuten Neugeborenen gehören extraalveoläre Luftansammlungen zu den häufigen neonatalen Notfällen. Rechtzeitige Erkennung der Notsituation und situationsgerechtes Handeln sind entscheidend für das Überleben bzw. die Entwicklungsprognose des Kindes. Periventrikuläre Blutungen sind häufige Komplikationen.

1. Pneumothorax

1.1 Ätiologie
- Spontan: durch erste sehr kräftige Schreiatemzüge (prädisponiert sind übertragene Neugeborene), bei schwerer Atemnotsymptomatik, bei Mekoniumaspirationssyndrom.
- Durch Reanimation: gefährdet sind insbesondere reife Neugeborene mit Cliffordsymptomatik, bei denen schon Drücke um 20 cm H_2O gefährlich sein können. Hingegen ist bei Frühgeborenen nicht mit einem Pneumothorax auch bei hohen Drücken zu rechnen (aber mit einem interstitiellen Emphysem).
- Bei maschineller Beatmung oder kontinuierlichem Überdruck: das Risiko sinkt mit zunehmendem Alter auch bei hohen Drücken.

1.2 Klinik
- Tachypnoe bei auffallend „hochstehendem" Thorax mit relativ geringen Einziehungen.
- Sonorer Klopfschall bei leisem Atemgeräusch, Seitendifferenz.
- Herztöne verlagert, Kreislaufverschlechterung.
- Zunehmende Sauerstoffbedürftigkeit, Zyanose.
- Abdomen groß bis gespannt, scheinbare Hepatomegalie (bei Zwerchfelltiefstand).

1.3 Manifestationsformen
- Mantelpneumothorax: 1–2% der Neugeborenen, bei geringer Ausdehnung keine invasive Behandlung, Überwachung (pO_2, pCO_2, Blutdruck, Klinik), Punktionsbereitschaft.
- Spannungspneumothorax: lebensbedrohliche Situation, rasches Handeln angezeigt.

1.4 Diagnostik
- Transillumination: verläßlich positiv nur bei kleinen Frühgeborenen (bis 1500 g) oder hypotrophen Neugeborenen (bis 2000 g).

- Röntgen: sofern es der Zustand erlaubt.
- Probepunktion mittels Perfusionssystem 0,6 mm.

1.5 Therapie

1.5.1 Punktion
- 2./3. ICR vordere Axillarlinie mit Perfusionssystem 0,6 mm und Spritzenaspiration bis zur vollständigen Entleerung.
- Kontrolle durch Transillumination und pO_2-Anstieg.
- Belassen der Kanüle für einige Minuten und Überprüfung des Erfolges.
- Entfernung der Knaüle, wenn keine erneute Luftansammlung erfolgt ist.

1.5.2 Anlegen einer Saugdrainage
- Wenn die vollständige Entleerung des Pleuraspaltes nicht gelingt bzw. sich sehr rasch wieder Luft ansammelt.
- Drainagesystem überprüfen, Sog 20–30 cm H_2O (gilt nur bei Verwendung englumiger Katheterkanülen).
- Set bereitlegen: Handschuhe, Desinfektionsmittel, Katheterkanüle 18 G, Spritzen, physiol. NaCl-Lösung.
- Kind sedieren: 5 µg FENTANYL®/kg KG i.v.
- Pleurapunktion im 2./3. ICR vordere Axillarlinie, am höchsten Punkt des Thorax.
- Nach Durchstechen der Pleura (fühlbar nachlassender Widerstand oder: wenn in den Kanülenkonus Flüssigkeit eingefüllt worden war, wird diese herausgedrückt) weiteres tangentiales Vorschieben des Katheters um ca. 1 cm.
- Anschluß der Saugdrainage. Pflasterverband.
- Beatmungsführung: Mitteldruck wenn möglich erniedrigen, dafür FiO_2 höher, keine Hyperventilation.

1.5.3 Punktion mit Argyle-Trocar-Katheter (Ch. 8)
- Erforderlich bei insuffizienter Absaugung über Katheterkanülen.
- Lokalanästhesie.
- Inzision der Haut und etwas versetzt der Subkutis mittels Skalpell.
- Einführen des Trocars über den Oberrand der Rippe (vordere Axillarlinie, 3. ICR) in Richtung schräg nach oben. Abstützung der einführenden Hand am Thorax, um ein tiefes Eindringen nach Durchstoßung der Pleura zu vermeiden.

- Entfernung des Trocars und Vorschieben des Drains um 2–3 cm.
- Anschluß an die Absaugung (jetzt Sog nur 5–10–15 cm H_2O).
- Pflasterfixation.

1.6 Probleme

1.6.1 Keine Luftförderung trotz bestehendem Pneumothorax:
- Sog verstärken.
- Katheter mit Luft durchspritzen, oder mit physiologischer NaCl-Lösung durchspülen.
- Katheterposition kontrollieren (noch im Pleuraspalt?) und evtl. verändern.

1.6.2 Keine atemsynchrone Schwankung der Luftförderung:
- Leck im System.

1.7 Entfernen einer Thoraxdrainage
- Bei röntgenologisch anliegender Lunge und Zurückgehen der Luftförderung Sog vermindern bis die Luftförderung sistiert.
- Abklemmen des Drains und Ergebnisbeurteilung.
- Bleibt die Fistel für 24 Stunden geschlossen, Drainentfernung. Sonst erneute Saugdrainage.

2. Mediastinalemphysem
- Läßt sich nur röntgenologisch nachweisen.
- Kleinere Emphyseme sind symptomlos, größere wirken sich vor allem über eine Behinderung des venösen Rückflusses aus.
- Ausgehend von einem Mediastinalemphysem kann sich ein Hautemphysem im Bereich des Halses oder ein Pneumothorax entwickeln.
- Ein ausgeprägtes Hautemphysem bedarf der Behandlung: Mehrfache Hautpunktion, evtl. Inzision über den am stärksten betroffenen Regionen.

3. Interstitielles Emphysem
Entsteht durch Eindringen von Luft in die perivaskulären Räume infolge Gewebsläsion bei künstlicher Beatmung. Therapie siehe dort.

4. Pneumoperikard

4.1 Kennzeichen

Akute Zustandsverschlechterung bei unveränderter Ventilation, Herztöne leise, Pulse sehr schwach, Blutdruck niedrig (Herztamponade), pO_2 unbeeinflußt.

4.2 Diagnostik

Typisches Röntgenbild (scharf begrenzter Luftmantel um das Herz).

4.3 Therapie
- Herzbeutelpunktion von xiphoidal: Perfusionssystem 0,6 mm in Richtung der linken Schulter einführen und aspirieren.
- Unter dem Absaugen der Luft schlagartige Besserung.
- Bei rasch sich nachbildendem Pneumoperikard (Klinik entscheidet) Schlauch- bzw. Katheterkanüleneinlage wie bei Pneumothorax.

Polyglobulie

Ch. Vogtmann

Vorbemerkungen

Kritisch sind Hämatokrit-Werte >0,65 venös. Eine Polyglobulie kann ante-, intra- oder post natum entstehen. Die postnatale Flüssigkeitsumverteilung ist Ursache dafür, daß ungefähr 4–8 Std. p.n. das Maximum der Hämokonzentration erreicht wird und danach wieder eine Hämodilution mit Hämatokritabfall einsetzt. Hämatokrit-Werte im Grenzbereich von 0,65 in den ersten Lebensstunden sollen daher in ihrer Tendenz verfolgt und im Zusammenhang mit der Klinik bewertet werden.

1. Ätiologie
- Plazentare Transfusion: Spätabnabelung (häufig bei Hausgeburt).

- Chronische intrauterine Hypoxie.
- Feto-fetale Transfusion (Zwillinge).
- Trisomie 21, Wiedemann-Beckwith-Syndrom.

2. Klinik
Zeichen des Hyperviskositätssyndroms:
- RDS, Persistierende Pulmonale Hypertension, Herzinsuffizienz.
- Zentralnervöse Störungen (Irritabilität, Krämpfe).
- Hypoglykämie, Hypokalzämie.
- Enterale Zirkulationsstörungen (Nekrotisierende Enterokolitis).
- Hepatische Zirkulationsstörung, Cholestase als Spätfolge.
- Gerinnungsstörungen, Thrombozytopenie, Nierenvenenthrombose.
- Hyperbilirubinämie.

3. Diagnostik
- Klinik.
- Hämatokrit venös/arteriell.
- Säure-Basen-Status, Blutgase, Blutdruck.

4. Therapie
- Hämodilution
  Obligat: bei Hk >0,70, unabhängig von Klinik;
  bei Hk >0,65–0,70 plus klinische Symptome.
- Aderlaßvolumen/kg:
$$= \frac{Hk_{Ist} - Hk_{Soll(0,6)}}{Hk_{Ist}} \times \text{Blutvol. (85 ml/kg KG)}$$
- Durchführung: Austausch in 5–10 ml-Schritten gegen gleiche Anteile der Mischung BISEKO® oder Humanalbumin 5%, Glukose 10% und Vollelektrolytlösung im Verhältnis 2:1:1.
- Entnahmeort: periphere Vene (Heparinisierung des Kindes mit 100 IE/kg KG erforderlich) oder über Zentralvenenkatheter.
- Überwachung: Herzfrequenz, Blutdruck, Blutgase, Hämatokrit, Urinausscheidung.

Puffertherapie

Ch. Vogtmann

Vorbemerkungen

Die großzügige Verordnung in früheren Jahren ist angesichts nicht unerheblicher Nachteile zugunsten einer restriktiven Anwendung verlassen worden.

Ziel der Pufferbehandlung ist nicht der Totalausgleich eines Basendefizits, sondern die Verschiebung des pH-Wertes in einen Bereich, in dem die körpereigenen Regulationsmechanismen wieder funktionieren.

1. Indikationen
- Fortbestehen einer ausgeprägten metabolischen Azidose (Basendefizit >15 mval/l) trotz respiratorischer und Kreislauftherapie.
- Fehlende Besserungstendenz bzw. Zunahme des Basendefizits.
- pH <7,1 unter genannten Voraussetzungen, oder <7,2 nach zuvor schon besseren Werten.
- Bewußte Erzeugung einer metabolischen Alkalose.
- Blindpufferung bei schwerer vitaler Bedrohung, die eine Zeitverzögerung nicht erlaubt und wo nach Verlauf und kindlichem Zustand eine schwere metabolische Azidose angenommen werden muß.

2. Blutuntersuchung
- Säure-Basen-Status (Astrup) möglichst bald nach stationärer Aufnahme als Teil der Zustandsbeurteilung.
- Kapillarblutgewinnung aus der hyperämisierten Ferse.

Beachte: Insbesondere in den ersten Lebensstunden, bei Kindern mit Dysmaturitätssyndrom, Postasphyxiesyndrom, Atemnotsyndrom, Polyglobulie oder allgemein bei schlechter peripherer Zirkulation (Hypotonie, Unterkühlung) bestehen im Säure-Basen-Status, bei den Blutgasen sowie beim Hämatokrit zwischen Kapillar- und Arterien- oder auch Venenblut beträchtliche Unterschiede, so daß Kapillarblut hinsichtlich seiner Repräsentanz der tatsächlichen Werte kritisch betrachtet werden muß.

- Arterienblutgewinnung durch Punktion der A. radialis oder temporalis.
- Blutgasuntersuchung innerhalb 30 min. Temperatur und Hämatokrit beachten!

3. Bewertung

Tabelle: Postnatale Blutgasanalysewerte

	NSA 7,27 – 7,20￼ NSV 7,33 – 7,26			
	pH (bei 37 °C)	CO_2-Druck (mm Hg)	Standard-HCO_3 (mval/l)	Gesamt-puffer (mval/l)
Normalbereich arteriell	7,35–7,45	32– 46	24–28	45–52
metabol. Azidose	6,8 –7,35	15– 35	4–24	29–46
resp. Azidose	7,0 –7,35	43–100	28–45	46–70
metab. Alkalose	7,45–7,63	35– 55	28–50	52–75
resp. Alkalose	7,45–7,70	10– 35	15–24	40–52

Eine postnatal zu beobachtende respiratorische Azidose wird im Verlauf von 2 Stunden spontan ausgeglichen, eine metabolische Azidose mit einem Basendefizit bis 5 mval/l kann über mehrere Stunden fortbestehen. Auch eine ausgeprägte postnatale Azidose (Basendefizit >15 mval/l) bei guter Reagibilität des Kindes und normalem Muskeltonus sowie ungestörter Atmung hat in der Regel eine gute Prognose.

4. Pufferberechnung

Basendefizit (mmol/1)/3 × kg Körpergewicht = ml $NaHCO_3$ 8,4% (1 molar).

5. Therapie

- Die Puffer sind mit Aqua dest., nur bei Hypoglukosämie mit Glukose 5% aa zu mischen.
- Verabreichung zunächst nur der Hälfte der berechneten Dosis in ca. 10 min über venösen Zugang.
- Wiederholung nach 30 min bei ungenügendem klinischen und blutgasanalytischen Effekt.

Retinopathia praematurorum

Ch. Vogtmann

Vorbemerkungen

Vornehmlich betroffen sind Frühgeborene des Gestationsalters <32 SSW und mit einem Gewicht <1500 g, mit Sauerstoffdrücken im art. Blut >100 Torr. Gefahrlose Grenzwertüberschreitungen nach Höhe und Dauer sind nicht bekannt, zumal pathogenetisch auch andere Faktoren, wie Azidose, Hyperkapnie, Kreislaufzustand eine Rolle spielen.

Der Hauptmanifestationszeitpunkt liegt zwischen der 34. und 38. postkonzeptionellen Woche.

1. Diagnostik

Ab 3. Behandlungswoche sind augenärztliche Kontrollen in mindestens wöchentlichen Abständen indiziert bei
- allen Frühgeborenen <1500 g unabhängig von O_2-Therapie,
- allen Frühgeborenen mit Sauerstofftherapie unabhängig von Gewicht und Gestationsalter,
- Reifgeborenen nach O_2-Therapie >48 Stunden bzw. Beatmung.

2. Stadieneinteilung

I.: Demarkationslinie (dünne, nicht erhabene, weiße Linie am Übergang zwischen vaskularisierter und avaskulärer Retina)
II: Leiste (erhabene Demarkationslinie)
III: Wall mit extraretinaler fibrovaskulärer Proliferation
IV: Netzhautablösung, temporale Traktion (Retrolentale Fibroplasie).

3. Therapie

- Erkrankung kann in jedem Stadium spontan ausheilen. Ca. 1% der gefährdeten Kinder erblinden.
- Festlegungen obliegen dem augenärztlichen Konsilarius.
- Bei beginnender Netzhautablösung Fixation mittels Kryopräzipitation.

4. Beendigung der Kontrollen
- Nach vollständiger Vaskularisierung der Retina, evtl. erst 44 Wochen post conceptionem.

Grundsätze der Sauerstofftherapie

Ch. Vogtmann

Vorbemerkungen

Die Dringlichkeit der Sauerstofftherapie ergibt sich aus den gerade bei Neugeborenen schwerwiegenden Folgen von Sauerstoffmangelzuständen:
- Atemdepression, Apnoe.
- Ungenügende Surfactantproduktion, Atemnotsyndrom.
- Pulmonale Vasokonstriktion und Risiko des persistierenden Ductus arteriosus.
- Kurzzeitige arterielle Hypertension, intraventrikuläre Blutung.
- Arterielle Hypotension, Enzephalomalazie.
- Deprimierter Metabolismus, Hypothermie, Herzinsuffizienz, Infektionsgefährdung.
- Metabolische Azidose.

Beachte: Hypoxämie ist nicht gleich Hypoxie. Die primäre Indikation für die Sauerstofftherapie ergibt sich vorrangig aus klinischen Zeichen. Die Messung von pO_2 und SO_2, Hämatokrit und Kreislaufgrößen, dient vor allem der Dosisfestlegung und Effektivitätsbeurteilung. In Akutsituationen ist die unkontrollierte Sauerstoffverabreichung für 1–2 Stunden akzeptabel. Darüber hinaus bedarf jede Sauerstoffverabreichung der Kontrolle. Jede auch nur kurzzeitige Unterbrechung einer Sauerstofftherapie, insbesondere in kritischen Phasen, ist streng zu vermeiden, denn jede provozierte Hypoxämie erhöht beträchtlich die nachfolgende Sauerstoffbedürftigkeit (Flip-Flop-Phänomen). Reduktionen des Sauerstoffangebotes dürfen daher nicht in zu großen Sprüngen erfolgen (5–10%).

Eine Hyperoxämie ist mit klinischen Methoden nicht feststellbar.

1. Indikationen für Sauerstoffsupplementierung

1.1 Klinische Zeichen der Hypoxie
- Blässe oder blasse Zyanose, Rekapillarisierungszeit verlängert (>2–3 sec).
- Intensität körpereigener Kompensationsmechanismen abnehmend (Einziehungen, Atemfrequenz, Herzfrequenz).
- Seufzeratmung, Apnoe.
- Muskuläre Hypotonie.
- Reagibilität vermindert.
- Blutdruck schwankend.
- Hypothermie.
- Krämpfe.
- Oligurie.

1.2 Grundsätzliche Indikationen
- Reanimation.
- Frühgeborene unter 1500 g für die ersten Stunden auch ohne klinisch manifeste Insuffizienz.
- Neugeborene mit Atemnotsymptomatik.
- Shunt-Vitien bis zur Stabilisierung.
- Kinder mit eingeschränkten Kompensationsmöglichkeiten (Herzinsuffizienz, Sepsis, Schock, zentralnervöse Depressionen).
- Hochgradige Anämie.
- Vor und während belastender Eingriffe.

2. Verabreichungsformen
- Sauerstoff immer anwärmen und anfeuchten!
- Trichter: Eingeatmete Sauerstoffkonzentration (fraction of inspired oxygen = FiO_2) weicht in unkontrollierter Weise von eingespeister FiO_2 ab, wenn der Trichter nicht Nase und Gesicht völlig bedeckt.
- Nasensonde: Hat sich in der Neonatologie nicht durchgesetzt.
- Haube (auch Inkubator): Je nach Fassungsvolumen vergehen Minuten, bis die Sauerstoffendkonzentration erreicht wird. Daher Flow anfangs kurzzeitig hoch einstellen, später reduzieren.

– Kontinuierlicher Überdruck (CPAP = continuous positive airway pressure) (s. Extrakapitel).

3. Überwachung der Sauerstofftherapie
Vorbemerkungen
Jede Sauerstoffverordnung, die über die notfallbedingte Kurzzeitanwendung hinausgeht, muß überwacht werden. Das bedeutet sowohl Messung der inspiratorischen FiO_2 wie auch des Sauerstoffgehaltes des Blutes.

3.1 pO_2-Messung
– Kapillarblut: Bevorzugte Entnahmeorte Ferse und Fingerbeere. Übereinstimmung mit arteriellen Werten um so schlechter, je jünger ein Kind, je schlechter die periphere Zirkulation, je höher der Hämatokrit, je größer ein duktaler Rechts-Links-Shunt ist und je höher der arterielle pO_2 selbst ist. Bei Hyperoxämien können daher normale oder auch subnormale kapilläre pO_2-Werte gemessen werden. Ein gewisses Maß für die Repräsentanz kapillärer Werte ist die kapillärvenöse Hämatokritdifferenz. Je größer diese, desto weniger verläßlich sind kapilläre Blutgaswerte.
– Arterielles Blut: Bevorzugte Entnahmeorte A. radialis und Arterienkatheter. Nur Blutproben eines nichtschreienden Kindes sind repräsentativ. Radialis- und postduktale Werte können different sein (Shunt).
– Transkutan: Bevorzugte Applikationsorte der Elektrode obere Thoraxhälfte, bei fehlendem duktalen Re-Li-Shunt auch Abdomen oder Oberschenkel. Falsch niedrige Werte können bei schlechter Hautperfusion (Schock, Anbringung über knöchernen Vorsprüngen, Heiztemperatur <44 °C) oder ungenügendem Hautkontakt gemessen werden. Hinweise gibt die Heizleistung der Elektrode (hohe Heizleistung bedeutet gute Zirkulation und umgekehrt). Verbrennungsmarken nach 4- oder gar 3stündiger Applikation sprechen für schlechte Zirkulation, Korrelation mit arteriellen Werten dann nicht verläßlich.
– Grenzwerte

  Unterer Grenzwert 50 Torr (6,7 kPa) bei normalem Hämatokrit und pH, bei sehr kleinen Frühgeborenen (Linksverschiebung der O_2-Dissoziationskurve) 45 Torr (6,0 kPa).

Oberer Grenzwert 70, maximal 90 Torr (9,3–12 kPa). Eine Überschreitung dieser Werte ist erlaubt bei hochgradiger Anämie, sehr niedrigem pH und kardialer Insuffizienz.
- Transkutan gemessene Werte bedürfen arterieller Kontrollen (12- bis 24stündlich).

3.2 SO_2-Messung (Pulsoximetrie)
- Vorteile gegenüber der Druckmessung:
  Verläßliche Ergebnisse auch bei schlechter Kreislaufsituation.
  Ermöglicht rasches Reagieren auf Veränderungen (sofortige Beurteilung von Therapieeffekten).
  Gutes Erfassen von hypoxischen Situationen (große Sättigungsänderungen im unteren pO_2-Bereich).
  Kein regelmäßiger Sensorenwechsel erforderlich.
- Nachteile:
  Keine sichere Erfassung hyperoxischer Zustände (Hyperoxie bei SO_2 = 95% möglich).
  Sehr gute Übereinstimmung der Meßwerte mit blutig gemessenen Werten zwischen 75 und 90%. Bei Werten darüber wird systematisch zu niedrig, bei Werten unter 75% zu hoch bestimmt.
  Meßausfall bei motorischer Unruhe, keine Kontrollmöglichkeit der Ergebnisse.
- Bewertung:
  Zyanosegrenze bei ca. 75% Sättigung.
  Optimalbereich 85–95%. Bei sehr unreifen Kindern können in den ersten Lebenstagen höhere Werte akzeptiert werden (Linkslage der O_2-Sättigungskurve).

Sauerstofftherapie durch kontinuierlichen Überdruck (CPAP)

Ch. Vogtmann

Vorbemerkungen

Es ist eine sehr effektive Form der Sauerstofftherapie, durch die indirekt über eine allgemeine Zustandsverbesserung auch die Ventilation günstig beeinflußt wird.

1. Indikationen
- Zustände mit verminderter Lungencompliance oder vermindertem thorakalem Gasvolumen:
  Atemnotsyndrom, Surfactant-Mangel.
  Feuchte Lunge, verzögerte Resorption.
  Lungenstauung (kardiale Insuffizienz, Rezirkulationsvitien).
  Pneumonien.
- Gestörter Regelmechanismus Inspiration – Exspiration (Hering-Breuer-Reflex):
  Rezidivierende Apnoen bei kleinen Frühgeborenen.
- Stabilisierung (innere Schienung der Atemwege):
  Laryngealer/trachealer Stridor,
  Tracheo/Bronchomalazie,
  Weicher Thorax.
- Differenzierung pulmonale / kardiale Zyanose.

2. Applikationsformen
- Nasal: Doppelläufiger Nasentubus im Nasenvorhof.
  Vorteil: Luftanfeuchtung und -anwärmung optimal, da Funktion der Nase erhalten.
  Nachteil: Nasensteg bei zu großen Tubi oder zu festem Anlegen durch Nekrosen gefährdet.
  Wichtig: Kontinuierlichen in- und expiratorischen Flow sichern, erkennbar an ständigem Blubbern.
  Besonders geeignet für die Anfangsbehandlung und nicht allzu schwere Atemnotsyndrome.
- Tracheal: Voraussetzung ist Intubation des Kindes.
  Vorteil: Beatmung jederzeit möglich, ebenso Bronchialtoilette, gute Druckregelung.
  Nachteil: Intubation.

Indikation: Im Anschluß an intermittierende Überdruckbeatmung vor Extubation.
- Naso-pharyngeal: Legen bzw. Zurückziehen eines Beatmungstubus in den Epipharynx.

Vorteil: Nutzung eines schon liegenden Tubus, bei Bedarf Beatmung mit niedrigem Druck möglich.

Nachteile: Konstante Druckeinstellung problematisch.

Anfeuchtung und Anwärmung ebenso wichtig wie bei Beatmung. Schädigung der Nasenschleimhaut.

Indikation: Im Anschluß an tracheale Beatmung kleiner Frühgeborener.

3. Durchführung

- Kardiopulmonale Anpassungsstörung

Beginn so früh wie möglich mit Drücken von 4–6 cm H_2O.

Tiefe der Einziehungen ist Maß für Höhe des erforderlichen Druckes.

Beachte: Zu hohe Drücke haben negative Kreislaufrückwirkungen, beeinträchtigen die Ventilation und erhöhen die Pneumothoraxgefahr.

Kriterien der Wirksamkeit: Nachlassende Stöhnatmung, geringerwerdende Einziehungen, sinkende Atemfrequenz, Anstieg von pO_2 und SO_2.

Bei deutlichem Effekt zunächst Erniedrigung der FiO_2, bis ab 0,40 auch der Druck schrittweise reduziert wird.

Druckreduktion auch erwägen bei gebläht erscheinendem Thorax und bei aktiver Exspiration (Bauchpresse).

- Druckwerte bei anderen Indikationen

Lungenstauung (sPDA): 2–4 cm H_2O

rezidivierende Apnoe: 2–4 cm H_2O

Stridor congenitus, Tracheomalzie: 2 cm H_2O

- Besondere Probleme

Druckmessung: Unter dynamischen Bedingungen (stetiger Flow) liegt der am Manometer abgelesene Druck um den Systemdruck (flowabhängige Druckdifferenz zwischen Tubusspitze und Meßstelle) höher. Muß bei Druckeinstellung berücksichtigt werden.

Offener Mund: Kann Ursache für Schwierigkeiten bei stabiler Druckeinstellung sein.

Abhilfe: Versuch mit Positionsänderung des Kopfes, Kompresse unter Kinn.

Magenblähung: Gelegentlich zu beobachtende Magenblähung ist nur ausnahmsweise auf den Überdruck zurückzuführen. Andere Ursachen bedenken!

Dennoch: Die Magen-Entlastungssonde wird bei jedem Kind gelegt.

4. Pflegemaßnahmen
Täglicher Systemwechsel, dabei Freisaugen der Nasengänge. Mund- und Rachentoilette wie üblich.

Toxoplasma-Infektion, Toxoplasmose

W. Handrick, Ch. Vogtmann, Chr. Matzen, R. Blatz

Vorbemerkungen
Man muß zwischen
- gesund erscheinenden Neugeborenen, bei denen es um die Erfassung einer möglichen Toxoplasmainfektion geht, und
- kranken Neugeborenen, bei denen eine Toxoplasmose vorliegt oder vorliegen könnte, und
- Leihtitern unterscheiden.

Die Diagnostik der konnatalen Toxoplasmose kann schwierig sein und unter Umständen mehrere Monate erfordern. Hohe Titer mütterlicher Antikörper können die Immunreaktion des Kindes supprimieren bzw. verzögern. Es besteht keine Korrelation zwischen Ausmaß der toxoplasmotischen Schädigung und Immunreaktion des Kindes.

1. Klinische Symptomatik

1.1 Konnatale Infektion
- Es überwiegen Infektionen ohne klinische Symptome. Manchmal wird die Infektion erst nach Jahren klinisch manifest.

- Die Chorioretinitis als am häufigsten vorkommende und charakteristischste Manifestation der konnatalen Toxoplasmose (70–90%) wird meist erst im Narbenstadium festgestellt.
- Sehr selten sind akute generalisierte Infektionen. Häufiger sind Meningoenzephalitis mit Chorioretinitis bzw. postenzephalitische Schäden mit Hydro- und Mikrozephalus, Mikrophthalmie, chorioretinitischen Narben und intrazerebralen Verkalkungen.

1.2 Spätrezidive konnataler Infektion
- In etwa 50–80% kommt es zu Spätrezidiven am Auge, am häufigsten zwischen dem 10. und 30. Lebensjahr (bei manchen Patienten mehrfach).
- Die Serum-Antikörper-Titer sagen wenig über die Aktivität der Augentoxoplasmose aus und liegen meist in sehr niedrigen Bereichen (Titer <40). Bei negativem SABIN-FELDMANN-Test (SFT) mit unverdünntem Serum ist eine Toxoplasmose aber wenig wahrscheinlich.
- Eine Therapie der konnatalen Toxoplasmose im Säuglingsalter mindert das Risiko eines späteren Chorioretinitisrezidivs.

1.3 Postnatale Infektion
- Infektion meist symptomlos, sonst mild verlaufend.
- Die häufigste Form ist die Lymphadenitis mit zervikalen und retroaurikulären LKS, teils auch mit Fieber und Stirnkopfschmerz (klinisch und hämatologisch der infektiösen Mononukleose ähnlich).
- Sehr selten schwerere Verlaufsformen (z.B. bei Resistenzminderung).
- Zu einer Chorioretinitis kommt es nur bei etwa 1% der Patienten.

2. Serologische Diagnostik
Serologische Befunde müssen stets im Zusammenhang mit dem klinischen Bild beurteilt werden.

2.1 SFT und Immunfluoreszenz-Antikörper-Test (IFAT)
- Der SFT wird innerhalb von 3 Wochen nach der Infektion positiv. Nur ein Titeranstieg um mindestens 2 Stufen weist auf eine frische Infektion hin. Ein Einzelwert läßt kaum diagnostische Schlüsse zu. Hohe Titer (= 1:1000) sind suspekt und kontrollbedürftig. Man findet nicht selten nach schweren Erkrankungen über Jahre relativ hohe Titer.

- In einigen Laboratorien wird statt des SFT der IFAT durchgeführt.
- Bei Neugeborenen kann ein Leihtiter angenommen werden, wenn der kindliche SFT-Wert den der Mutter nicht wesentlich übersteigt und im folgenden Halbjahr kontinuierlich abfällt. In der Regel ist ein Leihtiter bis zum 6. Lebensmonat unter die Nachweisgrenze abgefallen. Entscheidend ist die Kontinuität des Abfalles, selbst wenn sich dieser bei entsprechend hohen Ausgangswerten zum Geburtszeitpunkt über einen längeren Zeitraum erstreckt.

  Wichtig ist, daß bei Kontrolle des Titerabfalles unter die Nachweisgrenze kein neuerlicher Titeranstieg erfolgt (s.u.).
- Ergebnisse quantitativer Toxoplasma-AK-Bestimmungen verschiedener Laboratorien sind nicht miteinander vergleichbar.

2.2 Toxoplasmen-KBR

KBR-Titer treten später auf und fallen früher wieder ab als SFT-Titer.

2.3 Direktagglutination

Die Direktagglutination ist ein zunehmend eingesetzter Screeningtest von sehr guter Sensibilität und Spezifität. Er erfaßt ausschließlich IgG, kann aber aufgrund seiner hohen Empfindlichkeit bereits vor IFAT/SFT, 10 Tage – 2 Wochen nach erfolgter Infektion, reaktiv werden.

2.4 Spezifische IgM-AK
- Ihr Nachweis beim Neugeborenen spricht für eine frische Toxoplasmainfektion (es werden vereinzelt IgM-Persistenzen bis zu 2 Jahren beschrieben). Nach Literaturangaben sollen 10–20% der Neugeborenen noch nicht in der Lage sein, toxoplasmaspezifisches IgM zu bilden. Hinzu kommt ein möglicher negativer Feed-back durch mütterliche Antikörper.
- Für den spezifischen IgM-Nachweis wird der IFAT nicht mehr empfohlen.
- Wenn der IgM-AK-Nachweis negativ ist, sollte der Test bei klinischem und/oder anamnestischen Verdacht auf Toxoplasmose mehrfach wiederholt werden.

3. Toxoplasmosediagnostik beim Neugeborenen

3.1 Keine Primoinfektion in der Schwangerschaft
Die Mutter hat **in dieser** Schwangerschaft nachgewiesenermaßen keine Toxoplasmainfektion oder sie hat **vor** dieser Schwangerschaft nachgewiesenermaßen eine Toxoplasmainfektion durchgemacht. Das Kind ist nicht infiziert, Serokontrollen nicht notwendig!

3.2 Primoinfektion während der Schwangerschaft
– Die Mutter hat in der Schwangerschaft eine Toxoplasmainfektion durchgemacht oder dies kann nicht ausgeschlossen werden. Unabhängig davon, ob in der Schwangerschaft eine Therapie erfolgte oder nicht, ist das Kind potentiell gefährdet.
– Toxoplasma-AK-Nachweis beim Kind:
 SFT oder IFAT im Nabelschnur- bzw. Venenblut, Wiederholung alle 3–4 Wochen bis zur Klärung, bei reaktivem IFAT/SFT sollte in jedem Fall der IgM-AK-Nachweis erfolgen.
– Bei manchen Kindern kommt es durch Abbau der mütterlichen Antikörper zunächst zu einem Abfall des Titers und danach durch Ingangkommen der Eigenproduktion zum Titeranstieg.
– Weitere diagnostische Maßnahmen:
 Blutbild, CRP,
 Schädelsonographie, Schädel-Röntgen, evtl. CT,
 Augenarzt: Bei jedem suspekten Titer; vor und nach Behandlung; bei pathologischem Augenbefund mindestens alle 6 Monate,
 Liquoruntersuchung einschließlich Liquorzellbild und Toxoplasma-AK-Nachweis,
 EEG bei Indikation,
 Transaminasen, Bilirubin.

4. Therapie

4.1 Indikationen
– Neugeborene bzw. Säuglinge:
 Angeborene Toxoplasmose bzw. Toxoplasmainfektion.
– Kinder ab 2. Lebensjahr:

Bei serologischem Nachweis einer frischen Toxoplasmainfektion **und** ausgeprägter klinischer Symptomatik (LKS allein sind nicht therapiebedürftig).
- Eine Toxoplasmainfektion ist anzunehmen bei:
  Vorliegen eines hohen Titers (SFT oder IFAT),
  Erreichen hoher Titer bei Kontrolle,
  signifikantem Titeranstieg.
- Der Nachweis von spezifischen IgM-AK erhärtet die Diagnose.
- Einerseits ist Pyrimethamin keinesfalls harmlos, andererseits kann sich der Verzicht auf eine Chemotherapie im Falle einer Toxoplasmainfektion ungünstig auf die Entwicklung des Kindes auswirken. Daher müssen diese Risiken in jedem Einzelfall sorgfältig gegeneinander abgewogen werden.
- Unter Umständen muß auch erst einmal abgewartet werden, bis genügend Befunde vorliegen, die für die Notwendigkeit einer Therapie sprechen.

4.2 Chemotherapie (Tab.)
- Während des 1. Lebensjahres 3–4 Zyklen (über 3 Wochen) mit Pyrimethamin + Sulfadiazin unter Zugabe von Folinsäure. Zwischen den Zyklen wird für 30–40 Tage mit Spiramycin behandelt.
- Bei Hinweisen auf akute Entzündung seitens ZNS oder Augen Prednisolon bis zum Abklingen der Akuität.
- Auf Sulfonamid-Kontraindikationen muß insbesondere bei Neugeborenen geachtet werden (Ikterus!).

Tabelle: Chemotherapie der Toxoplasmose

Medikament	ED	Tagesdosis
Pyrimethamin	1	1 mg/kgKG/24 Std. p.o.
		(oder 2 mg/kgKG jeden 2. Tag)
Sulfadiazin	2	(50–)100 mg/kgKG/24 Std. p.o.
Spiramycin	2	(50–)100 mg/kgKG/24 Std. p.o.
		(= 150 000 – 300 000 IE/kgKG/24 Std.)
Folinsäure	1	3 mg p.o., 2mal pro Woche
Prednisolon	2	1–2 mg/kg/24 Std. p.o.

4.3 Kontrollen
- Blutbild mit Retikulozyten und Thrombozyten: 2mal/Woche,
- Therapieabbruch, wenn:
  Leukozyten $<1,5 \times 10^9/l$, oder
  Granulozyten $<0,5 \times 10^9/l$, oder

Thrombozyten $<50 \times 10^9/l$, oder
Hämatokrit $<0,25$ (3. LM), oder
Klinische Manifestationen von Nebenwirkungen (Blutungen etc.) oder
Toxoplasmose-Verdacht sich nicht bestätigt hat.

5. Metaphylaxe
– Bei behandelten Kindern klinische und serologische Kontrollen 2mal im Abstand von einem Monat, danach vierteljährlich über 2 Jahre, u.U. auch in kürzeren Intervallen und länger.
– Nach 2 Jahren neurologischer Status, EEG-Kontrolle und möglichst auch psychologische Untersuchung.

6. Impfungen
– Bei Kindern mit Toxoplasmose wie bei anderen akuten Erkrankungen des ZNS.
– Bei Kindern, bei denen nicht klar ist, ob Leihtiter oder Infektion, Zurückstellung bis zur Abklärung (dies sollte möglichst binnen 3 Monaten erfolgen).
– Bei Kindern mit Toxoplasma-Infektion Rückstellung für 6 Monate (DT- u. Polio-Impfung können erfolgen).

7. Weitere Maßnahmen
– Kinder mit konnataler Toxoplasmose bzw. Toxoplasmainfektion können gestillt werden!
– Meldepflicht besteht für Erkrankung und Tod.
– Isolierpflicht besteht nicht.
– Patientenmaterial (Blut, Liquor, Gewebe) muß aber als infektiös betrachtet werden (Handschuhe bei LP!).

2. TEIL

Diagnostik und Therapie auf Station und ITS, Notfälle

Anämien

M. Domula, K. Rieske

Vorbemerkungen

Als Anämie wird die Verminderung der Hämoglobin- und Erythrozytenwerte unter die jeweilige, statistisch festgelegte Altersnorm bezeichnet. Die synchrone Verminderung der Hämoglobinkonzentration sowie der Erythrozytenzahl bzw. des Hämatokrits im ersten Trimenon wird nicht als Anämie, sondern *Trimenonreduktion* bezeichnet. Daraus kann sich längerfristig eine hypochrome Anämie entwickeln, besonders bei Frühgeborenen, wenn es aufgrund der danach stärker einsetzenden Erythrozytennachbildung zur Erschöpfung der Eisenvorräte kommt.

Einteilung der Anämie nach pathogenetischen Gesichtspunkten.

A Hyporegeneratorische Anämien als chronisch-kongenitale Form (Typ Blackfan-Diamond, Typ Fanconi) oder passagere erworbene Form (u.a. aplastische Krise vom Typ Owren bei hämolytischen Anämien, erythrophthisische Form Typ Wranne-Lovric) oder hypochrome Form (Eisenmangelanämie).

B Hämolytische Anämien

Korpuskulär bedingt am häufigsten bei Kindern als hereditäre Sphärozytose, extrakorpuskulär bedingt als akute erworbene autoimmunhämolytische Anämie (sog. Loutit-Anämie) bzw. als mikroangiopathische Anämie beim hämolytisch-urämischen Syndrom.

C Anämien mit ineffektiver Erythropoese
- Dyserythropoetische Anämien
- Thalassämiesyndrom
- Megaloblastäre Anämie
- Sideroblastische Anämie

D Akute und chronische *Blutungsanämie*

1. Klinik
- Blässe
- Ikterus (besonders bei akuten hämolytischen Krisen, bei chronischen nicht obligat).
- Splenomegalie

- Hämoglobinurie (fleischwasserfarbener Urin).
- Leistungsminderung erst bei Hk <0,15 bzw. Hb <3 mmol/l (5 g/dl).
- Innappetenz, Kopfschmerzen u.ä. fehlen.

2. Diagnostik
- Ganzes Blutbild einschließlich Thrombozyten- und Retikulozytenzahl.
- Beurteilung der Erythrozytenmorphologie im nach Pappenheim gefärbten Blutausstrich.
- Bestimmung der aus der Hämoglobinkonzentration, dem Hämatokrit sowie der Erythrozytenzahl abgeleiteten Indizes: Mittlere Hämoglobinkonzentration der Erythrozyten (MCHC in mmol/l bzw. %), mittlerer Hämoglobingehalt des Einzelerythrozyten (MCH in fmol bzw. pg) und mittleres Erythrozytenvolumen (MCV in fl).
- Knochenmarkpunktion zum initialen Ausschluß einer malignen Systemerkrankung.
- Bilirubin i.S. (direkt, indirekt), Haptoglobin, Laktatdehydrogenase.
- Eisen, Eisenbindungskapazität, Transferrin, Ferritin i.S.
- ABO-Blutgruppe einschließlich Rhesus-Faktor und Antikörpersuchtest nach den Vorschriften der Bundesärztekammer und des Bundesgesundheitsamtes (1987).
- Bei Positivität des Antikörperscreenings:
  Weitere Differenzierung des Antikörpertyps in Zusammenarbeit mit einem transfusionsserologischen Speziallabor (dazu 5–10 ml Nativblut vom Patienten mit Kurier **sofort** hinbringen).
  Durchführung des direkten Race-Coombs-Testes im eigenen Labor. Dessen Positivität ist oft mit Schwierigkeiten bei der Bestimmung der Blutgruppe und der Durchführung der prätransfusionellen Serologie gekoppelt, wobei zusätzliche Mitarbeit durch das Speziallabor erforderlich ist.
- Urinuntersuchung: Gallenfarbstoffe, optische Beurteilung auf Rotfärbung bzw. Hb-Nachweis mit Benzidinprobe bei fehlender Erythrozyturie.
- Gezielter Einsatz weiterer und aufwendigerer diagnostischer Maßnahmen zur definitiven Entscheidungsfindung der Anämieform ist später auch nach Vornahme von Transfusionen

fremder Erythrozyten noch möglich. Die initiale Einbeziehung von immunologischen und Urinuntersuchungen trifft vordergründig auf die klinisch bei Kindern meist foudroyant verlaufende Form der akuten autohämolytischen Anämie zu.

3. Therapie

3.1 Blutersatz
- Erythrozytensubstitution insbesondere bei
  akuter Form einer Blutungsanämie;
  akuter autoimmunhämolytischer Anämie;
  aplastischer Krise bzw. foudroyantem Zerfall bei hämolytischen Anämien (Sphärozytose, Sichelzellanämie, Thalassaemia major).
- Transfusionsmenge
  maximal 15 ml/kg KG gruppengleiches buffy-coat freies Erythrozytenkonzentrat.
- Indikationsgrenze
  Absolut bei Hk-Werten um 0,20 bzw. Hb-Konzentrationen von 4,3 mmol/l (7,0 g/dl).
  In Abhängigkeit von der klinischen Situation evtl. schon bei Hk-Abfall unter 0,25 bzw. Hb-Dezimierung unter 5,2 mmol/l (8,5 g/dl) im Zusammenhang mit dem Auftreten kardialer und pulmonaler Dekompensationszeichen.
  Bei Neu- und insbesondere Frühgeborenen bei Hk zwischen 0,28–0,32 bzw. Hb zwischen 6,0–7,0 mmol/l (9,5–11,3 g/dl).
- Im Notfall und aus vitaler Indikation
  bei **sicher bekannter Blutgruppe** Transfusion nicht (oder noch nicht regulär) gekreuzten gruppengleichen Blutes,
  bei **unbekannter Blutgruppe** Od-Erythrozytenkonzentrat geben. Durchführung des Bed-side-Testes hier besonders wichtig.
- Bei Autoimmunanämien
  Gewaschene Erythrozyten nicht notwendig, sondern 3 Tage alte Konserven.
  Daneben Prednisolon (PREDNISOLUT®, SOLU-DECORTIN H®) i.v.: 3 mg/kg KG/24 Std., verteilt auf 2 ED.
  Evtl. Cyclophosphamid (ENDOXAN®) i.v. bei akuten Formen: 5–2,5 mg/kg KG/24 Std.

Evtl. Azathioprin (IMURAN®, IMUREK®) oral bei chronischen Formen: 5 mg/kg KG/24 Std.

3.2 Eisensubstitution
- Orale Gabe nur bei normaler Eisenresorption sinnvoll. Dosis: 5 mg Eisen/kg KG/24 Std., verteilt auf 3 ED. Therapiedauer: mindestens 3 Monate. Kontrolle von Hb, Hk und Retikulozyten anfangs wöchentlich, später alle 3 Wochen.
- Parenterale Gaben nur nach genauer Berechnung der erforderlichen Eisenmenge: Eisendefizit in mg = kg KG × Hb-Defizit zur Altersnorm (g/dl) × 3,5. Beginn mit 20 mg oder weniger pro Einzeldosis. Dann Erhöhung auf 40 mg in Abständen von 24–48 Stunden.

Therapie des akuten zerebralen Anfalls

St. Wässer

Vorbemerkungen

Zerebrale Anfälle epileptischer Genese sind klinisches Korrelat einer abnormen elektrischen Entladung zerebraler Neuronenverbände. Es sind akute epileptische Reaktionen, die besser als Gelegenheitskrämpfe oder symptomatische Anfälle bezeichnet werden, von eigentlichen Epilepsien als chronisches Leiden mit chronisch rezidivierenden epileptischen Anfällen zu unterscheiden. Fieberkrämpfe sind die häufigsten Anfälle im Kindesalter. Zerebrale Anfälle können auch nichtepileptischer Genese sein (hier beim therapeutischen Vorgehen nicht berücksichtigt). Rasche diagnostische Klärung der Ätiologie ist erforderlich. Zugleich müssen symptomatische Maßnahmen eingeleitet werden, um den Anfall zu unterbrechen, zumal nicht abgesehen werden kann, ob es zu einem prolongierten Anfall, einer Anfallsserie oder einem Status epilepticus kommen wird.

1. Prinzipielles
- Richtige Lagerung des Kindes, um einer Aspiration vorzubeugen; Atmung sicherstellen, z.B. auch Kleidung lockern, besonders am Hals.
- Anfall gut und ruhig beobachten, die Ruhe muß auch auf die erregten Angehörigen ausstrahlen.
- Keinesfalls Gewalt anwenden oder harte Gegenstände benutzen, um einer (im Kindesalter seltenen) Zungen- oder Wangenverletzung durch den Krampf der Kaumuskulatur entgegenzuarbeiten.
- Den krampfenden Kranken zu halten, ist sinnlos. Verletzungen, etwa durch Sturz von der Couch, Schlagen der Gliedmaßen gegen die Wand oder ein Möbelstück, durch entsprechende Lagerung verhindern.

2. Ist der Anfall bei Ankunft des Arztes schon vorbei
- Zur Verhütung eines Rezidivs Gabe einer mittleren Phenobarbitaldosis oder bei Verdacht auf Fieberkrampf in erster Linie Gabe von 5–10 mg Diazepam (VALIUM®, FAUSTAN®) rektal als Suppositorium.
- Orientierende Untersuchung auf neurologische Halbseiten- oder Herdzeichen, mögliche Sturzverletzungen durch den Anfall und Infektzeichen (ggf. weitere diagnostische und therapeutische Konsequenzen!).
- Evtl. Absaugen von Schleim.
- An entzündliche Zerebralerkrankung, Intoxikationen und Schädel-Hirn-Trauma denken!

3. Medikamentöse Anfallskupierung
- Zunächst einen sicheren venösen Zugang schaffen.

3.1 Diazepam (VALIUM®, FAUSTAN®),
1 Amp. zu 2 ml = 10 mg.
- Mit Aqu. dest. auf 10 ml verdünnen. Davon 1–2 ml/min i.v. bis zum Sistieren des Anfalls oder bis zu einer Gesamtdosis von 2–5 mg für Säuglinge, 5–10 mg für Kleinkinder und 10–15 mg für Schulkinder.
- i.m. Injektionen sind nicht ausreichend wirksam!
- Diazepam sollte stets allein injiziert werden, da es in der Mischspritze mit zahlreichen Medikamenten inkompatibel

ist. Eine atemdepressorische Wirkung braucht bei sehr langsamer i.v. Injektion nicht gefürchtet werden, wenn nicht hypnotisch wirkende Antiepileptika in größeren Mengen zuvor gegeben worden sind und wenn nicht infolge anderer Umstände wie Vergiftung oder Hirnstammenzephalitis das Atemzentrum bereits in Mitleidenschaft gezogen worden ist.
- Ist eine i.v. Injektion nicht durchführbar, wird Diazepamlösung rektal gegeben (DIAZEPAM DESITIN RECTAL TUBE®): bis 10 kg KG 5 mg, Kinder mit höherem Körpergewicht 10 mg. Bleibt die Wirkung aus: nach etwa 5 Min. eine weitere 5 mg-Rektiole applizieren.
- Weil die Wirkung von Diazepam nicht lange anhält, zusätzlich Phenobarbital applizieren (50% der sonst üblichen Dosis), evtl. auch Phenytoin i.v.
- Bei Fieberkrämpfen zusätzlich antipyretische Maßnahmen (physikalisch: Wadenwickel, ggf. abkühlendes Bad und medikamentös: Paracetamol (BEN-u-RON®) sowie Infektbehandlung.
- Gelingt ein Sistieren des Krampfanfalls mit Diazepam nicht, ist insbesondere an Hypokalzämie, Hypoglykämie und subduralen Erguß zu denken, ansonsten

3.2 Clonazepam (RIVOTRIL®), 1 Mischampulle 2 ml = 1 mg.
- Initial 1 mg (Säugling) bis 3 mg (Schulkind) langsam i.v. (0,2 mg/min) bis zum Sistieren des Anfalls,
- danach 0,5–1 mg alle 30–60 Minuten i.v. Zur Dauerinfusion 3 Amp. in 250 ml Glukose 5%ig oder in NaCl 0,9%ig aufgelöst. Andere Medikamente der Infusion nicht beimischen, vorsichtige Dosisreduktion wenn Status beherrscht ist. Wenn zuvor schon andere Behandlungsversuche, dann niedriger dosieren.
- Nebenwirkungen: Hypersalivation und bronchiale Hypersekretion.

3.3 Weitere Möglichkeiten zur Anfallsunterbrechung
- Phenytoin (EPANUTIN®, PHENHYDAN®), 1 Amp. zu 5 ml = 250 mg; Infusionskonzentrat 50 ml = 750 mg:
  initial 10 mg/kg KG (Säuglinge) bis 5 mg/kg KG (ab Kleinkindalter) langsam i.v.,
  danach 0,5 – 0,75 mg/kg KG/Std. i.v.

Kontinuierliche Blutdruck- u. EKG-Überwachung, tgl. Blutspiegelkontrollen. Wirkung nicht sofort, frühestens nach 15–20 Minuten.
Kontraindikationen: Sinusbradykardie, Erregungsleitungsstörung und Myokardinsuffizienz.

- Chloralhydrat (als Klysma oder Rektiole):
  Säuglinge 0,6–1,2 g
  Kleinkinder 1,2–1,8 g
  Schulkinder 1,8–2,4 g
- Phenobarbital (LEPINAL®, LUMINAL®), 1 Amp. 1 ml = 200 mg.
  Mit i.m. Injektionen wird rasch eine hohe Plasmakonzentration erreicht:
  Säuglinge 10 mg/kg KG, Kleinkinder 100–150 mg, Schulkinder 150–200 mg.
  Wenn i.v. Gabe, dann sehr langsame Injektion (atemdepressive Wirkung): 1 Amp. in 10 Minuten.

4. Für verzweifelte Fälle

4.1 Paraldehyd-Infusion
- Schnelle Infusion von 4% Paraldehyd in physiologischer Kochsalzlösung, bis die Anfälle sistieren oder initial 1 ml (Säugling) – 5 ml (Kleinkind) – 10 ml (Schulkind) tief i.m.,
- danach 0,1–0,3 ml/kg KG/24 Std.,
- wenn möglich: oral 2–4 g 3- bis 6mal tgl. (per Sonde).

4.2 Infusion von LIDOCAIN®
- 50–100 mg in 250 ml 5%iger Glukoselösung mit einer Geschwindigkeit von 1–2 mg/min unter kontinuierlicher EKG-Überwachung.

4.3 Infusion von Clomethiazol (DISTRANEURIN®)
- Bis zu 8 mg/min (stark sedativ; bei zu schneller Infusion stark hypotensiv; Gefahr der Atemlähmung, insbesondere nach vorausgegangener Barbituratverabreichung).

4.4 Allgemeinnarkose mit Muskelrelaxation und maschineller Beatmung (antikonvulsive Medikation fortsetzen, EEG-Monitoring).

Hypoxämische Anfälle bei M. Fallot

P. Schneider, E.-M. Meister, H.-J. Häusler

Vorbemerkungen

Hypoxämische Anfälle sind eine typische Komplikation der Fallotschen Tetralogie, seltener bei anderen zyanotischen Herzfehlern mit Pulmonalstenose (z.B. Trikuspidalatresie).

Im folgenden wird die Behandlung des akuten Anfalls dargestellt. Prinzipiell sind hypoxämische Anfälle eine dringliche OP-Indikation. Zur Überbrückung Therapie mit Betablockern (Propranolol). Beginn stationär.

1. Symptome
- Meist plötzlicher Beginn, meist ohne erkennbaren äußeren Anlaß, auch im Schlaf oder nach dem Aufwachen.
- Unruhe, Angst, Vertiefung der Zyanose, beschleunigte und vertiefte, oftmals stöhnende Atmung, „angehockte" Beine.
- Pulsfrequenz deutlich erhöht (zwischen 140 und 180).
- Austreibungsgeräusch über Pulmonalis verkürzt oder verschwunden (Vergleich mit vorhandenem Phonokardiogramm).
- Bewußtseinslage: getrübt oder bis zur Bewußtlosigkeit beeinträchtigt.

Cave:
Verwechslung mit Herzinsuffizienz, die sich nicht innerhalb von Minuten entwickelt und beim Fallot selten auftritt.

2. Therapie
- Dringlichkeit abhängig von Schwere des Anfalls (nach dem Grad der Unruhe und der Bewußtseinstrübung beurteilen).
- Viertelstündliche Pulskontrolle.

2.1 Sauerstoffzufuhr über Maske oder Haube.

2.2 Lytischer Cocktail i.m. (oder i.v.)
1/2 Amp. Promethazin = 25 mg = 1 ml
(ATOSIL®, PROTHAZIN®)
1 Amp. Pethidin = 50 mg = 1 ml
(DOLANTIN®, DOLCONTRAL®)

1 Amp. Dihydroergotamin (HYDERGIN®) = 0,3 mg = 1 ml
NaCl-Lösung 0,9% = 2 ml

davon 0,1 ml/kg KG 5 ml
<u>oder</u>
Diazepam i.v. (VALIUM®, FAUSTAN®): 0,5 – 1 – 2 mg/kg KG oder rektal als Mikro-Klistier (DIAZEPAM DESITIN RECTAL TUBE®): 5 mg ab 6 kg KG, 10 mg ab 15 kg KG.

2.3 Falls nach 20 Minuten keine Besserung:
Natriumhydrogencarbonatlösung 8,4% i.v. : 3–5 ml/kg KG mit Glukoselösung 10% 1:1 gemischt.

2.4 Falls 1/2 Stunde nach Anfallsbeginn noch keine Besserung
– Nochmals Ausgleich der Azidose.
– Dann Propranolol (DOCITON®, OBSIDAN®) langsam i.v. : 0,06 – 0,1 – 0,2 mg/kg KG als Einzeldosis; 0,1 mg Propranolol pro Minute injizieren!
– Dabei möglichst EKG. Pulsfrequenz nicht unter 120/min senken!
– Dociton 1 Amp. (1 ml) = 1 mg Propranolol-HCl
  Obsidan 1 Amp. (5 ml) = 5 mg Propranolol
  Verdünnung:
  1 ml (= 1 mg Propranolol) + 9 ml 0,9% NaCl-Lösung = 10 ml, davon 1 ml (= 0,1 mg)/min i.v.

Kontraindikationen für Propranolol: Herzinsuffizienz (zuvor Digitalis geben), Bronchospasmus, Bradykardie, Azidose.
Antidot: Alupent oder Atropin.

2.5 Ggf. Korrektur einer (relativen) Anämie auf supranormale Werte.

2.6 Gelingt es nicht, den Anfall innerhalb von 2 Stunden zu beenden, sollte Kontakt mit einem Kardiologen aufgenommen werden. In extremen Fällen ist zur Unterbrechung des Anfalls ein Notfalleingriff zur Verbesserung der Lungendurchblutung erforderlich.

2.7 Bei längerdauernder Hypoxie droht u.a. Hirnödem (s. dort).

Bakterielle Arthritis

W. Handrick, K. Rothe, D. Hörmann, M. Borte

Vorbemerkungen
Unter dem Begriff „septische" bzw. „bakterielle Arthritis" faßt man die bakteriell bedingten Gelenkinfektionen zusammen (Ausnahme: Tbk). Hauptsächlich betroffen sind Hüft-, Knie- und Sprunggelenk. In etwa 90% handelt es sich um monoartikuläre Erkrankungen, überwiegend bei Säuglingen und Kleinkindern.

Gelenkinfektionen bei Kindern entstehen meist hämatogen, aber auch durch Verletzungen oder durch Fortleitung einer benachbarten Infektion.

Die Prognose hängt vor allem von der Qualität (Schnelligkeit!) der Diagnostik und Therapie ab.

Wichtigste Erreger: S. aureus, H.i., seltener Pneumokokken und Streptokokken (in den ersten Lebensmonaten: B-Streptokokken).

1. Klinische Symptomatik
- Allgemein: Akuter Beginn, Fieber.
- Lokal: Schwellung, Rötung, Wärme, Bewegungseinschränkung, Berührungsempfindlichkeit, Schmerzen.

2. Differentialdiagnosen
- Nicht bakteriell bedingte Arthropathien: Rheumatisches Fieber, Rheumatoidarthritis, Trauma, Blutung, transitorische Synovialitis, Virusarthritis, gelenknahe Tumoren, Gelenktbeteiligung bei malignen Bluterkrankungen u.a. (in manchen Fällen pfropft sich eine bakterielle Arthritis auf eine vorbestehende Arthropathie auf).
- Im Kindesalter besonders wichtig ist die Differenzierung der sog. akuten transitorischen (toxischen) Synovialitis des Hüftgelenks von einer bakteriellen Arthritis in diesem Bereich.

3. Diagnostik

3.1 Blut
BSR, Blutbild, CRP, Blutkultur(en).

3.2 Gelenkpunktat
Kultur, Zellzahl, Zellbild, Eiweiß, CRP.

3.3 Bildgebende Diagnostik
– Als erstes erfolgt die Sonographie.
  Frühzeitig erkennbar sind schon geringgradige Gelenkergüsse, Kapsel- und Weichteilschwellungen sowie Knochenarrosionen, Subluxationsstellungen, subperiostale Abszesse im Bereich der Metaphysen und periostale Reaktionen.
  Die Zusammensetzung des Ergusses (serös, eitrig) ist in der Regel nur zu vermuten.
  Gelenkpunktionen können ultraschallgestützt zielsicher erfolgen.
– Röntgen
  Indikationen:
  Verdacht auf Subluxation und Osteoarthritis (d.h. entzündliche Knochenbeteiligung).
  Andere pathologische Befunde (z.B. Frakturen). Röntgen ist hier der Sonographie überlegen.
– Die Szintigraphie zeigt schon sehr früh eine zunächst unspezifische Aktivitätsanreicherung im betroffenen Gelenk. In einer frühen Erkrankungsphase kann das Szintigramm auch negativ sein.

4. Therapie

Eine bakterielle Arthritis ist immer ein Notfall. Nur durch schnelle und adäquate Therapie sind bleibende Schäden vermeidbar.

4.1 Kalkulierte Chemotherapie
– Ampicillin + Flucloxacillin.
– Bei einer ernsten Grundkrankheit evtl. zusätzlich Gentamicin.
– Bei Verdacht auf Ampicillin-resistente H.i.-Stämme Ampicillin-Sulbactam oder Cefotaxim (Ceftazidim).
– Bei Penicillin/Ampicillin-Allergie Cefotaxim.

4.2 Gezielte Chemotherapie
- Bei Staphylokokken Penicillin oder Flucloxacillin.
- Bei Pneumo- oder Streptokokken Penicillin.
- Bei H.i. Ampicillin (bzw. Ampicillin-Sulbactam oder Cefotaxim).
- Bei Enterobakterien oder Pseudomonas je nach Antibiogramm.
- Eine intraartikuläre Instillation von Antibiotika wird heute abgelehnt, da die verfügbaren Antibiotika bei parenteraler Gabe ausreichende Gewebs- und Gelenkspiegel garantieren und intraartikulär injizierte Mittel u.U. zu Irritationen der Synovialis führen können.
- Eine Immobilisierung ist zur Schmerzbekämpfung im Frühstadium sinnvoll.
- Übergang von der parenteralen zur oralen Antibiotika-Therapie erst nach deutlicher Besserung und unter Beachtung derselben Kriterien wie bei der Osteomyelitis (s.d.).
- Die Dauer der Chemotherapie richtet sich nach Schweregrad der Erkrankung, Erreger und Verlauf (klinisch und Laborbefunde). Sie sollte niemals weniger als 2 Wochen und dürfte nur in Ausnahmefällen mehr als 4 Wochen betragen.

4.3 Chirurgische Therapie
- Gelenkentlastung zur Reduktion des intraartikulären Drucks und zur Entfernung der schädlichen Enzyme (Entscheidung über Punktionen oder Drainage individuell).
- Die initiale Punktion kann u.U. ausreichen, in manchen Fällen sind mehrfache Punktionen notwendig.
- Beim Hüftgelenk sind immer mehrfache Punktionen oder eine Drainage notwendig.

5. Verlaufskontrollen
- Klinische Beurteilung.
- BSR,CRP (normalisiert sich schneller als BSR).
- Wird mehrfach punktiert, zeigt eine abnehmende Zellzahl Befundbesserung.
- Sonographische Kontrollen in der akuten Phase täglich bis zweitägig, röntgenologische anfangs wöchentlich und szintigraphische je nach Ausgangsbefund und Verlauf.
- Zukünftig kann die Kernspintomographie bei manchen Erkrankungsformen die Methode der Wahl werden.

- Komplikationen: Osteomyelitis der Femur-Epiphyse sowie Wachstumsstörungen bei Mitbeteiligung der Epiphysenfuge.

Status asthmaticus, Diagnostik und Therapie

Ch. Fritzsch, E. Dalitz

Vorbemerkungen

Der Status asthmaticus wird durch das Fortbestehen des Asthma-Anfalles trotz optimaler Therapie über mehrere Stunden bis Tage charakterisiert. Dabei handelt es sich um einen Notfall, der immer stationäre Behandlung unter Intensivtherapiebedingungen erfordert.

Die Behandlung des Status asthmaticus sollte nach Grundsätzen, jedoch nicht schematisch erfolgen.

1. Diagnostik und Stadieneinteilung

1.1 Klinische Zeichen
- Oberflächliche rasche Atmung mit deutlich erschwertem und verlängertem Exspirium (leise Atemgeräusche).
- Einsatz der Atemhilfsmuskulatur.
- Wirkungslose Hustenversuche.
- Angst, Agitation.
- Bewußtseinsänderung bzw. -trübung.
- Blutdruckanstieg.

1.2 Anamnese
- Atemnot, seit wann, wodurch?
- Wann Dauermedikation verabreicht?
- Welche zusätzlichen Medikamente in welcher Dosis und wann?

1.3 Diagnostik
- Säure-Basen-Status (Astrup).
- Sauerstoffsättigung (nicht invasiv).

- Na$^+$, K$^+$, Gesamteiweiß i.S.
- Kreatinin i.S.
- Ganzes Blutbild, BSR, CRP.
- Blutgruppenbestimmung.
- Gerinnungsstatus.
- Grippe-KBR.
- Röntgen-Thorax, sofern der Allgemeinzustand es zuläßt.

1.4 Stadieneinteilung

Unter Berücksichtigung der klinischen Symptome sind zur Beurteilung der aktuellen Situation und des weiteren Verlaufes die arteriellen Blutgaswerte ein wichtiges Kriterium.

	p_aO_2	p_aCO_2	pH
Stadium I (noch kompensiert)	10,0 kPa (75 Torr)	4,5 kPa (35 Torr)	7,45
Stadium II (respirator. Partialinsuffiz.)	6,5–10 kPa (50-75 Torr)	4,5–6,0 kPa (35–45 Torr)	7,35–7,45
Stadium III (respirator. Globalinsuffiz.)	unter 6,5 kPa (50 Torr)	über 6,0 kPa (45 Torr)	unter 7,35

Ein p_aO_2-Abfall von mehr als 1,3 kPa (10 Torr) pro Stunde und/oder ein p_aCO_2-Anstieg von mehr als 1,3 kPa (10 Torr) pro Stunde gelten als prognostisch ungünstig.

2. Therapieprinzipien
- Stadium I: Zunächst abwarten, bis auch Kortikoide und Theophyllin-Infusion wirken, weitere Kontrollen erforderlich.
- Stadium II: Erfordert Intensivüberwachung (möglichst keine Sedativa!).
- Stadium III: Monitorüberwachung, regelmäßige Blutgaskontrollen, in Verbindung mit klinischen Symptomen Indikation zur Respirationstherapie.
- Therapie immer unter Beachtung der in den letzten Stunden und Tagen verabreichten Medikamente!
- Zu Beginn der Therapie unter stationären Bedingungen kann der klinische Zustand eine Schocktherapie erfordern (s.d.).

Sofortmaßnahmen
- Lagerung mit erhöhtem Oberkörper.
- Keine unnötige Hektik!
- Beruhigend auf Patient und Eltern einwirken.
- Sauerstoff angefeuchtet 1–2 l/min über Nasensonde oder Maske.
- Legen eines sicheren venösen Zugangs.

3. Flüssigkeitstherapie
- Alle Patienten mit asthmatischen Symptomen benötigen in der Regel erhöhte Flüssigkeitszufuhr, um die prärenalen Verluste auszugleichen.
- I.v. Dauerinfusion mit halbisotoner Lösung.
- Die zuzuführende Gesamtflüssigkeitsmenge sollte bei 150 ml/kg KG/24 Std. liegen (mit 15–20 ml/kg KG halbisotoner Lösung in der ersten Stunde), anschließend 70–100 ml/kg KG/24 Std. halbisotone Lösung mit 5% Glukose. Ausfuhrmenge beachten!
- Die zusätzliche Gabe von Tee mit Glukose ist bei kooperativen Patienten möglich.

4. Medikamentöse Therapie

4.1 Inhalation von β_2-Agonisten
- Initiale Inhalation (Düsenaerosolgerät) von 1 ml 0,5%iger Salbutamol-Lösung auf 1 ml 0,9%iger NaCl bis zu 10 Atemzüge (Pulskontrolle, Cave über 180/min!), nach 10 min Wiederholung möglich.
- Fortsetzung der Inhalation von 1–2 Tropfen/Lebensjahr (maximal 8 Tropfen) einer 0,5%igen Salbutamollösung in 3 ml 0,9%iger NaCl-Lösung alle 4–6 Stunden möglich.
  oder
- 2 Spraystöße eines Dosieraerosols (Salbutamol, Fenoterol, Terbutalin, Reproterol), Wiederholung nach 10 min möglich.
- Fortsetzung mit 1–2 Spraystößen des Dosieraerosols alle 4–6 Stunden.

4.2 Parenterale Therapie mit β_2-Agonisten
War die inhalative Therapie bereits erfolglos ausgeschöpft, mit nachfolgender parenteraler Therapie alternativ beginnen:
- Bolusgabe, Initialtherapie (entweder-oder)
  Terbutalin   s.c. 0,005 – 0,01 mg/kg KG

Terbutalin	i.v. 0,002 – 0,004 mg/kg KG über 10 min
Fenoterol	i.v. 0,002 – 0,004 mg/kg KG
Salbutamol	i.v. 0,0015 – 0,004 mg/kg KG bis maximal 0,015 mg/kg innerhalb von 10 min
Reproterol	i.v. 0,001 mg/kg KG über 10 min ($\triangleq$ 1 µg/kg KG)

– Fortsetzungstherapie (entweder-oder)

Terbutalin	s.c. 0,005 – 0,01 mg/kg KG alle 4–6 Stunden
Terbutalin	i.v. 0,05 – 0,075 µg/kg KG/min ($\triangleq$ 0,003 – <u>0,0045</u> mg/kg KG/Std.)
Fenoterol	i.v. 0,01 – <u>0,03</u> – 0,06 µg/kg KG/min ($\triangleq$ 0,0006 – <u>0,0018</u> – 0,0036 mg/kg KG/Std.)
Salbutamol	i.v. 0,06 µg/kg KG/min ($\triangleq$ 0,0036 mg/kg KG/Std.)
Reproterol	i.v. 0,2 – 2,0 µ/kg KG/min über 36–48 Stunden ($\triangleq$ 0,012 – 0,12 mg/kg KG/Std.)

4.3 Theophyllin
– Initialdosis

Initial 5–7 mg/kg KG Theophyllin i.v. über 10–20 min (Ladungsdosis).

Bei Vortherapie (Retardpräparate!) 3 mg/kg KG bzw. Berechnung der notwendigen Dosis nach Bestimmung der Theophyllinkonzentration i.S.: Initialdosis (mg/kg) = gewünschte Konzentration – gemessene Konzentration × 0,5.

Anmerkung: 1 mg/kg KG Theophyllin steigert die Blutkonzentration um 2 µg/ml (15–20 mg/l sind angestrebt).

– Fortsetzungstherapie

1.–6. Monat	0,4 mg/kg KG/Std.
7.–11. Monat	0,7 mg/kg KG/Std.
1–9 Jahre	1,0 mg/kg KG/Std.
10–12 Jahre	0,8 mg/kg KG/Std.
12–16 Jahre	0,7 mg/kg KG/Std.
>16 Jahre	0,6 mg/kg KG/Std.

– *Anmerkung:* Theophyllin = Aminophyllin × 0,8

- *Beachte:* Bei gleichzeitiger Erythromycin-Therapie ist die totale Theophyllinclearance erniedrigt, was eine Reduzierung der Theophyllindosis erforderlich macht.
- Eine gleichzeitige Anwendung von Theophyllin und β_2-Agonisten kann die Nebenwirkungen (Tachykardie, Tremor) verstärken. Die Theophyllindosis ist dann um 30–50% zu reduzieren, so daß die Konzentration im Serum 10–12 mg/l beträgt.

4.4 Kortikosteroide
- Prednisolon
    Initial Bolusgabe von 8–10 mg/kg KG i.v. (PREDNISOLUT®, SOLU-DECORTIN®).
    Anschließend 2 mg/kg KG als i.v.-Einzeldosis alle 4–6 Stunden.
    Eine kurzzeitige hochdosierte Kortikoidgabe kann nach Überwindung des Status rasch abgebaut und als orale Therapie mit 1,5–2 mg/kg KG/24 Std. fortgesetzt werden.
- Methylprednisolon (URBASON®)
    Initial 4–20 mg/kg KG/24 Std. In Ausnahmefällen kann diese Dosis auch nach ca. 8–12 Std. erneut gegeben werden.
    Urbason sollte nicht länger als 3 Tage angewandt werden; dann auf Prednisolon übergehen.

4.5 Sekretolytika
- Die Inhalation mit Sekretolytika/Mukolytika (Acetylcystein, Bromhexin, Ambroxol) ist im schweren Anfall der systemischen Gabe unterlegen.
- Bromhexin (BISOLVON®, PAXIRASOL®) langsam i.v. (Injektionsdauer 2–3 Minuten) oder als i.v. Dauerinfusion.

Säuglinge	$4 \times 0{,}5$ mg/24 Std.
Kleinkinder	4×1 mg/24 Std.
Schulkinder	$4 \times 4\text{--}6$ mg/24 Std.
Kinder über 14 Jahre	$2\text{--}3 \times 16$ mg/24 Std.

- <u>oder</u> Ambroxol (MUCOSOLVAN®)

bis 2 Jahre:	$2 \times 7{,}5$ mg/24 Std.
2–5 Jahre:	$3 \times 7{,}5$ mg/24 Std.
über 5 Jahre:	3×15 mg/24 Std.

- oder Acetylcystein (FLUIMUCIL®) i.v. oder bei noch kooperativem und nicht schwer erschöpftem Patienten oral (Tabletten, Granulat). Es muß gewährleistet sein, daß die Patienten abhusten bzw. endotracheal abgesaugt werden können.

bis 2. Lebensjahr: 3 × 1/2 Beutel Fluimucil 100
2.–6. Lebensjahr: 2–3 × 1 Beutel Fluimucil 100
6.–14. Lebensjahr: 3 × 1 Beutel Fluimucil 100

4.6 Sedativa
- *Beachte:* Die Unruhe im schweren Status ist Folge der Hypoxie. Deshalb Vorsicht mit Sedativa!
- Initial Promethazin (ATOSIL®, PROTHAZIN®): 1–2 mg/kg KG i.v. oder i.m..
- Diazepam (FAUSTAN®, VALIUM®): 0,5–1 mg/kg KG langsam i.v. oder i.m. oder als Supp.
  Beachte: Maximale i.v.-Einzeldosis 10 mg! Atemstillstand nur bei Nichtbeachtung der Dosis-Zeit-Relation.
- oder Phenobarbital: 5 (–10) mg/kg KG langsam i.v. oder i.m.

4.7 Natriumhydrogencarbonat-Lösung 8,4%
Wenn überhaupt erforderlich, da respiratorische Azidose vordergründig, initiale i.v.-Gabe zum Ausgleich von 50% des Basendefizits. Menge der Lösung = Basendefizit × 0,3 × kg KG mit gleicher Menge 10%iger Glukoselösung i.v.

4.8 Antibiotika
- Zu häufig verordnet. Auch bei Exazerbation des Asthma spielt die bakterielle Besiedlung eine untergeordnete Rolle.
- Bei Infiltration, positivem CRP, Respiratortherapie, protrahiertem Verlauf indiziert.
- Wenn nicht klinisch und/oder Laborbefunde für ein anderes Antibiotikum bzw. eine Kombination sprechen, kommen am ehesten folgende in Betracht:

Ampicillin   150–200 mg/kg KG/24 Std.
                 in 4 ED i.v. (evtl. i.m.),
Amoxicillin   25–50 mg/kg KG/24 Std.
                 in 3 ED per os,
Erythromycin   40 mg/kg KG/24 Std. in 4 ED
                 per os (ausnahmsweise i.v.),
evtl. Cephalosporine.

4.9 Digitalisierung
- Bei Links- und Rechtsherzinsuffizienz sowie tachykardem Vorhofflimmern indiziert.
- Die Tachykardie des Status-Patient bedarf meist keiner Behandlung.
- Bei Indikation: Schnellsättigung (s. Kapitel Herzdekompensation).

5. Adrenalin-Inhalation
- Befeuchten der Atemluft mit Düsenaerosolgerät.
- Nach Ausschöpfung aller anderen therapeutischen Maßnahmen ist bei progredientem schweren Asthmaanfall unter EKG-Überwachung Adrenalin-Inhalation (0,5 ml Adrenalin 1 : 1000 auf 5 ml isotoner Kochsalzlösung) zur Schleimhautabschwellung gerechtfertigt. Bei Herzfrequenzanstieg bzw. Auftreten von Unruhe sollte in Intervallen inhaliert werden.

6. Beatmung
Die maschinelle Beatmung des Status asthmaticus stellt immer eine Ultima ratio dar. Nicht die Hyperkapnie, sondern die Hypoxie ergibt die Beatmungsindikation.

6.1 Indikationen
- Die bisher beschriebenen Therapiemaßnahmen durchbrechen den Status asthmaticus nicht. Neben den arteriellen Blutgaswerten ist das gesamte klinische Bild im Zeitverlauf zu berücksichtigen.
- Bedrohlich zunehmende Erschöpfung des Patienten.
- Tachykardie anhaltend über 180/min.
- Blutdruckabfall.
- Bewußtseinstrübung.
- Atemgeräusch wird leiser, Giemen und Brummen nur noch spärlich zu hören.
- Persistierende Zyanose unter Zufuhr von reinem Sauerstoff.
- Respiratorische Insuffizienz:

Atemfrequenz	unter 15/min bzw. über 50/min
p_aO_2	unter 8,0 kPa
p_vO_2	unter 3,5 kPa
p_aCO_2	über 8,0 kPa
p_vCO_2	über 10,0 kPa

    pulsoxymetrische O_2-Sättigung <85%

6.2 Beatmungstechnik
- Die geeigneten Geräte sind volumengesteuerte bzw. druckkontrollierte Beatmungsgeräte (Servo 900 C, Burns, Varivent).
- Intubation nasotracheal nach vorheriger Sedierung (VALIUM®, FAUSTAN®: 1 mg/kg KG i.v., max. 10 mg/Dosis), für Kinder unter 12 Jahren ungeblockte Tuben.
- Maschinelle Beatmung volumengesteuert (IPPV) oder druckkontrolliert.
  (Die Anwendung von PEEP im Status asthmaticus ist umstritten. Wenn möglich, keinen oder nur geringen PEEP anwenden. Die PEEP-Höhe richtet sich nach den Blutgaswerten).
- Der FiO$_2$ richtet sich nach den Blutgaswerten und sollte rasch abgebaut werden.
- Um die Beatmung patientengerecht steuern zu können, ist es möglich, den Patienten über eine i.v.-Infusion mit einem Ketamin-Diazepam-Gemisch
  (VELONARCON®–FAUSTAN®) im Mischungsverhältnis 10:1 zu anästhesieren:
  100 ml Glukoselösung 5%ig
  + 100 mg Velonarcon
  + 10 mg Faustan.
  Davon etwa 3 ml/kg KG/Std. im Bypass individuell angepaßt infundieren.
- Respiratorentwöhnung über SIMV-Beatmung und/oder Druckunterstützung der Atmung.
- Bei Fortbestehen des Status asthmaticus evtl. Halothan-Narkose-Beatmung (in Kooperation mit den Kinderanästhesisten, Durchführung mit Narkosegerät, spezielle Überwachung! Bei längerer Anwendung auf Nebenwirkung achten!).
- Unter der Beatmung möglichst Inhalationstherapie mit Aerosolen.

7. Bronchialspülung/Bronchiallavage

Indikation: Wenn trotz maschineller Beatmung mit hohen Drücken keine ausreichende Oxygenierung erreicht wird.
- Bronchialspülung

Mittels Katheter über Tubus 3–5 ml isotone Kochsalzlösung oder 2–5%ige Acetylcystein-Lösung instillieren und nach 1 Minute absaugen, in kurzen Abständen wiederholen.
- Bronchoskopische Absaugung/Bronchiallavage
Während Bronchoskopie Absaugung von Sekret bzw. therapeutische Lavage: Physiologische Kochsalzlösung in gewünschte Segmentostien geben und sofort wieder absaugen, evtl. Instillation von Adrenalin (0,1 mg in 20 ml isotoner Kochsalzlösung) in die Bronchien.

8. Komplikationen
- Pneumothorax.
- Hautemphysen.

Hypercalciämien[*]

H. Willgerodt, E. Keller, W. Hoepffner

Vorbemerkungen

Hyperkalzämien sind durch eine Konzentration des Gesamt-Kalziums im Serum von über 2,6 mmol/l (10,4 mg/dl) gekennzeichnet. Die klinische Symptomatik ist je nach Ursache vielgestaltig mit psychischen Auffälligkeiten und mit
- Durstgefühl, Polyurie, vermindertem Appetit,
- Muskelschmerzen, Adynamie, Fieber,
- Obstipation, Gedeihstörungen, Niereninsuffizienz,
- Nierensteinbildung als Folge der Hyperkalzämie.

1. Differentialdiagnosen

1.1 Vit.D-Intoxikation
- Zumeist versehentliche Überdosierungen.
- Gründliche Anamnese erheben.

---

[*] Die Schreibweise in der medizinischen Fachliteratur ist durchaus uneinheitlich. Wegen der Vergleichbarkeit mit internationalen Gepflogenheiten haben wir den Beitrag an dieser Stelle im Alphabet eingeordnet, im laufenden Text jedoch bei der Schreibweise die Eindeutschung laut MED. DUDEN vorgenommen.

- Bei Überdosierung von Calcitriol dauern die klinischen Erscheinungen nur wenige Tage.
- Bei den übrigen Vit.D-Präparaten ist wegen der langen biologischen HWZ von einer Dauer bis zu 6–8 Wochen auszugehen. In derartigen Fällen ist einfaches Absetzen der Vit.D-Medikation nicht ausreichend, sondern immer eine spezielle Therapie erforderlich.
- Zur Sicherung der Diagnose Bestimmung der Konzentration von 25OH-D (Calcidiol) und $1,25-(OH)_2-D_3$ (Calcitriol) im Blut. Referenzbereiche: $1,25(OH)_2-D_3$ = 30 – 90 pg/ml; 25 (OH)–D = 10–50 ng/ml.

1.2 Immobilisation
- Resorption von Kalzium aus dem Knochen mit Hyperkalzämie und Hyperkalzurie, evtl. Konkremententstehung. Der Prozeß wird durch die Dauer der Immobilisation selbst begrenzt.
- Spezielle Diagnostik nicht erforderlich.
- Therapeutisch zumeist vermehrte Flüssigkeitszufuhr ausreichend.

1.3 Familiäre hypokalzurische Hyperkalzämie oder benigne familiäre Hyperkalzämie
- Angeboren, dominant vererbt.
- Zumeist keine klinischen Erscheinungen, evtl. jedoch Obstipation und vermehrtes Trinkbedürfnis. Diagnose zumeist zufällig oder im Rahmen von Familienuntersuchungen. Wichtigste diagnostische Hinweise: Hyperkalzämie, alkalische Phosphatase und Kreatinin im Blut normal.
- Im Urin verminderte Kalziumausscheidung, erniedrigter Kalzium-Kreatininquotient (<0,22 mg Kalzium/mg Kreatinin bzw. <0,6 mmol/mmol).

1.4 Williams-Syndrom oder idiopathische familiäre Hyperkalzämie
- Syndrom mit angeborenen Gesichtsdysmorphien und Herzfehler (supravalvuläre Aortenstenose und periphere Pulmonalstenose), mentaler Retardierung und häufig Hyperkalzämie.

- Spontane Normalisierung der Hyperkalzämie zwischen dem 1. und 2. Lebensjahr.

1.5 Hyperparathyreoidismus
- Bei Kindern seltene Erkrankung, hervorgerufen durch Hyperplasie oder Adenome einer oder mehrerer Nebenschilddrüsen.
- Hyperkalzämie, PTH im Serum erhöht.
- Ausscheidung von zyklischem AMP im Urin erhöht, Hyperkalzurie, (>4 mg/kg KG bzw. >0,1 mmol/kg KG in 24 Std.), Hyperphosphaturie.
- Tubuläre Phosphatreabsorption vermindert.
- Röntgenologisch: Nachweis von Resorptionsherden im Skelett.
- Häufig Nierensteine (Sonographie!).

2. Therapie

2.1 Grundsätze
- Erreichen und Aufrechterhaltung eines normalen Flüssigkeitshaushaltes (Hydrierung).
- Steigerung des Urin-Volumens und der Natrium-Ausscheidung im Urin.
- Behandlung des Grundleidens.

2.2 Einzelmaßnahmen
- Zufuhr von bis zu 4 l physiologischer Kochsalzlösung/ 1,73m^2 KO i.v. in 24 Std.
- Gabe von Furosemid: 1 mg/kg KG 1–4mal in 24 Std. *Beachte:* Furosemid erst nach ausreichender Hydrierung verabreichen.
- Einschränkung der oralen Kalziumzufuhr.
- Falls erforderlich, Gabe von Glukokortikoiden, z.B. Prednisolon: etwa 2 mg/kg KG/24 Std.

2.3 Bei akutem krisenhaften Anstieg der Kalziumkonzentration mit Fieber, Somnolenz und anderen bedrohlichen klinischen Zeichen kann Calcitonin i.v. infundiert werden: KARIL-SANDOZ®: 5–10 IE/kg KG/24 Std. als langsame i.v. Infusion über 6 Std., gelöst in 500 ml isotonischer NaCl-Lösung oder als langsame i.v. Injektion über mehrere Minuten, aufgeteilt in 4 Einzelgaben. Es bestehen insbesondere in der Pädiatrie noch wenig bis keine Erfahrungen mit dieser Therapieform.

2.4 Primärer Hyperparathyreoidismus und tertiärer Hyperparathyreoidismus (infolge chronischer Niereninsuffizienz): operative Entfernung des Adenoms bzw. Operation bei Hyperplasie.

Hypocalciämie*)

H. Willgerodt, E. Keller, W. Hoepffner

Vorbemerkungen

Akute Störungen sind durch Veränderungen der Konzentration von Ca und P im intra- und extrazellulären Flüssigkeitsraum gekennzeichnet und führen häufig zu Veränderungen der Funktion des peripheren und zentralen Nervensystems und der Muskulatur.

Die normale Kalziumkonzentration im Serum beträgt 2,2 bis 2,55 mmol/l (8,8–10,2 mg/dl) für das Gesamtkalzium bzw. 1,1–1,27 mmol/l (4,4–5.1 mg/dl) für den ionisierten Anteil. Bei Neugeborenen oft niedrigere Werte. Insbesondere bei Prämaturen Bestimmung des ionisierten Anteils gegenüber dem Gesamtkalzium vorziehen. Klinische Symptome (Krämpfe) können bei Abfall des ionisierten Ca unter 0,62–0,75 mmol/l bzw. 2,5–3,0 mg/dl auftreten.

Es gibt keine fest definierten Grenzwerte für die Hypokalzämie. Bei Hypokalzämien ist stets ein Magnesiummangel als Ursache auszuschließen!

– Klinische Befunde bei akuter Hypokalzämie:

Neugeborene und Säuglinge: Muskelzittern, Krämpfe, Apnoen und Störungen der Myokardfunktion. Bei Auftreten von Konvulsionen, Atemstörungen (Apnoe) und Herzrhythmusstörungen stets an Hypokalzämien denken!

Kleinkinder: Vorwiegend Krämpfe, die sich weder klinisch noch im EEG von epileptischen Anfällen unterscheiden.

---

*) Zur Schreibweise siehe Fußnote Seite 135.

Schulkinder, Jugendliche: Tetanie mit Spasmen der Muskulatur von Händen und Füßen. Subjektiv oft Parästhesien. Chvosteksches und Trousseausches Zeichen positiv.

- Häufigste Ursachen der Hypokalzämien in der Neugeborenen-Periode:
  Hypoparathyreoidismus permanent oder transitorisch (bei mütterlichem Hyperparathyreoidismus).
  Exzessive Phosphatzufuhr bei Ernährung mit nativer Kuhmilch oder falsch zusammengesetzter künstlicher Nahrung auf Kuhmilchbasis.
  Niereninsuffizienz (Einschränkung der glomerulären Phosphatausscheidung, Phosphatanstieg im Serum mit nachfolgendem Kalziumabfall).
  DiGeorge-Syndrom (Angeborenes Fehlen der Nebenschilddrüsen mit Thymusaplasie, T-Zell-Dysfunktion und angeborenem Herzfehler).

- Hypokalzämien jenseits der Neugeborenen-Periode. Chronische Störungen führen zu Veränderungen der Mineralisation des Skeletts, das 98% des Gesamtbestandes an Kalzium enthält.
  Ursachen:
  Hypoparathyreoidismus (angeboren oder erworben).
  Pseudohypoparathyreoidismus.
  Kleinwuchs, Zahnschmelzdefekte, Defekte der Finger- und Zehennägel.
  Bei Pseudo-HPT zusätzlich Intelligenzdefekte, Kleinwuchs gepaart mit Rundgesicht und Verkürzung des 4. Mittelhand- und 4. Mittelfußknochens mit Grübchenbildung auf dem Handrücken (Brachydaktylie).
  Subkutane Verkalkungen und Verkalkungen der Basalganglien.
  DiGeorge-Syndrom (s.o.).
  Autoimmun-Polyendokrinopathie-Syndrom (APEC-Syndrom).
  Magnesiummangel.
  Vit.D-Mangel.
  Renal bedingte Hypokalzämie.

– Zu Störungen des Phosphorstoffwechsels (insbesondere Rachitis) siehe Extrakapitel.

1. Diagnostik der neonatalen Hypokalzämie
– Blut (aus ungestauter Vene abtropfen lassen!):
Ca, ionisiertes Ca,
Phosphor, Eiweiß, Albumin, Kreatinin,
Magnesium.
Wenn keine Möglichkeit zur Bestimmung des ionisierten Kalziums besteht, kann der Einfluß einer verminderten Albuminkonzentration auf das Gesamtkalzium nach folgender Formel korrigiert werden:
Serum-Ca (mg/dl) – Serum – Albumin (g/dl) + 40 = korrigiertes Serum-Ca (mg/dl).
– Urin: Kalzium-, Phosphor- und Kreatinin-Konzentration.
– Bestimmung von Parathormon (PTH)-Konzentration nur in Ausnahmefällen (Verdacht auf angeborenes Fehlen der Nebenschilddrüsen).

2. Diagnostik jenseits der Neugeborenenperiode
– Serum:
Kalzium, Phosphor, alkalische Phosphatase,
Magnesium,
Kreatinin, Eiweiß, Albumin,
Säure-Basen-Haushalt,
25(OH)-Vitamin D,
PTH-Bestimmung erst am Ende der Diagnostik, nachdem Hypokalzämie und Hyperphosphatämie mehrfach bestätigt.
– Urin:
Kalzium, Phosphor, Kreatinin,
evtl. cAMP, Hydroxyprolin.
Dazu ist nicht in jedem Fall ein 24-Std.-Urin notwendig. Es genügt häufig ein 2–4-Stunden-Urin.
Vor Sammelbeginn reichlich orale Flüssigkeit.
Zu Beginn und am Ende der Sammelperiode Blutentnahmen.
Kalzium-, Phosphor- und cAMP-Ausscheidung auf die Kreatininausscheidung beziehen und das tubuläre Transportmaximum für Phosphat (TMNPO) nach einem Nomogramm berechnen.

Normalwerte für den Kalzium-Kreatinin-Quotienten: <0,2 g/lg Kreatinin bzw. <0,57 mmol/mmol.
- Röntgen:
Schädel in 2 Ebenen (intrazerebrale Verkalkungen?), Handgelenke mit Unterarm, Kniegelenke.
- Sonographie: Nieren, Subkutis (Verkalkungen?).
- Zahnstatus (Schmelzdefekte?).
- Augenärztliche Untersuchung (Katarakte?).

3. Typische Befundkonstellation
- Erniedigung des Gesamtkalziums unter 2,0 mmol/l (8,0 mg/dl).
- Phosphorkonzentration über 2,3 mmol/l (7 mg/dl) bei Säuglingen bzw. 1,5 mmol/l (4,6 mg/dl) bei älteren Kindern und Jugendlichen.
- PTH erniedrigt bis nicht nachweisbar bei Hypoparathyreoidismus, erhöht bei Pseudohypoparathyreoidismus.
- Biochemisch können 2 Typen des Pseudohypoparathyreoidismus unterschieden werden:
  Typ I (häufiger): Nach i.v. Gabe von PTH kein Anstieg von cAMP und Phosphatexkretion im Urin.
  Typ II (seltener): Anstieg der cAMP-Ausscheidung, aber keine Zunahme der Phosphorausscheidung nach PTH (synthetisches PTH zur Diagnostik befindet sich in klinischer Erprobung).

4. Therapie

4.1 Neugeborene
- Bei milder Hypokalzämie ohne klinische Symptome ist die orale Zufuhr von Kalzium in einer Dosis von 100–120 mg/kg KG in 24 Std., aufgeteilt auf 4–6 Einzelgaben, oft ausreichend.
- Zur sicheren Verhütung von Krämpfen oder anderen klinischen Symptomen und bei Kalziumwerten <2,0 mmol/l (8,0 mg/dl) für das Gesamtkalzium ist i.v. Gabe von Kalzium erforderlich.

4.2 Hypokalzämien jenseits der Neonatalperiode
4.2.1 Bei akuter symptomatischer Hypokalzämie (Tetanie, Krämpfe)
- Applikation von ionisiertem Kalzium i.v. erforderlich.

- Grundsätzlich langsame Injektion über mehrere Minuten! (Gefahr von Herzrhythmusstörungen). Bei paravenöser Infusion Gefahr von Gewebsnekrosen.
- Dosierung: 5–20 mg elementares Kalzium/kg KG: 0,5–2 ml 10%iges Kalziumgluconat (CALCIUMGLUCONAT®, CALCIUM-GLUCONICUM®, CALCEDON®, CALCIUM-SANDOZ®).
- Falls erforderlich, im Abstand von je 6 Std. mehrmals wiederholen.
- Sistieren hypokalzämische Krämpfe nicht bereits während der Kalzium-Injektion oder innerhalb weniger Minuten danach, dann Magnesium bis zum Verschwinden der Krämpfe langsam i.v.: 0,5–1 mmol/kg KG (MAGNESIUM SULFURICUM®-Ampullen, 1 ml = 1 mmol, MAGNESIUM-DI-ASPORAL-forte® 1 ml = 2 mmol Magnesium).

4.2.2 Bei chronischen Hypokalzämien
- Therapie mit Vit. D: Calcitriol (1,25(OH)$_2$-Vit.D), 0,1 bis etwa 2,5 µg/24 Std. oral (ROCALTROL®). Dosis individuell durch langsames und vorsichtiges Einsteigern ermitteln.

  Beachte: Natürliches Vit. D wegen Speicherung im Fettgewebe und daraus resultierender Kumulationsgefahr nicht mehr verwenden!
- Als Alternative zur Therapie mit Calcitriol kommt die allerdings nicht gleichwertige (stärkere Kumulationsneigung) Gabe von Dihydrotachysterol (AT10®) in Betracht.
- Zusätzlich Kalziumtherapie (etwa 50 mg elementares Kalzium/kg KG in 24 Std.; Kalziumgluconat enthält etwa 9%, Kalziumlactat etwa 13% elementares Kalzium): CALCEDON® (1 Tabl. = 425 mg ionisiertes Kalzium), CALCIPOT-Brausetabletten (1 Tabl. = 1000 mg Kalziumgluconat), CALCITRANS® (1 Tabl. = 46,5 mg Kalzium), CALCITRANS FORTE® (1 Tabl. = 93 mg Kalzium).

5. Kontrollen
- Kalziumkonzentrationen im Serum und Kalzium- und Kreatinin-Ausscheidung im Urin mindestens vierteljährlich.

  Die Kalziumkonzentration im Serum soll an der unteren Norm (2,0–2,2 mmol/l bzw. 8,0 mg/dl) liegen.
- Sonographie der Nieren zum Ausschluß einer Nephrokalzinose 1mal jährlich.

Periorbitale und orbitale Cellulitis*)
(Orbitalphlegmone)

W. Handrick, C. Matzen, E. Erdmann

Vorbemerkungen

Bei der periorbitalen Zellulitis (p.C.) handelt es sich um eine infektiös bedingte Entzündung der Weichteile oberhalb des Orbitalseptums („präseptale Zellulitis").

Bei der orbitalen Zellulitis (o.C.) ist immer die Orbita und/oder der Bulbus mitbeteiligt.

Die p.C. kommt häufiger vor als die o.C..

Das Durchschnittsalter der an der p.C. erkrankten Kinder beträgt etwa 1–3 Jahre, das der an der o.C. erkrankten 5–8 Jahre.

1. Ätiologie

1.1 Periorbitale Zellulitis
- Bei von Hautinfektionen ausgehenden Formen ist die Blutkultur manchmal und das Gewebsaspirat oft positiv (S. aureus, A-Streptokokken).
- Bei der idiopathischen Form lassen sich meist in der Blutkultur und lokal H. influenzae oder (weniger häufig) Pneumokokken nachweisen.
- Beim „reaktiven Ödem" im Rahmen einer Sinusitis sind Blutkultur und Aspirat (aus dem entzündeten Gewebe) negativ.

1.2 Orbitale Zellulitis
Hier spielen jene Erreger eine Rolle, die auch eine Sinusitis hervorrufen können.

2. Klinische Symptomatik

2.1 Periorbitale Zellulitis
- Lidschwellung, Rötung und livide Verfärbung, lokale Hyperthermie.
- Fieber.
- Augenbewegung nicht schmerzhaft.

---
*) Zur Schreibweise siehe Fußnote Seite 135.

- Bei der „reaktive Form" Beginn subakut, bei den beiden anderen Formen akuter Beginn mit hohem Fieber.

2.2 Orbitale Zellulitis
- Erythem und Ödem der Lider, Chemosis.
- Exophthalmus, Einschränkung der Bulbusmotilität und Druckschmerzhaftigkeit des Bulbus.
- evtl. Visusbeeinträchtigung.

Die Differenzierung zwischen p.c. und o.c. kann im Einzelfall schwierig sein, wenn bei sehr starker Lidschwellung eine Beurteilung des Bulbus nicht ohne weiteres möglich ist.

3. Diagnostik
- Immer Blutkultur(en).
- Ergebnisse von Abstrichen (Konjunktiven, Nase, Rachen, Hautläsionen) sind bezüglich der Ätiologie der Infektion mit Zurückhaltung zu bewerten.
- Blut: Blutbild, BSR, CRP, Latex-Test, evtl. Gerinnungsstatus.
- Röntgen (NNH).
- Evtl. Schädel-CT (auch axial), besonders für die Entscheidung vor operativen Eingriffen.
- Beim geringsten Verdacht Lumbalpunktion (insbesondere bei Kindern mit H.i.- oder Pneumokokkennachweis in der Blutkultur).

4. Differentialdiagnosen
Lidödeme bei renalen Erkrankungen, Allergie, Insektenstich, Trauma, Malignom, Exophthalmus bei Hyperthyreose, orbitaler Pseudotumor.

5. Therapie und Verlauf

5.1 Periorbitale Zellulitis
- Frühzeitige und ausreichend hoch dosierte Antibiotikatherapie (unter Berücksichtigung der vorherrschenden H.i.-Ätiologie und in Anbetracht evtl. weiterer Organmanifestationen bei H.i.- bzw. Pneumokokken-Bakteriämie, z.B. Meningitis, Arthritis) mit Ampicillin und Flucloxacillin.
- Bei Verdacht auf Ampicillinresistenz bzw. bei Penicillin-Ampicillin-Allergie Gabe von Cefotaxim (CLAFORAN®).

5.2 Orbitale Cellulitis
– Antibiotische Behandlung wie bei Sinusitis.
– Bei ausbleibender Entfieberung, Visusstörung, zunehmendem Exophthalmus, Verschiebung des Bulbus in vertikaler oder horizontaler Richtung ist die Indikation zum operativen Vorgehen gegeben (Druckentlastung der Orbita, um Visusverlust vorzubeugen).

5.3 Verlauf und Komplikationen
– Möglichst tägliche Überprüfungen von Sehschärfe, Bulbusmotilität, Pupillen und Fundi durch den Augenarzt erforderlich.
– Im Verlauf der „idiopathischen" p.C. kann es zu weiteren Absiedlungen (z.B. Meningen, Gelenke) kommen.
– Eine Beteiligung der Orbita als Komplikation einer H.i.-bedingten p.C. ist bisher nicht beschrieben worden.
– Mögliche Komplikationen einer o.C. sind: Orbitalabszeß, subperiostaler Abszeß, Meningitis, Hirnabszeß, Thrombose des Sinus cavernosus.

Wangencellulitis*)

W. Handrick, J. Theile, D. Brock

Vorbemerkungen
„Zellulitis" bedeutet in der angloamerikanischen Literatur bakterielle Weichteilinfektion (weitgehend identisch mit „Phlegmone"). Die Zellulitis i.e.S. ist die hauptsächlich bei Säuglingen und Kleinkindern vorkommende und meist durch Haemophilus influenzae (H.i.) (selten durch Strepto-, Pneumo- oder Staphylokokken) hervorgerufene Weichteilinfektion (vor allem der Wangen, seltener der Extremitäten).

1. Klinische Symptomatik
– Akuter Beginn, hohes Fieber, beeinträchtigter Allgemeinzustand.

---
*) Zur Schreibweise siehe Fußnote Seite 135.

- Akute einseitige Schwellung meist an einer Wange oder im Bereich des Auges (s. Kapitel Cellulitis der Orbita), seltener an den Extremitäten,
  meist rot-livid mit unscharfem Rand und druckschmerzhaft.
- Wichtigste Komplikation: Meningitis.

2. Differentialdiagnosen
Osteomyelitis, Arthritis, dentogene Infektionen, Mumps, Sialadenitis.

3. Diagnostik
- BSR, Blutbild, CRP,
- Blutkultur,
- evtl. Röntgen (NNH),
- H.i.-Latex-Test (Urin),
- beim geringsten Verdacht auf Meningitis Lumbalpunktion,
- evtl. Punktion des Herdes (Punktat bakteriologisch untersuchen).

4. Therapie
- Ampicillin und Flucloxacillin (Dosierung wie bei Meningitis).
- Bei Verdacht auf Infektion durch Erreger mit Ampicillin-Resistenz: Ampicillin-Sulbactam oder Cefotaxim.
- Bei Patienten mit Penicillin/Ampicillin-Allergie: Cefotaxim, nur ausnahmsweise Chloramphenicol.
- Nach Keimnachweis Fortführung der Therapie mit Ampicillin bzw. Ampicillin-Sulbactam oder Cefotaxim, bei oraler Gabe mit Amoxicillin bzw. Ampicillin-Sulbactam oder Cefaclor.
- Bei Bedarf Antipyretika.
- Chirurgische Therapie bei adäquater Antibiotika-Therapie meist nicht notwendig.
- Im Text genannte Antibiotika:
  Ampicillin – BINOTAL®,
  Flucloxacillin – STAPHYLEX®,
  Ampicillin-Sulbactam – UNACID®,
  Cefotaxim – CLAFORAN®,
  Cefaclor – PANORAL®.

Cholestase des Neugeborenen und jungen Säuglings

Th. Richter, K. Beyreiß

Vorbemerkungen

In einer Häufigkeit von etwa 1:2500 Neugeborene kommt es zu einer behandlungsbedürftigen Cholestase. Dabei ist das Krankheitsbild der extrahepatisch bedingten Cholestase (EHCH) von der intrahepatischen Cholestase (IHCH) klinisch kaum zu unterscheiden. Spätestens 8 Wochen nach Geburt muß aber bei einer extrahepatischen Gallengangsatresie die Operation (z.B. Hepato-porto-jejunostomie nach Kasai) durchgeführt werden. Eine Laparotomie bei einem Patienten mit IHCH kann dagegen zur Verschlechterung des Krankheitsbildes führen.

Leitsymptome: Anhaltender Ikterus, entfärbte Stühle, Hepatomegalie, Blutungsneigung.

Leitbefunde: erhöhte Konzentration von direktem Bilirubin und Gallensäuren (>40 µmol/l) im Serum.

Für EHCH sprechen: Geburtsgewicht entsprechend dem Gestationsalter, anhaltend entfärbte Stühle ab 3. bis 5. Lebenswoche, derbe vergrößerte Leber, kein Nachweis von Gallensäuren im Duodenalsaft (PZ/Sekretin-Test), Ausschluß der Ursachen für eine intrahepatisch bedingte Cholestase.

Für IHCH sprechen: Hypotrophie, zeitweise gefärbte Stühle, vergrößerte aber relativ weiche Leber, Splenomegalie, Blutungen, Nachweis von Gallensäuren im Duodenalsaft (PZ/Sekretin-Test).

Differentialdiagnose IHCH-EHCH

1. Hepatozellulärer Ikterus (IHCH)
 - Intrauterin erworbene Infektionen: Toxoplasmose, Lues, Listeriose, Zytomegalie, Röteln, Herpes u.a.
 - Sub partu: Hepatitis B
 - Postnatale bakterielle Infektionen: Pyelonephritis, Sepsis
 - Stoffwechselerkrankungen: Galaktose-, Fruktoseintoleranz, alpha-1-Antitrypsinmangel, Tyrosinämie Typ I, Mukoviszidose, Zellwegersyndrom, M. Niemann-Pick, M. Gaucher u.a.
 - Toxische Störungen durch Medikamente, parenterale Ernährung

- Idiopathische Hepatitis (ca. 50% der IHCH!)
2. Verschlußikterus (Stauungsikterus)
- Extrahepatische Gallengangsatresie
- Intrahepatische Gallengangshypoplasie (z.B. Alagille-Syndrom)
- Choledochuszyste
- Tumoren
- Cholelithiasis
- Sehr seltene Erkrankungen (rekurrierende intrahepatische Cholestase, Caroli-Syndrom)
3. Hereditäte Transportstörungen von Bilirubin
- Dubin-Johnson-Syndrom, Rotor-Syndrom

1. Diagnostisches Vorgehen

1.1 Bestimmung von Bilirubin im Serum (direkt, indirekt)

1.2 Zur eventuellen Einleitung einer Sofort-Therapie:
- Ausschluß einer bakteriellen Infektion: CRP, BSR, DBB, Blutkultur, Gerinnungsstatus, Urinuntersuchungen,
- Ausschluß einer Galaktose- und Fruktoseintoleranz
  oraler Galaktose-Toleranztest mit 0,5 g/kg KG
  oraler Fruktose-Toleranztest mit 0,5 g/kg
  (Bis zum Ausschluß laktose- und fruktosefreie Ernährung!)

1.3 Serologischer Ausschluß einer Virus- bzw. Parasitenerkrankung:
- Hepatitis B, C, D,
- Zytomegalie, Röteln, Herpes,
- Toxoplasmose, Listeriose u.a.

1.4 Weitere Bestimmungen im Blut:
- Alpha-1-Antitrypsin (quantitativ, Typisierung),
- Tyrosin, Phenylalanin,
- ASAT, ALAT, GLDH, gamma-GT, Gallensäuren,
- alkalische Phosphatase (Knochen-Leber),
- Alpha-Fetoprotein

1.5 Sonographie:
Choledochuszyste? Aszites? Leberstruktur? Caroli-Syndrom? Tumor?

1.6 Leberbiopsie:
Hepatitis? Gallengangshypoplasie? Zeichen für Gallengangsatresie?

1.7 Chloridbestimmung im Schweiß

1.8 Augenuntersuchung:
Katarakt? Kirschroter Fleck am Augenhintergrund?

1.9 Pankreozymin-Sekretin-Test:
Gallensäure nach Stimulation im Dünndarmsaft nachweisbar?

2. Behandlungsprinzipien

Bakterielle und parasitäre Infektionen sowie die Galaktose- und Fruktose-Intoleranz werden medikamentös bzw. mit einer Eliminationsdiät behandelt. Patienten mit Choledochuszyste oder Tumoren werden operiert.

Bei den anderen Patienten mit anhaltend schwerer Cholestase (einschließlich Patienten mit Kasai-Op bei extrahepatischer Gallengangsatresie) erfolgt nach Ausschluß dieser Krankheiten eine symptomatische Therapie mit dem Ziel, die Lebertransplantation in einem möglichst stabilen Allgemeinzustand durchzuführen.

3. Symptomatische Therapie bei EHCH und IHCHC

1. Ursodeoxycholsäure	URSOFALK®	10 mg/kg KG am Abend
2. Cholestyramin	(VASOSAN P®)	0,6 g/kg KG/24 Std. in 2–3 ED
	(QUANTALAN®)	zwischen den Mahlzeiten

Beachte: Ursodeoxycholsäure und Cholestyramin nicht gleichzeitig verordnen!

3. Phenobarbital		8 mg/kg KG am Abend
4. Pankreasenzyme	(KREON-GRANULAT®)	1/2 Beutel am Anfang jeder Mahlzeit
	(PANZYTRAT 20000®)	1/2 Kapselinhalt am Anfang jeder Mahlzeit
5. Fettarme Diät unter Zusatz von mittelkettigen Triglyzeriden	(CERES®)	3% der Gesamtnahrung
6. Orale Vitaminsubstitution		
Multivitaminpräparat	(SUMMAVIT®)	2 × 10 Tropfen täglich
	(MULTIBIONTA®)	3 × 5–10 Tropfen täglich
Vitamin E	(VITAMIN E-KAPSELN 100 mg®)	1 Kapsel täglich
	(OPTOVIT -E®)	1 Kapsel täglich

7. Parenterale Vitaminsubstitution
   Kombinationspräparat (ADEK-Falk®) 0,5 ml i.m. alle 4 Wochen
   entspricht: 50.000 IE Vitamin A
   5 000 IE Vitamin D
   50 mg Vitamin E
   5 mg Vitamin K
   Vitamin B12 500 µg i.m. alle 3 Monate
8. Bei Bedarf:
   Humanalbumin (RHODALBUMIN®) 2 g/kg KG/24 Std.
   Lactulose (LACTOFALK®) 1–3 g, 4mal täglich (1 Btl. = 6 g)
   (DUPHALAC®) 1,5–4,5 ml, 4mal täglich
   Furosemid (LASIX –40 mg®) 2 mg/kg KG/24 Std.
   (FURANTHRIL- (max. 40 mg/24 Std.
   Tabletten®)
   Spironoloacton (ALDACTONE®) 1,5–3 mg/kg KG/24 Std.
   in 2–3 ED
9. Bei portaler Hypertension mit splenogener Markhemmung: Milzteilresektion nach Bengmark
10. Bei Patienten nach Kasai-Op: Cholangitis-Langzeitprophylaxe
    Trimethoprim/Sulfamerazin 2–3 mg Trimethoprim/kg KG/24 Std. in 2 ED
    Cefaclor (PANORAL®) 20–(50) mg/kg KG/24 Std.
    (bei Sulfonamidunverträglichkeit)

Postoperativer Chylothorax

I. Dähnert, E. Dalitz, P. Kinzel, E.-M. Meister, H.-J. Häusler, P. Schneider

Vorbemerkungen

Der Chylothorax ist eine seltene, jedoch den postoperativen Verlauf nach Herzoperationen stark erschwerende und verlängernde Komplikation, die oft nach längerer Latenz auftritt. Die Inzidenz beträgt global nach kardiochirurgischen Eingriffen im Kindesalter ca. 1%. Nach bestimmten Techniken (Vorhofumkehr-Operationen nach Mustard bzw. Senning, Operationen nach Fontan bzw. Glenn) wird häufigeres Auftreten beobachtet.

Ursachen
- Intraoperative Durchtrennung oder dehnungsbedingte Ruptur des Ductus thoracicus oder seiner Zuflüsse während eines thoraxchirurgischen Eingriffes.

- Postoperative Ruptur des Ductus thoracicus aufgrund einer starken Erhöhung des zentralvenösen Druckes (Stenosen oder Thrombosen in V. subclavia sinistra, V. anonyma, V. cava superior bzw. im rechten [systemvenösen] Atrium; spezielle herzchirurgische Operationen).
- Thrombosen durch zentralvenöse Katheter.

1. Klinische Symptome
- Auftreten nach Latenzzeit (bis 30 Tage postoperativ !).
- Zunehmende Dyspnoe.
- Zeichen der respiratorischen Insuffizienz.
- (Meist) einseitig Klopfschallverkürzung und abgeschwächtes bis aufgehobenes Atemgeräusch.
- Kein Fieber, keine Entzündungszeichen.

2. Differentialdiagnosen
- Hämatothorax
- Pleuraempyem
- Entzündliches Pleuraexsudat (Postkardiotomiesyndrom, Pleuritis)
- Stauungsbedingtes Transsudat (Herzinsuffizienz)
- Hydrothorax (akzidentelle intrapleurale Infusion)

3. Diagnostik
- Thorax-Röntgenaufnahme und/oder Sonographie.
- Echokardiographie (Stenosen oder Thromben im Gebiet zwischen linkem Venenwinkel und rechtem (systemvenösen) Atrium ?).
- Pleurapunktion: milchig-trübe Flüssigkeit und Bildung einer Rahmschicht beim Stehenlassen (bei parenteraler Ernährung klare Flüssigkeit !).
- Triglyzeride im Serum (Norm 0,4–1,4 mmol/l bzw. 35–120 mg/dl).
- Triglyzeride im Pleurapunktat: Sehr hohe Werte (30 mmol/l bzw. 2600 mg/dl) möglich. Aber bereits Werte über dem Serumspiegel und über 1,4 mmol/l bzw. 120 mg/dl sind beweisend.

- Lipidelektrophorese im Punktat (Chylomikronen).
- Bakteriologische Untersuchung des Punktats (steril).
- Zytologische Untersuchung des Punktats (Lymphozyten).

4. Therapie
- Zunächst Einzelpleurapunktion, dann meist Thoraxsaugdrainage (Chylusproduktion 30–100 ml/kg KG/24 Std.) mehrere Wochen lang erforderlich. Schlauch erst entfernen, wenn nach Abklemmen mehrere Tage keine Flüssigkeit nachläuft.
- Entweder totale parenterale Ernährung (siehe dieses Kapitel) oder fettfreie, MCT-angereicherte, protein- und kalorienbilanzierte Diät mit Substitution der fettlöslichen Vitamine.
- Chirurgische Therapie (Ligatur des Ductus thoracicus) nur als ultima ratio oder nach mindestens sechs Wochen Drainage ohne Verminderung des Lymphverlustes.

5. Verlaufskontrollen
- Gewicht täglich.
- Sonographische Kontrolle des Ergusses täglich.
- Fördermenge der Drainage täglich.
- Na^+ i.S., K^+ i.S., Ca^{++} i.S. zunächst täglich.
- Gesamteiweiß und Albumin i.S. zunächst täglich.
- Leukozytenzahl und Differentialblutbild (Lymphopenie?) zweitägig.
- Kontrolle der Serumkonzentrationen von verabreichten Medikamenten (Verlust durch Chylus möglich).
- Bei totaler parenteraler Ernährung siehe dieses Kapitel.

Hypertone Dehydratation (Hyperpyretische Toxikose)

K. Beyreiß

Vorbemerkungen

Die hypertone Dehydratation (Synonyme: hyperpyretische Toxikose, Neurotoxikose, Hyperventilationstoxikose) ist eine sehr schwere Erkrankung vorwiegend des Säuglingsalters, die z.T. durch hohe Körpertemperaturen (oft über 40 Grad, aber auch niedriger) und drohende oder manifeste Schocksymptomatik charakterisiert ist. Die Störung im Wasser-Elektrolythaushalt manifestiert sich als hypertone Dehydratation (Natriumkonzentration im Serum mehr als 150 mmol/l, bzw. Osmolalität im Plasma mehr als 295 mosmol/kg H_2O). Differentialdiagnostisch ist immer die isotone oder hypotone Dehydratation im Auge zu behalten (s. d.).

Klinik
- *Leitsymptom:* Große Fontanelle eingesunken, evtl. aber auch gespannt, z.T. auch pulsierend *(Befund genau dokumentieren!)*.
- Irritabilität, Rigor, Unruhe, schrilles Schreien, Bewußtlosigkeit, Krämpfe.
- Gefahr: intrazerebrale Blutungen, später subdurales Hygrom.
- *Beachte:* Durch zu schnelle Senkung des osmotischen Drucks im Extrazellularraum kann es zum Hirnödem kommen.

Therapieprinzipien
- Keine Zeitverschwendung durch diagnostische Maßnahmen, wie Röntgen, Blutabnahmen usw.
- Gleichzeitige Behandlung von Fieber, Schock, metabolischer Azidose und evtl. auftretenden Krämpfen.
- Wasser- und elektrolytarme Infusion, sonst Gefahr des induzierten Hirnödems! Für die langsame Rehydratation und den protrahierten Abfall der Natriumkonzentration (etwa 0,5 mmol/l/Std.) sind 48 Stunden und mehr notwendig!
- Alle Infusionen grundsätzlich kontinuierlich über stabilen Venenzugang mit Infusionspumpen.

1. Therapeutische Sofortmaßnahmen (vor diagnostischen Maßnahmen!)

1.1 Beginn
- Humanalbumin 5%: 5–10 ml/kg KG
  oder
- 10% Dextran 40 (INFUKOLL M 40®, RHEOFUSIN®, ONKOVERTIN N®, RHEOMACRODEX 10% kochsalzfrei G®): 3–5 ml/kg KG i.v. als Stoßinfusion (maximale Dosis für 24 Std. = 15 ml/kg KG!).

1.2 Anschließend
etwa 1,5 ml 1molare Natriumhydrogencarbonatlösung (8,4%) zusammen mit 1,5 ml 10% Glukoselösung pro kg KG im Gemisch in 10–20 min i.v. infundieren.
Beispiel:
Säugling, 6 kg KG
1. 18–30 ml 10% Dextran 40 i.v. injizieren,
2. 9 ml 8,4%iges Natriumhydrogencarbonat + 9 ml 10%ige Glukose im Gemisch in 10–20 min infundieren.

1.3 Fiebersenkung
- Physikalische Maßnahmen (kalte Brustwickel, Ventilator u.a.).
- Propyphenazon als Supp. oder i.m. in üblicher Dosierung.
- Lytischer Cocktail II 0,1 ml/kg KG i.v. oder i.m.
    1 Amp. = 1 ml = 50 mg DOLCONTRAL®
    oder DOLANTIN®
    + 1 Amp. = 1 ml = 0,3 mg HYDERGIN®
    + 1/2 Amp. = 1 ml = 25 mg PROTHAZIN®
    oder ATOSIL®
    + 2 ml physiolog. NaCl-Lösung (0,9%).

1.4 Bei Krämpfen
übliche Behandlung mit Diazepam (VALIUM®, FAUSTAN®) i.v. sowie Phenobarbital (LEPINAL®, LUMINAL®) i.m. (Für Phenobarbital die Hälfte der altersgemäßen Dosierung).

2. Laborchemische Diagnostik und Überwachung
(nach Beendigung der unter 1. eingeleiteten Maßnahmen)

2.1 Blutentnahmen
- Natrium, Kalium, Säure-Basen-Haushalt, BG, Kreatinin
- Hb, HK, Thrombozyten

- Gerinnungsparameter
- Wenn möglich Osmolalität
  Normalwerte für Osmolalität = 275 – 295 mosmol/kg H_2O
- Berechnung der Osmolarität:
  (Natriumkonzentration in mmol/l + 10) × 2 + Glukosekonzentration im Blut in mmol = (annähernd) mosmol/l
  Beispiel:
  (160 mmol/l Na^+ + 10) × 2 + 10 mmol/l Glukose = 350 mosmol/l
  Normalwerte für Osmolarität im Plasma: 290–330 mosmol/l.

2.2 Kontrolle der Laborbefunde in 6stündlichen Abständen, wenn notwendig auch Kontrolle der Gerinnungsparameter.

2.3 Quantitative Bestimmung der Urinausscheidung, wenn notwendig durch Blasenkatheter (Normal: 0,5 – 2,0 ml/kg KG/ 24 Std., aber bei der reduzierten Wasserzufuhr auch prärenale Oligurie mit Anstieg des Kreatinins im Serum möglich).

3. Bilanzierte Wasser-, Glukose- und Elektrolytsubstitution

- Infusionsvolumen für 24 Std. einschließlich aller Volumina für Medikamente, Antibiotika usw.:
  Säuglinge   70–90 ml/kg KG, max. 600 ml/24 Std.
  Kleinkinder 50–70 ml/kg KG, max. 1000 ml/24 Std.
  Schulkinder 40–50 ml/kg KG.
- Basislösung: kaliumfreie Starterlösung (z.B. E 35 + Glukose 50®).
- Bei BG unter 8,3 mmol/l (150 mg/dl) Zusatz einer 40%igen Glukoselösung unter Berücksichtigung des Infusionsvolumens: 10 ml/kg KG/24 Std.
- Nach Einsetzen der Diurese Zugabe einer 1molaren Kaliumchloridlösung (7,45%): 2–3 ml (= 2–3 mmol)/kg KG/24 Std. in die i.v.-Dauerinfusion.
  Cave: Bolus-Injektion verboten!
- Korrektur der Wasser- und Elektrolytsubstitution in Abhängigkeit von den laborchemischen Kontrollen in 6stündlichen Abständen und von der Urinausscheidung.
- Weitere Schockbehandlung mit Humanalbumin 5% oder 10% Dextran 40 unter Wahrung der maximalen Tagesdosis durch weitere Stoßinfusionen von 3 ml/kg KG.
- Ab 2. Tag kann das Infusionsvolumen um 10–20 ml/kg KG/ 24 Std. gesteigert werden.

4. Behandlung von Gerinnungsstörungen in Zusammenarbeit mit dem Gerinnungslabor.

5. Bei Hirnödem Dexamethason: Initial 0,5 mg/kg KG i.v., ab 8. Behandlungsstunde: 1 mg/kg KG/24 Std. in 3 Einzeldosen. Zusätzliche Behandlung des Hirnödems s.d.

6. Vor Entlassung des Patienten muß ein subdurales Hygrom sicher ausgeschlossen sein.

Isotone und hypotone Dehydratation (enterale Toxikose)

K. Beyreiß

Vorbemerkungen

Häufigste Ursache einer Toxikose mit isotoner Dehydratation ist eine akute Durchfallserkrankung (enterale Toxikose). Die Einteilung der akuten Durchfallserkrankung in Dyspepsie, Prä-(Sub-)Toxikose und Toxikose zur Charakterisierung des Schweregrades und für die Behandlung hat sich über viele Jahre bewährt und wird deshalb beibehalten.

Die Dyspepsie kann oft noch ambulant diätetisch behandelt (s.d.)werden, die Prätoxikose und die Toxikose bedürfen dagegen immer der stationären intravenösen Infusionstherapie.

Die Pathogenese der Toxikose leitet sich von den erheblichen Wasser- und Elektrolytverlusten ab, die zur isotonen oder zur hypertonen Dehydratation führen. Eine hypotone Dehydratation ist seltener und entsteht oft erst durch eine unkorrekte Wasser- und Elektrolytsubstitution.

Die Infusionsbehandlung einer isotonen unterscheidet sich wesentlich von der einer hypertonen Dehydratation (siehe Kapitel hypertone Dehydratation). Deshalb ist die unverzügliche Bestimmung der Na^+-Konzentration im Serum bzw. der Osmolalität wichtig.

Anamnese
Stuhlfrequenz erhöht, Stuhlmenge erhöht, Nahrungsaufnahme vermindert, Erbrechen, Temperatur normal bis erhöht, Gewicht schnell reduziert.

Stadieneinteilung und Klinik der akuten Durchfallserkrankung

Gewichtsverlust	Dyspepsie	Subtoxikose	Toxikose
Säuglinge	bis 5%	5–10%	10–15%
Kleinkinder	bis 3%	3–6%	6–9%
Sensorium	frei	getrübt	bewußtlos
Atemtyp	abdominal	gemischt	thorakal

Wichtig: Sensorium und Atemtyp genau dokumentieren.

Therapieprinzipien
Gezielte bilanzierte und überwachte allmähliche Rehydratation innerhalb 1–2 Tage; Korrektur der Elektrolytverschiebungen, der Azidose, des Fiebers; Schockbehandlung (s. hypertone Dehydratation). Rasche Information ohne Verzögerung des Behandlungsbeginns über Schweregrad, Störung des SBH, vermutlichen K-Verlust.

Diagnostik	*typische Befunde*
Na^+ i.S.	130–150 mmol/l
K^+ i.S.	3–5 mmol/l
Säure-Basen-Status	metabolische Azidose
Osmolalität i.S.	275–295 mosmol/kg H_2O
Hämatokrit	erhöht
Blutglukose	normal
Kreatinin i.S.	erhöht

1. Grundsätzliche Therapiemaßnahmen

- Immer Dauerinfusion über stabilen venösen Zugang.
- Infusionen kontinuierlich mit Infusionspumpen.
- Beginn mit einer kaliumfreien Starterlösung (in der Regel E 35 mit Glukose 50®): unter Berücksichtigung der Pufferlösung und der Schocktherapie 20 ml/kg KG in der 1. Stunde.
- Nach Kenntnis von Na^+ i.S. bzw. Osmolalität i.S. Halbelektrolytlösung (E 77 mit Glukose 50®, JONOSTERIL päd. III®) ohne zusätzliche Beimischung von Glukose für 24–48 Std.:

Säuglinge (einschl. initialer Infusion):
leichte Dehydratation 150 ml/kg KG
mittl. Dehydratation 180 ml/kg KG
schwere Dehydratation 200 ml/kg KG
(max. 1000 ml/24 Std.)
Kleinkinder
leichte Dehydratation 110 ml/kg KG
mittl. Dehydratation 130 ml/kg KG
schwere Dehydratation 150 ml/kg KG
(max. 1500 ml/24 Std.)

- Zusätzlich 1molare Natriumchloridlösung (5,85%), wenn bei mehreren Kontrollen Na^+ i.S. unter 120 mmol/l bleibt. Berechnung:
  $(130 - Na^+\text{-Wert}) \times KG \times 0,6 = ...$ ml der Lösung. Die errechnete Menge wird der Infusionslösung der ersten Stunden beigemischt.
- Nach Einsetzen der Diurese Zugabe von 1molarer Kaliumchloridlösung (7,45%): 2–3 ml/kg KG/24 Std. (= 2–3 mmol/kg KG/24 Std.) zur Dauerinfusion.

2. Schocktherapie
- Humanalbumin 5%ig: 5–10 ml/kg KG
- oder 10% Dextran 40 (z.B. INFUKOLL M 40®, RHEOFUSIN, ONKOVERTIN N®): 3–5 ml/kg KG (max. 15 ml/kg KG/24 Std.)

3. Korrektur der Azidose
- Puffertherapie nur, wenn Basendefizit größer als 10.
- Korrektur nur bis zum Basendefizit von 5.
- 1molare Natriumhydrogencarbonatlösung (8,4%).
  Bedarf berechnen nach der Formel:
  $$\text{ml der Lösung} = \frac{\text{kg KG} \cdot \text{BE}}{3}$$
  Davon nur 50% ausgleichen. Die konzentrierte Lösung 1:1 mit Glukoselösung 10% verdünnen.
- Danach Calcium gluconicum® (10%) (CALCEDON®) langsam i.v. (Säuglinge 5 ml, Kleinkinder 10 ml) zur Vermeidung von postazidotischer Hypokalzämie.
- Nach 1 Std. Kontrolle der Astrupwerte. Wenn nötig (s.o.), erneut gezielte Pufferung.

4. Therapie des Fiebers
- Parazetamol-Supp.
- Cocktail II: 0,1 ml/kg KG i.m. oder langsam i.v.:
  1 Amp. = 1 ml = 50 mg DOLCONTRAL® oder DOLANTIN®
  + 1 Amp. = 1 ml = 0,3 mg HYDERGIN®
  + 1/2 Amp. = 1 ml = 25 mg PROTHAZIN® oder ATOSIL®
  + 2 ml physiolog. NaCl-Lösung (0,9%)
- Wadenwickel, Ventilator.

5. Kontrollmaßnahmen
- Puls, Atmung, RR, Temperatur, Hautturgor (Ödeme?!) stündlich,
- Gewicht nach 12 und 24 Std., dann täglich (allmähliche Gewichtszunahme anstreben).
- Urinvolumen laufend (mindestens 0,5 ml/kg KG/24 Std., möglichst kein Katheter).
- Stuhlmenge und -beschaffenheit.
- Na^+, K^+ i.S. sowie BG 1 Std. nach Therapiebeginn, danach bei Bedarf, spätestens nach 12–24 Std.
- Kreatinin, Hk nach Rehydratation.

Diabetes insipidus neurohormonalis und renalis, Schwartz-Bartter-Syndrom (SIADH)

E. Keller, H. Willgerodt, W. Hoepffner

Vorbemerkungen

Ein Verdacht auf Diabetes insipidus ist gegeben bei Polyurie (>30 ml/kg KG/24 Std. bzw. bis zu 10 Liter/24 Std. stark verdünnter Urin <200 mosm/l bzw. <1005 spez. Gewicht) mit nachfolgender zwanghafter Polydipsie, im Säuglingsalter auch bei Exsikkose mit Durstfieber. Die Symptomatik beim Schwartz-Bartter-Syndrom ist anders (s.u.).

1. Differentialdiagnosen

1.1 Diabetes insipidus neurohormonalis (Adiuretinmangel)
– Idiopathisch.
– Hereditär (autosomal rezessiv, X-chromosomal rezessiv).
– Symptomatisch bei Tumor, nach Entzündung, Trauma, Strahlen, Speicherkrankheit (Hand-Schüller-Christian/Histiozytosis X).

1.2 Diabetes insipidus renalis (Endorgan-Resistenz der Epithelien des distalen Tubulus, d.h. fehlende Freisetzung von zyklischem Adenosinmonophosphat)
– Hereditär (X-chromosomal rezessiv).
– Symptomatisch bei Nephropathien, Steinleiden, Amyloidosen, Zystennieren, Medikamenten-Abusus, Sichelzellanämie.

1.3 Psychogene Polydipsie
Durch Angewohnheit bzw. umweltbedingte übermäßige Aufnahme von Flüssigkeit über einen längeren Zeitraum.

1.4 Symptomatische Polyurie
– Diabetes mellitus.
– Morbus Addison.
– Hyperkalzämie.

1.5 Schwartz-Bartter-Syndrom SIADH (Syndrom der inadäquaten Adiuretinsekretion)
– Zustand mit excessiv erhöhter Natriumexkretion und nachfolgender Hyponatriämie mit niedriger Plasmaosmolalität, ausgelöst durch eine inadäquat hohe Vasopressinsekretion.
– Urinosmolalität (>100 mosmol/l) und Konzentration von Natrium im Harn (>20 mmol/l) inadäquat erhöht für den Grad der Serum-Osmolalität bzw. die Konzentration von Natrium i.S.
– Symptome:
  Bei Abfall des Serumnatriumgehalts unter 125 mmol/l Appetitlosigkeit, Brechreiz, Kopfschmerzen, Muskelkrämpfe, Verwirrtheitszustände, Ataxie, Krämpfe, Koma.

- Ätiologie:
  ADH sezernierende Tumoren (Karzinome, Lymphome, Thymome). Endogen erhöhte ADH-Sekretion infolge Trauma, Lungenerkrankung, Meningitis, Enzephalitis, Subarachnoidalblutung, Porphyrie, Guillain-Barré-Syndrom, Psychose.
  Idiopathisch.
  Induziert durch Medikamente (Phenothiazine, Chlorpropamid, Thiazide, Clofibrat, Cyclophosphamid, Nikotin, Vincristin, Tegretol, Haloperidol).

2. Diagnostik

2.1 Beobachtung des Patienten über 2 bis 3 Tage stationär
- Normalkost, Trinkmenge ad libitum.
- Protokoll der Ein- und Ausfuhr.
- Feststellung der Plasmaosmolalität und Urinosmolalität (spez. Gewicht nur im Ausnahmefall).

Für Diabetes insipidus sprechen:
- Trinkmenge einschließlich verstecktes Wasser in Nahrungsmitteln >1500 ml/Tag.
- Plasmaosmolalität >305 mosm/l morgens nüchtern oder mehrfach >295 mosm/l.
- Urinosmolalität dabei stets <200 mosm/l (bzw. spez. Gewicht <1005).

2.2 Diese Befunde fordern weiterführende endokrinologische Untersuchungen
- Konzentrationsversuch.
- Adiuretintest (DDAVP-Test).
- Obsolet: Carter-Robbins-Test im Kindesalter (Infusion von hypertoner Kochsalzlösung).

3. Therapie

3.1 Diabetes insipidus neurohormonalis
- Intranasale Applikation von DDAVP = Desamino-D-Arginin Vasopressin (MINIRIN® mit Rhinyle 0,1 ml = 10 µg), früh und abends

Säugling: 2 × 1,25 – 2 × 2,5 µg = 2 × 0,0125 – 2 × 0,025 ml
Kinder: 2 × 2,5 – 2 × 10,0 µg = 2 × 0,025 – 2 × 0,1 ml
Adoleszente: 2 × 10 – 2 × 20 µg = 2 × 0,1 – 2 × 0,2 ml.
- Dosis einsteigern bei Kontrolle des Körpergewichtes, der Urinmenge, der Plasma- und Urinosmolalität und des spezifischen Gewichtes (jeweils vor Adiuretingabe).
- Evtl. Frühdosis kleiner als Abenddosis, evtl. nur eine Dosis abends.

3.2 Diabetes insipidus renalis
- Diät: salzarm, nicht proteinreich, frequente aber kleine Gaben von Tee.
- Hydrochlorothiazid (ESIDRIX®, DISALUNIL®) (Wirkung ist paradox): 1–2 mg/kg KG/24 Std. in 3 Dosen = 30 – 60 mg/m^2 KO/24 Std.

3.3 Schwartz-Bartter-Syndrom
- Beschränkung der Flüssigkeitszufuhr.
- In Notfallsituation Versuch mit NaCl-Infusion: NaCl-Lösung 5,85% (1 molar), 3 ml/kg KG über 2 Std.
- Demeclocyclin (DECLOMYCIN®): 0,6 – 1,2 g/24 Std. für Langzeittherapie (Aufhebung der AVP-Wirkung; NW: Harnstoffanstieg, Photosensibilität).
- Harnstoff 30 – 60 g/24 Std. in 1–3 Ltr. Tee.
- Furosemid (FUROSEMID®, LASIX®, FURANTHRIL®) i.v. und gleichzeitige Gabe von Kochsalz oral.

Diabetes mellitus Typ I – Stoffwechselentgleisung, Koma

M. Borte, R. Schille, U. Nietzschmann, H. Theile

Vorbemerkungen

Die Symptome des Typ I-Diabetes mellitus (Polyglobulie, Polyurie, Nykturie, Heißhungerzustände, Gewichtsabnahme und Leistungsknick) intensivieren sich rasch innerhalb von Tagen bis wenigen Wochen zur zweifelsfreien klinischen Manifestation. Der Nachweis einer Glukosurie und einer Hyperglykämie beweist die Diagnose.

Für die Manifestation des Typ I-Diabetes mellitus im Kindesalter gibt es zwei Altersgipfel zwischen dem 3. und 6. und dem 9. und 13. Lebensjahr.

Sie zeigt bei ca. 50% eine milde Symptomatologie ohne Azidose (jedoch mit Ketose) und nur geringer Dehydratation.

Bei ca. 40% kommt es zu einem mittelschweren Verlauf mit behandlungsbedürftiger (hypertoner) Dehydratation, wohingegen eine Azidose nicht oder allenfalls beginnend vorhanden ist.

Bei ca. 10% findet sich das Vollbild der diabetischen Stoffwechselentgleisung mit Dehydratation und Katoazidose bis zum Coma diabeticum.

Eine gleiche Symptomatik kann auch bei unzureichender Therapieführung im Verlauf des Diabetes mellitus auftreten.

Die Therapie richtet sich nach der Ausprägung der Stoffwechselentgleisung. Sie sollte in einer einschlägig erfahrenen Klinik erfolgen, beim Koma auf einer pädiatrischen ITS.

1. Behandlung bei leicht verlaufender Stoffwechselentgleisung

1.1 Diagnostische Kriterien
- Gewichtsverlust **unter** 5%.
- Keine Bewußtseinsstörung.
- Blutglukose (BG) zwischen 11 und 25 mmol/l (200–450 mg/dl).
- Uringlukosekonzentration 3–4%.
- **Keine** metabolische Azidose.
- Azeton und Azetessigsäure im Harn jedoch positiv.

1.2 Therapieprinzipien
- Senkung der BG-Konzentration.
- Beseitigung der Ketose.
- Infusionstherapie nicht erforderlich.

1.3 Kontrollmaßnahmen
- Glukose und Ketonkörper in jeder Harnportion.
- BG anfangs 1–2 stündl., dann in Abhängigkeit vom Verlauf.
- Spezialuntersuchungen s. Pkt. 2.2.

1.4 Therapie
- Reichliche orale Flüssigkeitszufuhr (ungesüßter Tee oder Mineralwasser).
- Anwendung von humanem Normalinsulin (= Kurzzeit- = Altinsulin): z.b. ACTRAPID HM® (Novo), H-INSULIN® (Hoechst), VELASULIN HUMAN® (Nordisk) oder HUMINSULIN NORMAL® (Lilly) in einer Dosierung von initial 0,1 – 0,2 E/kg KG i.m.
- Danach (1–) 2–4 (–6) stdl. 0,1 – 0,2 E/kg KG s.c. (Dosis und Zeitabstand in Abhängigkeit von der BG-Konzentration).
- Ab BG-Konzentrationen von 15 mmol/l (270 mg/dl) und noch positivem Ketonkörpernachweise im Harn Kohlenhydratzufuhr, z.B. Glukose oral (dabei 1 E Insulin je 4 g Glukose).
- Fettfreie Kost.

2. Behandlung bei ausgeprägter Dehydratation mit oder ohne Ketoazidose und mit oder ohne Coma diabeticum

2.1 Diagnostische Kriterien
- Gewichtsverlust über 5%.
- Bewußtsein nicht oder wenig oder stärker gestört (Skalierung der Bewußtseinsgrade s. Kapitel „Hirnödem").
- BG-Konzentrationen über 25 mmol/l (450 mg/dl).
- Ketonkörpernachweis im Harn positiv.
- Uringlukosekonzentration über 4%.
- Metabolische Azidose unterschiedlichen Ausmaßes.

2.2 Sofortmaßnahmen
- Klinik: Blutdruck, Puls, Atmung, Temperatur, Bewußtseinslage.
- Körpergewicht.
- Blut: Hk, Leukozyten, DBB, BSR,
  BG, Säure-Basen-Status
  Natrium, Kalium, Kalzium, Kreatinin
  Osmolalität (100 mg/dl = 5,5 mOsm/l)
  HbA_1c
  Urin: Glukose, Aceton, Azetessigsäure.
- Intravenöse Dauerinfusion anlegen, ggf. Blasenkatheter und Magensonde.

- Spezialuntersuchungen: Inselzellantikörper, Insulinautoantikörper, C-Peptid, Insulinkonzentration, HLA-Antigene (Class I und II).

2.3 Kontrollmaßnahmen
- Klinik: stdl. Blutdruck, Puls, Atmung, Bewußtseinslage.
- Labor: in den ersten 8 Stunden BG, Säure-Basen-Status und Urin stdl.,
  Hk, Natrium und Kalium zweistündlich.
- Nach den ersten 8 Stunden ist in der Regel die Stoffwechselentgleisung ausgeglichen. Weitere Laborkontrollen nach Bedarf.

2.4 Insulintherapie
- Anwendung von humanem Normalinsulin, s. Pkt. 1.4.
- Im Nebenschluß zur Infusion initial 0,1 E/kg KG als Bolus i.v.
- Anschließend 0,1 E/kg KG/Std. als Dauerinfusion in isotonischer Natriumchloridlösung (0,9%) über Lineomat oder Perfusor i.v. im Bypass.
- Infusionsgeschwindigkeit so einstellen, daß ein BG-Abfall von ca. 3 mmol/1/Std. (50 mg/dl/Std.) erreicht und von 5 mmol/1/Std. (90 mg/dl/Std.) nicht überschritten wird.
- Nach Erreichen eines BG-Wertes um 14 mmol/l Reduktion der Insulindosis auf 0,05 E/kg KG/Std.
- Beispiel: 50   ml Perfusor-Spritze
            50   ml 0,9% NaCl + 0,5 E Insulin/kg KG
            0,1   E/kg KG/Std. = 10 ml/Std.
            0,05   E/kg KG/Std. = 5 ml/Std.
            0,025 E/kg KG/Std. = 2,5 ml/Std.

2.5 Infusionstherapie
- Bis zum Erreichen eines BG-Wertes von 14 mmol/l (250 mg/dl) als isotonische Natriumchloridlösung (0,9%).
- Danach 2/3 als Glukoselösung (5%) und 1/3 als isotonische Natriumchloridlösung (0,9%).
- Ausnahmen
  Bei diabetischen Ketoazidosen mit initialem BG-Wert von unter 18 mmol/l (320 mg/dl) oder wenn nach Erreichen eines BG-Wertes von 14 mmol/l (250 mg/dl) noch eine deutliche Azidose besteht, nur Glukoselösung (5%) bei gleichzeitiger Gabe von 0,1 E/kg KG/Std. Normalinsulin

infundieren. Nach Elektrolytkontrolle dann ggf. Natriumchloridsubstitution (2–4 mmol/kg KG/24 Std.).
- Infusionsmenge
100–150 ml/kg KG/24 Std. i.v. (abhängig vom klinischen Grad der Exsikkose).
Davon in der ersten Stunde 20 ml/kg KG (maximal 500 ml/ 1. Stunde).
Von der 2. bis 6. Stunde 10 ml/kg KG/Std.
Danach Rest der Infusionsmenge auf die nächsten 18 Std. verteilen.

2.6 Kaliumsubstitution
- Nach Einsetzen der Diurese: 2–4 mmol/kg KG/24 Std. (2–4 ml einer 1molaren Kaliumchloridlösung 7,45%) der Dauerinfusion zugeben (nie als Bolus injizieren!).

2.7 Hydrogencarbonatsubstitution
- Nur in Ausnahmefällen bei klinisch schwerer Schocksymptomatik.
- Nicht der gemessene pH-Wert, sondern der klinische Zustand des Patienten entscheidet über den Einsatz!
- Bei einem Basendefizit von mehr als 12 mmol/l bzw. pH-Werten unter 7,2 Ausgleich von zunächst 1/4 des Basendefizits nach der Formel:
Basendefizit $\times$ 0,25 $\times$ kg KG : 3 = mmol = ml einer 1molaren Natriumhydrogencarbonat-Lösung (8,4%).

2.8 Weitere Maßnahmen
Ggf. Infektbehandlung (Gabe von Antibiotika), Magensonde, Blasenkatheter.

2.9 Postinitialtherapie
- Nach 12–24 Stunden orale Ernährung (geriebener Apfel, Banane) und Flüssigkeitszufuhr (ungesüßter Tee).
- Dabei Normalinsulin s.c. 4–6 stdl., BG-Bestimmung 2–4stdl.
- 6stdl. Insulingabe ab 3. Tag (4 × tgl.).
- Übergang auf geregelte Kost (Kostplan!) und Verzögerungsinsulin (Depotinsulin oder Kombinationsinsulin) im Rahmen der „konventionellen Insulin-Therapie" oder später der „intensivierten konventionellen Insulin-Therapie" (s. Kapitel „Ambulante Langzeitbetreuung von Kindern und Jugendlichen mit Diabetes mellitus Typ I").

Digitalisintoxikation

E.-M. Meister, P. Schneider

Vorbemerkungen

Digitalisintoxikationen mit manifesten Rhythmusstörungen sind meist Folge einer unerlaubten oder unbeabsichtigten Tabletteneinnahme (1 Tablette enthält je nach Präparat 0,07 – 0,125 mg Digitoxin) und erfordern in Abhängigkeit vom Schweregrad therapeutische Maßnahmen. Mit toxikologischem Dienst und Kardiologen Verbindung aufnehmen!

1. Diagnostik

1.1 Klinische Symptome
Somnolenz, Erbrechen, Rhythmusstörungen, Krämpfe
1.2 Digitalisbedingte EKG-Veränderungen
– Bei geringerer Überdosis: muldenförmige ST-Senkung, PQ-Verlängerung, Extrasystolen häufig in Form eines Bigeminus.
– Bei Intoxikation: Bradykardie, Extrasystolen, AV-Block I. – III. Grades.

2. Kontrollmaßnahmen
– Digitaliskonzentration im Serum bestimmen, bei Intoxikationszeichen in 2stündlichen Abständen.
– Monitorüberwachung.
– Serumelektrolyte, insbesonder K^+ etwa $2 \times$ täglich.

3. Therapie

3.1 Nicht lebensbedrohliche Fälle
– Magenspülung oder besser Gastroskopie zur Entfernung von Tablettenresten.
– Colestyramin (QUANTALAN®, VASOSAN®):
  6stündlich 5 g oral über 7–13 Tage zur Unterbrechung des enterohepatischen Kreislaufs.
– Diphenylhydantoin (EPANUTIN®, PHENHYDAN®) bei ventrikulären Rhythmusstörungen: 2–5 mg/kg KG langsam i.v.. Kann nach 10–30 Minuten wiederholt werden.
– Hypokaliämie, falls vorhanden, korrigieren:

Kalium oral oder der Dauerinfusion beigeben (niemals als Bolus i.v.!): 2–4 mmol/kg KG/24 Stunden (2–4 ml der 1molaren = 7,45%igen Kaliumchloridlösung).

3.2 Lebensbedrohliche Intoxikation
– Temporäre Schrittmacherimplantation erwägen.
– Neben den vorhergenannten Maßnahmen DIGITALIS-ANTIDOT BM®.
– Allergentestung vor Anwendung (intrakutan oder in Konjunktivalsack).
– Dosierung und Vorgehen: s. Beipackzettel DIGITALIS-ANTIDOT BM®.
– Prinzip
  In Abhängigkeit von der aufgenommenen Menge bzw. vom Digitoxinspiegel (80 mg des Antidots binden 1 mg Digoxin oder Digitoxin, 10 ng Digitoxin/ml Serum entsprechen einer Glykosidmenge von etwa 1 mg im Körper). Im Zweifelsfall Überkorrektur anstreben.
  Empfehlung: 6 Injektionsflaschen (80 mg) als Kurzinfusion über 30 Minuten.
– Therapieerfolg
  Rückbildung der Rhythmusstörungen bei ausreichend hoher Dosierung 1–2 Stunden nach Therapiebeginn. Kontrolle Digitalisspiegel. Ggf. erneute, ergänzende Gabe des Antidots.

Dyston-hyperkinetisches Syndrom

St. Wässer

Vorbemerkung

Das dyston-hyperkinetische Syndrom entwickelt sich meist in den ersten Behandlungstagen, u.U. schon nach geringen Dosen von Neuroleptika sowie selten (in etwa 1%) von Metoclopramid (PASPERTIN®, CERUKAL®). Es tritt abrupt und anfallsartig auf und wird oft fehlgedeutet als Tetanus, katatone Haltungsstereotypie, psychogene Reaktion, Stammhirnenzephalitis, atypischer epileptischer Anfall u.a.

Klinik
- Hyperextension der Wirbelsäule bis zum Opisthotonus oder
- schraubende Bewegungen von Kopf und Hals bis zur Schiefhalsstellung
- Bewegungsstörungen im Zungen-, Mund- und Schlundgebiet
- Blickkrämpfe
- freies Sensorium.

Andere Formen unerwünschter Wirkungen von Neuroleptika
- Akathisie („restless legs"): sog. Sitzunruhe. Der Patient muß aufgrund von Tonusveränderungen die Beine bewegen und läuft deshalb rastlos umher.
- Parkinson-Syndrom (Parkinsonoid) mit den Hauptsymptomen Akinesie, Rigor, Tremor und vegetativen Erscheinungen.

Therapie
- Biperidin (AKINETON®): 2,5 bis 5 mg langsam i.v. (1 Amp. = 1 ml = 5 mg)
- Bei sofortiger Wirksamkeit ist gleichzeitig die Diagnose gesichert.

Bakterielle Endokarditis

W. Handrick, E.-M. Meister

Vorbemerkungen

Die bakterielle Endokarditis ist eine Sepsissonderform, die unbehandelt tödlich verläuft. Den Sepsisherd bilden ulzerös-polypöse Veränderungen der Herzklappen, seltener anderer Regionen des Endokards. Am häufigsten sind Mitral- oder Aortenklappe bzw. Mitral-Aorten-Vitien befallen.

Kontaminierte Venenkatheter, Herzschrittmacher, Dialyseshunts, künstliche Herzklappen und andere Fremdkörper können der Ausgangsherd sein.

Bei der subakuten Endokarditis sind vergrünende und anhämolysierende Streptokokken sowie Enterokokken, bei der akuten Endokarditis S. aureus und Enterobakterien, bei Endokarditiden nach Herzklappenersatz S. epidermidis und S. aureus die wichtigsten Erreger.

Ursachen für kulturell-negative Endokarditiden können L-Formen, defekte Keime (z.B. Satellitenstreptokokken), Anaerobier, Coxiellen oder Sproßpilze sein.

Bei einem Kind mit der Diagnose bzw. Verdachtsdiagnose „Endokarditis" sollte möglichst frühzeitig Kontakt mit dem zuständigen Herzzentrum aufgenommen werden.

1. Klinische Symptomatik
– Typisch sind septisch-intermittierende oder zumindest subfebrile Temperaturen bei vorbestehendem Herzgeräusch (bei akuter Endokarditis tritt dieses evtl. auch neu auf oder ändert seinen Charakter).
– Eine Milzschwellung kann vorhanden sein.
– Oslersche Knötchen sind linsengroße, rötliche, schmerzhafte Hautveränderungen.
– Die *subakute* Endokarditis entwickelt sich allmählich, oft zunächst nur als „Leistungsknick" mit gelegentlichen Fieberschüben, und verläuft manchmal über Wochen und Monate.
– In der Regel sind es Kinder mit vorgeschädigten Herzen. Bei ihnen daher bei Fieber, das ursächlich nicht eindeutig zuzuordnen ist bzw. bei scheinbar eindeutiger Ursache auf eine

Antibiotika-Therapie nicht anspricht, immer an eine Endokarditis denken!
- Die *akute* Endokarditis tritt auch an vorher unauffälligen Herzklappen auf. Es handelt sich um ein schweres, rasch progredientes Krankheitsbild, das binnen weniger Tage zu Herzinsuffizienz, Nierenversagen und zerebralem Koma führen kann.
- *Komplikationen:* Herzinsuffizienz durch Klappenzerstörung bzw. -perforation, septische Metastasen und Embolien einschließlich Hirnembolien mit Hemiparesen.

2. Diagnostik

2.1 Bakteriologische Diagnostik
- Schon beim geringsten Verdacht 3–5 Blutkulturen (vorher Medium auf max. 36°C erwärmen).
- Neben aeroben sollten möglichst auch anaerobe und Pilzkulturen angelegt werden.
- Beweisend ist der mehrfache Nachweis identischer Erreger.

2.2 Weitere Labordiagnostik
- Blut: Blutbild, Gerinnungsstatus, BSR, CRP, Rheumafaktoren, Immunkomplexe.
- Urin: Eiweiß, Zellen (Erythrozyten?).
- Röntgen, EKG.
  Thorax-Röntgen (Herzform und -größe) und EKG hängen von der Vorschädigung ab und sind allenfalls bei raschen Veränderungen verwertbar.
- Echokardiographie (Nachweis von Vegetationen oder Klappenperforationen und von beginnenden Klappeninsuffizienzen).

3. Differentialdiagnosen

Rheumatische Karditis; Virusmyokarditis; nach Herzoperation: Wundinfektion, Sternum-Osteomyelitis, Postperfusionssyndrom, Postperikardiotomiesyndrom, Pleura- bzw. Perikarderguß; Sepsis anderer Genese.

4. Therapie

4.1 Antibiotika-Therapie
- Bei Kindern, die von zu Hause kommen ohne Hinweis auf einen bestimmten Erreger: Ampicillin (z.B. BINOTAL®) +

Flucloxacillin (STAPHYLEX®) + Gentamicin (z.B. REFO-BACIN®).
- Bei Kindern nach Herzoperationen bzw. Klappenimplantation: Ceftazidim (FORTUM®) + Flucloxacillin + Gentamicin (z.B. REFOBACIN®).
- Nach Kenntnis von Erreger und Antibiogramm ist evtl. Korrektur vorzunehmen.
- Auch bei der gezielten Therapie sollte von der Kombination Betalaktam + Aminoglykosid nicht abgewichen werden (Genta- bzw. Tobramycin für 7–10 Tage).
- Bei Oxacillin-resistenten Staphylokokken: Vancomycin, evtl. Rifampicin (RIFAMPICIN-Hefa®).
- Kriterien einer effektiven Therapie: Rückgang des Fiebers, negative Blutkulturen, Normalisierung der Entzündungsparameter.

4.2 Sonstige Therapie
Bettruhe, Digitoxin, Diuretika.

4.3 Klappenersatz-Operation bei:
- therapieresistenter Herzinsuffizienz infolge gestörter Klappenfunktion,
- ernsten embolischen Attacken,
- nicht beherrschbarer Infektion,
- den meisten Fällen von Klappenersatz-Endokarditis (alle Frühformen, Spätformen mit Ausnahme der Endokarditis durch Streptokokken mit hoher Penicillinempfindlichkeit).

5. Prophylaxe
- Bei bestimmten Risikopatienten sowie einigen häufig mit Bakteriämie einhergehenden Eingriffen wird eine Antibiotika-Prophylaxe empfohlen.
- Die Prophylaxe hat sowohl den Grad des Risikos (hochgradig bei früher durchgemachter bakterieller Endokarditis, bei Klappenprothesenträgern; mäßiggradig bei konnatalen und rheumatischen Vitien sowie Mitralklappenprolapssyndrom mit Mitralinsuffizienz) als auch die Art des Eingriffs zu berücksichtigen.
- Weitere Informationen: siehe „Ausweis für die Endokarditis-Prophylaxe" der Deutschen Gesellschaft für Pädiatrische Kardiologie.

Ketonämisches Erbrechen

P. Bührdel

Vorbemerkungen

Beim ketonämischen Erbrechen liegt eine konstitutionelle passagere Stoffwechselstörung vor, die meist psycholabile Kleinkinder betrifft und durch Infekte, übermäßige Fettzufuhr und psychische Belastung ausgelöst werden kann.
Frühester Beginn im 2. Lebensjahr. Völliges Verschwinden jenseits des 10. Lebensjahres.

In der ersten Phase der Erkrankung bestehen infolge Überproduktion und renaler Retention saurer Metabolite eine Ketose und Azidose. Bei massivem Erbrechen über einen längeren Zeitraum können sich eine Ketose und Alkalose entwickeln.

1. Therapie bei leichterem Verlauf

1.1 Initiale Infusionsbehandlung mit Glukose
- Säuglinge 1g/kg KG (ketonämisches Erbrechen äußerst selten).
- Kleinkinder 0,5 g/kg KG.
- Halbisotone Elektrolytlösung mit 5–10% Glukose.
- Flüssigkeitsmenge: bis 15ml/kg KG, nicht mehr als 200ml.

1.2 Dimenhydrinat (VOMEX A®) als Antiemetikum (1 Supp. als ED):
Für Kinder bis 3 J. (KG bis 15 kg): 40 mg
über 3 J. (KG über 15 kg): 70 mg

1.3 Kein Natriumhydrogencarbonat ohne Kenntnis des genauen Säure-Basen-Status wegen Gefahr einer Verstärkung der hypochlorämischen, hypokaliämischen Alkalose.

1.4 Sobald das Erbrechen sistiert, orale Kaliumzufuhr:
Säuglinge   3mal 2 mmol
Kleinkinder   3mal 4 mmol
(Es gibt Präparate zu 4 und 8 mmol/Tbl.).

2. Therapie bei schwerem Verlauf

2.1 Glukose-Dauerinfusion: ca. 0,5 g Glukose/kg KG/Std. = ca. 12 g Glukose/kg KG/24 Std. (Säuglinge 15 g Glukose/kg KG/

24 Std., Kleinkinder 10 g Glukose/kg KG/24 Std.), bis zur Gesamttagesmenge mit halbisotoner Elektrolytlösung ergänzen. Kein Vitamin-B-Komplex, kein Penicillin der Infusion zusetzen (Inaktivierung).

2.2 Kaliumsubstitution (wichtig!) mit molarer Kaliumchloridlösung (7,45%ig): 2–4 (–6) ml/kg KG/24 Std. dem Glukosetropf zusetzen. *Kaliumlösung nie als Bolus!*
Sobald Erbrechen sistiert, Kalium oral.

2.3 Sedierung mit Phenobarbital (LUMINAL®, LEPINAL®) (1 ml = 200 mg)
Säuglinge: bis 10 mg/kg KG,
Schulkinder: 5 mg/kg KG i.m. als ED oder als Supp.

2.4 Infektbehandlung

2.5 In schwersten Fällen Gabe von 1 IE eines Kurzzeitinsulins (H-Insulin HOECHST® oder ACTRAPID®), abgedeckt mit 3–4 g Glukose zur Steigerung der Glukoseverwertung, dabei erhöhter Kaliumbedarf.

Totale parenterale Ernährung

K. Beyreiß

Vorbemerkungen

Die Richtlinien gelten für Säuglinge und ältere Kinder, die nicht auf einem weniger aufwendigen Wege ernährt werden können. Die totale parenterale Ernährung beginnt am 3. Tag der intravenösen Infusionstherapie.

Sie gelten nicht für Neugeborene, Patienten im Streß (z.B. unmittelbar vor Operationen) sowie Patienten mit renaler Insuffizienz oder kardialer Dekompensation.

Tab. 1 und 2 stellen den durchschnittlichen Bedarf eines gesunden Kindes dar. Bei vermehrtem Bedarf bzw. erhöhten Verlusten muß entsprechend korrigiert werden.

1. Durchführung (Beispiele in Tab. 5)

1.1 Kohlenhydrate. 1 g Glukose = 4 kcal.
- Glukoselösungen unterschiedlicher Konzentration ohne Elektrolyte verwenden.
- Infusionslösungen mit Fruktose, Invertzucker oder Sorbit *nicht* verwenden.
- Auf konstante Infusionsgeschwindigkeit achten, nie abrupt unterbrechen oder beschleunigen (*Cave*: zu große Schwankungen der Glukosekonzentration im Blut).

1.2 Aminosäuren. 1 g AS = 4 kcal.
- Am geeignetsten sind konzentrierte Lösungen ohne Elektrolyte und Kohlenhydrate (AMINOPÄD® 5% oder 10%, AMINOPLASMAL® päd.)
- Kontinuierlich über 24 Std. immer im Bypass zusammen mit Energieträger (Glukose oder Fett) infundieren, sonst kein Einbau in Proteine möglich.
- *Kontraindikationen:* schwere Leber- oder Nierenschäden, Phenylketonurie, andere Stoffwechselstörungen von Aminosäuren.

1.3 Fette. 1 g Fett = 9 kcal.
- Geeignete Fettemulsionen sind
  LIPOFUNDIN® 10% oder 20% (mit Xylit oder Glycerol)
  LIPOFUNDIN® MCT 10% oder 20%
  INTRALIPID® 10 NOVUM oder 20
- Durch die Fettemulsionen werden auch genügend essentielle Fettsäuren (Linolsäure, alpha-Linolensäure) substituiert.
  Wichtig: Fettfreie Ernährung von mehr als 2 Wochen führt zum Mangel an essentiellen Fettsäuren.
- Fettemulsion *nicht mit anderen Lösungen mischen*! Infusion im Bypass mit Glukose und Aminosäurelösung über 24 Std. oder für je 1–2 Stunden anstatt der Glukoselösung.
- Infusionsmenge tgl. um 0,5 g Fett/kg KG bis zur maximal gewünschten Zufuhr steigern.
- Infusionsgeschwindigkeit höchstens 0,5 g/kg KG/Std. (= 5 ml einer 10%igen Emulsion).
- Die Einzeldosis beträgt maximal 1,0 g Fett/kg KG (in 2 Std.), so daß die Fettinfusionen über 24 Std. verteilt in mindestens 6stündlichen Abständen über je 1–2 Stunden durchgeführt werden.

- Nach 10–12 Tagen wird die Fettinfusion für 2 Tage unterbrochen.
- Zusätzliche Injektionen von 50 I.E. Heparin/1 g Fett i.v. verbessern dessen Verwertung.
- Überwachung mit dem Plasmaklärungstest (Fetteliminationstest): 12 Stunden nach der letzten Fettinfusion wird 1–2 ml Zitratblut bei 1200 bis 1500 U/min zentrifugiert. Normal: Plasma klar. Pathologisch: Plasma trüb oder sogar milchig, in diesem Fall keine weitere Fettinfusion. Überprüfung 24 Stunden später.
- Normalwerte für Triglyceride: <1,74 mmol/l (<150 mg/dl).
- *Kontraindikation*: Schock, schwere Leberschädigung, Nephrose, schwere Niereninsuffizienz, Gerinnungsstörungen, Thrombozytopenie.

1.4 Mineralien (s. Tab. 3)
- Bei der Substitution sind konzentrierte Lösungen, z.B. 1 molare Lösungen am geeignetsten. Diese werden der Glukoselösung zugesetzt, so daß eine kontinuierliche Zufuhr erfolgt.
  Achtung: Bolus-Injektionen von kaliumhaltigen Lösungen sind verboten (sonst Herzstillstand!).
- Kalzium darf nicht in sehr alkalischen Lösungen (z.B. 8,4% Natriumhydrogencarbonat) oder in phosphathaltigen Lösungen infundiert werden. Deshalb wird Kalzium mehrfach täglich langsam injiziert.
- *Phosphat* wird der Aminosäurelösung zugegeben, jedoch nicht, wenn Spurenelemente darin sind (s. 1.5).
- Die Versorgung mit *Eisen* ist spätestens ab dem 3. Lebensmonat notwendig und erfolgt durch tägliche intravenöse Substitution in Form einer Spurenelementelösung (s. 1.5).

1.5 Spurenelemente
Tab. 4 zeigt den Bedarf an Spurenelementen für das Kindesalter. Mit der Substitution wird am 8. Tag der totalen parenteralen Ernährung begonnen.

1.5.1 Säuglinge und Kleinkinder
- Präparat: PED-EL®
  Dosierung: 4 ml/kg KG/24 Std., kontinuierliche Infusion als Zusatz zur Glukoselösung.
  (Achtung: PED-EL® enthält Kalziumchlorid, deshalb nicht mit phosphorhaltigen Lösungen mischen!)

- Damit auch Zufuhr von Kalzium 0,6 mmol/kg KG/24 Std. und Phosphor 0,3 mmol/kg KG/24 Std. (bei der Kalkulation der Kalzium- und Phosphorsubstitution berücksichtigen!).
- Achtung: PED-EL® enthält 0,3 g Sorbit/ml.
  Beachte: Kontraindikationen von Sorbit.
- Selen ist nicht enthalten.

1.5.2 Schulkinder
- Präparat: ADDEL®
  Dosierung: 0,2 ml/kg KG/24 Std., kontinuierliche Infusion als Zusatz zur Glukoselösung.
- Achtung: ADDEL® enthält Kalziumchlorid, deshalb nicht mit phosphorhaltigen Lösungen mischen!
- Zufuhr von Kalzium in obengenannter Dosierung 0,1 mmol/kg KG/24 Std.
  Phosphor ist nicht enthalten.
- ADDEL® enthält 0,3 g/ml Sorbit.
  Beachte Kontraindikationen von Sorbit.
- Selen ist nicht enthalten, das Angebot von Magnesium und Kupfer kann zu niedrig sein!

1.6 Vitamine

1.6.1 Wasserlösliche Vitamine
- Präparat: SOLUVIT®
  Dosierung: 1 ml/kg KG/24 Std. der mit 10 ml 10% Glukoselösung gelösten Trockensubstanz (s. Anleitung).
- Applikation: Täglich direkt langsam in den Infusionskatheter (1 ml = 120 µg B_1, 180 µg B_2, 200 µg B_6, 0,2 µg B_{12}, 3 mg C, 20 µg Folsäure, 1 mg Niacin, 1 mg Pantothensäure, 30 µg Biotin).

1.6.2 Fettlösliche Vitamine
- Präparat: VITINTRA INFANT®
  Dosierung: 4 ml/Patient/24 Std.,
  bei Körpergewicht unter 4 kg: 1 ml/kg KG/24 Std.
  Applikation: Täglich als Zusatz zur Fettemulsion i.v. (1 ml = 100 µg A, 2,5 µg D_2 und 50 µg K_1).
  Vit. E ist in der Fettinfusionslösung enthalten.
- Werden Fettinfusionen nicht durchgeführt, dann fettlösliche Vitamine intramuskulär.

Präparat: ADEK®
Dosierung: Säuglinge und Kleinkinder 0,5 ml,
Schulkinder 1 ml i.m. in Abständen von 4 Wochen.

2. Minimales Überwachungsprogramm

Die sorgfältige Überwachung – unter anderem auch für die rechtzeitige Diagnose einer Infektion – ist Voraussetzung für den Erfolg der parenteralen Ernährung.

2.1 Täglich
- Gewichtskontrolle (Veränderungen von weniger als ± 20 g/kg KG/24 Std. sind normal).
- Klinischer Status.
- Blutglukose: Kontrollen abhängig von Änderungen der Zufuhrgeschwindigkeit (1–4mal/24 Std.). Normalwert: 2,2–8,3 mmol/l (40–150 mg/dl).
- Säure-Basen-Status, Na^+, K^+, Cl^- i.S.: Bei Beginn zunächst tgl. für 2–3 Tage, dann wöchentlich.
- Urinausscheidung quantitativ.
- Glukose sowie spezifisches Gewicht im Urin 1 (–4) mal/24 Std., abhängig von Änderungen der Zufuhrgeschwindigkeit von Glukose.

2.2 Wöchentlich (oder häufiger, nie seltener!)
- Serum: Na^+, K^+, Ca^{++}, Mg^{++}, Cl^-, Phosphor, Eiweiß (besser Albumin)
- Hb, HK, Leukozyten, Differentialblutbild, Thrombozyten
- Transaminasen
- Kreatinin i.S.
- Osmolalität im Plasma
- alpha-Aminostickstoff i.S.
- Triglyceride i.S. (normal unter 150 mg/dl = 1,74 mmol/l)
- Fetteliminationstest (siehe bei 1.3)
- 24-Stundenurin zur Bestimmung von Gesamtstickstoff und alpha-Aminostickstoff

2.3 Monatlich
- Körperlänge, Kopfumfang
- Serum: Bilirubin, Eisen, Zink, Kupfer, Gallensäuren

2.4 Bei Bedarf
- Bakteriologie: Blut, Katheterspitze usw.

Tab. 1: Energie-, Wasser- und Nährstoffbedarf/kg KG/24 Std. bei parenteraler Ernährung.

	Säuglinge	Kleinkinder	Schulkinder
Kcal*	120–100	100–75	75–50
Wasser in ml	160–130 (max. 1000)	140–80	70–50
Aminosäuren in g	2,5– 2,0	2,0	2,0–1,5
Kohlenhydrate in g	24,0–12,0	14,0–6,0	10,0–4,0
Fett in g	4,0– 2,0	3,0– 2,0	2,0–1,0

*1 Kcal = 4,17 KJ

Die 1. Zahl gilt den jüngsten, die 2. Zahl den ältesten Kindern dieser Altersgruppe.
Kohlenhydrate und Fette sind als Energieträger weitgehend austauschbar.

Tab. 2: Bedarf an Mineralien im mmol/kg KG/24 Std. während der parenteralen Ernährung.

	Säuglinge	Kleinkinder	Schulkinder
Natrium	2–4	1–2,5	1–2
Kalium	2–3	1–2(3)	1–2(3)
Kalzium	1–2	0,5–1	0,25–0,4
Magnesium	0,2–0,3	0,15	0,06–0,1
Chlorid	2–3	1–2	1–2
Phosphor	0,5–1,0	0,5–0,8	0,2–0,4
Eisen	0,002	0,001	0,001
Zink	0,0006	0,0006	0,0006

Die höheren Zahlen beziehen sich auf die jüngeren Kinder in jeder Altersgruppe.

Tab. 3: Umrechnung von mmol in mg sowie in ml.

1 mmol	= mg	= ml	der Lösung*
Na^+	= 23	= 1	Natriumchlorid 1000 (5,8%)
K^+	= 39	= 1	Kaliumchlorid 1000 (7,45%)
Cl^-	= 35	= 1	Natriumchlorid 1000 (5,8%)
Phosphor	= 31	= 1	Glycerophosphat-Natrium-Konzentrat® (*Achtung:* pro ml 2 mmol Natrium)
Ca^{++}	= 40	= 4	Calciumglukonat 10%
Mg^{++}	= 24	= 4	Elektrolyt-Konzentrat: Kalium-Magnesium-L-Asparaginat® 24,3% (*Achtung:* pro ml 1 mmol Kalium, deshalb nur Dauerinfusion!)

*Von der Industrie wird eine Vielzahl von Konzentraten angeboten.

Tab. 4: Zufuhr von Spurenelementen in µmol/kg KG/24 Std. (µg/kg KG/24 Std.).

	0–1 Jahr	1–10 Jahre*
Eisen	2,0 (117,6 µg)	1,0 – 2,0 (58,8 – 117,6 µg)
Mangan	1,0 (54,9 µg)	0,5 – 1,0 (27,5 – 54,9 µg)
Zink	0,6 (29,2 µg)	0,3 – 0,6 (19,6 – 29,2 µg)
Kupfer	0,3 (19,1 µg)	0,3 – 0,7 (19,1 – 44,5 µg)
Fluor	3,0 (57,0 µg)	0,7 – 3,0 (13,3 – 57,0 µg)
Jod	0,04 (5,1 µg)	0,01 – 0,04 (1,3 – 5,1 µg)
Selen	0,04 (3,2 µg)	0,04 (3,2 µg)
Chrom	0,08 (4,2 µg)	0,08 (4,2 µg)

*Die höheren Zahlen beziehen sich auf die jüngeren Kinder der Altersgruppe.

Tab. 5: Beispiele für die Zusammenstellung von Infusionslösungen (Mengen je kg KG/24 Std.).

Infusionslösung	Säuglinge	Kleinkinder
Glukose 200®	100 ml	70 ml
Aminopäd® 10%	20 ml	20 ml
Intralipid 10% Novum®	20 ml	20 ml
lmolare Natriumchloridlösung	1,0 ml	1,0 ml
lmolare Kaliumchloridlösung	2,0 ml	2,0 ml
Glycerophosphat-Natrium-Konzentrat®	1,0 ml	0,5 ml
Kalziumgluconat 10%	4,0 ml	2,0 ml
das ergibt annähernd:		
Wasser	150 ml	115 ml
Energie	110 kcal	84 kcal
Glukose	20 g	14 g
Glycerin	0,4 g	0,4 g
Aminosäuren	2,0 g	2,0 g
Fett	2,0 g	2,0 g
Natrium	3,0 mmol	2,0 mmol
Kalium	2,0 mmol	2,0 mmol
Kalzium	1,0 mmol	0,5 mmol
Phosphor	1,0 mmol	0,5 mmol
Chlorid	3,0 mmol	3,0 mmol

Außerdem Substitution mit Spurenelementen und Vitaminen (s. 1.5 und 1.6).

Ertrinkungsunfälle

E. Dalitz

Vorbemerkungen

Definitionen: Ertrinken bedeutet Tod infolge Untertauchens, Fast-Ertrinken (near drowning) Überleben des Unfalls um mehr als 24 Stunden.

Jeder Ertrinkungsunfall ist ernst zu nehmen, auch wenn bei stationärer Aufnahme die vitalen Funktionen stabil sind und keine Bewußtseinsstörung besteht.

Mögliche Probleme bei Ertrinkungsunfall bzw. „Fast-Ertrinken", die eine Hypoxie bewirken:
- Atemwegsverlegung, auch Aspiration sauren Mageninhaltes infolge Erbrechens während des Ertrinkens.
- Tauchreflex (diving reflex) mit
  Bradykardie bis Asystolie,
  Vasokonstriktion,
  Umverteilung des Blutstromes mit bevorzugter Perfusion von Herz und Gehirn.
- Hypothermie mit
  Kammerflimmern,
  Wiedererwärmungsschock.
- Schlucken großer Wassermengen (bedeutsam bei Frischwasser, oft nicht vordergründig) mit
  Hypervolämie, } erhöhen Gefahr des Hirnödems
  Hyponatriämie,
  Hämolyse.

Eine Klassifizierung nach Ertrinkungsunfall in Salzwasser bzw. Süß- oder Frischwasser ist auf Grund von mehr Gemeinsamkeiten als Unterschieden klinisch weniger relevant. Ertrinken in Salzwasser führt eher zu schwerem Lungenödem als Unfälle in Süß- bzw. Frischwasser.

1. Allgemeine Maßnahmen

1.1 Vitale Funktionen sichern, ggf. kardiopulmonale Reanimation
- *Cave:* Aspiration durch Erbrechen bei oft überdehntem Magen!

- Defibrillationsbereitschaft.
- Besonderheiten bei Unterkühlung beachten (s. Pkt. 1.4).

1.2 Venösen Zugang schaffen.
Aufgrund Unterkühlung und Kreislaufzentralisation ist oft ein zentralvenöser Zugang erforderlich.

1.3 Magenentlastungssonde legen.

1.4 Bei Hypothermie (Temperaturmessung!)
- Weiteren Wärmeverlust vermeiden. Bei erforderlicher Reanimation jedoch protektiven Effekt der Hypothermie nutzen und erst nach Sicherung der vitalen Funktionen Wiedererwärmung beginnen (Ausnahme: starke Unterkühlung, s.u.).
- Gefahr von Herzrhythmusstörungen ab Unterkühlung 2. Grades (34°C–27°C).

1.5 Wiedererwärmung (Cave: Wiedererwärmungsschock!)
- Passiv bei Temperatur >30°C: Wärmeisolation mit warmen Decken.
- Aktiv bei Temperatur <30°C: (*Cave:* thermische Schäden!)
  extern:
  warme Tücher,
  Strahler,
  Wärmflaschen.
  Von Wärmebädern ist auf Grund der erforderlichen Manipulation und der beschränkten Reanimationsmöglichkeit eher abzuraten.
  intern:
  Beatmung mit erwärmten Gasen,
  warme Infusionen,
  Magenspülung mit warmer Elektrolytlösung,
  Peritonealdialyse mit Warmdialysat.
- Bei Rektaltemperatur <24 °C muß eine extrakorporale Wiedererwärmung mit der Herz-Lungen-Maschine erwogen werden. Bereits eine Kerntemperatur von <30 °C kann eine erfolgreiche Reanimation unmöglich machen, wenn keine aktive Wiedererwärmung erfolgt.

2. Medikamentöse Therapie

2.1 Infusion: Beginn mit Plasmaexpandern wie Humanalbumin, FFP (fresh frozen plasma), Dextran 40 (s. Kapital Septischer Schock).

2.2 „Blindpufferung" mit Natriumhydrogencarbonatlösung 8,4% (verdünnt mit 5%iger Glukoselösung) nur bei Reanimation. Sonst mit Pufferung eher zurückhaltend und erst nach Kenntnis des SBS (Astrup).

2.3 Dexamethason zur Hirnödemprophylaxe
1. Gabe 0,5 mg/kg KG i.v.
Nach 6–8 Std. 1 mg/kg KG/24 Std., verteilt auf 4 Gaben.

2.4 Bei anzunehmender Hypoxie mit Gefahr eines Hirnödems (s.a. Kapitel Hirnödem)
– Mannitol: 0,25–0,5 g/kg KG als Infusion innerhalb einer Stunde.
– Barbiturat (LEPINAL®, LUMINAL®): 20–30 mg/kg KG/24 Std. am ersten Tag.
– Furosemid: 1 mg/kg KG i.v., weitere Gaben nach Flüssigkeitsbilanzierung.

2.5 Bei Gefahr des Wiedererwärmungsschockes Inotropika (Dopamin, Dobutamin, Adrenalin) und ggf. Volumenersatz (s. a. Kapitel Septischer Schock).

2.6 Digitalisierung nicht generell und erst nach Gabe von Katecholaminen.

2.7 Antibiotika
– Nur erforderlich nach Aspiration wahrscheinlich keimhaltigen Wassers.
– Präparate: z.B. Ceftazidim + Flucloxacillin + Gentamicin.

2.8 Broncholytikum: Bromhexin i.v. (s. a. Kapitel Status asthmaticus).

3. Maschinelle Beatmung

Indikation großzügig stellen, ggf. auch nach Einsetzen von Spontanatmung, da nach anzunehmender Hypoxie mit der Entwicklung eines Hirnödems und eines ARDS (neben weiteren Organdysfunktionen) zu rechnen ist. Normoventilation mit pCO_2 an der unteren Normgrenze (4,5–3,5 kPa).

4. Diagnostik bzw. Verlaufskontrollen

4.1 Laborparameter
– Astrup, BZ, Gerinnungsstatus,
– Elektrolyte, Kreatinin, Harnstoff,

- BG, Diff.-BB, CRP,
- Bilirubin direkt und indirekt, ALAT, ASAT.
- Urin: Zellen, Hb, Eiweiß, Zucker.
- Bakteriologische Abstriche: Nasen-Rachenraum.

4.2 Röntgen
- Thorax.
- Weitere Aufnahmen bei Verdacht auf Verletzungen (insbesondere Schädel und Wirbelsäule).

4.3 Sonographie
- Bei Verdacht auf Traumatisierung: Abdomen einschließlich Nieren.

4.4 EEG so früh wie möglich

4.5 Augenhintergrund

4.6 Biomedizinisches Monitoring
- EKG, Atmung, RR, Temperatur, Sauerstoffsättigung (Pulsoxymetrie), ggf. ZVD.

4.7 Flüssigkeitsbilanzierung („Ein- u. Ausfuhr")

5. Spezielle Hinweise
- Bei Hypothermie Reanimation nicht zu früh abbrechen. Zumindest Fortführung bis nach Wiedererwärmung.
- Nach möglichen Verletzungen und neurologischen Ausfällen suchen.
- Mit der Entwicklung eines Hirnödems ist innerhalb der ersten 24 Stunden zu rechnen, unter Umständen auch bei vorerst bewußtseinsklaren Patienten.

Hämaturie

R. Schille, D. Hörmann, D. Jäger

Vorbemerkungen

Eine Hämaturie (HU) ist immer ein ernst zu nehmendes Symptom. Sie ist meist Zeichen einer Schleimhautschädigung oder einer Barrierestörung im Glomerulum. Ein bedrohlicher Blutverlust tritt dabei nie ein. Bei akuter Hämaturie ist in erster Linie an eine postinfektiöse Glomerulonephritis, eine Harntraktinfektion oder Nephrolithiasis zu denken. Die Diagnostik sollte im Rahmen eines Stufenprogramms erfolgen, wobei eingreifende und das Kind belastende Untersuchungen am Ende dieses Programms stehen und ihre Indikation sorgfältig abzuwägen ist. Die Ausprägung der Hämaturie korreliert nicht mit der Schwere der zugrundeliegenden Krankheit!

Definition:
11 – 2500 Mpt Erythrozyten/l Urin = Mikrohämaturie
 > 2500 Mpt Erythrozyten/l Urin = Makrohämaturie
Nach dem Verlauf teilt man ein in persistierende, rezidivierende bzw. transitorische Hämaturie.

1. Anamnese

1.1 Familienanamnese
– Vorkommen von Harnsteinen/Koliken, angeborenen Fehlbildungen.
– Urinveränderungen oder Nierenerkrankungen (benigne familiäre HU), Schwerhörigkeit.
– Tumoren, Blutungsübel, Infektionen (z.B. Tbk).

1.2 Eigenanamnese
– Fieber, Dysurie, Koliken.
– Hautsymptome (M. Schoenlein-Henoch).
– Darminfektionen (HUS).
– Anginen (Glomerulonephritis).
– Schwerhörigkeit (Alport-Syndrom).
– Zeitpunkt und Dauer des Auftretens der HU, Zuordnung zur Miktion (beginnend, begleitend oder abschließend).
– Medikamenteneinnahme (Vitamin-D-Überdosierung, Sulfonamide, Analgetika u.a.).
– Vergiftung (toxische Hämolyse).
– Vorausgegangenes Trauma oder ungewöhnliche physische Belastung.
– Sportliche Aktivitäten.
– Andere chronische Erkrankungen (Arthralgien, Hautkrankheiten, rezidivierende Exantheme, Vitium cordis mit Endokarditis (!), Shuntinfektion, hämatologische Erkrankungen).
– Impfstatus.

2. Klinische Untersuchung
- Blutdruck an Arm und Bein.
- Äußeres Genitale: Verletzungen, Fremdkörper, lokale Infektionen (Soor, Balanitis), anatomische Besonderheiten.
- Abdomen, Nierenlager (Resistenz, Druck- bzw. Klopfschmerz).
- Herz (Größe, Aktion, pathologische Geräusche).
- Hauteffloreszenzen, Hämangiome, Ödeme, LKS.
- „Fokus" im HNO-Bereich.

3. Laboruntersuchungen
- Urinuntersuchungen
  Leukozyten, Erythrozyten, Zylinder, Kristalle.
  Eiweiß, Glukose, pH-Wert, Na^+, K^+, Ca^{++}, Zystin.
  Erythrozyten mittels Phasenkontrastmikroskopie differenzieren.
  Bakteriologische Untersuchung (Keimzahl, Erreger, Resistenzspektrum).
  Täglich werden außerdem bestimmt: Urinmenge, spezifisches Gewicht, Osmolalität.
- Blutbild, BSR, CRP.
- Gerinnungsstatus.
- Na^+, K^+, Ca^{++}, Cl^-, Phosphor, Kreatinin.
- Eiweiß, Albumin, Elektrophorese, Harnsäure, Blutzucker.
- Immunglobuline, Rheumafaktoren, ASR, Anti-DNase, Komplementfaktoren, ANF.
- Blutkultur.
- Rachenabstrich (hämolysierende Streptokokken).

4. Sonographie der Nieren und ableitenden Harnwege

5. Ergänzende Diagnostik
Einsatz gezielt entsprechend den Ergebnissen nach Pkt. 1–4.
- Abdomenleeraufnahme, AUG, MCU.
- Blasenpunktion.
- Zystoskopie.
- Isotopenclearance.
- Nierenbiopsie.

6. Therapie
– Die Therapie richtet sich nach der Ursache der Hämaturie.
– Die isolierte Hämaturie ohne Hinweis auf ursächliche Erkrankungen ist nicht behandlungsbedürftig. Auf eine Nierenbiopsie kann vorerst verzichtet werden, sie sollte frühestens bei Persistenz der Hämaturie nach 1 Jahr erfolgen.
– In regelmäßigen ambulanten Kontrollen ist auf pathologische Urin- und/oder Organbefunde (Blutdruck) zu achten und die Indikation zu weiterführender Diagnostik neu zu stellen.

Das hämolytisch-urämische Syndrom (HUS)

M. Domula

Vorbemerkungen

Das HUS stellt bei Kindern bis zum 3. Lebensjahr die häufigste Ursache des akuten renalen Nierenversagens dar. Bei der in unserer geographischen Region meist sporadisch auftretenden klinisch foudroyant verlaufenden Form handelt es sich um einen Krankheitskomplex, der ätiologisch durch eine Vielzahl infektiöser, toxischer sowie immunologischer Faktoren induziert wird. Formalpathogenetisch ist er durch isomorphologische Endothelläsionen an den Nierenarteriolen bzw. Glomerulomkapillaren (sog. renale Mikroangiopathie) und überwiegend konsekutiver mechanischer Destruktion der Erythrozyten sowie erhöhter Thrombozytenaggregation charakterisiert. Evtl. spielt auch ein Defekt der vaskulären Synthese des Prostaglandins I_2 (Prostazyklin) primär eine Rolle.

1. Klinik
– *Prodromi* (2–14 Tage vor dem Krankheitsbild)
  Sehr häufig Gastroenteritis mit blutigen Durchfällen und Erbrechen.

Seltener ein Virusinfekt der oberen Luftwege mit Fieber.
Sehr selten eine septische bakterielle Infektion bzw. Sepsis (meist Pneumokokken oder Salmonellen) oder Zustand nach Schutzimpfung mit Diphtherie-, Pertussis- bzw. Tetanus- oder Poliomyelitisvakzine.

– *Obligate Symptomtrias*

Hämolytische Anämie (Flavinikterus, Erhöhung des indirekten Bilirubins, Hb- bzw. Hk-Abfall, Erhöhung der Retikulozytenzahl und der Laktatdehydrogenase, Erniedrigung von Haptoglobin, direkter Race-Coombs-Test meist negativ).

Thrombozytopenie (Werte meist 20–50.000/µl = 20–50 Gpt/l), fast immer isoliert vorkommend, selten im Rahmen einer Verbrauchskoagulopathie.

Akute Niereninsuffizienz (An- bzw. Oligurie, Erhöhung des Harnstoff- und Kreatininwertes i.S., Hyperkaliämie, Hyponatriämie, Hypertension).

– *Typisch weiterhin:*

Erythrozyt- und Proteinurie, generalisierte Ödemneigung, Somnolenz und Konvulsionen als Folge eines Hirnödems bzw. urämisch-toxischer Schädigungen, Fragmentozyten (Schistozyten) im peripheren Blutausstrich (bizarr geformte Erythrozyten, sog. Eierschalenform).

2. Diagnostik

– Ganzes Blutbild, einschließlich Thrombozyten- und Retikulozytenzahl
– Direkter Race-Coombs-Test bzw. Suchtest auf erythrozytäre Neuramidaseschädigung mit Anti-T_{Ah}
– Gerinnungsstatus
– Blutgruppe
– Harnstoff, Kreatinin, Gesamteiweiß, Na^+, K^+, Bilirubin (direkt und indirekt), Transaminasen i.S.
– Haptoglobin, Laktatdehydrogenase i.S.
– Blutkultur
– Stuhlabstriche, vor allem zum Nachweis Verotoxin-bildender E.coli (Typ 0157:H7) bzw. Stuhlproben zum immunchemischen Nachweis des Verotoxins
– Säure-Basen-Status (Astrup)

- Aufschwemmung eines Tropfens Blut in physiologischer NaCl-Lösung zum mikroskopischen Nachweis von Fragmentozyten
- Gewichtskontrolle 3–6stündlich

3. Therapie

3.1 Bilanzierte Infusionstherapie in Abhängigkeit von den Elektrolytwerten sowie den 4–6stündlich gemessenen Urinmengen (nähere Einzelheiten siehe akutes Nierenversagen).

3.2 Wenn die Ausfuhr im Vergleich zur bilanzierten Einfuhr dezimiert erscheint, dann die *glomeruläre Restfiltration der Nieren überprüfen:* 1 mg Furosemid *(LASIX®, FURESIS®, FURANTHRIL®)/kg KG i.v.*

3.3 Indikationen zur frühzeitigen Dialyse
- Erfolglosigkeit von 3.2
- Eine über 24 Stunden fortbestehende Olig- bzw. Anurie (weniger als 150–300 ml/m^{2}KO)
- und/oder das Auftreten von Sekundärkomplikationen als Folge der Überwässerung, wie Zeichen eines Hirnödems (Bewußtseinstrübung, zerebrale Anfälle) bzw. Lungenödems.
- Erhöhung des K$^+$ über 6,2 mmol/l bzw. mval/l (EKG) bzw. rascher Anstieg der Harnstoff- und Kreatininkonzentration i.S. bei Bestimmung in relativ kurzen Zeitabständen.

3.4 Organisatorische Maßnahmen
- Potentielle Kandidaten für die Dialyse sind rechtzeitig einem Kinderdialysezentrum zu melden.
- Alle genannten anamnestischen und klinischen Daten bereithalten, damit über den Einsatz von Hämo- oder Peritonealdialyse selektiv entschieden werden kann.
- In Abhängigkeit davon mit den Kinderchirurgen Implantation entweder eines Zentralvenen- oder Peritonealdialysekatheters vereinbaren.

3.5 Transfusion gruppengleichen Erythrozytenkonzentrates
- Bei Abfall des Hk unter 0,25 (nähere Einzelheiten siehe Anämie).
- Bei positivem direkten Race-Coombs-Test bzw. Anti-Th$_{Ah}$-Suchtest sind über 3 Tage alte und somit weitestgehend komplementinaktive Erythrozytenpräparate einzusetzen.

3.6 Gabe von Frischplasma (FFP)
- Initial applizieren
  bzw. spätestens mit der Dialyse intermittierend koppeln
- 30 ml/kg KG/24Std. am 1. Tag, dann weiter 10 ml/kg KG/ 24 Std.

3.7 Kalkulierte bzw. gezielte *Antibiotikatherapie* bei Verdacht auf eine dem HUS ätiologisch zugrundeliegende bakterielle Infektion bzw. Sepsis (s. Kapitel Septischer Schock).

Hämophilie und andere angeborene Gerinnungsstörungen

H. Lenk

1. Allgemeines
- Bluterausweis und Nothilfepaß mit Diagnose, Therapievorschlag und Blutformel sowie poliklinische Unterlagen einsehen!
- Auf Eintragungen über Hemmkörper achten!
- Die meisten Blutungszustände bedürfen stationärer Kontrolle, weil Rezidive nach vorübergehendem Stillstand die Regel sind.
- Therapie auch dann beginnen, wenn sich eine Blutung nicht objektivieren läßt, aber der Patient eine Blutung vermutet (z.B. bei beginnendem Hämarthros). Anamnestische Angaben ernst nehmen!
- Alle Symptome, die sich nicht eindeutig zuordnen lassen, sind auf innere Blutungen verdächtig. Auch Bagatelltraumen können Anlaß zu inneren Blutungen, z.B. zu Blutungen in den Schädelinnenraum sein.
- Innere Blutungen lassen sich sehr gut sonographisch oder mit Computertomographie nachweisen.
- Bei Bauchsymptomatik an Ileopsoasblutung denken (Beckenwandhämatom oberhalb der Beckenwandung, Ausfälle des N.femoralis).

- Harnwegsblutungen verursachen kolikartige Schmerzen und auch präurämische Zustände, wenn sich obliterierende Thromben in den Harnwegen ausbilden. Dann fehlt eine Hämaturie!
- Weichteilhämatome, z.B. Blutungen in die Oberschenkelmuskulatur, führen oft zu hochgradiger Anämie und haben nicht selten Bewegungseinschränkungen zur Folge.
- Bei starken Unterblutungen an den Armen Gefahr ischämischer Kontraktur, bei Hämarthros drohen Kontrakturen und chronische Arthropathie mit Destruktion des Gelenkes.
- Alle operativen Eingriffe, auch Zahnextraktionen, unter stationärer Aufsicht und Vorbereitung.
- Blutungen können rasch zur Blutungsanämie oder zum Blutungsschock führen. Deshalb stets zuerst eine Hämatokritbestimmung. Wenn auch initial kein sicheres Maß für den Blutverlust, ist er doch als Ausgangswert bedeutungsvoll. Bei Verdacht auf innere Blutungen Kontrolle alle 2–3 Stunden. Auch diskrete Schocksymptome, z.B. ein geringes Ohnmachtsgefühl von kurzer Dauer usw., sind Indikationen für eine sofortige Transfusionstherapie.

2. Telefonische Auskünfte und Transport
- Vorstellung in der Klinik unbedingt befürworten!
- In den auswärtigen Einrichtungen vor dem Transport Blutungsschock oder hochgradige Anämie durch Transfusion beheben lassen sowie auf ausreichende Gabe von Faktorenkonzentraten hinweisen.
- Operative Eingriffe nach Möglichkeit erst im Hämophiliezentrum.
- Bei Extremitätenverletzungen kann der Transport in Blutleere empfohlen werden. Man läßt eine Staubinde fest anlegen (Kompression oberhalb des systolischen Druckes) und diese durch die Begleitperson jeweils nach 15 Minuten für ein bis zwei Minuten öffnen.

3. Diagnostische Maßnahmen, Injektionen
- Lumbalpunktionen nur nach intensiver Substitution und unter strenger Indikation wegen der Gefahr der Hämatomyelie.
- Venenpunktionen sind harmlos, wenn danach wenigstens über 10 Minuten manuell komprimiert wird. Dies auch nach Entnahme von Kapillarblut. Besonders sorgfältige manuelle

Kompression bei Patienten mit Hemmkörpern, auch bei mehreren Injektionsorten.
- Intramuskuläre Injektionen wegen der Gefahr ausgedehnter Weichteilblutungen nach Möglichkeit vermeiden.
- Katheterisierung der Blase kann ohne Substitutionsbehandlung vorgenommen werden. Am nachfolgenden Tag Erythrozytenbestimmung im Urin.
- Impfungen (s.c. oder i.m.) bei schwerer Hämophilie möglichst im Rahmen einer Substitutionstherapie. Ansonsten Injektion mit dünnster Kanüle (subkutan), 15 Minuten komprimieren lassen und am nächsten Tag zur Nachschau bestellen.

4. Vorbereitung von Plasmakonzentraten
- Die meisten Plasmakonzentrate müssen nicht gruppengleich übertragen werden.
- Nur virusinaktivierte Plasmakonzentrate verwenden.
- Sofort nach Auflösen injizieren, da sonst Wirkungsverlust.
- Schaumbildung ist nachteilig!
- Bei ambulanter Anwendung von Plasmakonzentraten den Patienten mindestens 30 Minuten unter Aufsicht halten! Schwere allergische Reaktionen, z.B. Schockzustände und Bronchospasmus, treten jenseits dieser Zeitspanne erfahrungsgemäß nicht mehr auf.

5. Substitutionstherapie

5.1 Therapie der Wahl ist – bis auf wenige Ausnahmen – die Substitution des fehlenden Gerinnungsfaktors, *bei Hämophilie A also F VIII-Konzentrat*. Bei milder Hämophilie A ist die Gabe von DDAVP möglich (siehe 5.3).
Hauptprinzipien bei akuten Blutungen:
   ausreichende Substitution,
   rechtzeitige Substitution.
Erforderliche Erstdosis bei akuten Blutungen
- Gelenkblutungen   – 25 E F VIII/kg KG als Standarddosis
                          bis 40 E/kg KG bei starker Ausprägung
- Muskelblutungen – 40 E/kg KG
- ZNS-Blutungen   – 60 E/kg KG
- Leichte
  Verletzungen   – 20 E/kg KG

- Schwere Verletzungen – bis 50 E/kg KG.
- Die erste Dosis ist deutlich höher als spätere Gaben, da niedriger Ausgangswert besteht und die Blutung *sofort* zum Stehen kommen soll.
- Wiederholte Gaben, speziell die hohe Substitution bei operativen Eingriffen oder bedrohlichen Blutungen erfordern Bestimmung des Faktor VIII-Spiegels und anschließende Substitution nach Maß.
- Errechnung der Substitutionsmenge:

  Benötigte E F VIII = gewünschter Anstieg in % mal $\dfrac{kgKG}{2}$

Erforderliche längerfristige Anhebung des F VIII-Spiegels
- Kleine Operationen: 50%
- Große Operationen: 60–100%, in der 1. Woche nicht unter 40%, später 10–20%
- Schwere Blutungen: 50–80%
- Bei Operationen 2. F VIII-Gabe schon nach wenigen Stunden, da F VIII HWZ (normal 8–12 Std.) anfänglich verkürzt ist.

5.2 Hämophilie B
- Therapie mit *F IX-Konzentrat*.
- Dosierung bei Blutungen und Errechnung der Substitutionsmenge wie bei Hämophilie A.
- Zweite Gabe bei intensiver Substitution ebenfalls schon nach kurzer Zeit, danach 2mal tgl., HWZ jenseits Initialphase 12–24 Std.

5.3 von Willebrand-Syndrom (vWS)
- Bei Patienten mit vWS *Typ I* (80% der Fälle) alle leichten Blutungsepisoden mit *DDAVP* (MINIRIN®, ADIURETIN®) behandeln. *Dosierung:* 0,3–0,4 µg/kg KG; in 20 ml 0,9% NaCl-Lösung verdünnen und als Kurzinfusion in 15–20 Minuten i.v. geben. Der Faktor VIII: C-Wert und der von Willebrand-Faktor steigen auf etwa das 3fache des Ausgangswertes. Wiederholung der Dosis nach 6–8 Stunden möglich. Sind 1–2 Gaben tgl. ausreichend, hält der Effekt an. Bei 3–4 Gaben pro Tag ist eine rasche Abnahme der Wirkung zu verzeichnen. Andernfalls Umstellung auf F VIII-vWF-Konzentrat (s.u.).

- Bei schwerem homozygotem vWS (= Typ III) und meist auch beim Typ II ist von Anfang an *F VIII-Konzentrat* (mit intaktem vWF!) vorzuziehen. Anwendbar sind HAEMATE® (Behring), RISTOFACT® (Behring), ALPHA VIII® (Alpha Therapeutic). Die meisten F VIII-Konzentrate enthalten hingegen zuwenig intakten vWF und sind so nur ungenügend wirksam!
  Errechnung der Initialdosis wie bei Hämophilie A.
  Die günstigere F VIII:C-Blutspiegeldynamik erlaubt größere Injektionsintervalle (2mal tgl.). Allerdings ist der Einfluß auf die Blutungszeit kürzer als auf F VIII:C.

5.4 Bei *seltenen hereditären Blutungsübeln* Substitutionsvorschläge den Patientenunterlagen entnehmen.

5.5 Bisher nicht analysierte Blutungsübel
- Sorgfältige Familien- und Eigenanamnese sowie Dokumentation der klinischen Blutungssymptomatik.
- Vor jeglicher Therapie Blutprobe zur Gerinnungsdiagnostik abnehmen.
- Wenn Diagnostik nicht vollständig möglich ist, Plasma einfrieren.
- Bei Verdacht auf Hämophilie oder vWS Versuch mit F VIII-Konzentrat und Kontrolle des Effektes mit Hilfe des PTT-Wertes. Bei eindeutiger Verkürzung Fortführung dieser Therapie bis zur exakten Diagnostik.

5.6 Bei trombozytären Blutungsübeln (angeborene Thrombozytopenie, Trombasthenia Glanzmann, Intrinsic-Thrombozytopathie) Thrombozytensubstitution mit *Thrombozytenkonzentrat*. Bei HLA-typisierten Patienten Anforderung weitgehend identischer Konzentrate beim Blutspendedienst (geringere Gefahr der Sensibilisierung, längere Wirksamkeit). Bei Thrombopathie ist DDAVP oft ebenfalls ausreichend wirksam. Dosierung siehe 5.3.

5.7 Hemmkörper
- Hemmkörperbefunde sind in den Unterlagen der Patienten aufgeführt. Sie können aber auch erst in letzter Zeit entstanden sein. Ein fehlender Substitutionseffekt bei Hämophilie A und B muß den Verdacht auf einen Hemmkörper lenken.
- Bei bekannten Hemmkörperpatienten möglichst Rücksprache mit einem Hämostaseologen.

- Substitutionsbehandlung nur bei dringender Indikation.
- Die Therapie richtet sich nach aktueller Höhe des Inhibitorspiegels:

Inhibitor in Bethesda-E

1–5 BE   – F VIII-Konzentrat, evtl. FEIBA®
(aktiviertes Prothrombinkomplexpräparat

5–10 (–20) BE – evtl. Plasmapherese zur Inhibitorsenkung, anschließend F VIII-Konzentrate, FEIBA

über 20 BE   – FEIBA

- Effekt einer F VIII-Gabe sofort mit Hilfe der PTT überprüfen.
- *FEIBA-Dosierung:* 50–70 E/kg KG in einer langsamen Infusion über 20 Minuten. Präparat kann 3mal täglich in dieser Dosierung gegeben werden. Strenge Indikationsstellung. Vor Gabe möglichst Rücksprache mit Hämostaseologen.

5.8 Bei hochgradiger *Blutungsanämie* sofort Bluttransfusion, bei *Blutungsschock* evtl. auch noch vor dem Ergebnis der Kreuzprobe. Erythrozytenkonzentrate dürfen auch im Blutungsschock angewendet werden. Übrige Therapie wie bei anderen Schockformen.

6. Lokale Blutstillung und Besonderheiten einiger Blutungsmanifestationen

- Wenn Substitution indiziert, dann diese sofort und *vor* allen weiteren Maßnahmen.
- *Größere Wunden* nach Substitution normal chirurgisch versorgen lassen.
- Bei kleinen, *oberflächlichen Wunden*: thrombingetränkter GELASPON®-Schwamm und Druckverband, evtl. manuelle Kompression.
- Bei *Epistaxis* Patienten aufsetzen und Versuch der Blutstillung durch Andrücken des Nasenflügels an das Septum für 10 Minuten, wenn *mehrfach* erfolglos, Tamponade mit thrombingetränktem GELASPON®-Schwamm. Nur im äußersten Notfall Mullstreifentamponade, da damit erneut Erosionen gesetzt werden.
- Bei Blutungen aus Gingiva oder *Mundschleimhaut* Versuch der Kompression mit thrombingetränkten Tupfern oder Gewebekleber. Sedierung mit Phenobarbital (LEPINAL®, LUMINAL®) günstig, Gabe von Antifibrinolytika (PAMBA®,

ANVITOFF®, UGUROL®). Grundsätzlich vor Tamponaden oder Kompression große Koagula entfernen.
- Nach *Zahnextraktion* Wundverschluß mit Fibrinkleber und Kollagenvlies (TISSUCOL®, BERIPLAST®). Besonders bei mittelschwerer Hämophilie kann so teilweise auf Substitution verzichtet werden.
- Keine *Analgetika*, die Acetylsalicylsäure enthalten. Dafür Phenacetinpulver oder Paracetamol, bei starken Schmerzen Pethidin (DOLCONTRAL®, DOLANTIN®).
- Antifibrinolytika sind bei Hämaturie kontraindiziert.
- Bei Blutungen in *Mundboden und Zungengrund* immer unverzüglich mit intensiver Substitution beginnen.
- Bei *intrakraniellen Blutungen* F VIII- oder IX-Werte *über* 50% erforderlich. Diagnose durch CT sichern. Verminderung der Substitution erst nach Erfolgskontrolle durch CT.
- Bei *Frakturen* unter entsprechender Substitution uneingeschränktes Repositionsprogramm.

Herzinsuffizienz

P. Schneider, E.-M. Meister, E. Dalitz

Vorbemerkungen

Die Herzinsuffizienz kann als Komplikation bei angeborenen und erworbenen Herzerkrankungen auftreten und sich langsam oder auch sehr rasch entwickeln. Dementsprechend sind der zeitliche Ablauf und die Intensität der Therapie zu gestalten. Die Situation unmittelbar nach herzchirurgischen Eingriffen weist zusätzliche Besonderheiten auf, die hier nicht berücksichtigt sind.

Symptome

Tachypnoe, Einziehungen, Tachykardie, erhöhter Venendruck (Halsvenenstauung), Vergrößerung der Leber, Ödeme, Unruhe, Zyanose. Zyanose allein (infolge Rechts-Links-Shunt) ist keine Indikation zur Glykosidbehandlung. Vergleiche auch das Kapitel „Vorgehen bei zyanotischen und/oder dekompensierenden Herzfehlern im Neugeborenenalter" (Teil 1).

1. Therapie bei nicht bedrohlicher Situation

1.1 Sedierung
- Lytischer Cocktail i.m. (oder i.v.) 0,1 – 0,15 ml/kg KG

1/2 Amp. Promethazin (ATOSIL®, PROTHAZIN®)	= 25 mg	= 1 ml
1 Amp. Pethidin (DOLANTIN®, DOLCONTRAL®)	= 50 mg	= 1 ml
1 Amp. Dihydroergotamin (HYDERGIN®)	= 0,3 mg	= 1 ml
NaCl-Lösung 0,9%		= 2 ml
		5 ml

- Nach Besserung Fortsetzung mit niedrig dosierten Barbituraten oder Diazepam (VALIUM®, FAUSTAN®).

1.2 Sauerstoff über Sauerstoffhaube (dabei Möglichkeit des Wärmestaus beachten).

1.3 Evtl. intravenöse *Infusion* für weitere medikamentöse Therapie und ggf. parenterale Ernährung. Flüssigkeitsmenge knapphalten (1/7 des KG bei Säuglingen, bei größeren Kindern max. 1000 ml/24 Std.).

1.4 Digitoxin (DIGIMERCK®, DIGITOXIN®)
- 4stündlich und vor jeder Glykosidgabe Herzfrequenz beurteilen (Frequenz, Regelmäßigkeit).
- Untere Pulsgrenze festlegen, d.h. bei Unterschreiten der Werte Verabreichung nur, wenn ausdrücklich vom Arzt bestätigt. Orientierung: Säuglinge 100/min, Kleinkinder 80/min., Schulkinder 60/min.
- Sättigung grundsätzlich
    Erhaltungsdosis 0,003 mg/kg KG/24 Std.
    Sättigungsdosis 0,04 mg/kg KG
- Schnellsättigung (i.v.)
    Sättigungsdosis innerhalb von 24 Stunden:

1. Gabe	1/2 Sättigungsdosis
2. Gabe nach 6–8 Stunden	1/4 Sättigungsdosis
3. Gabe nach weiteren 6–8 Stunden	1/4 Sättigungsdosis

- Langsame Sättigung oral (oder i.v.)
  Faustregel: 3 Tage 3mal täglich Erhaltungsdosis = Sättigungsdosis. Erhaltungsdosis ab 4. Tag: 1 Tropfen/kg KG/ 24 Std. Beispiel: Säugling, Gewicht 5 kg. Erhaltungsdosis = 5 Tropfen/24 Std. Sättigungsdosis = 3 Tage lang 3mal 5 Tropfen.
- Kontrolle des Digitoxinspiegels nach vollständiger Sättigung und später im Verlauf.
- Zeichen der Überdosierung: Erbrechen, Nahrungsverweigerung, Bradykardie, Arrhythmie, selten auch Tachykardie, im EKG PQ-Verlängerung, muldenförmige ST-Senkung.

1.5 Diuretika
- *Beachte:* Kontrolle der Flüssigkeitseinfuhr und -ausfuhr. Gewichtskontrolle täglich (evtl. 2mal täglich). Elektrolytkontrolle.
- Furosemid (LASIX®, FURESIS®) i.v.: 0,5–1 mg/kg KG, evtl. Wiederholung nach 4–6 Stunden,
  oral: 1–3 mg/kg KG/24 Std. verteilt auf 2 Gaben.
- Spironolacton (VEROSPIRON®, ALDACTONE®) evtl. zusätzlich zu Furosemid: 2 mg/kg KG/24 Std.

1.6 Ist die *Diurese trotz Furosemid unzureichend*, zusätzlich *Dopamin* in „Nierendosis": 2–5 µg/kg KG/min als Venendauerinfusion.

1.7 Bleibt ausreichende Besserung aus (z.B. bei dilatativer Kardiomyopathie), Versuch mit *Captopril* (LOPIRIN®, TENSOBON®) oral: 0,5–6,0 mg/kg KG/24 Std. Einstellung stationär.

1.8 Weitere Maßnahmen
- Pneumonielagerung, Oberkörper erhöht (45°), Knierolle. Nicht zu straff windeln!
- Korrektur Säure-Basen-Haushalt, Serumelektrolyte (K^+!), Serumeiweiß.
- Bei Rhythmusstörungen spezielle Therapie (s. dort).
- Nahrung: Bei Säuglingen evtl. Sondenernährung; salzarme, leichte Kost.
- Bei ambulanter Weiterbehandlung: Mutter muß täglich pulsen (vor Entlassung üben).

- Ärztliche Kontrolle nach 14 Tagen mit EKG, dann in größeren Abständen, auch Kontrolle des Digitoxinspiegels wiederholen.

2. Therapie bei vital bedrohlicher Situation
- *Symptome:* Ausgeprägte Dekompensationszeichen, schwache oder fehlende Pulse, kühle Peripherie, beginnende Zentralisation, entsprechend niedriger Blutdruck; Oligurie/Anurie, Abfall der O_2-Sättigung, Lungenödem.
- *Grundsätzlich:* Intensivstation, venöser Zugang, Monitoring (EKG, Atmung, Blutdruck, O_2-Sättigung, Urinproduktion, zentraler Venendruck).
- *Kontrollen:* Astrup, Lactat, Kreatinin, Elektrolyte, Eiweiß, Gerinnung, Hb, Hk, BB, Blutgruppe.

2.1 Sedierung Cocktail i.v. (s. Pkt. 1.1)

2.2 Digitoxin Schnellsättigung i.v. (s. Pkt. 1.4)

2.3 Diuretika i.v. (s. Pkt. 1.5)

2.4 Dopamin (DOPAMIN®) in „Nierendosis" 2–5 µg/kg KG/min (s. 1.6)

2.5 Dobutamin (DOBUTREX®): 3–6 µg/kg KG/min (bis 10 µg). In Frühphase des Schocks mit geringen Gefäßwiderständen Kombination von Dobutamin mit niedrig dosiertem Dopamin.

2.6 Bei Kreislaufzentralisation
- Humanalbumin 5%: bis maximal 10 ml/kg KG oder
- Dextran 40 (RHEOFUSIN®, RHEOMAKRODEX®, INFUKOLL M 40®): 3–5 ml/kg KG (TMD 10–15 ml/kg KG).

Vortestung für Dextran beachten:
- 3 ml Dextran 40 i.v., anschließend
- Humanalbumin 5% für 1/2 Stunde.
- Falls keine ausreichende Besserung auf Humanalbumin und keine allergische Reaktion auf Dextran 40, weitere Infusion von Dextran 40.

2.7 Bei Lungenödem Beatmung (PEEP).

2.8 Weitere Maßnahmen (s. Pkt. 1.8).
- Evtl. parenterale Ernährung (s. dort).

3. Klärung der kardialen Diagnose (Röntgen, EKG, Echokardiographie) und extrakardialer Erkrankungen (Sepsis o.ä.) und

Entscheidung über weitere Maßnahmen (Herzkatheter, Operation).

Bradykarde Herzrhythmusstörungen

H.-J. Häusler

Vorbemerkungen

Die Behandlungsnotwendigkeit und -form bei bradykarden Herzrhythmusstörungen ergeben sich aus der klinischen Situation. Zwingend erforderlich ist die Therapie bei:
- Adams-Stokes-Anfällen
- Bradykarder Herzinsuffizienz

1. Formen

1.1 AV-Block
- Meist angeboren und dann bei älteren Kindern in der Regel asymptomatisch. Adams-Stokes-Anfälle können aber prinzipiell in jedem Alter auftreten, d.h. auch nach jahrelang asymptomatischem Verlauf.
- Gefährdet sind Neugeborene und Säuglinge in den ersten Lebenswochen, insbesondere bei niedriger ventrikulärer Frequenz (unter 55/min) und atrialer Tachykardie.
- Seltener erworben (durch Herzoperation oder Karditis). Prognose zumeist ungünstig, deshalb in aller Regel Implantation eines Herzschrittmachers erforderlich.

1.2 Sinusknotensyndrom
- Nach Herzoperationen, z.B. Vorhofumkehr (Mustard, Senning) bei Transposition der großen Arterien; ansonsten äußerst selten bei Kindern.

1.3 Akute Bradyarrhythmien durch Intoxikationen
- z.B. mit Antiarrhythmika, wie Propafenon (RYTMO-NORM®), Mexiletin (MEXITIL®), Flecainid (TAMBOCOR®), Beta-Rezeptorenblockern, wie Propranolol (DOCITON®, OBSIDAN®) und Talinolol (CORDANUM®), Kalzium-Antagonisten, wie z.B. Verapamil (FALICARD®, ISOPTIN®, CARDIOPROTECT®) oder Digitalispräparaten (siehe Digitoxinintoxikation).

2. Diagnostik
- Klinisch:
  Bradykardie,
  evtl. Blutdruckabfall, Schwindel, Bewußtseinsverlust.
  Bei Intoxikationen kardiogener Schock möglich (präparat- und dosisabhängig).
- EKG bei totalem AV-Block:
  P-Wellen und QRS-Komplexe treten völlig unabhängig voneinander auf. Die P-Wellen-Frequenz ist immer deutlich höher als die Frequenz der QRS-Komplexe des bradykarden Ersatzrhythmus.

3. Therapie
3.1 Medikamentöse Behandlung
- Bei sinuatrialem Block: Atropin i.v.
- Beim AV-Block Orciprenalin (ALUPENT®) i.v.
  Einzeldosis: 0,1–0,3 mg (bis 0,5 mg) i.v.
  1 Ampulle ALUPENT® (0,5 mg in 1,0 ml) mit physiologischer NaCl-Lösung auf 10 ml verdünnen. Davon 2–6–10 ml langsam i.v. injizieren.
  Ist eine ausreichende Herzfrequenz erreicht, erfolgt Übergang auf i.v.-Dauerinfusion von ALUPENT®: 0,1–1,0 µg/kg KG/min.
  Die Infusionsdosis richtet sich nach Verhalten von Herzfrequenz und -rhythmus. Sie wird der Infusionsflüssigkeit (z.B. halbisotone Elektrolyt-Glukose-Lösung) beigegeben.
  1 Ampulle ALUPENT® (0,5 mg in 1,0 ml) mit physiologischer NaCl-Lösung auf 10 ml verdünnen, darin sind enthalten:
  10 ml = 0,5 mg = 500 µg ALUPENT®
   1 ml = 0,05 mg = 50 µg ALUPENT®
  0,2 ml = 0,01 mg = 10 µg ALUPENT®

3.2 Elektrostimulation (Schrittmachertherapie)
- Bei Versagen der medikamentösen Therapie.
- Indikationsstellung durch erfahrene Kinderkardiologen.
- Zunächst externe Schrittmachertherapie. Dazu transvenös eine Stimulationselektrode bis in den rechten Ventrikel einführen. Stimulation über einen externen (extrakorporalen) Pacemaker.
- Wenn erforderlich (z.B. bei permanentem totalen AV-Block), kann nach einigen Tagen ein Schrittmacher implantiert werden.
- Zur Überbrückung ösophageale oder auch transthorakale Herzstimulation (nur passager zur Lebenserhaltung!).

Tachykarde Herzrhythmusstörungen

E.-M. Meister, P. Schneider

Vorbemerkungen

Die Therapie tachykarder Herzrhythmusstörungen erfordert neben anderen Maßnahmen antiarrhythmisch wirkende Medikamente. Aus der großen Palette dieser Wirksubstanzen werden hier nur die erwähnt, mit denen eigene Erfahrungen vorliegen und die bei der Notfallbehandlung eingesetzt werden. Aber: Nicht jede Tachykardie ist ein Notfall, nicht jede braucht eine akute Therapie. Jede antiarrhythmische Behandlung ist mit Risiken belastet. Dilemma für Pädiater: ständig wachsende Zahl der Mittel, kaum überschaubare Literatur – kleine Patientenzahlen. Zusammenarbeit mit erfahrenen Zentren ist besonders zu empfehlen. Auch bei Indikation zur Dauertherapie.

1. Paroxysmale supraventrikuläre Tachykardie (SVT)
- Häufigste Form einer tachykarden Herzrhythmusstörung im Kindesalter, insbesondere bei Säuglingen.

- Der Allgemeinzustand bestimmt die Dringlichkeit der Therapie. (Bei Säuglingen führt eine SVT nach 24–48 Stunden Dauer zur kardialen Dekompensation.)
- EKG: QRS-Komplexe schmal, bis 0,10" breit, „normal" geformt. P oft nicht erkennbar. Die Frequenz ist starr und variiert nicht bei Erregung oder im Schlaf.
- Therapie des akuten Anfalls nur unter EKG-Kontrolle!

1.1 Bei kardialer Insuffizienz als erste Maßnahme Kardioversion durch DC-Schock unter Anästhesie! Dosis 0,5–2,0 Wsec/kg KG.

Bei gutem Allgemeinzustand:
1.2 Vagusreize
- Auslösen von Brechreiz.
- Trinken von kaltem Sprudel.
- Valsalvapreßversuch (kleine Kinder Luftballon o.ä. aufblasen lassen).
- Karotissinusmassage einseitig.
- Bulbusdruck bds. (weniger zu empfehlen, Gefährdung des Auges!).
- Tauchreflex („diving reflex"): Größere Kinder zum Atemanhalten auffordern und Gesicht in kaltes Wasser tauchen. Bei Säuglingen und Kleinkindern Plastikbeutel mit Eiswürfeln und kaltem Wasser gefüllt für 10–15" auf das Gesicht fest auflegen, so daß Gesicht und Ohren bedeckt sind.

1.3 Sedierung: z.B. Diazepam (z.B. VALIUM®, FAUSTAN®)

1.4 Ausgleich einer Azidose!

1.5 Medikamente zur Injektion mit physiol. NaCl-Lösung verdünnen und langsam unter EKG-Kontrolle injizieren.
- Verapamil (ISOPTIN®, FALICARD®, VERAPAMIL®)
  0,1–0,3 mg/kg KG langsam i.v.
  Max. Einzeldosis 5 mg!
  Evtl. nach 30 Minuten wiederholen.
- Digitalis
  1/3–1/2 der Sättigungsdosis i.v.
  Tritt kein Therapieerfolg ein, kann nach 2–3 Stunden die halbe Sättigungsdosis wiederholt werden (s. Herzdekompensation).
- Propranolol (OBSIDAN®, DOCITON®)

0,02–0,1 mg/kg KG langsam i.v.
Nicht zusammen mit Verapamil!
- Flecainid (TAMBOCOR®)
  1–2 mg/kg KG langsam über 5 Minuten i.v.
  Evtl. nach 15 Minuten weitere 0,5 mg/kg KG
- Ajmalin (TACHMALIN®, GILURYTMAL®)
  Bis 1 mg/kg KG i.v.
  Besonders wirksam bei Präexzitationssyndrom (WPW-Syndrom)
  Evtl. als Dauerinfusion 1 mg/kg KG/Stunde
  Wirkung setzt innerhalb von 1–2 Minuten ein, Halbwertzeit 12 Minuten.

1.6 Bei Versagen der medikamentösen Therapie Kardioversion durch DC-Schock unter Anästhesie!
Dosis 0,5–2,0 Wsec/kg KG.

2. Paroxysmale ventrikuläre Tachykardie
- Im Kindesalter sehr selten!
- EKG: QRS breiter als 0,10" und bizarr verformt. P unabhängig von QRS. Herzschlag regulär.

2.1 Vagusreize nutzlos
Erster therapeutischer Versuch: Handkantenschlag auf den Thorax.

2.2 DC-Schock wie 1.6

2.3 Medikamente
- Verapamil s. 1.5
- Lidocain 2%ig (XYLOCITIN®, LIDOCAIN®)
  1–2 mg/kg KG langsam i.v.
  Effekt hält evtl. nur 10–20 Minuten an, kann dann wiederholt werden.
- Flecainid s. 1.5
- Propranolol s. 1.5

3. Vorhofflattern und -flimmern
- Im Kindesalter selten!
- EKG: Hohe Frequenz von P-Wellen, sog. Sägezahnkurve. QRS-Komplexe fallen meist regelmäßig nach 3–4 Flatterwellen ein. Gefahr besteht bei plötzlicher Überleitung jeder P-Welle auf die Kammern.

3.1 Vorzugsweise Beginn mit DC-Schock (s. 1.1) *mit Schrittmacherbereitschaft* (für Asystolie oder Bradykardie bei Sinusknotendysfunktion).

3.2 Medikamente
- Digitoxin
  Mittelschnelle Sättigung oral über 1–2 Tage bevorzugt.
- Verapamil
  3–4mal 1 mg/kg KG/24 Stunden oral.
  Bei Dekompensation i.v. wie 1.5
- Flecainid (TAMBOCOR®)
  2mal 1 bis zu 2mal 2,5 mg/kg KG/24 Stunden oral.
- Chinidin (CHINIDIN DURILES®, CHINIDIN-RETARD-ISIS®)
  Bei älteren Kindern.
  Nur beim volldigitalisierten Patienten.
  20 mg/kg KG/24 Stunden oral in 2–4 Einzeldosen.

Herzschrittmacherkomplikationen

H.-J. Häusler

Vorbemerkungen

Herzschittmacherimplantationen erfolgen nach strenger Indikationsstellung. Komplikationen des Systems können lebensbedrohlich sein und erfordern deshalb sofortiges sachkundiges Handeln.

1. Plötzlicher Frequenzabfall unter Pacemakerfrequenz
(die im Herzschrittmacherausweis vermerkt ist, den die Patienten bzw. deren Eltern bei sich haben).

1.1 Ursachen
- Am häufigsten sind Elektrodendislokationen, Kabelbruch, Konnektordefekte, Batterieausfall.

- Als kardiogene Ursache kommt in den ersten 6 Wochen nach Implantation ein Anstieg der Reizschwelle in Betracht.
- Selten führt eine Fibrosierung im Bereich des Elektrodenkontaktes zum Spätanstieg der Reizschwelle, was Störungen der Schrittmacherfunktion (Entrance- und/oder Exitblock) zur Folge hat.

1.2 Maßnahmen
- Registrierung von zentraler Herzfrequenz (Auskultation) und peripherem Puls.
- EKG (Extremitäten-EKG ausreichend).
- Röntgenaufnahme in 2 Ebenen, in denen jeweils das gesamte Pacemakersystem (Aggregat und gesamte Elektrode!) erfaßt ist.
- Konsultation eines erfahrenen Kinderkardiologen (und/oder Herzchirurgen), der die „Ursachendiagnostik" übernimmt.
- Die Therapie besteht zumeist in der operativen Korrektur der Störung (z.B. Inseration einer neuen Elektrode), die von einem erfahrenen Herzchirurgen (Säuglinge, Kleinkinder!) durchgeführt werden sollte.
- Bei Adams-Stokes-Anfällen oder sich entwickelnder bradykarder Herzinsuffizienz sind bis zur Behebung der Pacemakerstörung Orciprenalin (ALUPENT®), u.U. auch externe Herzstimulation notwendig (s. Kapitel Bradykarde Herzrhythmusstörungen).

2. Infektion des Pacemakersystems und Verletzung der Haut über dem Schrittmachersystem
- Beide Komplikationen sind ernsthaft, da es bei Nicht- oder Falschbehandlung nahezu regelmäßig zur Sepsis kommt. In beiden Fällen sollte ein erfahrener Kinderkardiologe konsultiert werden.
- Bei infiziertem Pacemakersystem ist unverzügliche Einweisung in das Herzzentrum erforderlich, da in aller Regel Entfernung des Schrittmachersystems erforderlich ist. Außerdem muß die passagere externe Stimulation gesichert und eine entsprechende Sepsisbehandlung eingeleitet werden.

Hirnödem

R. Lietz, E. Dalitz

Vorbemerkungen

Das Hirnödem ist eine Form der intrakraniellen Volumenzunahme, die sich klinisch in unspezifischer Weise durch Zeichen einer intrakraniellen Druckerhöhung zu erkennen gibt. Schwach ausgeprägte oder lokalisierte Hirnödeme können auch klinisch stumm bleiben (bzw. diskrete psychopathologische Auffälligkeiten zeigen). Das Hirnödem tritt oftmals in Kombination mit anderen vital bedrohlichen Zuständen (Entzündung, Hypoxie, Krämpfe, Tumoren, Blutung, Wasserintoxikation) auf.

1. Diagnostik
- Klinisch: Kopfschmerzen, Brechreiz, Erbrechen.
- Neurologisch: Tonus, Augenmotilität, Reflexstatus (insbesondere Korneareflex, Puppenaugenphänomen, Lichtreflexe), Meningismus, Spontanmotilität, Herz-Kreislauf-, Atem- und Temperaturregulation.
- Psychologisch: hirnorganisches Psychosyndrom, Vigilanzschwankungen, absinkende quantitative Bewußtseinslage.
- Augenärztlich: Stauungspapille, Fundusblutungen, Gesichtsfeldeinschränkungen, Visusabfall, Angabe von Doppelbildern.
- Röntgenologisch: Zeichen der Nahtdehiszenz über der Kalotte, Sella-Veränderungen, Wolkenschädel (unter Vorbehalt).
- EEG: Störungen der Hintergrundaktivität, Herdbefunde.
- CT: Densitätsänderungen, Veränderungen der Ventrikelweite (zumeist Ventrikelverschmälerung, Verlagerung der Mittellinienstrukturen).

2. Untersuchungskriterien
- Kontinuierliche Registrierung von Temperatur, Blutdruck, Puls- und Atemfrequenz, ggf. des Hirndruckes (indirekt über einen epiduralen Transducer oder direkt über eine Subarachnoidal-Sonde, die sogenannte „Richmond-Schraube").
- Klinische und neurologische Beurteilung (täglich).
- Regelmäßig Bewußtseinslage registrieren (s. Pkt. 3).
- Körpergewicht (täglich).

- Urinmenge/24 Std. und spezifisches Gewicht (mehrmals in 24 Stunden).
- N^+, K^+, Gesamteiweiß, Kreatinin, Glukose, Osmolalität im Serum.
- Säure-Basen-Haushalt (4–6stdl.).
- Beurteilung des Augenhintergrundes (täglich).
- EEG.
- Schädelsonographie und Dopplersonographie (extra- und intrakranieller Gefäße).
- CT des Schädels.
- MRT des Schädels (bei unklarem CT-Befund).

3. Skalierung der Bewußtseinsgrade

Grad	Bezeichnung	Klinik	Neurologie
0	Bewußtseinsklarheit	Hellwach, adäquate Reaktionen und altersgerechte Handlungen.	Reflexstatus regelrecht, Normotonus
1	Bewußtseinseinengung	Munter; ängstlich-depressiv verstimmt, bestehende Abwehr durch geduldiges Einwirken beeinflußbar.	idem
2		Munter; psychomotorische Unrast von außen nicht beeinflußbar.	MER lebhaft auslösbar, Normotonus
3	Benommenheit	Bewegungsarm, legt sich spontan hin, noch adäquate Antworten.	idem
4		Müde, teilnahmslos, bei Schlaf leicht erweckbar.	MER regelrecht auslösbar, Hypotonus.
5	Somnolenz	Augen zunächst geschlossen, Antworten verzögert, mehrfaches Fragen erforderlich.	Ataxie-Prüfung unsicher, Reflexstatus regelrecht.
6		Apathisch, Gähnen, vorwiegend Schlafzustand.	Pupillenreaktion verzögert.

Grad	Bezeichnung	Klinik	Neurologie
7	Sopor	Schlaf; durch starke Reize erweckbar, ungenaue und sehr verlangsamte Antworten, Sätze werden nicht vollendet.	MER regelrecht auslösbar, Hypotonus.
8	Koma	Nicht erweckbar, bei sternalen Nadelstichen Abwehr mit sämtlichen Extremitäten, dabei auch mimische Reaktionen.	MER abgeschwächt, Kornealreflexe abgeschwächt.
9		Schwaches oder gar kein Reagieren auf starke Schmerzreize.	MER schwach oder gar nicht auslösbar, Pupillen eng, Kornealreflexe nur noch angedeutet positiv.
10		Keine Schmerzreagibilität.	Pupillen weit gestellt, MER negativ, Kornealreflexe negativ.

4. Therapie

4.1 Therapieprinzipien
- Sie erfolgt zumeist symptomatisch und läßt die Ätiopathogenese des Hirnödems unberücksichtigt.
- Sie zielt auf
  Beeinflussung der gestörten Perfusion,
  Verbesserung der Gewebsoxygenierung,
  Optimierung des Energiestoffwechsels in den geschädigten Hirnzellen,
  Vermeidung von Krampfanfällen und Ausschaltung von Streßfaktoren.
- Die Anwendung der nachfolgend aufgeführten Methoden bzw. Medikamente wird in Abhängigkeit von der Ausprägung des Ödems einzeln, in Kombination oder sukzessiv empfohlen.

4.2 Physikalische Maßnahmen
- Lagerung des Patienten: Höherlagerung von Kopf und Rumpf in einem Winkel von etwa 30° zur Besserung des venösen Abflusses und zur hydrostatischen Drucksenkung im Liquorraum.
  Cave: Arterielle Drucksenkung (kardiale Stützung erforderlich, Vermeidung einer Hypovolämie).

KI: Akuter Schock.
- Liquordrainage bei gestörter Resorption des Liquors oder bei Blockade der liquorabführenden Wege angezeigt; entweder zeitweilig extern über Punktionen oder kontinuierlich über Shunt-Implantation.

4.3 Glukokortikoide
Hauptsächliche Verwendung von Dexamethason (DEXA-ratiopharm®, FORTECORTIN®)
- Initial 1,0–1,5 mg/kg KG i.v. als Bolus,
- danach 1,0–1,5 mg/kg KG/24 Std. i.v. oder i.m., auf 3–6 Dosen verteilt.
- Wirkungseintritt nach 4–6 Std. (bes. bei vasogenem Hirnödem).
- Reduktion der Dosis in Abhängigkeit von der Vigilanz.

KI: Floride Magen-Darm-Ulzera; dekompensierter Diabetes mellitus.

4.4 Osmo-Onko-Therapie
- Insgesamt knappe Flüssigkeitszufuhr (50%–70% der gewichts- und krankheitsspezifischen Gesamtmenge).
- Mannitol-Infusionslösungen: MANNITOL-Lösung 20 salvia®, OSMOSTERIL 20%®: als Kurzinfusion 0,25–0,5 mg/kg KG über 15–20 min *oder*
- Human-Albumin 20% und/oder Dextran 40-Lösung (RHEOFUSIN®, INFUKOLL M 40®): 5 ml/kg KG in 2–4 Std. (Wiederholung nach 6–8 Std.).

Wirkungseintritt nach 15–20 min.

KI für Mannitol: frische Blutungen.

Cave: Rebound-Effekt mit Übertritt hyperosmolarer Substanzen in das Hirngewebe wegen der gestörten Blut-Hirn-Schranke (Osmolalität des Blutes nicht über 320 mmol/l ansteigen lassen).

- Zyklische Diuretika, Furosemid (LASIX®, FURANTHRIL®, FUROSEMID-ratiopharm®).

Reduktion der K^+-Aufnahme in die Zellen, Wirkungseintritt innerhalb 2 Std.

Dosierung: 1–3 mg/kg KG i.v. (1–4mal/24 Std.)

KI: Hypokaliämie.

4.5 Barbiturate
- Phenobarbital (LEPINAL®, LUMINAL®): 30–50 mg/kg KG/24 Std. i.v., verteilt auf 3–4 Dosen (Halbwertzeit: 24–96 Std.) oder *evtl. zusätzlich*
- Thiopental (TRAPANAL®): initial 30 mg/kg KG, dann 3–5 mg/kg KG/Std. i.v.
  (Halbwertzeit: 3–8 Std.) *oder*
- Etomidat (RADENARCON®): 1 mg/kg KG als Stoßinfusion, danach 1 mg/kg KG/Std. über 6 Std. i.v. (Halbwertzeit: 1 Std.).
  Cave: Atemdepressive Wirkung (Beatmungsbereitschaft) und negative Herz-Kreislauf-Wirkung (bei RADENARCON® kaum vorhanden)!

4.6 Hyperventilationsbeatmung
- Wirkung: Hypokapnie führt zur Vasokonstriktion im gesamten Hirngewebe, durch erhöhten Perfusionsdruck verbesserte Durchblutung der geschädigten Hirnareale, Erhöhung des intrakraniellen Druckes.
- Die Methode erfordert Hinzuziehung eines Anästhesisten, ein leistungsfähiges Beatmungsgerät und exakte Überwachung der Kontrollparameter (SBH und Hk 2–4stdl.; Herzfrequenz, Atmung, RR, pO_2 und pCO_2 kontinuierlich).
  Cave: Verminderung des Herzzeitvolumens, Blutdrucksenkung und mögliche Ausbildung fokal-ischämischer Störungen mit Bildung eines zytotoxischen Ödems in den Ödemrandbezirken!

Hypertensiver Notfall

R. Schille

Vorbemerkungen

Die hypertensive Krise ist eine Notfallsituation. Der systolische und/oder diastolische Blutdruck steigt innerhalb von Stunden erheblich über den Normbereich.

Orientierende Grenzwerte
Neugeborene – 130/100 mm Hg
Säuglinge – 140/100 mm Hg
Kleinkinder – 150/110 mm Hg
Schulkinder – 160/110 mm Hg
Jugendliche – 180/120 mm Hg

Ursachen
- Entgleisung eines medikamentös eingestellten chronischen Hypertonus.
- Akutes Nierenversagen, Glomerulopathie.
- Vaskulitis.
- Enzephalitis, Hirnödem, Hirntumor.
- Phäochromozytom.
- Intoxikationen.

Die *Symptomatik* ist abhängig von
- Individueller Toleranz,
- Geschwindigkeit des Blutdruckanstiegs,
- Dauer der Krise,
- Schweregrad einer vorbestehenden Hypertonie und
- Ausmaß bereits vorhandener Organkomplikationen.

Manifestation der Krise u.U. als *hypertensive Enzephalopathie*.
- Leichte Form: Erbrechen, Kopfschmerzen, Sehstörungen, motorische Unruhe, Tachykardie, Parästhesien.
- Schwere Form: Retinaveränderungen, Lungenödem, Paresen, herdförmig oder generalisiert ablaufende Krämpfe.

1. Klinische und paraklinische Diagnostik
- Anamnese
  Chronische Erkrankungen?
  Bisheriger Blutdruck?
  Medikamente?
  Intoxikationen?
- Klinische Untersuchung
  Ödeme, Dyspnoe, Zyanose,
  Bewußtseinsstörungen,
  Kardiale oder neurologische Befunde,
  Femoralispulse,
  Augenhintergrundveränderungen.

- Laboruntersuchungen
 Blutbild,
 Na^+, K^+, Ca^{++},
 Phosphor, Magnesium,
 Kreatinin, Eiweiß, CRP,
 Blutzucker, Säure-Basen-Status,
 Urinstatus, evtl. Liquordiagnostik.
- Weitere Untersuchungen
 Röntgen (Thorax, Schädel),
 EKG, EEG, Echokardiografie, CT,
 Urin und/oder Serum für toxikologische Untersuchungen.

2. Therapie (s. Tab.)

- Therapiebeginn sofort mit Nifedipin p.os. Die Kapsel soll zerbissen oder der Inhalt unter die Zunge appliziert werden. Dosis: Bis 15 kg KG 1 Kapsel à 5 mg, >15 kg KG 1 Kapsel à 10 mg.
- Klinikeinweisung.
- Monitoring (Blutdruck, Pulsfrequenz, Atemfrequenz, EKG).
- Bilanzierte Flüssigkeitszufuhr.
- Abhängig von der Hydratation Gabe eines Saluretikums.
- Bei ausgeprägter Tachykardie (als Ausdruck einer Sympathikusstimulation) Clonidin (CATAPRESAN®, HAEMITON®) 2–6 µg/kg KG s.c., i.m. oder langsam i.v.
- Bei ungenügendem Therapieeffekt unter oraler Initialtherapie parenterale Behandlung mit Diazoxid oder Dihydralazin; Nitroprussid-Natrium als ultima ratio unter Intensivtherapiebedingungen.
- Überschießende Blutdrucksenkung vermeiden (Gefahr verminderter Hirnperfusion).
- Nach Durchbrechen der Krise Beginn einer antihypertensiven Kombinationstherapie.
- Auf typische Nebenwirkungen der Antihypertensiva achten.

Tabelle: Die wichtigsten Antihypertensiva für Kinder

Medikamente	Dosierung	Wirkungseintritt Wirkungsmaximum Wirkungsdauer	Bemerkungen
Nifedipin ADALAT® NIFEDIPIN-RATIOPH.® CORINFAR®	0,25–0,75 mg/kg KG oral oder sublingual	nach 5 Minuten nach 30 Minuten 3–6 Stunden	Gleiche Dosis kann nach 15 Minuten erneut verabreicht werden.
Diazoxid HYPERTONALUM®	2 mg/kg KG schnell i.v. (in 10–20 Sekunden)	nach 1 Minute nach 5 Minuten 3–6 Stunden	Bei Nichtansprechen Injektion mit der doppelten Dosis wiederholen (bis 8 mg/kg KG/Dosis). KI: Niereninsuffizienz mit Anurie. NW: Tachykardie, Hyperglykämie, Na-Retention, schwere Hypotonie.
Dihydralazin NEPRESOL INJECT® DEPRESSAN®	0,2–0,8 mg/kg KG i.v. (max. 25 mg)	nach 1–10 Minuten nach 10–80 Minuten 1–4 Stunden	Oftmals unzureichender Effekt. NW: Tachykardie.
Nitroprussid-Natrium NIPRUSS®	initial: 0,5 µg/kg KG/Minute bis 10 µg/Minute Infusionsrate muß laufend dem Blutdruck angepaßt werden.	nach 1 Minute nach 1 Minute 10 Minuten	Als *ultima ratio* bei Therapieresistenz, nur bei kontinuierlicher Überwachung! Bei Niereninsuffizienz Thiozyanatvergiftung möglich.

Thyreotoxische Krise
(Therapie der sonstigen Formen der Hyperthyreose s. Teil 3)

H. Willgerodt, E. Keller, W. Hoepffner

Vorbemerkungen

Definition
Akute lebensbedrohliche Dekompensation des Organismus infolge massiver Überschwemmung mit Schilddrüsenhormonen.

Anamnese
Durst, Herzklopfen, starke Unruhe oder Mattigkeit, Schwitzen, evtl. Durchfall, Gewichtsabnahme, Schluckbeschwerden.

Symptome
Adynamie, stärkste motorische und psychische Unruhe, grob- bis feinschlägiger Fingertremor, Tachykardie, Hyperthermie, Exsikkose, Desorientiertheit, Bewußtlosigkeit bis Koma, Protrusio bulborum.

Diagnostik
– Diagnose auf Grund von Anamnese (bereits bekannte Struma und/oder Hyperthyreose) und klinischem Befund!
– Vor Therapie Entnahme von Venenblut (2 ml) zur Bestimmung von T_3, T_4, TSH, fT_4, fT_3, TRAK, TPO-AK.
– Weitere Diagnostik entsprechend intensiv-medizinischen Grundsätzen: Kontrolle des SBH (Astrup), BG, Serumelektrolyte, Serumosmolalität, Hb, Hk, DBB, Blutkultur, RR- und Pulsmonitoring.

Therapieprinzip
Sofortige Blockierung der Hormonsynthese und -abgabe in der Schilddrüse durch Jodisationshemmer. Intensivmedizinische Überwachung und zusätzliche Maßnahmen zur Behandlung der Folgen der Krise für Herz-Kreislauf und andere Organsysteme.

1. Spezifische Therapie

1.1 Blockierung der Hormonsynthese durch i.v. Gabe von Methimazol (THIAMAZOL INJECT®, FAVISTAN®).
Dosis: 80–240 mg/24 Std. als Dauerinfusion oder in 3 Einzelgaben langsam über 30 min i.v.

1.2 Sympathikolytika
Propranolol (OBSIDAN®, DOCITON®) mehrfach tgl. i.v. in altersentsprechender Dosierung (*Cave:* manifeste kardiale Insuffizienz oder Bronchusspasmus!). Reserpin (RAUSEDAN®): mehrfach tgl. i.v. oder i.m.

1.3 Glukokortikoide
Prednisolon-Hemisukzinat (PREDNISOLUT®, SOLU-DECORTIN H®) bis 250 mg/24 Std. i.v., verteilt auf mehrere Gaben.

2. Zusätzliche Maßnahmen

2.1 Infusionstherapie zur Substitution des großen Flüssigkeits- und Energiebedarfes.

2.2 Sedierung mit Barbituraten, Phenothiazinen.

2.3 Behandlung der Hyperthermie und gleichzeitige Sedierung durch Gabe von lytischem Cocktail i.m.

2.4 Digitalisierung (siehe Kapitel Herzdekompensation).

2.5 Antibiotika-Prophylaxe.

3. Beachte
- Bei besonders bedrohlichen Symptomen Plasmapherese an einem Blutzellseparator.
- Bei der Blockade von Hormonsynthese und -ausschüttung durch Jodisationshemmer (s. 1.1) erfolgt die Elimination entsprechend der mehrere Tage betragenden biologischen Halbwertzeit.
- Bei weniger stark ausgeprägten Krisen ist eine orale Therapie mit Methylmerkaptoimidazol (METHIMAZOL®, THYROZOL®, THIAMAZOL®) in einer Dosis von 40 mg/m^2 KO/24 Std., aufgeteilt auf 4 Einzeldosen, möglich (s. Teil 3).

4. Übergang auf Dauertherapie
- Steuerung der Therapie in den ersten 2–3 Behandlungstagen vorwiegend nach klinischer Beurteilung, da die Hormonwerte zeitlich gering verzögert vorliegen.
- Bei deutlicher Besserung der klinischen Symptome und Abfall der Hormonkonzentrationen im Blut wird die i.v.-Gabe von Methimazol durch 40 mg/m^2 KO Methimazol oral abgelöst.

Hypoglykämien

P. Bührdel

Vorbemerkungen

Bei Zuständen plötzlicher Apathie, bei Bewußtlosigkeit oder Krämpfen muß immer auch an eine Hypoglykämie gedacht werden. Hypoglykämien sind besonders häufig im Neugeborenenalter als Ausdruck einer mangelhaften Adaptation oder verminderter Energiereserven bei Frühgeborenen und Hypotrophen.

Hypoglykämien jenseits des 7. Lebenstages sind oft Symptom einer angeborenen Stoffwechselstörung (vergleiche die Kapitel Stoffwechselstörung und Glykogenosen in Teil 3).

1. Pathogenetische Zuordnung nach

1.1 Erstmanifestation der Hypoglykämien
Postnatal: Nesidioblastose, EMG-Syndrom, Glykogenose Typ I und III.

Im 1. Lebensjahr:	Enzymdefekte der Glukoneogenese, milder Hyperinsulinismus, Glykogenose Typ III, VI, Hypopituitarismus, hereditäre Fruktoseintoleranz bei Zufuhr von Fruktose.
2.–5. Lebensjahr:	ketotische Hypoglykämie.

1.2 Zeitdauer möglicher Nüchternperioden

Kurze Nüchternphasen (1–3 Std.):
        Hyperinsulinismus,
        Glykogenose Typ I.

Längere Nüchternphasen (4–8 Std.):
        FDPase-Mangel,
        Glykogenose Typ III.

(je älter das Kind, desto länger tolerierte Nüchternperiode).
Reaktive Hypoglykämie:
        Fruktoseintoleranz,
        FDPase-Mangel,
        Galaktoseintoleranz,
        milder Hyperinsulinismus.

1.3 Klinische Begleitsymptome

Hepatomegalie
ausgeprägt	Glykogenose Typ I, III,
mäßig	Typ VI, FDPase-Mangel, Fruktoseintoleranz,
gering oder fehlend	Hyperinsulinismus.

Störungen der Leberfunktion (hohe Aminotransferasen)
        Glykogenose Typ III,
        Fruktoseintoleranz, Galaktosämie.

Minderwuchs	Glykogenosen Typ I, III, VI, hypothalamisch-hypophysäre Insuffizienz (dabei auch Mikropenis).
Makrosomie	Hyperinsulinismus (intrauteriner Beginn).
Somnolenz, Koma	Störungen der Fettsäureoxydation.

Kohlenhydratstoffwechselparameter im Verlauf des Nahrungskarenztests bei gesunden Kindern sowie bei Patienten mit Hyperinsulinismus (HI) und Glykogenspeicherkrankheit (Typ I, III, VI)

	4 Std. ges. Ki.	18 Std. ges. Ki.	HI	Typ I	Typ III	Typ VI
Glukose (mmol/l)	5,4	4,2	2,7	2,4	3,7	3,8
Insulin (mU/l)	14,0	3,7	16	5,0	5,0	6,3
FFS (µmol/l)	450	1200	500	1500	2000	1800
β-OH-Butyrat (µmol/l)	50	900	200	400	2000	2100
Laktat (mmol/l)	1,5	4,2	3,0	17,0	3,5	2,6

2. Differentialdiagnose durch Nahrungskarenztest

– Voraussetzungen:
 Freier Venenzugang
 glukosefreie Vollelektrolytlösung i.v. über Venüle
 kein Verdacht auf Nesidioblastose.
– Testbeginn nach der letzten Mahlzeit individuell unterschiedlich (vergleiche Pkt. 1).
– Kontrolle der Blutglukosekonzentration alle 15 Minuten.
– Blutentnahme zur Bestimmung von Insulin, Laktat, FFS, β-OH-Butyrat, Kortisol, Carnitin
 bei Testbeginn und
 nach Abfall der Blutglukosekonzentration unter 3,0 mmol/l (60 mg/dl).
– Dann Abbruch des Tests durch orale Glukosezufuhr.
– Bei Hyperketonämie Dicarbonsäurekonzentration im Harn zusätzlich bestimmen.
– Bewertung der Laborbefunde anhand der Tabelle und der folgenden Ausführungen.

2.1 Entwicklung einer Hypoglykämie ohne oder mit geringem Anstieg von β-OH-Butyrat (Ketonkörper) bei
– *Glykogenose Typ I*
 Weitere Befunde:
 Puppengesicht, Minderwuchs, ausgeprägte Hepatomegalie, Hypertriglyzeridämie, Hyperurikämie (Kleinkindalter).

Bei Hypoglykämie Laktatanstieg.
Nach Glukagon kein Blutglukoseanstieg.
- *Hyperinsulinismus*
Im Karenztest: Anstieg der FFS gering, Anstieg der Ketonkörper gering, Insulin über 10–12 mU/l (auch bei Hypoglykämie).
Weitere Befunde:
Hochgradige Fastenintoleranz.
Glukosebedarf über 12 mg/kg KG/min (normal 6–7 mg/kg KG/min).
Normalisierung der Glukosekonzentration durch Somatostatininfusion.
Hoher Blutglukoseanstieg nach Glukagonapplikation.
- *Störungen der Fettsäurenoxydation*
(Mangel an Acyl-CoA-Dehydrogenase für kurz-, mittel- und langkettige Fettsäuren, multipler Acyl-CoA-Dehydrogenase-Mangel, Carnitinstoffwechselstörungen, Defekte der Ketogenese).
Im Karenztest: hoher Anstieg der FFS, Anstieg der Ketonkörper gering.
Weitere Befunde:
Aminotransferasen und NH_3 i.S. erhöht.

2.2 Im Nahrungskarenztest Entwicklung einer Hypoglykämie mit hohem Anstieg von β-OH-Butyrat (Ketonkörper)
- *Glykogenose Typ III*
Weitere Befunde:
Hepatomegalie,
erhöhte Aminotransferasen,
Hyperlipoproteinämie (Quot. LDL/HDL-Cholesterol erhöht).
Glukagontoleranztest nach 4 Std. (Glukoseanstieg) und 12 Std. (kein Anstieg).
Im Karenztest: hoher Anstieg der FFS und Ketonkörper, Laktat normal.
- *Glykogenose Typ VI*
Weitere Befunde:
Geringe Neigung zu Hypoglykämien,
normale Aminotransferasen.
Im Karenztest: hoher Anstieg der FFS und Ketonkörper, Laktat normal.

– *Panhypopituitarismus*
 Im Karenztest: Ketonkörperanstieg, manchmal auch normal, Laktat normal.
 Bei Hypoglykämie: kein STH-Anstieg (unter 3 ng/ml), kein Kortisolanstieg (normal 2facher Anstieg), kein ACTH-Anstieg (normal 4facher Anstieg).

3. Diagnostik bei Verdacht auf hereditäre Fruktoseintoleranz
Im Karenztest: Keine Hypoglykämie, Laktat normal, Ketonkörper normal.
Im Fruktosetoleranztest: Glukoseabfall, Fruktoseanstieg, Laktatanstieg, Phosphatabfall.

4. Weitere diagnostische Maßnahmen

4.1 Leberbiopsie

4.2 Leukozytendiagnostik.

Kawasaki-Syndrom (Mukokutanes Lymphknoten-Syndrom, MCLS)

M. Borte, W. Handrick, H.-J. Häusler

Vorbemerkungen

Das MCLS ist die häufigste multi-systemische Vaskulitis im frühen Kindesalter.

Der Erkrankungsgipfel liegt zwischen dem 1. und 5. Lebensjahr (50% jünger als 3 Jahre). Es besteht eine mäßige Knabenwendigkeit (1,5 : 1).

Die Letalität beträgt ca. 1–2%, wobei Herzinfarkte die hauptsächliche Todesursache sind.

Entscheidend für den Verlauf der Erkrankung und für die spätere Prognose ist im akuten Stadium das Ausmaß der Myokardbeteiligung, sowie Umfang und Lokalisation der Gefäßschäden.

1. Klinische Symptomatik

1.1 Hauptsymptome
- *Starkes Fieber* ungeklärter Ätiologie für 5 Tage oder länger bei auffallend gestörtem Allgemeinbefinden.
- *Doppelseitige Konjunktivitis* mit verstärkter Gefäßinjektion ohne Sekretion.
- *Lippen- sowie Mundhöhlen- und Rachenschleimhaut-Veränderungen:* Trockene, gerötete Lippen, z.T. mit Fissuren, Erdbeerzunge, Enanthem.
- *Palmar-/Plantarerythem und indurratives Ödem* im Initialstadium, 2–3 Wochen später membranöse *Schuppung* vor allem an Fingerspitzen und nach Monaten Nagelfurchen.
- *Polymorphes Exanthem* (häufig morbilliform oder skarlatiniform oder wie beim Erythema exsudativum multiforme, nie vesikulär).
- *Zervikale Lymphadenopathie:* Akute, nicht purulente Lymphknotenschwellung von mindestens 15 mm Durchmesser.

1.3 Begleitsymptome
Enteritis, aseptische Meningitis, flüchtige Arthralgien, Urethritis oder Nierenbeteiligung (Leukozyturie), Leberbeteiligung (Transaminasenerhöhung).

1.2 Komplikationen
- *Herz- und Gefäßbeteiligung* bei ca. 20% der Erkrankten (Karditis, Herzklappenveränderungen, Koronararteriitis mit Aneurysmabildung oder Aneurysmen in anderen Organarterien, z.B. im ZNS oder in den Nieren) mit den Gefahren Aneurysmaruptur (seltener) oder Thrombosierung (häufiger), Myokardinfarkt oder Rhythmusstörung.
- *Hydrops der Gallenblase* bei ca. 5% der Erkrankten.

2. Diagnostik
- Zur Diagnosestellung ist der Nachweis von 5 der Hauptsymptome oder von 4 Hauptsymptomen bei gleichzeitigem Nachweis von Aneurysmen der Herzkranzgefäße erforderlich.
- BSR stark beschleunigt.
- CRP erhöht.
- Leukozytose (ausgeprägt) mit Linksverschiebung.

- Thrombozytose meist erst ab 2. Krankheitswoche, dann meist erheblich (prognostisch ungünstig).
- Immunkomplexe i.S. und α_2-Globuline erhöht.
- IgE kann erhöht sein (prognostisch ungünstig).
- Komplementspiegel i.S. (C3) kann vermindert sein.
- Urinkontrollen (Leukozyturie?).
- EKG.
- Röntgen-Thorax.
- Echokardiographie in der Akutphase wöchentlich sowie vor Therapiebeendigung.
- Angiographische Untersuchung (Koronarographie) nur in Ausnahmen bei strengster Indikation.
- Zusätzliche Diagnostik gezielt nach klinischem Bild (z.B. C1-Esterase-Inhibitorkonzentration i.S., LP, EEG, Augenarzt) bzw. auf Grund differentialdiagnostischer Erwägungen (s. Pkt. 3).

3. Differentialdiagnosen
- Sepsis
- Scharlach
- Toxic-Shock-Syndrom
- Stevens-Johnson-Syndrom
- Masern
- Infektiöse Mononukleose
- Leptospirose
- Rickettsiose
- Yersiniose
- Reiter-Syndrom
- Autoimmunerkrankungen

4. Therapie

4.1 Immunglobulin und Acetylsalicylsäure
„Standardtherapie" bei allen Kindern, bei denen bis zum 7. Tag nach Erkrankungsbeginn die Diagnose „MCLS" gestellt wurde.
Dosierung:
- i.v.-Immunglobulin 400 mg/kg KG/24 Std. an 4 aufeinanderfolgenden Tagen als Kurzinfusion in 5%iger Lösung. Für die Immunglobulintherapie ist ein intravenös verträgliches Immunglobulinpräparat mit intaktem Fc-Anteil des Ig-Moleküls

erforderlich (SANDOGLOBULIN®, ENDOBULIN®, INTRAGLOBIN®, POLYGLOBIN®).
Wahrscheinlich kann die einmalige Gabe eines Immunglobulinpräparates in einer Dosis von 2 g/kg KG, verabreicht in einer langsamen i.v.-Infusion über 8 Stunden, genauso oder effektiver sein, die kardiologischen Komplikationen zu verhindern.
- Acetylsalicylsäure (ACESAL®, ASPIRIN®, ASS RATIOPHARM®) (30–) 50–70 (–100) mg/kg KG/24 Std. in 3–4 ED oral bis zur Entfieberung, danach zur Thrombozytenaggregationshemmung in einer Dosis von (3–) 5 mg/kg KG/24 Std. Therapiebeendigung nach ca. 8 Wochen, falls Echokardiographie unauffällig und Thrombozyten und BSR normalisiert sind.

4.2 Prednisolon und Acetylsalicylsäure
„Alternativ-Therapie", falls nicht in den ersten 7 Tagen mit der Therapie nach Pkt. 4.1 begonnen werden konnte oder es unter dieser Therapie nicht zur Entfieberung kommt.
Dosierung:
- Prednisolon (PREDNISOLON®, DURA-PREDNISOLON®, PREDNISOLON RATIOPHARM®): 2 mg/kg KG/24 Std. (in der ersten Woche verteilt auf 3–4 ED) über 3 Wochen, dann „Ausschleichen" innerhalb einer Woche.
- Acetylsalicylsäure (30–) 50–70 (–100) mg/kg KG/24 Std. in 3–4 ED bis zur Entfieberung, danach (3–) 5 mg/kg KG/24 Std. bis 4 Wochen über das Absetzen der Prednisolontherapie hinaus. Auch hier Therapie erst beenden, wenn Echokardiographie unauffällig und Thrombozyten und BSR normalisiert sind.

4.3 Weitere therapeutische Grundsätze
- Bei Koronararterienveränderungen zur Thrombozytenaggregationshemmung Acetylsalicylsäure in einer Dosis von 3–5 mg/kg KG einmal pro Tag für mindestens 1 Jahr.
- Prednisolon-Monotherapie ist kontraindiziert!
- Acetylsalicylsäure-Monotherapie nur in Ausnahmefällen bei sehr leichtem Verlauf (ist bezüglich der Prophylaxe der Ausbildung von Aneurysmen der Therapie nach 4.1 und 4.2 unterlegen!). Dann Dosierung mit 100 mg/kg KG/24 Std., verteilt auf 3–4 ED (anzustrebende Serumkonzentration 20–25

mg/dl). Bei Entfieberung Dosisreduktion in der zweiten Woche auf 50 mg/kg KG/24 Std. Ab der dritten Woche zur Thrombozytenaggregationshemmung 3–5 mg/kg KG/24 Std.
– Antibiotika in der Regel nicht notwendig!

5. Ambulante Kontrollen
Sind essentiell für alle Patienten mit MCLS und kardiologischen Auffälligkeiten. Die Prophylaxe mit Acetylsalicylsäure in niedriger Dosis zur Thrombozytenaggregationshemmung kann im Einzelfall über Jahre erforderlich sein. Inwiefern das zeitweilige Bestehen von Veränderungen an den Koronargefäßen für das spätere Leben einen Risikofaktor darstellt, ist gegenwärtig noch nicht einzuschätzen.

Laryngitis subglottica, Epiglottitis, maligne Laryngotracheitis

W. Handrick, E. Dalitz, W. Springer, L. Wild und K. Rieske

Vorbemerkungen
Bei akut auftretendem inspiratorischen Stridor mit jugulären und thorakalen Einziehungen und sich schnell verstärkender Atemnot *ist aus therapeutischen Gründen streng zu unterscheiden zwischen:*
Laryngitis subglottica (L.s.),
Epiglottitis (Ep.) und
maligner Laryngotracheitis (m.L.).
Deshalb ist möglichst schon bei Erstkonsultation *anhand der in der Tabelle aufgeführten Kriterien* eine diagnostische Zuordnung anzustreben (siehe auch Impfausweis: Bei erfolgter H.i. b-Impfung Epiglottitis wenig wahrscheinlich).
Daneben kommen differentialdiagnostisch in Betracht:
Fremdkörperaspiration,
Asthmaanfall,

Larynx- oder Trachea-Fehlbildungen,
Diphtherie.
Racheninspektion mit Spatel:
Kann bei Ep. lebensgefährlich sein.
Daher bei a priori bestehendem Ep.-Verdacht nicht durchführen!
Direkte Laryngotracheoskopie:
Wichtig für die Diagnosestellung.
Nur in Allgemeinnarkose und in Intubationsbereitschaft (bei schwerer Atemnot Patient *sofort* und *direkt* in den OP-Saal, keine unnötigen Manipulationen!).
Bakteriologischen Abstrich (Epiglottis bzw. Trachea) nicht vergessen.
Stationäre Aufnahme bei ausgeprägter L.s. und sofort bei jedem Kind mit Verdacht auf Ep. bzw. m.L. (ITS).
Bei Kindern, die wegen einer L.s. aufgenommen wurden und ein ungewöhnlich schweres Krankheitsbild zeigen bzw. intubiert werden müssen, muß im weiteren Verlauf geprüft werden, ob es sich nicht doch um eine der obengenannten Differentialdiagnosen handelt.

1. Labordiagnostik

1.1 Grundsätzlich
– BSR, CRP, Blutbild.
– Blutformel.
– SBH (Astrup), pO_2.
Bei leichten und eindeutigen Fällen von L.s. kann darauf verzichtet werden.

1.2 Erweiterte Diagnostik bei allen schwerkranken Kindern
– Blutkultur(en).
– Rachen- bzw. Trachealabstrich bei bzw. nach Intubation.
– Na^+, K^+, Kreatinin i.S.
– Gerinnungsstatus, Antithrombin III i.S.
– H.i.-Latextest im Urin (bei Ep.).
– Bei Meningitis-Verdacht Lumbalpunktion (bei Ep.).
– Virusdiagnostik (Parainfluenza-, Influenza-, Adenoviren) bei L.s. und m.L. (s.a. Kapitel Virusdiagnostik).

2. Therapie

2.1 In leichten Fällen einer L.s. (Allgemeinzustand nicht oder wenig beeinträchtigt, kein oder geringer Ruhestridor, seltener bellender Husten):
- Sedierung (oft ausreichend):
  Phenobarbital (LUMINAL®, LEPINAL®) in altersgerechter Dosierung als Supp., Miniklistier oder i.m., oder
  Paracetamol als Supp.
- Frischluft.
- Inhalation mit Epinephrin, evtl. zusammen mit Bromhexin (fertige Lösung von der Apotheke).
- Evtl. einmalig Prednisolon (2,5–5 mg/kg KG) i.v.
- Bewirken die genannten Maßnahmen keine Besserung, erfolgt stationäre Aufnahme.

2.2 Grundsätzliche Maßnahmen nach stationärer Aufnahme (evtl. *nach* Intubation):
- Stärkere Sedierung, am besten mit lytischem Cocktail:
  0,1 ml/kg KG der folgenden Mischung i.v. (evtl. i.m.)
  1   Amp. = 1 ml = 50   mg DOLCONTRAL® oder DOLANTIN®
  +1   Amp. = 1 ml = 0,3 mg HYDERGIN®
  +1/2   Amp. = 1 ml = 25   mg PROTHAZIN® oder ATOSIL®
  +2 ml physiologische NaCL-Lösung (0,9%).
- Atemluft bzw. Atemgase anfeuchten.
- Evtl. Supplementär-Sauerstoff.
- Biomedizinisches Monitoring.

Tabelle: Differentialdiagnostisch wichtige Symptome und Befunde bei Laryngitis subglottica, Epiglottitis und maligner Laryngotracheitis

	Laryngitis subglottica	Epiglottitis	maligne Laryngotracheitis
Häufigkeit	häufig	sehr selten	selten
Alter	6 Monate – 3 Jahre	2–6 Jahre	4 Monate – 12 Jahre
Rezidivneigung (Anamnese)	groß	keine	keine
Krankheitsbeginn	akut/subakut, oft in den Abendstunden oder nachts	akut/perakut	meist akute Verschlechterung eines seit Stunden oder Tagen bestehenden Infekts
Allgemeinzustand	leicht bis deutlich beeinträchtigt, Angst, Unruhe	schwerkrank	schwerkrank
Fieber	oft <38°C	meist >39°C	meist >39°C, oft bis 40°C
Atmung	inspiratorischer Stridor	inspiratorischer Stridor, Röcheln, Einziehungen	inspiratorischer Stridor, Einziehungen
Husten	bellend	kein Husten	anfangs trocken, metallisch
Stimme	heiser bis aphonisch	kloßig	heiser
Kieferschwellung	keine	meist deutlich	keine
Schlucken	unbehindert	schwierig, mit Würgereiz	schwierig
Speichelfluß	fehlt	häufig	fehlt
Befunde bei direkter Laryngoskopie	Epiglottis unauffällig oder etwas gerötet, subglottische Schleimhaut entzündet, kein eitriges Sekret	Epiglottis massiv gerötet und geschwollen	Epiglottis normal oder gering gerötet, Trachealschleimhaut entzündet, viel purulentes Sekret
Blutbild	kaum verändert, evtl. Lymphomonozytose	Leukozytose, Linksverschiebung	Leukozytose, Linksverschiebung
CRP im Serum	normal oder gering erhöht	erhöht	erhöht
Reaktion auf Epinephrin	gut	keine	keine
Ätiologie	virale Infektion, allergische Disposition	Primäre H. influenzae-Infektion	Bakterielle Superinfektion (S. aureus, H.i.u.a.) nach Virusinfekt

- Dauerinfusion über einen stabilen venösen Zugang mit Elektrolytlösung 77 mit Glukose®, oder JONOSTERIL päd II®.
- Evtl. Digitalisierung (s. Kapitel Herzdekompensation).
- Ggf. Schocktherapie (s.a. Kapitel septischer Schock).
- Antipyretika.

2.3 Intubation, Beatmung
- Intubation in Allgemeinnarkose.
- Regelmäßige Tubuspflege bzw. Bronchialtoilette.
- Bei eitrigem Sekret in den Atemwegen dieses bakteriologisch untersuchen lassen.
- Extubation möglichst nach (24–)48(–72) Std. unter endoskopischer Kontrolle, evtl. kurzzeitig Gabe von Dexamethason.
- Falls Extubation scheitert, erneut für 48 Std. intubieren.
- Nach 2 mißlungenen Extubationsversuchen ist Indikation zur Tracheotomie gegeben. Zielvorstellung: Dekanülement nach 10–14 Tagen.

2.4 Antibiotika
- Bei Laryngitis subglottica
  in der Regel keine Antibiotika erforderlich.
- Bei Epiglottitis
  Ampicillin (z.B. BINOTAL®): 250–300 mg/kg KG/24 Std. i.v., verteilt auf 4 Dosen, oder
  Cefotaxim (CLAFORAN®): 100–150 mg/kg KG/24 Std., verteilt auf 4 Dosen.
  Wenn i.v.-Infusion nicht mehr notwendig, Übergang auf i.m.-Gabe des Antibiotikums. Bei Wechsel zur oralen Therapie empfehlen sich Amoxicillin, Cefaclor (PANORAL®) oder Cefuroximaxetil (ELOBACT®).
- Bei maligner Laryngotracheitis
  Ampicillin (z.B. BINOTAL®) + Flucloxacillin, oder
  Cefotaxim (CLAFORAN®),
  bei Übergang auf orale Therapie: Cefaclor (PANORAL®) oder Cefuroximaxetil (z.B. ELOBACT®).

3. Komplikationen
- Ateminsuffizienz, Exitus letalis (vor Intubation), insbesondere bei Ep. und m.L.
- Tubusverschluß durch Sekret bzw. Borken (bei m.L.).
- Akzidentelle Extubation.

- Postextubationsstridor (evtl. Reintubation oder Tracheotomie).
- Subglottische Stenose.
- Pneumothorax, Pneumomediastinum.
- Pneumonie (bei m.L., evtl. auch Ep.).
- Toxic-shock-syndrom (nur bei m.L.).
- Lungenödem nach Intubation (bei Ep.).

Infektionen bei Kindern mit Leukämie oder malignen Tumoren

W. Handrick, M. Domula, K. Rieske

Vorbemerkungen

Infektionen sind bei Kindern mit malignen Erkrankungen während der spezifischen Therapie häufig und beeinflussen relevant Morbidität und Letalität. Der Schweregrad der Infektionen steht dabei in enger Korrelation mit der Aggressivität der risikoadaptierten Polychemotherapie bzw. deren myelodepressiver Wirkung, insbesondere auf die Granulozytopoese.

Von Infektionen besonders betroffen sind daher alle Hochrisikopatienten mit Leukämie, Non-Hodgkin-Lymphomen bzw. Patienten in fortgeschrittenen Tumorstadien. Als Erreger dieser Infektionen kommen vor allem Bakterien, aber auch Viren, Pilze und Protozoen in Betracht.

1. Klinische Symptomatik
- Bei Patienten mit Granulozytopenie (1,0–0,1 Gpt/l) ist Fieber (>39°C, intermittierend oder als Kontinuum) oft einziges Symptom einer Infektion.
- Organmanifestationen als Folge der Bakteriämie (Pneumonie, Meningitis, Abszesse, Weichteilentzündungen) fehlen oft.

– Typisch ist eine mehr oder weniger ausgedehnte Mukositis (katarrhalisch, ulzerös, pseudomembranös) mit Schluckbeschwerden, restrosternalen Schmerzen (Ösophagitis) sowie abdominellen Symptomen bis hin zur (nekrotisierenden) Enterokolitis. Letztere betrifft insbesondere Säuglinge und Kleinkinder.
– Bei Patienten mit zentralvenösen Zugängen (Broviac-Katheter, Port-Systemen) ist auf lokale Entzündungszeichen im Bereich von Eintrittsstelle und Verlauf des Katheters bzw. Port-Systems zu achten.
– Hautefloreszenzen können Ausdruck einer Bakteriämie (z.B. Pseudomonas), Fungämie (z.B. Candida) oder Virusinfektion (Exantheme, Bläschen) sein.

2. Diagnostik

2.1 Blut
– BSR, CRP, Blutbild, Gerinnungsstatus

2.2 Bakteriologische Untersuchungen
– Blutkultur(en) (bei Verdacht auf Katheterinfektion gleichzeitig je eine Kultur aus einer peripheren Vene und aus dem System).
  Blutkulturisolate sollten erst nach reiflicher Überlegung als Kontaminanten deklariert werden.
– Haut- bzw. Schleimhautabstriche von entzündeten Regionen.
– Liquor, andere Punktate, Urin, Stuhl.
– Evtl. Urin, Liquor, Serum für Antigennachweise (Latex-Test).

2.3 Mykologische Diagnostik
– Abstriche, Blut, Stuhl, Urin zum kulturellen Pilznachweis (ein Nachweis von Sproßpilzen gelingt mittels Blutkultur auch im Falle einer systemischen Mykose nur selten).
– Serum zum Antigen- und Antikörpernachweis.

2.4 Virologische Diagnostik
– Im Vordergrund steht der Nachweis von Antikörpern gegen CMV, VZV, HSV, EBV.
– Bei Indikationen auch virologische Kultur bzw. Antikörpernachweise gegen andere Viren.

2.5 Parasitologische Diagnostik
– Toxoplasma-Serologie (s.d.).
– Mikroskopischer Nachweis von Pneumocystis carinii.

2.6 Bildgebende Diagnostik
- Ultraschall, Röntgen, CT.
- Bei Nachweis von therapieresistenten Lungeninfiltraten (insbesondere Rundherden) an Lungenmykose, evtl. auch Mykobakteriose denken.

2.7 Untersuchung des Augenhintergrunds auf evtl. Hinweise auf
- Pilzsepsis oder
- Retinitis durch CMV oder andere Viren.

3. Therapie
3.1 Grundsätze
- Bei Verdacht auf systemische bakterielle Infektion muß sofort mit einer kalkulierten Antibiotika-Therapie begonnen werden.
- Der neutropenische Patient ist immer ein Notfall!
- Bei der Auswahl der Antibiotika müssen die individuellen Besonderheiten des einzelnen Patienten (seit wann krank, bisher wie viele und welche Infektionen, wie oft und welche Antibiotika, Schweregrad der Neutropenie, organspezifische Symptome der Infektion, i.v. Katheter bzw. Port-System, bisherige Erregernachweise u.a.) sowie die stationsspezifische Keimflora berücksichtigt werden.

3.2 Leichte Infektion, keine oder nur geringgradige Neutropenie (>1,0 Gpt/l Neutrophile)
Es kommen folgende orale Mittel in Betracht:
Cefuroximaxetil, Cefaclor,
Amoxicillin,
Erythromycin (bei Verdacht auf Chlamydien- oder Mykoplasmen-Infektion),
Ciprofloxacin oder Ofloxacin (ausnahmsweise).

3.3 Schwere Infektion, deutliche Neutropenie (1,0 bis >0,5 Gpt/l Neutrophile)
- Cefotaxim + Azlocillin; Ceftazidim
- Bei Verdacht auf Staphylokokken-Infektion zusätzlich (oder statt Azlocillin) Flucloxacillin.

3.4 Schwere Infektion (anhaltendes Fieber >39°C, beeinträchtigter Allgemeinzustand), ausgeprägte Neutropenie (<0,5 Gpt/l Neutrophile)
- Ceftazidim + Flucloxacillin, evtl. zusätzlich Azlocillin und/oder Genta- bzw. Tobramycin.
- Wenn nach 24–48 Std. keine Besserung eintritt bzw. bei Verdacht auf therapieresistente Staphylokokken-Infektion (Katheter, Port-System), Zugabe von Vancomycin.
- Wenn nach weiteren 24–48 Std. keine Besserung eintritt bzw. Verdacht auf Mykose besteht, Zugabe von Amphotericin B.
- In sehr schwierigen Fällen evtl. statt Ceftazidim Gabe von Imipenem.

3.5 Abweichen vom Schema
- Je nach klinischer Symptomatik und bisherigem Verlauf bzw. vorliegenden Befunden kann u.U. von Anfang an mit Vancomycin und/oder Amphotericin B behandelt werden.
- Bei Verdacht auf enterale bzw. enterogene Infektion evtl. Zugabe von Metronidazol i.v.
- Auf Genta- bzw. Tobramycin sollte bei sehr schwerer Infektion (bzw. Neutropenie) sowie bei vermuteter oder nachgewiesener Pseudomonas-Infektion nicht verzichtet werden.
- Bei gleichzeitiger Gabe weiterer nephrotoxischer Medikamente sollte möglichst kein Aminoglykosid gegeben werden. Im Zweifelsfall Spiegelbestimmungen (gilt auch für Vancomycin).
- Bei schweren *Leberfunktionsstörungen* sollten bei Cephalosporinen (insbesondere solchen mit vorwiegend biliärer Ausscheidung) die Serumspiegel kontrolliert werden.

3.6 Antimykotische Therapie
- Eine sichere systemische Therapie ist nur mit Amphotericin B und zukünftig in vielen Fällen mit Fluconazol möglich.
- Ketoconazol kann bei ausgeprägtem Soor sowie bei Verdacht auf Candida-Oesophagitis eingesetzt werden.
- 5-Fluorocytosin möglichst nur bei nachgewiesener Mykose (kann Knochenmark-toxisch sein).

3.7 Gezielte Therapie
- Bei erfolgreichem Erregernachweis kann die Therapie gezielt als Monotherapie bzw. als Kombination zweier Mittel fortgeführt werden.

- Bei manchen Patienten mit schwerer und andauernder Neutropenie sollte die begonnene sehr breite Chemotherapie aber dennoch zunächst fortgesetzt werden.

3.8 Virostatische Therapie
Bei Verdacht auf bzw. Nachweis von Infektionen durch HSV oder VZV Einsatz von Acyclovir i.v., bei ausgeprägten Haut- oder Schleimhautinfektionen auch lokale Applikation.

3.9 Weitere therapeutische Maßnahmen
- Entfernung des ZVK bzw. Portsystems bei:
  lokalen bzw. Tunnelinfektionen und offensichtlichem Versagen der Antibiotika-Therapie,
  Nachweis von Pseudomonas, Candida, Serratia u.ä. Erregern in der Blutkultur bzw. an der Kathetereintrittsstelle.
- Gammaglobulin i.v.

3.10 Über Chemoprophylaxe von Infektionen s.a. Kapitel Maligne Systemerkrankungen.

3.11 Im Text genannte Antibiotika:

Cefaclor	– PANORAL®
Cefururoximaxetil	– ELOBACT®
Ciprofloxacin	– CIPROBAY®
Ofloxacin	– TARIVID®
Cefotaxim	– CLAFORAN®
Azlocillin	– SECUROPEN®
Flucloxacillin	– STAPHYLEX®
Ceftazidim	– FORTUM®
Gentamicin	– REFOBACIN®
Tobramycin	– GERNEBCIN®
Imipenem	– ZIENAM®
Metronidazol	– CLONT®

LYME-BORRELIOSE

E. Erdmann, W. Handrick

Vorbemerkungen

Die Lyme-Borreliose ist eine durch Borrelia burgdorferi hervorgerufene Infektion, die zunächst mit lokaler und danach oft auch generalisierter Symptomatik verläuft. In Europa ist der Holzbock (Ixodes ricinus) der Hauptvektor (daneben auch Fliegen, Mücken, Bremsen). Natürliches Reservoir sind Waldsäugetiere (Mäuse, Füchse, Rehe) und streunende Haussäuger.

In Deutschland muß bei etwa 20–25% der Holzböcke ein Borrelien-Befall angenommen werden. Der Biß infizierter Zekken führt in ca. 50% zur Infektion, wobei es nicht zwangsläufig zur Erkrankung kommt.

1. Klinische Symptomatik

Es werden drei Stadien unterschieden, dabei kann es auch bei einem bestimmten Stadium bleiben oder eine Wiederholung eines Stadiums geben.

1.1 Erythema chronicum migrans (Stadium I)
- 3–30 Tage nach dem Zeckenbiß beginnend.
- Makulo-papulöses Erythem mit zirkulärer Ausbreitung (bis zu 60 cm), hochrot mit zentraler Abblassung (dauert bis zu 3 Wochen oder rekurrierend bis zu 1 Jahr).
- Unter adäquater Antibiotikatherapie verschwindet das Erythem nach wenigen Tagen.
- Häufig bestehen Übelkeit, Müdigkeit, „grippale Beschwerden", Myalgien, Arthralgien und auch Konjunktivitis.
- Lymphozytom (Lymphadenitis cutis benigna) als Sonderform.

1.2 Neuroborreliose, Lyme-Arthritis, Kardiale Manifestation (Stadium II)
Auftreten innerhalb von Wochen bis Monaten nach Zeckenbiß.
1.2.1 Neuroborreliose
- Klassische Trias: Meningitis, Hirnnervenparese, Radikuloneuritis.
- Daneben Dysästhesien, Areflexie, Chorea, zerebelläre Ataxie und Neuropathien.
- Fazialisparese und lymphozytäre Meningitis mit oder ohne Hirnnervenparese gelten als häufigste Manifestation im Kindesalter !
1.2.2 Gelenkerscheinungen
- Plötzlicher Beginn mono- oder oligoartikulär mit Tendenz zur Wanderung.
- Häufig große Gelenke in der Nähe der Bißstelle betroffen.

- Schwellung und/oder Erguß, Schmerzen sowie lokale Hyperthermie sind typisch.
- Dauer der Symptome Wochen bis Monate; persistierende asymptomatische Ergüsse und Rezidive relativ häufig.
- In etwa 10% chronisch-erosive Arthritis (Übergang in Stadium III).

1.2.3 Kardiale Manifestationen
- Häufig Blockbilder, aber auch Myoperikarditis oder linksventrikuläre Funktionsstörungen.
- Selten schwere oder letale Verläufe.

1.3 Chronifizierung der Organschädigungen (Stadium III)
- Nach Monaten bis Jahren auftretend.
- Gekennzeichnet durch die Wechselwirkungen zwischen Infektion und Immunreaktion.
- Erscheinungsformen:
  Acrodermatitis chronica atrophicans,
  chronisch erosive Arthritis,
  tertiäre Neuroborreliose mit vielgestaltiger Symptomatik (Querschnittsmyelitis, zerebrale Vaskulitis, Polyneuritis, progressive Enzephalomyelitis).

2. Diagnostik
- Zeckenbiß in der Anamnese (nur bei etwa 50% der Patienten bekannt).
- Klinische Symptomatik (Hautveränderungen im Stadium I).

2.1 Serologische Untersuchungen zum Nachweis spezifischer AK (IgG und IgM)
- Immunfluoreszenztest (Titer $\geq$ 1:64).
- Auch ELISA und Immunoblot verfügbar.
- Auch AK-Untersuchungen in Liquor oder Synovia durchführen.
- Spezifische IgM-AK frühestens 3 Wochen nach Infektion nachweisbar.
- IgG-AK können im Stadium I fehlen, sind aber wichtig für Verlaufskontrolle und Therapieeffekt in späteren Stadien (bei Neuroborreliose im Liquor hohe Titer).
- Es gibt auch serologisch negative Erkrankte !

2.2 Typische Liquorbefunde bei Neuroborreliose
- 10–1000 Mpt kernhaltige Zellen/1 mit bis zu 80% Lymphozyten.

- Eiweiß bis zu 4 g/l, autochthone Immunglobulinbildung (oligoklonale IgG und IgM erhöht).
- Liquorzucker normal.

2.3 Im Gelenkpunktat bei Arthritis
- Leukozyten 500–100000 Zellen/ml.
- Eiweiß 3–8 g/l.
- Rheumafaktor-Nachweis negativ.
- Komplement-Konzentration normal.

3. Therapie

3.1 Therapieprinzipien
- Behandlung der akuten Symptomatik zur Verhinderung der Dissemination bzw. Chronifizierung.
- Behandlung auch bei Diagnosestellung im freien Intervall.
- Eine Erkrankung im Stadium II oder III erfordert zunächst immer eine stationäre Behandlung und parenterale Antibiotikatherapie.

3.2 Antibiotikatherapie

	Mittel der Wahl	Alternative	Therapiedauer
Stadium I	Amoxicillin p.o. 50–100 mg/kg KG/24 h oder orales Cephalosporin, z.B. Cefuroximaxetil 20–30 mg/kg KG/24 h	Erythromycin p.o. 30–50 mg/kg KG/24 h oder Doxycyclin* p.o. 2 mg/kg KG/24 h	14 Tage
Stadium II und III	Cefotaxim i.v. (CLAFORAN®) 150–200 mg/kg KG/24 h	Ceftriaxon i.v. (ROCEPHIN®) 50–80 mg/kg KG/24 h oder Penicillin G i.v. 250 000–500 000 E/kg KG/24 h	14–21 (28) Tage

*Anwendung nur bei Kindern über 8 Jahre!

3.3 Symptomatische Behandlung
- Bei Arthritis zusätzlich nichtsteroidale Antiphlogistika (Salicylate, Diclofenac, Indometacin),
- bei Karditis oder hartnäckigen artikulären Beschwerden und neurologischen Bildern auch Steroide (Spezialsprechstundenvorstellung unbedingt erforderlich!).

4. Prognose
- Bei Frühbehandlung gute Prognose.
- Trotz effektiver Therapie können Rezidive auftreten.
- Über die Prognose der in späteren Stadien diagnostizierten Lyme-Borreliose liegen noch zu wenige Erfahrungen vor.

5. Schlußfolgerungen und Prophylaxe
- Die Erkrankung hinterläßt keine Immunität, eine Impfung ist nicht möglich.
- Patienten und Eltern müssen über Risiken und zu erwartende Symptome aufgeklärt werden.
- Schnelles und richtiges Entfernen der Zecken senkt das Infektionsrisiko.
- Therapie ist um so effektiver, je frühzeitiger sie beginnt; eine prophylaktische Gabe von Antibiotika nach jedem Zeckenbiß ist nicht indiziert.
- Bei unklaren klinischen Symptomen sollte die Lyme-Borreliose immer in Erwägung gezogen werden.

Bakterielle Meningitis

W. Handrick, R. Schille, R. Lietz, H. Lenk

Vorbemerkung
Meist Einzelfälle, typisches Alter: Säuglinge, Kleinkinder.
Bei älteren Kindern und insbesondere bei Zweit- oder Dritterkrankungen nach Schädel-Hirn-Trauma fragen (kann lange Zeit zurückliegen). Auch eine bisher nicht erkannte Fehlbildung kann dann die Ursache sein.

1. Klinische Symptome und Befunde
- Allgemeinzustand mäßig bis stark beeinträchtigt, fast immer Fieber, oft Übelkeit und Erbrechen.
- Meningitische Zeichen vorhanden, große Fontanelle gespannt, evtl. vorgewölbt.

- Oft Vigilanzschwankungen, z.T. schrilles Schreien, berührungsempfindlich, krampfbereit oder Krampfanfall vor bzw. bei Aufnahme.
- Haut meist blaß, evtl. typische Hauteffloreszenzen durch bakterielle Mikroembolien (meist, aber nicht nur bei Meningokokken).

2. Diagnostik

2.1 Labordiagnostik
- Blutkultur(en).
- Liquor: Kultur, mikroskopisches Präparat, Eiweiß, Glukose, Zellzahl, Zellbild (Zellanreicherung mittels Cytozentrifuge).
- Blutbild mit Thrombozyten, Gerinnungsstatus.
- BSR, CRP, Na^+, K^+, Gesamteiweiß, evtl. Kreatinin, Blutzucker.
- Latex-Teste (Liquor, Urin) zum Antigennachweis (H.i., Meningo- bzw. Pneumokokken).

Für eine bakterielle Meningitis sprechen u.a.:
- Trüber Liquor bzw. Zellzahl von meist >1000 Mpt/l.
- Überwiegend oder ausschließlich neutrophile Granulozyten im Liquorzellbild.
- Qualitative Eiweißreaktionen mäßig bis stark positiv.
- Liquorzucker mäßig bis stark erniedrigt, Liquoreiweiß mäßig bis stark erhöht.
- BSR mäßig bis stark beschleunigt, CRP deutlich erhöht.
- Mäßig bis stark erhöhte Leukozytenzahl im Blut, in schweren (perakuten) Fällen aber auch Leukozytopenie.
- Im DBB mäßige bis sehr starke Linksverschiebung, zumindest deutliches Überwiegen der neutrophilen Leukozyten.
- Beweisend ist der Erregernachweis in Liquor und/oder Blut!

2.2 Weitere diagnostische Maßnahmen
- EEG bei enzephalitischer Komponente im Verlauf des 1. Behandlungstages.
- Augenarzt.
- Neuropädiatrischer Konsiliarius.
- Bei Verdacht auf posttraumatische Meningitis Liquorszintigraphie.
- Sobald möglich: Sonographie (Schädel), evtl. CT (insbesondere bei irregulärem Verlauf und bei enzephalitischer Komponente).

3. Differentialdiagnosen
- Virusmeningitis bzw. -meningoenzephalitis.
- Bakterielle Meningitis durch seltene Erreger mit meist serösem Liquor, z.B. Lyme-Borreliose (s.d.), Mykoplasma-Infektion, Tuberkulose u.a.
- Polyneuritis bzw. Polyradikulitis (symmetrisch verteilte Muskelschwäche, Parästhesien, fehlende Muskeleigenreflexe u.a.).
- ZNS-Tumor mit Affektion der Hirnhäute.
- Subduralerguß bzw. -empyem.
- Intoxikation.
- Pleozytose als Arzneimittel-Nebenwirkung.

4. Therapie

4.1 Initiale Chemotherapie

4.1.1 Therapie bei Neu- u. Frühgeborenen auf Station s. Teil 1.

4.1.2 Kinder bis zur 6. Lebenswoche, die von zu Hause kommen (Tagesdosen)

Cefotaxim (CLAFORAN®) i.v. + Piperacillin (PIPRIL®) i.v.
200 mg/kg KG   150 mg/kg KG (1.–7. LT)
in 2–3 Einzeldosen   200–250 mg/kg KG (>7. LT)
                          in 2–3 Einzeldosen

4.1.3 Kinder ab 7. Lebenswoche, die von zu Hause kommen (Tagesdosen)

Cefotaxim (CLAFORAN®) i.v. 150–200 mg/kg KG in 4 Einzeldosen.

Zugabe von Ampicillin (BINOTAL®), Mezlocillin (BAYPEN®) bzw. Piperacillin (PIPRIL®) nur bei Verdacht auf Listerien- oder Enterokokken-Infektion.

Zugabe von Gentamicin (z.B. REFOBACIN®) oder Tobramycin (z.B. GERNEBCIN®) nur bei entsprechender Indikation.

4.2 Weitere therapeutische Maßnahmen (bei Notwendigkeit)
- Schocktherapie (s.d.).
- Parenterale Ernährung (s.d.).
- Hirnödem-Prophylaxe bzw. -Therapie (s.d.) bei: Erbrechen, Kopfschmerzen, Stauungspapille, Abduzensparese, Dehiszenz der Schädelnähte, Wesensveränderung, Bewußtseinstrübung; bei hypodensen Zonen im CT (als Infiltratödem, z.B. bei Pneumokokken-Meningitis).
- Monitoring.

- Bei SG im 1. Trimenon Gammaglobulin i.v. für 3–5 Tage.
- Heparin bzw. Streptokinase je nach Ergebnis des Gerinnungsstatus (s.d.), Hämatologen konsultieren.
- Bei allen SG Nystatin-Glycerol p.o. für die Dauer der Antibiotika-Therapie.
- Bei Krampfanfällen (s.d.) Gabe von Diazepam und/oder Phenobarbital.
- Sedierung bei Notwendigkeit (z.B. Tranquilizer, sog. Minorneuroleptika, Barbiturate).

4.3 Antibiotika-Therapie nach Vorliegen des bakteriologischen Befundes, Therapiedauer
- Fortführung der Cefotaxim-Therapie bei Nachweis von Meningo- bzw. Pneumokokken oder H.i.,
- Therapiedauer (im Normalfall):

Meningokokken:	4 Tage
Pneumokokken:	7 Tage
H. influenzae:	7 Tage
Bakterielle Meningitis ohne Erregernachweis:	10 Tage.

- Bei Nachweis anderer Erreger muß über das zu wählende Antibiotikum bzw. die Therapiedauer individuell entschieden werden (evtl. Infektiologen konsultieren).
- Bei negativen Liquor- bzw. Blutkulturen sollte, insbesondere wenn keine antibiotische Vorbehandlung erfolgte bzw. Zweifel daran bestehen, daß es sich um eine Meningitis durch übliche bakterielle Erreger handelt, nach selteneren Meningitiserregern bzw. möglichen Fehlern geforscht werden (Doch anbehandelt? Evtl. schwierig anzüchtbare Erreger, wie Tbk, Mykoplasmen, Anaerobier, Sproßpilze, Lyme-Borreliose? Technische Fehler?). Mikrobiologen und/oder Infektiologen konsultieren!

5. Untersuchungen und therapeutische Maßnahmen im weiteren Verlauf
- Kontroll-LP je nach klinischem Befund und Erreger mit größer werdenden Abständen. Bei Meningitis durch E. coli oder andere gramnegative Enterobakterien tgl. LP bis mindestens 2 Liquorkulturen steril sind.
- Vorsicht mit Kontroll-LP bei Blutungsbereitschaft bzw. Heparin- oder Streptokinase-Therapie!

- Ständige klinische Beobachtung (Hygrom? Hydrozephalus? Hirnabszeß? Anfälle?).
- Messung des frontookzipitalen Schädelumfanges bei Säuglingen wöchentlich.
- Neurologischer Status.
- EEG-Kontrollen.
- Audiometrie, evtl. nochmals Augenarzt.
- Kontroll-Sonographie, evtl. CT bzw. Kontroll-CT (Nativ-CT oder mit Kontrastmittel).
- Bei Entlassung an Impfbefreiung denken!

6. Metaphylaxe
- Nach einer bakteriellen Meningitis muß jedes Kind nachbetreut werden, am besten von einem Spezialisten (bei Entlassung Terminvereinbarung), zumindest aber von einem erfahrenen Kinderarzt.
- Beim geringsten Verdacht auf evtl. eingetretene Seh- und/oder Hörstörungen entsprechende Vorstellungstermine beim Augen- und/oder HNO-Arzt vereinbaren.
- Eltern von Kindern mit Zustand nach Schädelhirntrauma bzw. Splenektomie bei Entlassung über die Rezidivgefahr informieren. Evtl. Dauerprophylaxe mit Penicillin (oder einem anderen Antibiotikum) beginnen.
- Vor Entlassung evtl. Schutzimpfung (Pneumokokken, H.i.).

7. Chemoprophylaxe
Die empfohlene Rifampicin-Prophylaxe (Familie, Kindereinrichtung) bei Meningokokken- bzw. H.i.-Meningitis wird vom zuständigen Gesundheitsamt eingeleitet. Zur Sanierung des Mund-Nasen-Rachenraumes erhalten aber auch die erkrankten Kinder vor Entlassung Rifampicin per os (Tab.).

Tab.: Chemoprophylaxe von H.i. Typ B- und Meningokokkeninfektionen

Erreger	Alter der Kontaktperson bzw. des Patienten	Rifampicin Tagesdosis, Einzeldosen, Dauer
Haemophilus influenzae Typ B	<1 Monat	10 mg/kg/d in 1 ED für 4 Tage
	1 Monat bis 12 Jahre	20 mg/kg/d in 1 ED für 4 Tage
	>12 Jahre	600 mg/d in 1 ED für 4 Tage
Meningokokken	<1 Monat	10 mg/kg/d in 2 ED für 2 Tage
	1 Monat bis 12 Jahre	20 mg/kg/d in 2 ED für 2 Tage
	>12 Jahre	1200 mg/d in 2 ED für 2 Tage

8. Meldung

Bis zu weiteren Entscheidungen der Sächsischen Staatsregierung erfolgt die Meldung bei Erkrankung an bakterieller Meningitis an das zuständige Gesundheitsamt, Abteilung Hygiene.

Seröse Meningitis, Enzephalitis, Polyradikulitis

F. Hunkert, W. Handrick, R. Lietz, F.-B. Spencker

Vorbemerkungen

Von einer *serösen Meningitis* spricht man, wenn bei einem in den meisten Fällen nicht schwerkranken Kind mit Symptomen einer Meningitis die Lumbalpunktion klaren Liquor mit Pleozytose ergibt. Dies kann ausnahmsweise auch einmal eine beginnende Meningitis durch typische bakterielle Erreger (Meningo-, Pneumokokken, H.i.) sein, evtl. nach antibiotischer Anbehandlung. In den meisten Fällen handelt es sich aber um *Virusmeningitiden*, die keiner spezifischen antimikrobiellen Therapie bedürfen. In selteneren Fällen sind es Infektionen, für die es heute eine spezifische Therapie gibt, z.B. Antibiotika (Borrelien, Lues-Spirochaeten, Mykobakterien), Virostatika (Herpesvirus), Chemotherapeutika (Toxoplasmen, Amoeben) bzw. Mykostatika (Pilze).

Von einer *Enzephalitis* spricht man, wenn es bei einer Infektion zur Beteiligung des Hirnparenchyms kommt. Klinisch äußert sich dies in quantitativen und/oder qualitativen Bewußtseinsveränderungen mit neurologischen Herdzeichen und pathologischen EEG-Befunden (Herdstörungen, Änderungen der Hintergrundaktivität). Im Liquor besteht meist eine Eiweißerhöhung bei normaler oder gering erhöhter Zellzahl.

Die *Polyradikulitis* grenzt sich durch die klinische Symptomatik und den typischen Liquorbefund (niedrige Zellzahl, hoher Eiweißwert) von der Meningitis bzw. Enzephalitis ab.

Neben diesen drei Formen von ZNS-Infektionen gibt es *Übergangs- bzw. Zwischenformen*, die nicht sofort eindeutig einer dieser Gruppen zugeordnet werden können.

Außerdem ist bei positiven meningitischen Zeichen und Nachweis einer Pleozytose bei fehlender oder nur geringer Eiweißvermehrung im Liquor zu denken an
- parainfektiöses Geschehen nach *Schutzimpfungen,*
- *Autoimmunerkrankungen,*
- *allergisch-toxische Reaktionen* auf Pharmaka oder Toxine,
- *Insolation* („Sonnenstich").

1. Labordiagnostik

1.1 Übliche Diagnostik
- Liquor: Zellzahl, Zellbild, Eiweiß, Glukose,
- Blut: BSR, Blutbild, CRP, evtl. Gerinnungsstatus.

1.2 Bakteriologische Diagnostik
- Wenn eine bakterielle Meningitis nicht ausgeschlossen werden kann (siehe Kapitel bakterielle Meningitis).
- Bei entsprechendem Verdacht Untersuchung auf Antikörper gegen Borrelien (s.d.), Mykoplasmen, Luesspirochaeten (s.d.), Leptospiren, Brucellen, Bordetellen u.a. Erreger in Serum und/oder Liquor (Mikrobiologen konsultieren!).
- Bei Verdacht auf Tbk Untersuchung des Liquors auf Mykobakterien.

1.3 Virologische Diagnostik
Je nach epidemiologischer Situation, Anamnese und klinischer Symptomatik erfolgt bei entsprechendem Verdacht die Untersuchung auf Antikörper gegen Mumps-V., Masern-V., EBV (s.d.), HSV, CMV, VZV, Grippe-V., FSME-V. bzw. andere Viren. Bei beabsichtigtem Virusnachweis möglichst sofort mit dem Viruslabor Kontakt aufnehmen (s. Kapitel „Virologische Diagnostik").

1.4 Parasitologische und mykologische Untersuchungen (Spezialisten konsultieren)
Von den unter 1.2–1.4 genannten Untersuchungen wird jeweils eine dem Einzelfall adäquate Auswahl getroffen.

1.5 Weitere diagnostische Maßnahmen
Je nach Situation kommen in Betracht:
- Tuberkulin-Test,

- EEG,
- US/CT/MRT,
- Neuropädiater konsultieren (Neurostatus im Längsschnitt kontrollieren!),
- Augenarzt konsultieren (Augenhintergrund).

2. Befundinterpretation zusammen mit den klinischen und anamnestischen Befunden

2.1 Für Virusmeningitis sprechen folgende Symptome und Befunde
- Allgemeinzustand nur gering oder mäßig beeinträchtigt.
- Schleichender Beginn.
- Zellzahl im Liquor <1000 Mpt/l.
- Überwiegend oder ausschließlich lymphomonozytäre Zellformen im Liquorzellbild (zu Beginn Überwiegen der Granulozyten möglich, Kontrolle!).
- Qualitative Eiweißreaktionen negativ bis schwach positiv.
- Normaler Liquorzucker.
- BSR gering bis mäßig erhöht.
- CRP <30 mg/l (qualitativ meist negativ).
- Normale, eher erniedrigte Leukozytenzahl im Blut.
- DBB normal bis überwiegend lympho-monozytär.

2.2 Für Enzephalitis sprechen
- Zunehmende Somnolenz bis zum Koma.
- Evtl. begleitende Herpes-Infektion anderer Lokalisation.
- Krampfanfälle.
- Herdsymptomatik (Hirnnervenausfälle, isolierte Bewegungs- und Reflexstörungen).
- EEG-Veränderungen.
- Bei HSV-Enzephalitis meist schwerere Verläufe als bei Enzephalitis durch andere Viren.

2.3 Für Tbk-Meningoenzephalitis sprechen
- Schleichender Beginn, unspezifische Klinik (Fieber, Mattigkeit, Kopfschmerzen, Erbrechen).
- Spinnwebgerinnsel im Liquor.
- Liquoreiweiß mäßig erhöht, Liquorzucker vermindert, mäßige Pleozytose (100–300 Mpt/l).

2.4 Für Polyradikulitis sprechen
- Symmetrische schlaffe Lähmung beginnend an den unteren Extremitäten.

- Abgeschwächte bis erloschene Muskeleigenreflexe.
- Aufsteigende Lähmung bis zur Atemmuskulatur bzw. den Hirnnerven.
- Auffällige Diskrepanz zwischen relativ niedriger Zellzahl und hohem Eiweißwert im Liquor.

3. Therapie

3.1 Bakterielle Meningitis
Kann eine Meningitis durch Meningo- bzw. Pneumokokken oder H.i. nicht ausgeschlossen werden, erfolgt eine entsprechende Chemotherapie (s.d.).

3.2 Neuroborreliose (s.d.)

3.3 ZNS-Beteiligung bei Mycoplasma-pneumoniae-Infektion
Doxycyclin i.v. 1. Tag: 5 mg/kg KG/24 Std. in 2 Dosen,
ab 2. Tag: 2,5–5 mg/kg KG/24 Std. in 2 Dosen,
Doxycyclin oral: 5 mg/kg KG/24 Std. in 2 Dosen
(bei Kindern unter 8 Jahren Risiko-Nutzen-Abwägung unter Hinzuziehung eines Infektiologen).

3.4 Lues connata mit ZNS-Beteiligung (s.d.)

3.5 Pertussis-Enzephalopathie (s.d.)

3.6 ZNS-Toxoplasmose (s.d.)

3.7 HSV-Meningitis/Enzephalitis
Diese Therapie muß so früh wie möglich und schon bei Verdacht begonnen werden:
- Aciclovir (ZOVIRAX®) i.v.:
  bis 3 Monate und über 12 Jahre: 3mal 10 mg/kg KG/24 Std.
  3 Monate bis 12 Jahre: 3mal 500 mg/m^2 KO/24 Std.
  Bei Patienten mit Immundefekten halbe Dosierung.
  Behandlungsdauer: 14–21 Tage, mindestens 10 Tage.
- Infusionen bzw. parenterale Ernährung (s.d.).
- Hirnödem-Prophylaxe bzw. -therapie (s.d.).
- Biomedizinisches Monitoring.

3.8 Meningitis/Enzephalitis durch andere Viren
- Meist nur symptomatische Therapie.
- Bettruhe (1–2 Wochen).
- Fiebersenkende und antientzündliche Maßnahmen.

4. Prophylaxe

4.1 Aktive Immunisierung
- Die beste Prophylaxe ist (soweit verfügbar) die Schutzimpfung.
- Generell zu empfehlen:
  Masern-Mumps-Röteln-Impfung,
  Poliomyelitis-Impfung,
  BCG-Impfung.
- Bei Indikation: FSME-Impfung

4.2 Passive Immunisierung
- Unspezifische und spezifische Gammaglobuline.

4.3 Expositionsprophylaxe

5. Meldepflicht
Nach Bundesseuchengesetz sind Virusenzephalitiden und bakterielle Meningitiden bei Erkrankung und Todesfall meldepflichtig. Die Meldung erfolgt an das zuständige Gesundheitsamt.

Nephrotisches Syndrom (NS)

R. Schille, T. Lietz

Vorbemerkungen

Dem Nephrotischen Syndrom (NS) liegen proteinverlierende Nierenerkrankungen zugrunde. Die häufigste Form im Kindesalter ist die Lipoidnephrose (minimal change nephrotic syndrome = MCNS).

Definition des NS
Große Proteinurie ≥ 40 mg/m^{2}KO/Std. und Serumalbumin ≤ 25 g/l.

Definition des MCNS
NS unbekannter Ätiologie mit
- typischem klinischen Verlauf,
- gutem Ansprechen auf Steroide und Zytostatika,
- starker Tendenz zu Rezidiven,
- fehlender Progredienz zur Niereninsuffizienz,
- minimalen lichtmikroskopischen Veränderungen und
- negativer Immunhistologie.

Definitionen der Verläufe bzw. Therapieerfolge
- Vollremission: Proteinurie ≤ 4 mg/m^{2}KO/Std. und Serumalbumin ≥ 35 g/l.
- Steroidsensibilität: Vollremission nach Standard-Prednisolon-Initialtherapie (s. 5.1).
- Drohendes Rezidiv: Proteinurie >4 mg/m^{2}KO/Std. an drei Tagen einer Woche.
- Schnelles Rezidiv: Rezidiv unter alternierender Prednisolongabe bzw. innerhalb von 14 Tagen nach Ende der alternierenden Therapie.
- Häufig rezidivierendes NS: >2 Rezidive innerhalb von 6 Monaten oder mehr als 4 Rezidive innerhalb von 12 Monaten nach erfolgreicher Standardrezidivtherapie (s. 5.2).
- Steroidabhängiges NS: Häufig rezidivierendes NS mit zwei hintereinander auftretenden sog. „schnellen Rezidiven" oder zwei schnelle Rezidiven unter vier Rezidiven innerhalb von 6 Monaten.

1. Klinische Symptomatik
- Reduzierter Allgemeinzustand, Blässe.
- Lidödeme, Gesichtsschwellungen, Fußrücken-, Knöchel-, Unterschenkelödeme, Aszites.
- Abnehmende Urinproduktion bis zur Oligurie (<250ml/m^{2}KO/Tag).
- Gewichtszunahme.

2. Komplikationen
- Hypovolämie.
- Akute pulmonale Insuffizienz.
- Erhöhte Krampfbereitschaft.
- Infektionen.

– Thromboembolie.
Durch Saluretika und Kortikosteroide erhöht sich die Komplikationsgefahr.

3. Differentialdiagnosen
– Meist primäre Glomeruluserkrankungen, die zu verschiedenen morphologisch unterscheidbaren glomerulären Veränderungen führen und sich als NS äußern können.
– Seltener sekundäres NS als Folge unterschiedlicher Grundkrankheiten:
Lupus erythematodes,
M. Schoenlein-Henoch,
Amyloidose,
Wegnersche Granulomatose,
Diabetes mellitus,
Alport-Syndrom,
Myxödem,
Herzfehler,
Leberzirrhose,
Proteinverlust-Enteropathie,
Malignom,
partielle Lipodystrophie,
Lues,
B-Hepatitis,
toxische Arzneimittelwirkung,
Nierenvenenthrombose.

4. Diagnostik

4.1 Blut
– ganzes Blutbild, BSR, CRP,
– Gerinnungsstatus (einschließlich Antithrombin III),
– Na^+, K^+, Ca^{++}, Cl^-, Phosphor,
– Harnstoff, Kreatinin,
– Eiweiß, Elektrophorese,
– Immunkomplexe, Komplementfaktoren, Autoantikörper,
– ASR, Anti-DNase B, Rheumafaktoren,
– ASAT, ALAT, Cholesterin, Triglyzeride.

4.2 Urin
– Eiweiß, Zellen,
– Keimzahl,

- Elektrophorese,
- Tägliche Messung der 24-Stunden-Urinmenge zur Errechnung der Proteinausscheidung.

Je nach Ausmaß der Proteinurie teilt man ein in:

Kleine Proteinurie: >4 mg und <40 mg/m^{2}KO/Std. (= 100 mg/m^{2}KO/24 Std.)

Große Proteinurie: $\geq$40 mg/m^{2}KO/Std. (= 1 g/m^{2}KO/24 Std.)

4.3 Sonographie (Abdomen),

4.4 Röntgen (Thorax),

4.5 Augenarzt, HNO-Arzt (Audiometrie),

4.6 Nierenbiopsie bei
- erfolgloser Prednisolon-Therapie,
- zusätzlichen nephritischen Symptomen,
- Verdacht auf Systemerkrankung,
- vor jeder zytostatischen Therapie.

5. Immunsuppressive und zytostatische Therapie bei MCNS

5.1 Initialtherapie bei Erstmanifestation (Standardtherapie)
- Prednisolon oral: 60 mg/m^{2}KO/24 Std. (max. 80 mg/24 Std.), verteilt auf 3 ED, über 6 Wochen, anschließend 40 mg/m^{2}KO als Einzeldosis (jeden 2. Morgen) für 6 Wochen.

5.2 Rezidivtherapie (Standardtherapie)
- Prednisolon oral: 60 mg/m^{2}KO/24 Std. (max. 80 mg/24 Std.), verteilt auf 3 ED, bis Urin an 3 Tagen eiweißfrei ist (= Urinremission), danach 40 mg/m^{2}KO jeden 2. Morgen als Einzeldosis für 4 Wochen.
- Therapiebeginn schon bei drohendem Rezidiv!

5.3 Rezidivtherapie des nicht häufig rezidivierenden NS (s. Pkt. 5.2).

5.4 Häufig rezidivierendes NS ohne Steroidabhängigkeit mit Zeichen der Steroidtoxizität
- Cyclophosphamid:
  2 mg/kg KG/24 Std. über 8 Wochen als Einzeldosis morgens, kombiniert mit alternierender Prednisolon-Gabe in ausschleichender Dosierung (4 Wochen 60 mg/m^{2}KO/48 Std., dann Reduktion um 10 mg/m^{2}KO pro Woche)

oder
- Chlorambucil:
 0,15 mg/kg KG/24 Std. über 8 Wochen in 2–3 Einzeldosen, kombiniert mit alternierender Prednisolon-Gabe in ausschleichender Dosierung (s.o.).
- Therapie des kompliziert verlaufenden NS nur durch Kindernephrologen!
- Beginn der zytostatischen Therapie nach Urinremission und Nierenbiopsie.
- Nebenwirkungen beachten (Leukozytopenie, hämorrhagische Zystitis).

5.5 Steroidabhängiges MCNS mit Zeichen der Steroidtoxizität
- Cyclophosphamid:
 2 mg/kg KG/24 Std. über 12 Wochen, kombiniert mit alternierender Prednisolongabe in ausschleichender Dosierung (s.o.)

5.6 Steroidabhängiges MCNS nach erfolglosem Therapieversuch mit alkylierenden Substanzen
- Cyclosporin A:
 Initial 100–150 mg/m^{2}KO/24 Std., weitere Dosierung nach Serumspiegelbestimmung, Therapie über 6–12 Monate oder länger.
- Cyclosporin-A-assoziierte chronische Nephrotoxizität beachten!
- Therapie nur im Kindernephrologischen Zentrum!

6. Supportive Therapiemaßnahmen

6.1 Flüssigkeitszufuhr
- Tägliche Bilanz von Ein- und Ausfuhr.
- Bei sehr geringer Ausscheidung Flüssigkeitsrestriktion auf ca. 500 ml/m^{2}KO/24 Std.

6.2 Kost
- Normalkost.
- Salzarm und eiweißarm bei Retention.
- Salzarm in hypoproteinämischer Phase.

6.3 Diuretika
- Nur nach Rücksprache mit Kindernephrologen.
- Einsatz zurückhaltend und einschleichend.

- Thrombosegefahr im Stadium der Hypovolämie.
- Ca. 4 Tage auf überschießende Diurese warten.
- Dosierung: Furosemid 1–2 mg/kg KG, Spironolacton 2 mg/kg KG.

6.4 Humanalbumin-Substitution
- Nur bei schwerer Hypovolämie und nach Rücksprache mit dem Nephrologen.
- Humanalbumin 20%: 1 g /kgKG über ca. 1 Std. i.v. (anschließend Furosemid 1 mg/kg KG i.v.).
- Kontraindiziert bei Hypertonie, Nieren- und/oder Herzinsuffizienz.

6.5 Antibiotika
- Gefahr der primären Peritonitis bei Aszites (insbesondere Pneumokokken).
- Strenge klinische Überwachung.
- Bei entsprechendem Verdacht Infektionsdiagnostik (Blutkulturen, CRP).
- Beginn mit kalkulierter antimikrobieller Chemotherapie, z.B. mit Ampicillin oder Cefotaxim, evtl. auch Trimethoprim-Sulfonamid.
- Bei Erregernachweis Fortführung als gezielte Chemotherapie.

6.6 Pneumokokken-Impfung
- Bei häufig rezidivierendem NS Impfung im Nephrose-freien Intervall (PNEUMOVAX®), wenn noch nicht erfolgt, evtl. auch Hib-Impfung.

6.7 Osteoporoseprophylaxe
- Fluorid: 0,25–0,50 mg/24 Std.,
- Kalzium: 0,5–1,0 g/24 Std.,
- Vitamin D_3: 200 IE/kg KG/24 Std.

6.8 Thromboseprophylaxe und -therapie
- Gesteigertes Thromboembolierisiko durch erhöhte Thrombozytenzahl, AT-III-Verminderung und Fibrinogenerhöhung.
- Nach Rücksprache mit dem Hämatologen Gabe von Acetylsalicylsäure (MICRISTIN®): initial einmalig 20 mg/kg KG, dann 10 mg/kg KG/24 Std. in 1–2 Einzeldosen.
- Bei manifester Thrombose bzw. Embolie Rücksprache mit Hämatologen, Gabe von Heparin: 400 IE/kg KG/24 Std. i.v.

- Bei ungenügender Wirkung Kontrolle des AT-III-Spiegels, evtl. Substitution.

6.9 Hypovolämischer Schock
- Infusion von ca. 20 ml/kg KG/24 Std.
- Voll-Elektrolyt-Infusionslösung im Wechsel mit Humanalbumin 20% 5 ml/kg KG/24 Std.

7. Belastbarkeit
- *Bettruhe* nur bei schwersten Ödemen.
- *Schulbesuch* nach Abklingen der Dysproteinämie, bei chronischen Verläufen auch schon eher.
- *Sport* nach Normalisierung des Eiweißhaushaltes, frühestens nach 3 Monaten.
- *Baden* nach etwa 6 Monaten.
- *Impfungen* frühestens 3 Monate nach dem letzten Rezidiv.

8. Nachkontrollen
- Führung durch Hausarzt und Kindernephrologen.
- Zu Hause täglich Albustix-Kontrollen im ersten Morgenurin bis zwei Jahre nach letztem Rezidiv.
- Ärztliche Nachkontrollen im ersten Vierteljahr einmal/Monat, Fortsetzung alle 3–6 Monate bis zu 5 Jahren nach letztem Rezidiv.

Akutes Nierenversagen (ANV)

R. Schille, H. Eichstädt

Vorbemerkungen

Das ANV ist ein plötzlicher, meist rückbildungsfähiger Ausfall zuvor intakter Nierenfunktionen als Folge einer extrarenalen oder renalen Erkrankung.

Nicht selten betroffen sind Kinder vom 1. bis 3. Lebensjahr. Zu spät erkannt wird das ANV oft bei Neugeborenen und Säuglingen. Wesentlich ist das Erkennen polyurischer Verlaufsformen. Eine sachgerechte konservative Therapie und eine rechtzeitig eingeleitete Nierenersatztherapie können die Prognose dieser lebensgefährlichen Erkrankung entscheidend verbessern. Bei jedem Patienten mit Verdacht auf ANV ist Kontaktaufnahme mit dem zuständigen Dialysezentrum für Kinder notwendig.

1. Ursachen

1.1 Prärenal

Hypovolämie und Hypotonie mit renaler Minderperfusion (Blut- bzw. Flüssigkeitsverluste, Anaphylaxie, Trauma, Verbrennung, Toxine, Hypoxie, Hämo- und Myolyse, Vitium cordis).

1.2 Renal
– Schockniere.
– Entzündliche Nephropathie (rasch fortschreitende Glomerulonephritis, Pyelonephritis).
– Vaskuläre Nephropathie (Hämolytisch-urämisches Syndrom, Nierenarterien- oder -venenverschluß).
– Toxische Nephropathie durch endo- oder exogene Nephrotoxine (Urate, Kalzium, Medikamente wie Barbiturate, Salicylate, Antibiotika; Tetrachlorkohlenstoff, Schwermetallvergiftung).

1.3 Postrenal
– Obstruktive Nephropathie.

2. Klinische und paraklinische Symptome
– Zu Beginn steht meist die Symptomatik der Grundkrankheit im Vordergrund, oft Schocksymptome.
– Leitsymptom ist die Abnahme des Harnflusses auf weniger als 250 ml/m^{2}KO/24 Std. (Säuglinge <15 ml/kg KG/24 Std.) oder die Anurie.
  Beachte: Bei 10–15% der Patienten Verlauf mit normaler Urinausscheidung oder Polyurie!
– Typisch für *prärenales* ANV: Exsikkose, Hypovolämie, Urin-Natriumkonzentration <40 mmol/l bei erhaltenem Konzentrationsvermögen, Osmolalität im Urin >500 mosmol/l,

spezifisches Gewicht >1020, allmählicher Kreatininanstieg im Serum.
- Typisch für *renales* ANV: Verlust der Konzentrationsfähigkeit, Urinosmolalität <350 mosmol/l, Natriumkonzentration >40 mmol/l, niedriges spezifisches Gewicht <1010, rascher Kreatininanstieg im Serum.
- Zunehmende Urämiesymptomatik mit Übelkeit, Erbrechen, Hypertension, Bewußtseinsstörungen, Krampfanfällen, Gewichtsanstieg, Lungen- und/oder Hirnödem, selten sichtbare Ödeme.
- Paraklinik mit Harnstoff- und Kreatininerhöhung, Hyperkaliämie, Hyponatriämie, Zeichen der Überwässerung, metabolische Azidose.

3. Klinische und paraklinische Diagnostik

3.1 Exakte Anamnese
- Vor- und Grundkrankheiten.
- Gewicht, Blutdruck vor Erkrankung.

3.2 Klinische Untersuchung
- Allgemeinzustand, Hydratation.
- Blutdruck.
- Hautblutungen.
- Bewußtseinslage.

3.3 Urin
- Eiweiß, Glukose, Zellen, Osmolalität
- Keimzahl, Keimart, Resistenzspektrum
- Na^+, K^+
- Kreatinin, Harnstoff.

3.4 Blut
- Na^+, K^+, Ca^{++}, Phosphor, SBS (Astrup), pO_2
- Harnstoff, Kreatinin
- Blutgruppe
- Blutbild mit Reticulozyten und Thrombozyten, BSR, CRP
- Gerinnungsstatus (Quick, PTT, Reptilasezeit, Fibrinogen)
- Blutkultur

3.5 Sonographie (Abdomen, Niere, Blase)

3.6 Augenhintergrund

3.7 Verlaufskontrollen
- 6stündlich: Körpergewicht, Ionogramm, Kreatinin, Harnstoff, SBS (Astrup)
- stündlich: Urinausscheidung, Blutdruck

4. Richtlinien der konservativen Therapie

4.1 Initialtherapie bei Verdacht auf prärenales ANV
- Elektrolytlösung E 35   10 ml/kg KG/Std.
  oder
  Humanalbumin 5%   20 ml/kg KG über 2 Std.
  Dopamin   2–4 µg/kg KG/Minute
  Furosemid nach 2 Std.   1–4 mg/kg KG i.v.
- Bei ausbleibender Diurese Reduktion der Infusionsmenge unter Fortführung der Dopamintherapie.
- Mannitol kann in der Frühphase des prärenalen ANV hilfreich sein: bis 5 mg/kg KG über 30 Minuten i.v.

4.2 Azidosekorrektur
Langsame Natriumbicarbonatgabe; nicht mehr als 2/3 des Basendefizits ausgleichen.

4.3 Bilanzierte Volumenzufuhr
400 ml/m^{2}KO/24 Std. + Urinmenge vom Vortag +
100 ml/m^{2}KO/24 Std. pro 1° Temperaturerhöhung (bei Ödemen reduzieren) + zusätzliche Verluste.

4.4 Hochkalorische Ernährung
orale Ernährung: 70–100 kcal/kg KG/24 Std.
parenterale Ernährung: 40–60 kcal/kg KG/24 Std.

4.5 Hyperkaliämieprophylaxe/-therapie
(K$^+$-Anstieg im Serum $\geq$6,2 mmol/l)
- Calcium gluconicum 10%: 0,5 ml/kg KG sehr langsam i.v. (unter EKG-Kontrolle, WE: sofort, WD: 15 Minuten).
- Natriumhydrogencarbonat 8,4% plus Glukose 5% (1:1): 2–3 ml/kg KG i.v. (WE: nach 30 Minuten).
- Glukoselösung 20% oder 40%: 1 g/kg KG in 30 Minuten i.v. (4 g Glukose mit 1 E Kurzzeitinsulin abdecken).

- RESONIUM® oder ELUTIT-Na® oral oder als Klysma: 0,5–1,5 g/kg KG (WE: 2–4 Std., WD: 6–8 Std.).

4.6 Hypokalzämie
Bei Tetanieverdacht 0,5 ml/kg KG einer 10%igen Kalziumgluconatlösung i.v., evtl. Dauertherapie.

4.7 Antibiotika
Keine prophylaktische Gabe. Bei Infektion Dosierung vom Grad der Niereninsuffizienz abhängig.

4.8 Anämie
Erythrozytenkonzentrat nur bei dringlicher Indikation. Konserven so frisch wie möglich.

5. Indikation zur Nierenersatztherapie
(Indikation wird nach Rücksprache mit dem Dialysearzt individuell gestellt!)
- Oligurie oder Anurie über 24 Stunden (Urinausscheidung <150 ml/m^{2}KO/24 Std.).
- Rascher Harnstoffanstieg i.S. (>10 mmol/l/24 Std. bis auf über 35 mmol/l).
- Überwässerung (Gewichtsanstieg trotz bilanzierter Zufuhr).
- Zerebrale Krampfanfälle, Hirnödem, Lungenödem.
- Herzdekompensation.
- Konservativ nicht beherrschbare Elektrolytentgleisung, insbesondere Hyperkaliämie.
- Verschlechterung des Zustandes trotz adäquater konservativer Therapie.

6. Informationen an den Dialysearzt
- Anamnese, letztes Gewicht und Blutdruck vor Erkrankung, Grunderkrankung oder Verdachtsdiagnose.
- Aktueller Status.
- Wann letzte Urinausscheidung?
- Die wichtigsten Laborbefunde (s. Pkt. 3).
- Vor geplanter Verlegung Anlage eines Gefäßzuganges oder eines Peritonealkatheters (Absprache mit Dialysearzt) notwendig.

Akute hämatogene Osteomyelitis

W. Handrick, D. Tröbs, D. Hörmann

Vorbemerkungen

Die akute Osteomyelitis kommt bei Säuglingen und Kleinkindern häufiger vor als bei älteren Kindern. Am häufigsten sind die Metaphysen der langen Röhrenknochen (in 70–80% Femur, Tibia und Humerus) betroffen. Meist ist die Infektion unilokulär, in bis zu 10% multilokulär. Die wichtigsten Erreger sind S. aureus, H.i., Strepto- und Pneumokokken.

1. Klinische Symptomatik
- Fast immer Fieber.
- Die betroffene Region ist gerötet, geschwollen, berührungsempfindlich und bei Bewegung schmerzhaft.
- Bei Säuglingen sind diese Symptome oft geringer ausgeprägt, Fieber kann sogar fehlen.

2. Diagnostik

2.1 Blut
- BSR, CRP, Blutbild.
- Gerinnungsstatus.
- Blutkulturen.

2.2 Punktat-Kultur (subperiostales bzw. Gelenkpunktat).

2.3 Bildgebende Diagnostik
- Bei Verdacht auf Osteomyelitis ist zumindest bei Befall der langen Röhrenknochen als erste bildgebende Methode die *Sonographie* indiziert. Sie kann oft besser als die Röntgenaufnahme Tiefe und Ausdehnung einer Weichteilschwellung, einen geringen Gelenkerguß sowie frühe subperiostale Abszesse nachweisen.
- Ossäre Veränderungen sind *röntgenologisch* besser darzustellen, so daß beide Untersuchungen kombiniert werden sollten. Allerdings sind entzündliche Destruktionen von Spongiosa und Kortikalis, abhängig von der Lokalisation, erst nach 5–7 Tagen sichtbar. Bei weniger virulenter Infektion und frühzeitiger wirksamer Therapie ist es möglich, daß primär und auch

während des Verlaufs keine entzündlichen Knochenveränderungen sichtbar werden, allenfalls später zarte periostale Verkalkungen.
- Mittels *Skelettszintigraphie* mit Technetium ^{99m}-markierten Phosphatkomplexen ist die Infektion bereits nach Stunden nachzuweisen. Die besonders im Initialstadium nicht sehr hohe Spezifität steigt unter Berücksichtigung aller übrigen Befunde.
- Zukünftig kann die *Kernspintomographie* für den sehr frühen Nachweis infizierter Strukturen (Gelenk, Weichteile, Spongiosa, Kortikalis) und die Ausdehnung der Erkrankung große Bedeutung gewinnen.

3. Differentialdiagnosen
Septische Arthritis, osteogenes Sarkom, Ewing-Sarkom u.a.

4. Therapie
Im Vordergrund steht die Antibiotika-Therapie. Frühzeitig sollte ein Kinderchirurg konsultiert werden (Indikation zu einem chirurgischen Eingriff?).

4.1 Kalkulierte Chemotherapie
- Ampicillin + Flucloxacillin.
- Zugabe von Gentamicin nur bei besonderer Begründung.
- Bei Penicillin-Allergie: Cefotiam.
- Bei Verdacht auf H.i. mit Ampicillin-Resistenz: Ampicillin-Sulbactam bzw. Cefotaxim + Flucloxacillin.

4.2 Gezielte Chemotherapie
- Bei Penicillin-empfindlichen Staphylokokken, A-Streptokokken, Pneumokokken: Penicillin G.
- Bei Penicillin-resistenten Staphylokokken: Flucloxacillin bzw. Clindamycin (bei Penicillin-Allergie: Cefotiam).
- Bei H.i.: Ampicillin (bei Allergie bzw. Resistenz: Cefotaxim).
- Bei den (sehr seltenen) Infektionen durch Enterobakterien bzw. Pseudomonas: Betalaktam-Antibiotikum (z.B. Ceftazidim) plus Aminoglykosid (z.B. Gentamicin).
- Antibiotika zu Beginn immer i.v. (etwa 3–6 Wochen).
- Ein relativ früher Übergang auf orale Antibiotika ist nur unter optimalen Bedingungen möglich (d.h.: Akute Osteomyelitis

im Frühstadium, Erreger und Resistenz bekannt, gutes Ansprechen auf die bisherige parenterale Therapie, gute Compliance).
- Gesamttherapiedauer: (4–) 6 (–8) Wochen.

4.3 Im Text genannte Antibiotika:
Ampicillin – BINOTAL®
Flucloxacillin – STAPHYLEX®
Gentamicin – REFOBACIN®
Ceftazidim – FORTUM®
Cefotiam – SPIZEF®
Ampicillin-Sulbactam – UNACID®
Cefotaxim – CLAFORAN®
Clindamycin – SOBELIN®

4.4 Chirurgische Therapie
- Indikationen: subperiostaler Abszeß, ausgedehnte Markphlegmone, Gelenkempyem.
- Ziel: Eiteransammlungen entleeren, Dekompression der Mark- bzw. Gelenkhöhle.
- Ob Punktionen ausreichen oder eine operative Evakuation nötig ist, muß im Einzelfall entschieden werden.

4.5 Immobilisierung
- Die initiale Immobilisierung ist zur Schmerzbekämpfung notwendig. Ob sie für die Heilung nützlich ist, ist umstritten.
- Keinesfalls sollte über Monate ruhiggestellt werden (Atrophieschäden an Muskulatur, Bändern, Knochen und Gelenkkapsel).
- Eine funktionelle Nachbehandlung heilt Knorpelschäden und fördert die Durchblutung und damit die Heilung.
- Eine tägliche Beurteilung des Lokalbefundes ist bei Schienung leichter möglich als bei zirkulärem Gipsverband.

5. Verlauf, Komplikationen
- Verlaufskontrolle:
Ständige klinische Beurteilung,
BSR, Blutbild, CRP,
Ultraschall, Röntgen und Szintigraphie.
Während bei leichteren Formen die Ausheilung im Röntgenbild korrekt beurteilt werden kann, ist dies bei schweren ausgedehnten sequestrierenden und destruierenden Verläufen schwie-

riger, da hier einerseits die röntgenologische die klinische Heilungsphase überdauert, andererseits die Frage nach einer Restaktivität nicht immer zu beantworten ist.
- Bei einem (heute seltenen) Übergang in ein chronisches Stadium ist neben den genannten chirurgischen Maßnahmen die Implantation einer Gentamicin-Kette zu erwägen. Ein Sequester ist immer eine Indikation für einen operativen Eingriff.
- Im Säuglingsalter dehnt sich die Infektion u.U. schnell bis zu einem Gelenk aus. Jenseits des Säuglingsalters droht dies infolge der altersspezifischen anatomischen Verhältnisse hauptsächlich bei der Femurosteomyelitis (Gefahr der Coxitis).
- Durch direkte Ausdehnung der Infektion und/oder Störung der Blutversorgung kann die Wachstumszone geschädigt werden (Gefahr einer bleibenden Verkürzung oder Stellungsdeformität).

Phenylketonurie

P. Bührdel

Vorbemerkungen

Die Phenylketonurie (PKU) ist eine autosomal rezessive Störung im Stoffwechsel der essentiellen Aminosäure Phenylalanin (Phe). Häufigste Ursache ist ein absoluter oder relativer Mangel an Aktivität der Phenylalaninhydroxylase, in seltenen Fällen liegt ein Tetrahydrobiopterin (BH_4)-Cofaktor-Mangel vor, wodurch die Hydroxylierung von Phenylalanin zu Tyrosin ebenfalls gestört wird. Unter altersentsprechender Proteinzufuhr kommt es während der ersten Lebenstage in beiden Fällen zu einem Anstieg der Phe-Konzentration im Blut, die im Screeningtest (Guthrietest) erfaßt wird. Die Kinder werden telegrafisch zur stationären Aufnahme einberufen.

1. Bei Aufnahme
- Ernährungsanamnese
- Blutentnahme: Phe, Tyrosin, Serumeiweiß, Albumin, ALAT, ASAT
- Urin: Föllingsche Probe
- Durchführung des BH_4-Tests:

  Bisherige Ernährung des Kindes bis zum Testende beibehalten.

  Urinsammlung über 12 Std. vor der BH_4-Gabe und über 8 Std. nach der BH_4-Gabe.

  7,5 mg BH_4 pro kg KG in Wasser auflösen und nach 2 min dem Säugling zu trinken geben. Eine Magensonde kann benutzt werden (1 Tbl. = 10 mg BH_4).

  Blutentnahme für Phe und Tyrosin
  - unmittelbar vor der BH_4-Gabe
  - 4 Std. nach BH_4
  - 8 Std. nach BH_4.

  Zur Messung der Dihydropteridinreduktase-Aktivität: 2 Tropfen Blut auf Guthrietestkarte.

  Guthrietestkarte und Urinproben (5 ml von jeder Sammelperiode) in einem Plastikröhrchen tiefgefroren versenden an:
  Prof. Dr. *H.-Ch. Curtius*
  Universitätskinderklinik
  Steinwiesstr. 75
  CH–8032 Zürich

2. Bei negativer Föllingscher Probe
Fortführung des bisherigen Ernährungsregims bis zur Bestimmung des Phe-Wertes.
Bei Phe-Werten unter 10 mg/dl oraler Phe-Toleranztest mit
- 150 mg L-Phe/kg KG und Blutentnahmen zur Phe-Bestimmung vor Verabreichung sowie 4, 24 und 48 Std. nach Phe-Gabe.
- Steigt der Phe-Wert auch im Toleranztest nicht über 10 mg/dl, keine diätetische Einstellung, Ernährung altersgerecht, evtl. Proteinanteil leicht reduziert.

3. Bei positiver Föllingscher Probe und Phe-Werten über 10 mg/dl
Einstellung auf eine Phe-arme Diät (Phe-Konzentration im Blut zwischen 2 und 4 mg/dl), bestehend aus natürlichen Eiweißen

(Frauenmilch, MANASAN, PRE-APTAMIL) und einer phenylalaninfreien Aminosäuremischung.

Folgende Präparate stehen zur Verfügung:
- PAM 1 (Maizena):   100 g PAM 1 = 68,3 g Eiweiß
- PKU 1 (Milupa):   100 g PKU 1 = 50,3 g Eiweiß

Beide Präparate sind bedarfsgerecht mit Vitaminen, Mineralstoffen und Spurenelementen angereichert.

Die Dosierung richtet sich nach der individuellen Phe-Toleranz, dem Körpergewicht und Alter des Patienten.

Beispiel: Säugling 2/12 J. alt, 5 kg, Phe-Toleranz 50 mg/kg KG
Bedarfsangaben:

Phe	50 mg/kg KG/24 Std.	(250 mg/24 Std.)
Protein	2,3 g/kg KG/24 Std.	(11,5 g/24 Std.)
Energie	120 kcal/kg KG/24 Std.	(600 kcal)
Wasser	160 ml/kg KG/24 Std.	(800 ml)

Zufuhrdaten:

460 ml Frauenmilch (100 ml FM = 54 mg Phe)
(100 g PRE-APTAMIL = 440 mg Phe)

6,9 g Eiweiß (11,5 g Gesamtbedarf minus 4,6 g FM-Eiweiß) müssen durch PAM 1 ersetzt werden.

100 g PAM 1 enthalten 68,3 g Eiweiß
   10 g PAM 1 = 6,8 g Eiweiß

Ernährung:

460 ml FM	322 kcal
10 g PAM 1	28 kcal
340 ml Wasser	————

Bedarf:

600 kcal (minus 350 kcal = 250 kcal).

250 kcal müssen durch Zugabe von Fett (z.B. MAZOLA-KEIMÖL) und Kohlenhydraten (Mondamin, Maizena, Speisestärke, Maltodextrin, Milchzucker oder Glukose) ausgeglichen werden.

4. Weitere Maßnahmen
- Mindestens wöchentlich Kontrollen der Phe-Konzentration im Blut und entsprechende Änderung der Diät nach den ermittelten Phe-Werten sowie nach Körpergewicht und Alter.
- Vor Entlassung Umsetzen des Nativeiweißanteils auf Manasan, Humana 1 oder Pre-Aptamil und weitere ambulante Betreuung.

Störungen des Phosphorstoffwechsels, Rachitis

H. Willgerodt, W. Hoepffner, E. Keller

Vorbemerkungen

Die Phosphorkonzentration im Serum ist nicht so konstant wie diejenige des Calciums, sondern weist typische altersabhängige Veränderungen und einen Tagesrhythmus auf. Im Gegensatz dazu ist der Gesamtbestand des Organismus konstant. Veränderungen führen zu erheblichen Störungen der Mineralisation des Skeletts.

Referenzwerte: 1,3–2,25 mmol P/l, bei Säuglingen 1,6–2,3 mmol/l (5–7 mg/dl), bei Schulkindern 1,3–1,9 mmol/l (4–6 mg/dl).

Rachitische Knochenveränderungen beruhen in den Industrieländern in der Mehrzahl nicht auf einem Vit.D-Mangel, sondern auf Störungen des Phosphor- oder Vit.D-Stoffwechsels mit einer verminderten Phosphatreabsorption in den Nierentubuli.

Eine Rachitis als generalisierte Störung des kindlichen Skeletts kann durch verminderte Vit.D-Aufnahme, mangelnde Sonneneinwirkung oder durch Störungen des Stoffwechsels oder der Wirkung von Vit.D (Vit.D-Resistenz) entstehen. Als Ursachen kommen vornehmlich schwere Malabsorptionssyndrome mit ausgeprägter Steatorrhoe (Gallengangs-Atresie, Zöliakie, Mukoviszidose) und Störungen des Vit.D-Stoffwechsels in Betracht. Erscheinungen eines Vit.D-Mangels auch bei erhöhtem Umsatz während antikonvulsiver Therapie mit Phenobarbital und Diphenylhydantoin.

1. Phosphatdiabetes
(Störung der tubulären Phosphatreabsorption)

1.1 Klinik
– Erste Symptome bereits im Säuglingsalter: Auftreibung der Epiphysen, Ausbildung von prominenten Stirnhöckern, Schwellung der Sprunggelenke, Handgelenke und Knie. Die Kinder lernen verspätet laufen.

- Entwicklung ausgeprägter Genua vara (O-Beine), später Entwicklung eines Minderwuchses mit Disproportionen, da vorwiegende Beteiligung der Beine typisch ist.

1.2 Anamnese

Sind weitere Familienangehörige betroffen? (Evtl. Schwachformen mit lediglich O- oder X-Beinen, Kleinwuchs.)
Mädchen sind gewöhnlich weniger stark betroffen als Jungen. Häufig familiärer Befall nicht nachweisbar.

1.3 Diagnostik
- Im Blut Phosphorkonzentration stark erniedrigt, alkalische Phosphatase stark erhöht, Kalzium normal.
- Im Urin PO_4-Ausscheidung stark erhöht, tubuläre Phosphatreabsorption deutlich erniedrigt (auf die glomeruläre Filtrationsrate [Nomogramm] beziehen), Kreatininclearance normal.
- Röntgenaufnahme: Handgelenke und Unterarme, Kniegelenke, zur Beurteilung der Epiphysenstruktur und Mineralisation.

1.4 Therapie
- Orale Phosphatsubstitution mit einer Lösung der nachstehenden Zusammensetzung:

$Na_2HPO_4 \times 7H_2O$	145,0
$NaH_2PO_4 \times H_2O$	18,2
Sirup. simpl.	300,0
Aqua dest. ad	1000,0

  10 ml dieser Lösung enthalten 220 mg elementaren Phosphor. Dosis (abhängig vom Lebensalter): 1–5 g Phosphor, möglichst gleichmäßig über den Tag verteilt (5–7 ED zwischen 6 und 22 Uhr).
- Alternative: REDUCTO® oder REDUCTO-SPEZIAL®.
- Zusätzlich 1,25 $(OH)_2$-Vit.D (Calcitriol, ROCALTROL®): 0,25–2,0 µg/24 Std.

  Dabei mit einer kleinen Dosis beginnen und Phosphatzufuhr bis zur Toleranzgrenze ansetzen (Auftreten von Durchfällen).

  Dosis dann allmählich steigern, bis Neigung zu Hypokalzämie bzw. sekundärem Hyperparathyreoidismus auftritt (Anstieg von PTH im Serum).

Normalisierung des Kalzium-Kreatinin-Quotienten im Urin anstreben: <0,2 g Kalzium/1 g Kreatinin (<0,57 mmol/mmol). Es genügt die Bestimmung in einer 2 Std.-Urinprobe. Ein 24-Std.-Urin ist nur 1–2mal/Jahr erforderlich. Auch mit dieser Therapie gelingt es nicht, die Phosphatkonzentration im Serum zu normalisieren!

2. Fanconi-Syndrom
(generalisierter Tubulusdefekt; auch bei malignen Tumoren mit Rückbildung nach Tumorentfernung.)

2.1 Klinik und Laborbefunde
- Hypophosphatämie, renale tubuläre Azidose, erhöhte alkalische Phosphatase, Hyperphosphaturie, Glukosurie, Aminoacidurie.
- Bei Auftreten im Säuglings- und Kleinkindalter O-Beine und weitere Deformitäten, im späteren Alter (z.B. tumorbedingt) auch X-Beine möglich.
- Röntgenaufnahmen zur Beurteilung der Knochenstruktur und der metabolischen Veränderungen.

2.2 Therapie
- ROCALTROL®: 0,5–2,5 µg/24 Std., Dosis individuell nach der Kalzium- und PTH-Konzentration i.S. einstellen (Anstieg von PTH spricht für Überdosierung).
- Substitution des renalen Natrium- und Kaliumverlustes durch orale Gabe von Kalium-Natriumzitrat in Form der folgenden Lösung: Kaliumzitrat 10,0, Natriumzitrat 10,0, Sirup. Cerasi ad 1000,0. Dosis: 1–2 ml/kg KG/24 Std.
- Eine Normalisierung der Phosphatkonzentration im Serum gelingt nicht. Die Prognose des Fanconi-Syndroms ist ungünstig, da die tubuläre Insuffizienz zur Progredienz neigt, so daß schließlich Natrium- und Kaliumverluste oral nicht mehr ausgeglichen werden können und auch die Azidose sich nicht mehr kompensieren läßt.

3. Hyperphosphatämie
(Folge einer fortschreitenden Niereninsuffizienz mit stark verminderter glomerulärer Filtrationsrate).

3.1 Klinik
Urämische Osteodystrophie mit röntgenologisch nachweisbaren subperiostalen Resorptionsherden an den Phalangen und seitlich in den Metaphysen der langen Röhrenknochen.

3.2 Diagnostik
- Erhöhte Phosphorkonzentration i.S., Kalzium erniedrigt oder normal, PTH sekundär erhöht.
- Vit.D-Metabolite i.S.: Calcidiol normal, Calcitriol erniedrigt.
- Azidose (Bicarbonat erniedrigt, harnpflichtige Substanzen erhöht, Kreatininclearance stark vermindert).

3.3 Therapie
- Korrektur der Azidose.
- Nierendiät unter Beachtung der notwendigen Kalziumaufnahme und Verminderung der Phosphatzufuhr.
- Zusätzlich Kalziumcarbonat oder Aluminiumhydroxid zur Einschränkung der Phosphatabsorption im Darm.
- ROCALTROL® zur Verbesserung der Skelettmineralisierung und Stabilisierung der Kalziumkonzentration im Blut.

4. Rachitis

4.1 Klinik
- Aufgetriebene, evtl. schmerzhafte Epiphysen, vorwiegend der Handgelenke, auch der Rippenknorpel (rachitischer „Rosenkranz").
- Skelettverbiegungen, vorwiegend der Beine in Form von O-Beinen.

4.2 Diagnostik
- Kalzium im Blut zumeist normal, in fortgeschrittenem Stadium gering erniedrigt, alkalische Phosphatase erhöht, Phosphor erniedrigt, Calcidiol (25– OH– Vit.D) erniedrigt, PTH sekundär erhöht.
- Röntgen: Handgelenke, Rippen (aufgetriebene becherförmige Epiphysen).

4.3 Therapie
- 5000 IE Vit.D_3/24 Std. per os für 3 Wochen.
- Zusätzlich kalziumreiche Ernährung.
- Bei schweren Malabsorptionssyndromen und anderen ausgeprägten Mangelerscheinungen evtl. Gabe von Vit.D i.m.

- Ursache beseitigen! Prophylaxe mit 400 IE Vit.D_3/24 Std. erwägen.

5. Angeborene familiäre Störungen des Vit.D-Stoffwechsels (sehr selten!)

5.1 Vit.D-abhängige Rachitis Typ I (Pseudomangel-Rachitis) infolge gestörter Bildung von Calcitriol in der Niere. Das klinische Bild und die Laborwerte entsprechen dem Vit.D-Mangel, mit dem Unterschied, daß Calcitriol im Blut erniedrigt ist.
Therapie: Normales Ansprechen auf physiologische Dosen Calcitriol (0,25–1,0 µg/24 Std.).

5.2 Vit.D-abhängige Rachitis Typ II. Das klinische Bild entspricht ebenfalls dem der Vit.D-Mangel-Rachitis, relativ häufig mit totaler Alopecie. Ursache: Resistenz (Rezeptormangel?) gegenüber Calcitriol. Die laborchemischen Veränderungen entsprechen denen der Vit.D-Mangel-Rachitis, mit dem Unterschied, daß Calcitriol im Blut stark erhöht ist.
Therapie: Hohe Dosen Calcitriol, jedoch nur mäßiger bis geringer Therapieeffekt. In derartigen Fällen Versuch mit hohen Dosen Kalzium i.v. oder oral.

Bakterielle Pneumonie und Pleuropneumonie

W. Handrick, F. Hunkert, E. Dalitz, D. Hörmann

Vorbemerkungen

Eine Pneumonie ist bis auf seltene Ausnahmen eine Indikation zur stationären Aufnahme. Bei rezidivierenden Pneumonien müssen diesbezüglich disponierende Grundkrankheiten (lokal, systemisch) ausgeschlossen werden.

1. Klinische Symptomatik
- Allgemeinzustand oft beeinträchtigt, meistens Fieber.
- Typische Pneumoniezeichen sind: Tachypnoe, Einziehungen, Nasenflügeln, Bronchialatmen, feinblasige Rasselgeräusche, Klopfschallverkürzung.
- Je jünger die Kinder sind, desto weniger deutlich sind diese Zeichen ausgeprägt, u.U. können sie auch fehlen.

2. Diagnostik
- Röntgen a.p. (2. Ebene nur befundbezogen, d.h. *nach* Kenntnis der ap-Aufnahme anfordern).
- Blutbild, BSR, CRP.
- Na, K, Eiweiß i.S.
- Blutkultur(en), Latexteste (Pleurapunktat).
- Je nach Alter des Kindes, epidemiologischer Situation und Schweregrad der Erkrankung serologische Untersuchungen: Blut (bzw. Serum) auf Antikörper gegen Grippevirus, RS-Virus, Adenoviren, Mycoplasma pneumoniae, Chlamydia trachomatis, Chlamydia pneumoniae, Legionellen.
- Bei Verdacht auf Mykoplasmen-Pneumonie evtl. Kälteagglutinine im Serum.
- Pleurapunktion (Punktat immer bakteriologisch untersuchen).
- Nur sehr selten sind Untersuchungen auf Anaerobier, Chl. psittaci und Rickettsien indiziert (Infektiologen und/oder Mikrobiologen konsultieren).
- Sonographie
  bei der Differentialdiagnose der homogenen einseitigen Verschattung,
  bei der Differentialdiagnose zwischen Pleuraerguß und Pleuraschwiele,
  bei quantitativen Aussagen zum Pleuraerguß,
  zur Zwerchfellbeurteilung.
- CT bei Tumorverdacht mit evtl. Begleitpneumonie.

3. Differentialdiagnosen
- Viruspneumonie,
- Vitium cordis,
- Atelektase,
- Fremdkörperaspiration,
- Malignom,

- Pertussis,
- Tbk,
- Pilzinfektion,
- allergische Alveolitis,
- Lungengerüsterkrankungen bzw. -fehlbildungen.

4. Antibiotika-Therapie

4.1 Kalkulierte Antibiotika–Therapie
Hierbei muß berücksichtigt werden, daß Pneumokokken, H.i. und Mykoplasmen die wichtigsten Erreger der bakteriellen Pneumonie im Kindesalter sind.

4.1.1 Pneumonie
- Pneumonie ohne Hinweise auf einen bestimmten Erreger: Ampicillin/Amoxicillin + Erythromycin (insbesondere bei Säuglingen), evtl. nur Ampicillin/Amoxicillin bei älteren Säuglingen, u.U. nur Erythromycin bei Klein- und Schulkindern.
- Verdacht auf Staphylokokken-Pneumonie (beginnende Abszedierung, schweres Krankheitsbild, vorausgegangene oder noch bestehende Staphylokokken-Infektion in einer anderen Körperregion, akute Verschlechterung eines grippalen Infektes): Ampicillin + Flucloxacillin.
- Verdacht auf Haemophilus influenzae (H.i.)-Pneumonie (bisherige Penicillin-Therapie ohne Effekt, typisches „H.i.-Alter", d.h. 6. Monat – 3. Lebensjahr, positiver H.i.-Latextest, gleichzeitig bestehende „Zellulitis"):
  Ampicillin, bei Penicillin- bzw. Ampicillin-Allergie: Cefotaxim.
- Verdacht auf Mykoplasmen-Pneumonie (Schulkind, klinische Symptomatik der atypischen Pneumonie, epidemische Häufung, fehlendes Ansprechen auf Penicillin):
  Erythromycin 30–50 mg/kg KG/24 Std. p.o. (bei Kindern >8 Jahre evtl. Doxycyclin).
- Mit Erythromycin werden auch Chlamydien und Legionellen erfaßt.

4.1.2 Pleuropneumonie
Ampicillin + Flucloxacillin

4.2 Gezielte Antibiotika-Therapie
4.2.1 Pneumokokken, A-Streptokokken:
– Penicillin G i.v. 50 000–100 000 IE/kg KG/24 Std., bei Pleuropneumonie 100 000–200 000 IE/kg KG/24 Std.
– Bei Penicillin-Allergie Erythromycin.

4.2.2 Haemophilus influenzae, Moraxella catarrhalis
– Ampicillin i.v. 150–200 mg/kg KG/24 Std.
– Bei Penicillin-/Ampicillin-Allergie Cefotaxim 50–100 mg/kg KG/24 Std.
– Bei Ampicillin-Resistenz Ampicillin-Sulbactam oder Claforan bzw. Cefuroximaxetil, Cefaclor.
– Zur oralen Fortsetzung der Therapie Amoxicillin bzw. Cefuroximaxetil oder Cefaclor (nur ausnahmsweise Chloramphenicol).

4.2.3 Staphylokokken
– Je nach Empfindlichkeit, Penicillin G 100 000–200 000 IE/kg KG/24 Std., oder Flucloxacillin 150–200 mg/kg KG/24 Std. i.v.
– Bei Penicillin-(= Flucloxacillin-)Allergie: Cefotiam oder Clindamycin i.v., evtl. auch Vancomycin oder Teicoplanin.
– Übergang auf orale Therapie erst nach eindeutiger Besserung.

4.2.4 Mycoplasma pneumoniae, Chlamydia trachomatis
Erythromycin (30–50 mg/kg KG/24 Std.), bei Kindern über 8 Jahre evtl. Doxycyclin.

4.2.5 Enterobakterien, Pseudomonas u.a. (selten)
Therapie nach Antibiogramm! Infektiologen konsultieren! Im allgemeinen Therapie mit einer Kombination von Betalaktam (z.B. Ceftazidim) + Aminoglykosid.

4.3 Fortführung der Antibiotika-Therapie bei Ausbleiben eines Erregernachweises
– Je nach Alter des Kindes, epidemiologischer Situation, Schweregrad der Pneumonie und eingetretener Besserung Übergang auf parenterale bzw. orale Monotherapie (z.B. Amoxicillin, Erythromycin, Cefaclor, Cefuroximaxetil).

- Bei ausbleibender Besserung Überprüfung von Diagnose und Therapie.
- Im Zweifelsfall Therapie wie bei einer Sepsis (s.d.).

4.4 Dauer der Chemotherapie
Im Durchschnitt 10–14 Tage, jedoch mindestens bis 3 Tage nach Entfieberung, bei Pleuraempyem 2–3 Wochen, bei schwer verlaufender Staphylokokken-Pneumonie 3–4 Wochen.

4.5 Im Text genannte Antibiotika:
  Amoxicillin
  Ampicillin (z.B. BINOTAL®)
  Ampicillin-Sulbactam (UNACID®)
  Cefaclor (PANORAL®)
  Cefotaxim (CLAFORAN®)
  Cefotiam (SPIZEF®)
  Ceftazidim (FORTUM®)
  Cefuroximaxetil (ELOBACT®)
  Clindamycin (SOBELIN®)
  Doxycyclin
  Erythromycin
  Flucloxacillin (STAPHYLEX®)
  Teicoplanin (TARGOCID®)
  Vancomycin

5. Sonstige Therapie

5.1 Je nach Ausmaß des Pleuraergusses eine bis mehrere *Pleurapunktionen* oder *Saugdrainage* (max. 7–10 cm Wassersäule bzw. 0,7–1 kPa; bei Säuglingen meistens primäre Schlaucheinlage, bei Klein- und Schulkindern genügen oft Punktionen) nach Lokalanästhesie mit Xylocitin 1%ig.

5.2 Bei *Pyopneumothorax* bzw. *Spannungspneumothorax* sofort Saugdrainage.

5.3 Bei trüben bzw. eitrigen, insbesondere fibrinreichen Ergüssen Instillation von 25 000 IE *Streptokinase*, einmal täglich (max. 6 Tage). Dabei Drainage 1 Std. abklemmen (wird das Kind unruhig, muß der Zeitraum verkürzt werden).

5.4 Schockbehandlung und/oder Digitalisierung bei Notwendigkeit (s.d.).

5.5 Rechtzeitig Beginn mit adäquater *physiotherapeutischer Behandlung.*

6. Kontrollen

6.1 Röntgenkontrollen bei jeder klinischen und/oder auskultatorischen Verschlechterung (zunächst ap, ggf. befundbezogene Zusatzuntersuchung: seitliche Aufnahme, Durchleuchtung, Tomographie).

6.2 Sonographie bei Restergüssen, Narben- bzw. Schwielenbildungen sowie kleineren Pseudozysten. Erst danach Indikation zur Röntgen-Kontrolle stellen.

7. Komplikationen

7.1 Anhaltendes Fieber bei Pleuropneumonie spricht für weiterhin bestehenden Erguß oder Lungenabszeß oder fortschreitende Abszedierung.
– Evtl. muß die Saugdrainage korrigiert werden.
– Lungenabszesse können punktiert bzw. drainiert und abgesaugt werden, wenn seit Krankheitsbeginn bereits etwa 2 Wochen vergangen sind und eine Pleuraadhäsion anzunehmen ist.
– Ein Wechsel des Antibiotikums ist selten notwendig.

7.2 Chronischer Pyopneumothorax, Empyemresthöhle und Pleuraschwarte mit Deformierung des Brustkorbskeletts erfordern nach 4–6 Wochen eine thoraxchirurgische Behandlung. Vorher Bronchoskopie, Bronchographie bzw. CT.

7.3 Pneumatozelen als Residuen bilden sich oft spontan zurück.

7.4 Drainagefistel: In der Regel Operation notwendig.

Purpura Schoenlein-Henoch (PSH)

M. Borte

Vorbemerkungen

Die PSH ist eine erworbene Vaskulitis der kleinen Blutgefäße und Kapillaren, die an verschiedenen Organen ablaufen kann.

Der Erkrankungsgipfel liegt im 3.–5. Lebensjahr mit Häufung im Frühjahr und Herbst. Es besteht eine mäßige Knabenwendigkeit.

Der PSH geht häufig ein grippaler Infekt der oberen Luftwege 1–2 Wochen voraus.

Die Ätiologie ist bisher ungeklärt. Bekannt ist die ätiologische Bedeutung von Grippe-Viren, die eine Immunkomplex-Vaskulitis induzieren können. Eine ätiologische Bedeutung von Streptokokken-Erkrankungen wird heute allgemein angezweifelt! Es besteht eine enge Assoziation mit bestimmten HLA-Antigenen (B 35, DR 4) sowie mit IgA-Nephropathie bei späterer chronischer Schoenlein-Henoch-Nephritis.

Die Prognose ist gut (Ausnahme: chronische Schoenlein-Henoch-Nephritis).

1. Klinische Symptomatik
- Akuter Beginn.
- Verlauf in einem Schub oder typischerweise in mehreren Schüben möglich.
- Körpertemperatur normal, selten leicht erhöht.
- *Hautsymptome:* Am Beginn der Erkrankung bei fast 100% typische petechiale Blutungen (mit Neigung zur Konfluenz), polymorphe Exantheme und Ödeme an Extremitäten und am Gesäß. Symmetrisches Verteilungsmuster.
- *Gelenksymptome:* Bei ca. 60% schmerzhafte periartikuläre Schwellungen (Symmetrie!), die sich nach kurzer Zeit folgenlos zurückbilden.
- *Gastrointestinale Symptome:* Bei ca. 50% kolikartige Bauchschmerzen, galliges, später blutiges Erbrechen und Melaena. Mukosablutungen und Darmwandödeme können zu Invaginationen führen. Nicht selten ist die Purpura abdominalis einziges Symptom der PSH und Hautsymptome treten nicht oder erst später auf!
- *Nierensymptome:* Bei ca. 30–50%, selten monosymptomatisch, meist in der 2.–3. Krankheitswoche auftretend: Mikro- oder Makrohämaturie, Proteinurie, Blutdruckerhöhung, Retentionszeichen. Bei ca. 5–10% chronische Nephritis mit schlechter Prognose (chronische Niereninsuffizienz!).
- *ZNS-Symptome:* Bei ca. 10–20% Kopfschmerzen, Verhaltensstörungen, Bewußtseinstrübungen, pathologisches EEG, pathologisches CT.

2. Diagnostik
- Kapillarresistenz vermindert (Kneifphänomen positiv).
- Komplementspiegel i.S. (CH 50, C 3, C 4) erhöht.
- Immunkomplexe i.S. nachweisbar bzw. erhöht.
- Grippe-Virus-KBR oft positiv.
- IgA i.S. kann erhöht sein, ebenso können IgA-Rheumafaktoren nachweisbar sein.
- Gerinnungsfaktor XIII kann erniedrigt sein.
- BSR gering beschleunigt.
- CRP normal bis leicht vermehrt.
- Blutbild: leichte Leukozytose, mäßige Linksverschiebung.
- Anämie nur nach massiven intestinalen Blutungen.
- Rachenabstrich auf hämolysierende Streptokokken selten positiv.
- Urinbefund: ggf. pathologisch.
- EEG (in Abhängigkeit vom klinischen Bild).
- Eine Nierenbiopsie muß erfolgen, wenn die renalen Symptome länger als 6 Monate andauern oder früher, wenn Zeichen der Niereninsuffizienz schon zeitiger manifest werden.

3. Therapie
- Bettruhe!
- Kurzfristige symptomatische Therapie mit Acetylsalicylsäure oral (ACESAL®, ASPIRIN®, ASS RATIOPHARM®): 60–80 mg/kg KG/24 Std. in 3–4 ED mit den Mahlzeiten
  oder mit Paracetamol (PARACETAMOL®, BEN-U-RON®, ENELFA®).
- Keine Antibiotika. Einsatz nur bei begründetem Verdacht auf bakteriellen „Fokus" (Leukozytose, Linksverschiebung, BSR- und CRP-Erhöhung, positiver Rachenabstrich, Sinusitis).
- Einsatz von Kortikosteroiden nur bei:
  schweren gastrointestinalen Erscheinungen,
  Verlauf des ersten Schubes länger als 4 Wochen,
  rezidivierendem Verlauf.
  Dann Prednisolon oral (PREDNISOLON®, DURAPREDNISOLON®, PREDNISON RATIOPHARM®) bzw. bei dramatischem Verlauf (Purpura abdominalis) i.v. (PREDNISOLUT®, SOLU-DECORTIN®): 2–3 mg/kg KG/24 Std., verteilt auf 2–3 ED für 6–8 (–10) Tage, dann rasch reduzieren.

- Die Kortikosteroide haben auf das Ausmaß und den Verlauf der Nierenerkrankung keinen sicheren Einfluß, trotzdem ist ein Therapieversuch mit Steroiden gerechtfertigt. Bei einer schweren progressiven Glomerulonephritis muß der Einsatz von Immunsuppressiva/Zytostatika erwogen werden.
- Bei dramatischen Verläufen und nachgewiesener Faktor XIII-Erniedrigung ist eine Substitution mit einem Faktor XIII-Präparat (FIBROGAMMIN HS®) zu empfehlen.
- Ambulante Urinkontrollen bis 4 Wochen nach Erkrankungsende. Bei Auftreten einer Schoenlein-Henoch-Nephritis Kontrollen entsprechend dem Verlauf.

Akutes rheumatisches Fieber (ARF)

M. Borte, U. Roschlau, W. Handrick, P. Kinzel

Vorbemerkungen

Das ARF, die früher weitaus häufigste rheumatische Erkrankung im Kindesalter, ist während der letzten 4 Jahrzehnte wesentlich seltener geworden, scheint aber gegenwärtig und evtl. zukünftig wieder häufiger vorzukommen.

Der Altersgipfel liegt zwischen dem 5. und 15. Lebensjahr, wobei Jungen und Mädchen gleich häufig betroffen sind.

Ursächlich geht eine Infektion mit β-hämolysierenden Streptokokken der Gruppe A 2–3 Wochen voraus (meist als Tonsillitis oder Pharyngitis, die evtl. auch inapparent abgelaufen sein können).

1. Klinische Symptomatik
- *Fieber* oder subfebrile Temperaturen.
- *Allgemeinsymptome:* Bauch- und Kopfschmerzen, Müdigkeit, Schweißausbrüche, Nasenbluten, Blässe (normochrome Anämie).
- *Gelenksymptome:* Schmerzhafte Arthritis, die wechselnd und asymmetrisch ist und vorwiegend große Gelenke betrifft.

- *Herzsymptome (Karditis):* Signifikantes Herzgeräusch/neues organisches Geräusch? Kardiomegalie? Tachykardie im Schlaf? Herzinsuffizienzzeichen? Perikarditiszeichen? Rhythmusstörungen?
- *Erytheme* (Erythema marginatum = Erythema anulare): flüchtig, blaßrot, ring- und girlandenförmig.
- *Noduli rheumatici:* indolente, hirsekorngroße Verhärtungen entlang von Sehnen.
- *Chorea minor:* Spätmanifestation nach Wochen bis Monaten mit choreatischen Bewegungsstörungen.

2. Diagnostik
- Die Diagnose des ARF stützt sich in erster Linie auf das klinische Bild. Eine wertvolle Hilfestellung bilden dabei die JONES-Kriterien, die aber nicht überbewertet werden dürfen.

Major-Kriterien	Minor-Kriterien
Karditis	Anamnese (bereits früher ein
Polyarthritis	ARF oder eine rheumatische
Chorea minor	Karditis durchgemacht)
Noduli rheumatici	Arthralgie
Erythema marginatum	Fieber
	paraklinische Entzündungszeichen (BSR, CRP)
	EKG (verlängerte P-Q-Zeit)

Ein ARF ist wahrscheinlich beim Auftreten von 2 Major-Kriterien bzw. 1 Major- und 2 Minorkriterien bei nachgewiesenem Streptokokkeninfekt, sofern eine andere Krankheit ausgeschlossen ist.
- Nachweis einer vorausgegangenen Streptokokkeninfektion: Rachenabstrich,
  Blut (Serum) zum Nachweis von Antikörpern gegen verschiedene Streptokokken-Antigene: Anti-Streptolysin, Anti-Desoxyribonuklease B (Anti-DNase B), Anti-Hyaluronidase.
- BSR, CRP, DBB.
- EKG (Tachykardie? Prolongiertes P-R-Intervall? Unspezifische ST-Veränderungen?).
- Langzeit-EKG (Frequenzverlauf).

- Röntgen (Kardiomegalie?).
- Echokardiographie (Linksventrikuläre Funktion, Feststellen und Quantifizierung von Klappeninsuffizienzen, Pericarderguß?).

3. Therapie
Therapie und Behandlungsdauer sind abhängig vom Ausmaß der klinischen und paraklinischen Befunde.

3.1 ARF mit Karditis
- Penicillin
  Penicillin G i.v. (100 000 E/kg KG/24 Std. in 2–4 ED)
  oder Penicillin V oral (V-TAPLOPEN®, MEGACILLIN®),
  bei Penicillin-Allergie Erythromycin (40 mg/kg KG/24 Std.),
  Penicillintherapie mindestens 10 Tage lang in therapeutischer Dosis, um danach nahtlos in die Langzeitprophylaxe überzugehen.
- Prednisolon
  2–3 mg/kg KG/24 Std. in mehreren ED oral (PREDNISOLON®, DURA-PREDNISOLON®, PREDNISON RATIOPHARM®), bei schwerer Karditis i.v. (PREDNISOLUT®, SOLU-DECORTIN®).
  Prednisolongaben immer bei Pericarderguß.
  Nach 2–3 Wochen Reduktion der Dosis auf 0,5–1 mg/kg KG, weitere Gaben über 4–8 Wochen (p.o.).
- Bei Kardiomegalie Acetylsalicylsäure oral (ACESAL®, ASPIRIN®, ASS RATIOPHARM®): 60–80 mg/kg KG/24 Std. in 3–4 ED vom Zeitpunkt der Dosisreduktion beim Prednisolon bis 4 Wochen nach Beendigung der Prednisolon-Gabe.
- Bettruhe, Flüssigkeitsrestriktion, evtl. Supplementär-Sauerstoff.
- Nur bei kardialer Dekompensation Diuretika und Digitalisierung
  (Cave: Hohe Sensibilität der Patienten mit Myokarditis gegenüber Digitalis, halbe Dosis meist ausreichend, Bestimmung des Digitoxinspiegels i.S. empfehlenswert).
- Mobilisierung, sobald Herzinsuffizienz, Gelenkbeschwerden und Fieber verschwunden sind.

- Stationäre Behandlung für 3–6 Wochen bei unkompliziertem Verlauf und erfolgreicher Mobilisation, bei schwerem Verlauf evtl. für Monate.
- Nach Entlassung:
  Kontinuierliche ambulante Weiterbetreuung.
  Rezidivprophylaxe (s.u.) lebenslang.
  Schulbesuch bei subjektivem Wohlbefinden eine Woche nach Entlassung, Sportbefreiung für 6 Monate.

3.2 ARF ohne Karditis
- Penicillin s. Pkt. 3.1
- Acetylsalicylsäure oral (ACESAL®, ASPIRIN®, ASS RATIOPHARM®): 80–100 mg/kg KG/24 Std. in 3–4 (–6) ED (max. 6 g täglich) mit den Mahlzeiten.
  Bestimmung der Serumkonzentration sinnvoll (Norm: um 25 mg/dl, nicht größer als 30 mg/dl). Als Zeichen möglicher Überdosierung auf Übelkeit, Schwindel, Kopfschmerzen, Ohrensausen, Schweißausbruch und Unruhezustände achten.
  Dosisreduktion nach ungefähr 2 Wochen auf 60–80 mg/kg KG/24 Std.
  Therapie über weitere 4–6 Wochen, dann über 2 Wochen ausschleichen.
- Bei Arthralgie bzw. milder Arthritis und deshalb unsicherer Diagnose zunächst Analgetika, z.B. Paracetamol (PARACETAMOL®, BEN-U-RON®, ENELFA®) oder Paracetamol mit Codein (TALVOSILEN®, DOLARIST COMP.®) statt der antiinflammatorischen Therapie. Dadurch wird die wechselnde (wandernde) Polyarthritis nicht unterbrochen und die Diagnosestellung erleichtert.
- Häufige Untersuchung auf Zeichen einer Karditis.
- Bettruhe für 1–2 Wochen, Mobilisation bei gutem Verlauf über 2–3 Wochen.
- Hospitalisierung für 2–4 Wochen bei unkompliziertem Verlauf.
- Nach Entlassung:
  Kontinuierliche ambulante Kontrollen.
  Rezidivprophylaxe (s.u.) bis zum Ende der Adoleszenz, mindestens jedoch für 5 Jahre.
  Schulbesuch 1 Woche nach Entlassung bei subjektivem Wohlbefinden, Sportbefreiung für 3 Monate.

Kardiologische Untersuchung nach 1 Jahr.

3.3 ARF mit Chorea minor
- Sedierung.
  Milde Sedierung z.B. mit Diphenhydramin (SEDIAT®, SEKUNDAL®).
  Bei verstärkt ausfahrenden Bewegungen Clonazepam (ANTELEPSIN®, RIVOTRIL®), Barbiturate (LEPINAL®, LUMINAL®, PHENAEMAL®) oder Chlorpromazin (PROPAPHENIN®).
  In schweren Fällen evtl. Haloperidol (HALOPERIDOL®, HALDOL®, SIGAPERIDOL®).
- Zusammenarbeit mit Kinderneurologen.
- Betreuung möglichst zu Hause, evtl. mit Hauslehrer.

4. Rezidivprophylaxe

4.1 Kontinuierliche Antibiotika-Prophylaxe bei allen Patienten im Anschluß an intiale Antibiotika-Therapie:
- Penicillin per os: 400 000–800 000 E/24 Std. in 2 ED (V-TAPLOPEN®, MEGACILLIN®, PENICILLIN V).
- Oder Benzathin-Penicillin (PENDYSIN®, TARDOCILLIN®): 1,2 Mio. E alle 4 Wochen i.m.
- Bei Penicillin-Allergie Erythromycin (ERYTHROMYCIN®, PAEDIATHROCIN®): 250–500 mg/24 Std. in 2 ED.

4.2 Sanierung möglicher A-Streptokokken-Herde
(chronische Tonsillitis, Otitis, Sinusitis, bakterielle Hauterkrankungen, Zahnsanierung).

4.3 Bei interkurrenter Infektion mit möglicher Streptokokkenätiologie (Abstrich/Kultur!):
Penicillin in therapeutischen Dosen über 10 Tage (bei Allergie Erythromycin).

4.4 Bei rheumatischem Herzfehler:
Endokarditisprophylaxe (s.d.) bei bestimmten Eingriffen (Herzpaß ausstellen).

Salzverlustkrisen bei Adrenogenitalem Syndrom

W. Hoepffner, E. Keller, H. Willgerodt

Vorbemerkungen

Das kongenitale AGS erfordert spezielle Maßnahmen zur Therapie der manifesten Salzverlustkrise bei bisher unbehandelten Patienten (Abschnitt I), zur Therapie der latenten oder manifesten Salzverlustkrise bei dauersubstituierten Patienten im Rahmen akuter Erkrankungen (Abschnitt II) und zur Prophylaxe von Salzverlustkrisen bei streßintensiven diagnostischen oder therapeutischen Maßnahmen, speziell bei Operationen (Abschnitt III). Im Anhang (IV) sind die Grundsätze der Dauersubstitutionstherapie bei AGS zusammengefaßt.

I. Keine vorausgehende Behandlung

Klinische Zeichen der Salzverlustkrise in folgender Reihenfolge (Ablauf innerhalb von Stunden bis 1–2 Tagen!)
- Trinkschwäche
- fehlende Gewichtszunahme
- Gewichtsabnahme
- Erbrechen im Bogen
- Exsikkose, Azidose
- Tod durch Herzstillstand bei Hyperkaliämie

Verdacht auf Salzverlustkrise bei folgenden Beobachtungen
- 1.–3. Lebenswoche
- Hyperpigmentation, besonders von Brustwarzen, Ohrmuscheln und Skrotum
- vermeintliche Knaben mit Kryptorchismus (total vermännlichte Mädchen)
- intersexueller Genitalbefund

Leitbefunde
- Hyponatriämie
- Hyperkaliämie
- Azidose

Differentialdiagnosen
- Pylorusstenose (Hauptmanifestationsalter 6. Lebenswoche; hypokaliämische Alkalose)

- Galaktose-Intoleranz (Ikterus, Hepatomegalie)
- Fruktose-Intoleranz (nicht bei Muttermilchernährung)
- akute Gastroenteritis

Therapieprinzip
Ausgleich des Glukokortikoid-, Mineralokortikoid-, Natrium-, Chlorid- und Wassermangels, Senkung der Kaliumkonzentration i.S. Bei schwerkranken Kindern Therapiebeginn ohne Verzögerung.

Kontrollkriterien
Vor Initialtherapie
- Na^+, K^+ und Säure-Basen-Status (Astrup) i.S.
- 17-Hydroxyprogesteron (17-OHP) i.S.
- fortlaufendes Biomonitoring, insbesondere mit Registrierung von EKG und Blutdruck.

1. Initialtherapie ohne Verzögerung

1.1 Aldosteron (ALDOCORTEN®): 1 Amp. zu 1 ml (= 0,5 mg) i.v. – Wirkungseintritt praktisch sofort. Deshalb anfangs 1–2 stündlich N^+, K^+ und Säure-Basen-Status (Astrup). Therapie bei Bedarf nach 2–4–6 Std. wiederholen.
Falls Aldocorten nicht vorhanden:
öliges DCA® *(Desoxycorticosteronazetat) i.m.* (Amp. zu 5 oder 10 mg): 3 mg bei weniger als 3 kg KG, 5 mg bei mehr als 3 kg KG.

1.2 Prednisolon (PREDNISOLUT®, SOLU-DECORTIN H®): 25 mg i.v.

1.3 Natriumhydrogencarbonatlösung 8,4% (1molar) auf der Basis der Astrupwerte: zunächst maximal 3 ml/kg KG langsam i.v., 1:1 mit 10% Glukoselösung ergänzt. Weitere Gaben besonders nach Aldocorten nur unter Na^+-, K^+- und Astrupkontrolle.

1.4 10%ige *Dextran 40*-Lösungen mit oder ohne Kochsalz, aber immer ohne Sorbit bzw. Fruktose (INFUKOLL M40®, RHEOFUSIN®, RHEOMAKRODEX 10%®) bei Kreislaufzentralisation: 3–5 ml/kg KG als Kurzinfusion i.v.

1.5 RESONIUM® bei lebensbedrohlicher Hyperkaliämie (K$^+$ i.S. über 8 mmol/l = 30 mg/dl, Bradykardie, deformierter QRS-Komplex im Ekg): 0,5–1 g/kg KG mit Reisschleim als Rektaleinlauf

oder/ und

Calcium gluconicum® (CALCEDON®) 10%: 0,5–1 ml/kg KG sehr langsam i.v.

oder/ und

1 E kurzwirksames Insulin (H-INSULIN-HOECHST®, ACTRAPID®) mit 3 g Glukose (30 ml der 10%igen Lösung) i.v.

2. Therapie für 24–48 Stunden

Beachte: Zunächst keine K$^+$-haltigen Lösungen und kein älteres Konservenblut!

2.1 Je nach Grad der Exsikkose 100–200 ml Glukoselösung 20% und physiologische NaCl-Lösung im Gemisch 1:1 pro kg KG/24 Std.

2.2 Prednisolon i.v.: 40–60 mg/24 Std., verteilt auf 4 Einzeldosen.

2.3 Aldocorten i.v. wie unter 1.1 nach jeweils 6–8 Std. in Abhängigkeit von den Laborwerten.

2.4 Falls kein Aldocorten vorhanden: DCA ölig wie unter 1.1 erst nach jeweils 24 Stunden.

3. Ab 2. oder 3. Behandlungstag

3.1 Allmählicher Übergang von Dauerinfusion zur Ernährung per os.

3.2 Von Prednisolon i.v. über Prednisolon oral bei allmählicher Dosisreduktion auf Hydrocortison oral übergehen. Erhaltungsdosis bei Säuglingen: 2–1–1, später 1–1–1 mg Hydrocortison tgl. in achtstündlichen Intervallen.

3.3 Austesten der notwendigen FLUDROCORTISON®- oder ASTONIN H®-Dosis (1 Tbl. = 0,1 mg) zwischen 3mal 1/4 und 4mal 1/2 Tbl. tgl. (Hauptkriterien K$^+$-Konzentration i.S. und gleichmäßige Gewichtszunahme). Dabei keine zusätzlichen Kochsalzgaben! Häufige RR-Messung!

II. Akute Erkrankungen bei dauersubstituierten Patienten
Vorbemerkung

In Abhängigkeit vom klinischen Befund muß erwogen werden, ob das Glukokortikoid Hydrocortison durch das etwa 4-5fach stärker wirksame Prednisolon (oral oder i.v.) und das Mineralokortikoid Fludrocortison (oral) durch DCA (i.m.) oder Aldocorten (i.v.) ersetzt werden muß.

1. Keine Azidose, Elektrolyte im Normbereich, EKG normal
– *Prinzip:* Da kein Mineralkortikoidmangel besteht, sind nur Glukokortikoid- und evtl. Wassermangel auszugleichen unter Berücksichtigung des Erhaltungsbedarfs an Elektrolyten. (Stets Azeton im Harn prüfen! Azetonämisches Erbrechen entspricht einer latenten Salzverlustkrise.)
– Elektrolyt- und Astrupkontrolle nach 4–8 Std..
– Wenn kein Erbrechen besteht, Hydrocortison in 4–6facher Menge der Erhaltungsdosis, aber nur so lange wie der akut kranke Zustand, z.B. Fieber, besteht. Fludrocortison in gleicher Dosis wie bisher.
– Bei *Erbrechen* und Exsikkose Hydrocortison durch Prednisolon 3mal 10 mg/24 Std. i.v., Fludrocortison durch DCA (ölig) 1mal täglich 3 oder 5 mg i.m. ersetzen.
– Venendauerinfusion mit 1/3 NaCl 0,9%- und 2/3 Glukoselösung 10 oder 20%.
– Wenn die Dauerinfusion länger als 12 Stunden benötigt wird und die Kaliumkonzentration i.S. unter 3,0 mmol/l (12 mg/dl) liegt, dann 1molare Kaliumchloridlösung (7,45%) (2 ml/kg KG/24 Std.) zusetzen.

2. Azidose und Hyperkaliämie
Therapie wie unter I.

3. Bei Bewußtlosigkeit und Krämpfen
an Hirnödem infolge DCA- oder Fludrocortison-Überdosierung denken! Wenn Laborwerte darauf hinweisen, Kaliumcanrenoat (ALDACTONE®, OSYROL®) und FURESEMID® (LASIX®) i.v. (s.a. Kapitel Hirnödemtherapie).

III. Modifikation der Substitutionstherapie bei operativen Eingriffen

1. Dosierungsschema bei Operationen

Am Op.-Tag
- Prednisolon 50–100 mg i.v., verteilt auf drei Gaben in 8-stündlichen Abständen (ca. 100 mg/m^2 KO)
- morgens einmalig 3–5 mg DCA (ölig) i.m.
- kein Fludrocortison
- Venendauerinfusion über 6–8 Stunden: 1/2- oder 2/3-Elektrolytinfusionslösung mit Glukose in üblicher bis leicht erhöhter Dosierung

Am 1. und 2. p.o. Tag
- Hydrocortison in 4–6facher Menge der individuellen Dauertherapie
- Fludrocortison entsprechend der Dauertherapie

Am 3. und 4. p.o. Tag
- Hydrocortison in 2–3facher Menge der individuellen Dauertherapie
- Fludrocortison entsprechend der Dauertherapie

Ab 5. p.o. Tag
- Kortikoide wie vor der Operation.

2. Begleitende Laboruntersuchungen

Vor Operation, unmittelbar danach, am Abend des Op.-Tages und am folgenden Morgen (später nur in Abhängigkeit vom klinischen Befund):
- Na$^+$, K$^+$ i.S.
- Säure-Basen-Status (Astrup)
- 17-OHP i.S. (Bestimmung nicht dringlich)

3. Bei streßintensiven Untersuchungen (z.B. *Genitoskopie* in Narkose) oder anderen Maßnahmen (z.B. *Verbandwechsel* in Narkose):

morgens vor dem Eingriff 25–50 mg Prednisolon i.v. zusätzlich zur aktuellen Substitutionstherapie, nach dem Eingriff evtl. wiederholen.

IV. Grundsätze der Dauersubstitutionstherapie bei AGS

Steroid:	Hydrocortison	Fludrocortison
Applikation:	3mal tgl. oral	3mal tgl. oral

Intervalle:	8(–10)stündl.	8(–10)stündl.
Verteilung:	50/25/25%	50/25/25%
Tagesdosis	(bezogen auf m² Körperoberfläche)	
Säuglinge:	8–12 mg	200–400 µg
Kleinkinder:	10–15 mg	100–200 µg
Schulkinder:	15–20 mg	50–150 µg
Kontroll- kriterien:	Knochenreifung Körperlänge	Körpergewicht Blutdruck
biochem. Kontrollen:	17-OHP im Serum oder Speichel	Reninaktivität im Plasma

Septischer Schock jenseits der Neonatalperiode, Waterhouse-Friderichsen-Syndrom

H. Lenk, W. Handrick, E. Dalitz

Vorbemerkungen

Der septische Schock wird meist durch Endotoxine gramnegativer Bakterien ausgelöst, seltener durch grampositive Bakterien, Pilze, Rickettsien oder Viren.

Es kommt zu einer rasch progredienten zirkulatorischen Kreislaufinsuffizienz durch eine schwere Störung der Hämodynamik, meist verbunden mit Verbrauchskoagulopathie und gefolgt von Multiorgandysfunktion.

1. Therapieprinzipien

- Kein Zeitverzug, da Verlauf oft rasch progredient.
- Sofortige Infusionstherapie (Pkt. 3), *daneben* die diagnostischen Maßnahmen (Pkt. 2).
- Prüfung der Beatmungsindikation (Pkt. 4).
- Entscheidung, ob gerinnungsorientierte Therapie und Gabe vasoaktiver Substanzen erforderlich sind (Pkt. 5 und 6, s.a. 10).

- Antibiotische Therapie sofort beginnen (Pkt. 7).
- Weitere Maßnahmen entsprechend Verlauf und Befunden.

2. Diagnostik
- Bei verdächtiger *Anamnese* (z.B. bakterielle Infektionen, immunsupprimierte Patienten, liegender ZVK, Zustand nach Reanimation oder Trauma) frühzeitig Diagnostik beginnen.
- *Monitoring*: Herz- und Atemfrequenz, Temperatur, EKG, Blutdruck, Pulsoxymetrie, ZVD.
- *Differentialblutbild* mit Thrombozyten.
- *Blutkultur(en)* vor Beginn der Antibiotika-Therapie.
- Gerinnungsstatus.
- BSR, CRP, Blutformel, Säure-Basen-Haushalt, pO_2, Na^+, K^+, Ca^{++}, Blutzucker, Kreatinin, Serum-Eiweiß.
- Evtl. Transaminasen, Harnstoff, Bilirubin, Laktat, Phosphat.
- Blut für Kreuzprobe(n).
- Lumbalpunktion (jedoch nicht unter fibrinolytischer Therapie!).
- Andere Punktate (Pleura, Gelenke u.a.) je nach Indikation: biochemisch, zytologisch, bakteriologisch.
- Bakteriologische Abstriche von lokalen Entzündungsherden.
- Urin (Ausscheidung pro Zeiteinheit, spezifisches Gewicht, Zucker, Eiweiß, Zellen, Bakterien).
- Ggf. bildgebende Diagnostik (Röntgenaufnahmen, Sonographie).
- Konsiliarius je nach Situation: Chirurg, Augenarzt, Neuropädiater, Anästhesist, Dialysespezialist, Infektiologe, Gerinnungsspezialist.

3. Infusionstherapie

3.1 Initial ausreichende Volumensubstitution
- Volumina: 20 ml/kg KG als Bolus etwa innerhalb 20 Minuten, max. 40 mg/kg KG innerhalb der 1. Stunde, max. 120 mg/kg KG in den ersten 6 Stunden, wenn Kreislaufparameter (peripherer Puls, RR, O_2-Sättigung, ZVD), Urinproduktion und klinischer Zustand eine Minderperfusion annehmen lassen.
- Infusionslösungen (alternativ oder nacheinander):
Humanalbumin 5%: 10 ml/kg KG

Gerinnungsaktives Plasma: 10 ml/kg KG (TMD 20 ml/kg KG)
Dextran 40 nach Testung: 3–5 ml/kg KG (TMD 10–15 ml/kg KG)
Elektrolytlösungen (Halb-, ggf. Vollelektrolytlösungen)

3.2 Weitere Infusionstherapie
– Bilanzierung nach Körpergewicht, Urinproduktion, Herz-Kreislauf-Parametern (ZVD, RR, Herzfrequenz).
– Glukosezufuhr: 0,5 g/kg KG/Std. (Blutzuckerwerte beachten).
– Kaliumzufuhr ab Diuresebeginn bzw. bei intakter Nierenfunktion (in der Regel 2 mmol/kg KG/24 Std. als Dauerinfusion).
  Beachte: Neigung zu Hypokaliämie in der polyurischen Phase (2.–4. Tag).
  Keine Fettemulsionen in der Schockphase.
– Ständige Korrektur von Elektrolyt- und Säure-Basen-Imbalancen.

3.3 Pufferung
– Entsprechend Säure-Basen-Haushalt mit 1molarer (8,4%) Natriumhydrogencarbonatlösung und 5% Glukoselösung im Verhältnis 1:1 (1 ml der 8,4%igen Lösung entspricht 1 mmol).
– Als Blindpufferung: 1 mmol/kg KG.
  Beachte: Anlage eines zentralvenösen Zugangs bei voraussichtlicher Lysetherapie möglichst nicht durch Subklavia-Katheter.

4. Beatmung
– Die Indikation zur maschinellen Beatmung ist großzügig zu stellen. Bereits bei vermehrter Atemarbeit und arterieller Hypoxämie (O_2-Sättigung <85%) sollte Beatmung erfolgen, da respiratorische Azidose und arterielle Hypoxämie auf beginnende respiratorische Insuffizienz hinweisen.
– Eine häufige Komplikation des septischen Schocks ist die Entwicklung eines ARDS. Es kann mit einer Verzögerung bis zu 72 Std. auftreten und erfordert kontrollierte Beatmung mit einem erhöhten PEEP (in der Regel 4–6 (–10) cm H_2O).

5. Gerinnungsorientierte Maßnahmen

5.1 Wenn nach initialer Infusionstherapie Kreislaufzentralisation fortbesteht, ist Heparin indiziert.
- Initial 50–100 E/kg KG i.v.
- Anschließend 400 E/kg KG/24 Std. als Dauerinfusion.
- Dosiskorrektur durch Kontrollen der PTT. Eine PTT-Verdopplung gegenüber dem Normwert wird angestrebt.

5.2 Gabe von Antithrombin-III-Konzentrat (AT III)
- Erwägen,
  wenn AT-III-Wert unter 70–80% liegt,
  bei deutlichen Zeichen der Verbrauchskoagulopathie im Gerinnungsstatus,
  wenn mit o.g. Heparindosis keine entsprechende Verlängerung des PTT-Wertes erfolgt und AT-III-Bestimmung nicht möglich ist.
- Dosierung: Blutspiegel auf 80–100% anheben (1 E AT III/kg KG bewirkt 1% Steigerung).
- Ohne sofortige AT-III-Bestimmung: Anstieg um 30% anstreben mit etwa 30 E/kg KG. Kurzfristige Kontrolle des Plasmaspiegels.
- Anstelle von AT-III-Konzentrat kann auch *GA-Plasma* versucht werden. Gabe evtl. auch im Rahmen der initialen Volumentherapie indiziert, Dosis: 7,5–15 ml/kg KG.

5.3 Wenn der Schock trotz Initial- sowie Dauerinfusion und Heparin nicht beeinflußbar ist, sollte frühzeitig eine fibrinolytische Therapie, z.B. mit Streptokinase, erwogen werden.
- Kein Zeitverzug durch Diagnostik (!), jedoch Blut für Gerinnungsdiagnostik vorher sicherstellen.
- Initial 10 000 E Streptokinase (AWELYSIN®, KABIKINASE®, STREPTASE®)/kg KG in kleinem Volumen Glukose (5–10%ig) innerhalb von 30 min, danach die gleiche Dosis als Dauerinfusion für jeweils 6 Std.
- Nicht mit Antibiotika oder Heparin mischen!
- Initial wegen evtl. anaphylaktischer Reaktionen Prednisolon (Dosierung: 2 mg/kg i.v). bereithalten.
- Kontrollen von PTT und Hitzefibrin erstmals nach 0,5–2 Std., danach alle 8–12 Std.
- Bei Fibrinogenspiegeln unter 100 mg/dl Gabe von GA-Plasma (s.o.) oder Fibrinogensubstitution (1 g bei 20–30 kg KG).

- Dauer der fibrinolytischen Therapie: Zur Behebung von Schock und DIC 1–24 Std., bei Niereninsuffizienz auch über 24 Std.; zur Behebung von Makrothrombosen max. 7 Tage.
- Heparinisierung auch bei kurzzeitiger fibrinolytischer Therapie über 1–2 Tage anschließen. Bei ungenügender Verlängerung von Thrombinzeit oder PTT schon während der Lyse beginnen.
- Kontraindikationen für Streptokinase-Therapie:
  Blutungen in lebenswichtige Organe.
  Postoperativ.
  Streptokokkensepsis in den letzten 3 Monaten (in diesem Falle Urokinasetherapie).

6. Vasoaktive Substanzen

- Indikation: wenn durch Volumentherapie allein Herzzeitvolumen und Organperfusion nicht adäquat gesteigert werden können (drohendes Nierenversagen!).
- Dopamin

Dosis (µg/kg KG/min)	*Wirkung*
2–4	Durchblutungssteigernde Wirkung auf Nieren und Splanchnicusgebiet
5–10	positiv inotrop
über 10	überwiegend vasokonstriktiv

  In der Regel gewählte Dosis: 2–5 µg/kg KG/min.
  Applikation als Dauerinfusion in 5%iger Glukoselösung.
- Dobutamin
  Ggf. Einsatz bei Zeichen der Herzinsuffizienz in Kombination mit Dopamin.
  Dosis: 3–6 µg/kg KG/min als Infusion in 5%iger Glukoselösung.
- Noradrenalin (oder Adrenalin)
  Einsatz in Kombination mit niedrig dosiertem Dopamin bei Patienten mit anhaltend niedrigem Blutdruck infolge herabgesetzten systemischen Gefäßwiderstandes.

7. Antibiotikatherapie

7.1 Grundprinzipien
- Sofortiger Beginn, immer parenteral, hohe Dosis, meist Kombination von 2 oder 3 Antibiotika, nur Bakterizida.

- Bei Auswahl der Mittel müssen berücksichtigt werden:
  Anamnese (Bisher gesund? Vorbestehende Grundkrankheit? Rezidiv bzw. Reinfektion?),
  Vermutete Eintrittpforte (kutane, respiratorische, enterogene, urogenitale Sepsis),
  Vermuteter Sepsisherd,
  Klinische Symptomatik (z.B. Verletzungen, typische Hautefloreszenzen),
  Ort der Entstehung der Sepsis (zu Hause, in der Klinik),
  Aktuelle Stationsflora (bei Hospitalinfektionen),
  Nieren- und Leberfunktion des Patienten.
- Es ist auch wichtig, ob die gewählten Mittel spezielle Erreger (z.B. Pseudomonas, Anaerobier, Enterokokken, Sproßpilze) bzw. Organe (Hirn, Knochen) erreichen müssen oder nicht.
- Bei bestimmten Patienten (beg. Nierenversagen) bzw. bestimmten Mitteln (Aminoglykoside, Vancomycin) möglichst Blutspiegelbestimmung.
- Es ist empfehlenswert, einen Infektiologen zu konsultieren.

7.2 Beispiele für Antibiotika-Kombinationen
- Bisher nie ernsthaft krank gewesen, keine vorausgegangene Chemotherapie: Ampicillin + Flucloxacillin + Gentamicin oder Ceftazidim + Gentamicin.
- Ernste Grundkrankheit, schon oft Antibiotika, mehrfach stationäre Behandlung: Cefotaxim + Azlocillin + Gentamicin.
- Diese Standard-Kombinationen können je nach Situation variiert werden:
  Bei Verdacht auf Staphylokokken-Beteiligung: Statt Gentamicin Flucloxacillin.
  Bei Verdacht auf Infektion durch Anaerobier (untere Körperhälfte): Statt Gentamicin Metronidazol.
  Bei Verdacht auf Fremdkörper-Sepsis (S.epidermidis): Statt Gentamicin Vancomycin.
- In besonders schwierigen Situationen: Imipenem + Gentamicin.
- Statt Azlocillin kann auch Piperacillin, statt Gentamicin auch Tobramycin oder Amikacin eingesetzt werden.
- Bei septischen Infektionen im Zusammenhang mit einer Organinfektion siehe Kapitel Meningitis, Osteomyelitis, Arthritis, Endokarditis, Pneumonie, Harnwegsinfektionen, Otitis

media, Epiglottitis, Laryngotracheobronchitis, nekrotisierende Enterokolitis sowie auch neonatale Sepsis und Infektionen bei Granulozytopenie.
- Im Text genannte Antibiotika:

Ampicillin	– BINOTAL®
Flucloxacillin	– STAPHYLEX®
Gentamicin	– REFOBACIN®
Cefotaxim	– CLAFORAN®
Ceftazidim	– FORTUM®
Azlocillin	– SECUROPEN®
Metronidazol	– CLONT®
Imipenem	– ZIENAM®
Piperacillin	– PIPRIL®
Tobramycin	– GERNEBCIN®
Amikacin	– BIKLIN®

8. Weitere therapeutische Maßnahmen
- Lagerung des Patienten in etwa 30° Schräglage bei drohendem Hirnödem.
- *Digitalisierung* (s. Herzdekompensation).
- *Kortikosteroidtherapie* im septischen Schock ist weiter *umstritten*. Ggf. Methylprednisolon ein- oder mehrmals täglich (empfohlene Einzeldosierung 4–20, max. 30 mg/kg KG).
- Antikonvulsiva: Krämpfe sind oft Zeichen eines Hirnödems oder/und einer Hirnhypoxie. Bei Hirnödem und unter Beatmungstherapie Phenobarbital (LEPINAL®, LUMINAL®): 3mal 10 mg/kg KG/24 Std. (s. auch Kapitel Hirnödem). Bestimmung des Phenobarbitalspiegels im Blut nach 24 Std.
- Bei Hyperthermie Cocktail II i.v.
- Bei nicht beatmeten Patienten *Sauerstoff*-Insufflation über Anfeuchter bis zu einem pO$_2$-Wert von etwa 12 kPa.
- Mannitol bei Lungen- oder Hirnödem: 5 ml/kg der 10%igen Lösung.
Beachte: Kontraindikation bei fortbestehender Anurie.
- Furosemid bei Lungen- bzw. Hirnödem und bei mangelnder Urinproduktion: 1–2 mg/kg KG/ED.

9. Verlaufskontrollen
- *Klinischer Status* tgl. mindestens einmal (!), besser wiederholt beurteilen (Dokumentation!).
- *Körpergewicht* tgl., evtl. mehrfach täglich!

- *Urinausscheidung* kontrollieren!
  Zu Beginn meistens (aber nur so lange wie unbedingt notwendig) Dauerkatheter. Bei unzureichender Nierenfunktion evtl. Gentamicin reduzieren oder absetzen!
- Astrup, pO_2, Elektrolyte, Serumeiweiß, Kreatinin, Blutzucker, Blutbild, Gerinnungsstatus, Transaminasen: je nach Notwendigkeit.
- Beim geringsten Verdacht auf *Pilzsepsis* entsprechende Diagnostik einleiten (Mykologische Untersuchungen! Augenarzt: Pilzsepsisverdächtige Befunde am Augenhintergrund?). Bei deutlichen Hinweisen (z.B. massiver Soor, verdächtige Augenhintergrund-Veränderungen) Therapiebeginn mit Antimykotika.

10. Besonderheiten der perakuten Meningokokkensepsis (Waterhouse-Friderichsen-Syndrom)

10.1 Charakteristische *Symptomatik* bei Einlieferung
- Intervall von nur wenigen Stunden zwischen Wohlbefinden und schwerster Symptomatik.
- Manifester Schock u.a. mit Blutdruckabfall und Oligurie.
- Livores: Rasch zunehmende, großflächige Hautverfärbungen.
- Verbrauchskoagulopathie: Thrombozyten- und Fibrinogenabfall, PTT- und Thrombinzeitverlängerung.
- Liquor: Keine oder geringe Pleozytose (unter 50–100 Mpt/l).
- Blutbild: Keine Leukozytose, aber Linksverschiebung.

10.2 Diagnostik (s. Pkt. 2)
- Sonographie der Nebennieren

10.3 Therapie (s. Pkt. 3–8)
- *Beachte:* Bei Vollbild der Erkrankung *sofortige Streptokinase-Therapie* (5.3), noch in der ersten Stunde nach Ankunft des Patienten ohne Verzögerung beginnen, Gerinnungsstatus abnehmen, Ergebnis nicht abwarten.
- Bei Vorliegen einer NNR-Affektion Gabe von 20–30 mg Methylprednisolon/kg KG (URBASON®) oder Triamcinolon (VOLON A®). Zwei weitere Gaben im Abstand von 6 Stunden.

Maligne Systemerkrankungen

M. Domula, K. Rieske

Vorbemerkungen

In diesen Formenkreis einbezogen werden die bei Kindern als Neoplasie am häufigsten vorkommenden Leukämien und malignen Lymphome (Non Hodgkin-Lymphome, Lymphogranulomatose). Bei den Leukämien handelt es sich um eine monoklonale Neubildung mit maligner Transformation und irreversibler, autonomer Proliferation von Zellen des hämatopoetischen Gewebes, bei den Lymphomen um eine solche des lymphoretikulären Systems. Aufgrund histomorphologischer, immunologischer sowie zyto- und molekulargenetischer und nicht zuletzt klinischer Gemeinsamkeiten stellen die malignen Non Hodgkin-Lymphome und akuten lymphoplastischen Leukämien bei Kindern auch in der modernen Therapieführung eine Entität dar.

1. Klinik

1.1 Leukämien

Leitsymptome in 80–90% der Fälle
- Blässe, rasche Ermüdbarkeit, Fieber (subfebril, intermittierend), Haut- und Schleimhautblutungen.
- Hepato- und/oder Splenomegalie sowie LKS ubiquitär.

Symptome 2. Ordnung in 20–30% der Fälle
- Selten *zusätzliche Symptome* bei atypischen Verläufen:

  Knochen- und Gelenkschmerzen mit röntgenologisch nachweisbaren Osteolysen bei *rheumatoider Verlaufsform*.

  Husten und Dyspnoe mit röntgenologischer Vergrößerung von Thymus und Nachweis eines Pleuraergusses bei *mediastinaler Verlaufsform*.

  Kopfschmerzen, Erbrechen und neurologische Ausfälle mit positiven Liquorbefunden bei primär *zerebraler Verlaufsform* (sogenannte Meningosis leucaemica).
- Ganz selten Hautinfiltrate, Zahnfleisch- und Tonsillenbefall sowie Schwellung der Tränen- und Speicheldrüsen bei Manifestation nonlymphatischer Formen im Säuglings- bzw. frühen Kleinkindalter.

1.2 Non Hodgkin-Lymphome

Die Wachstumsgeschwindigkeit der malignen Non Hodgkin-Lymphome bei Kindern ist groß, so daß innerhalb 3–6 Wochen und in Abhängigkeit von der primären Lokalisation verschiedene, aber klinisch typische *Manifestationsformen* entstehen.

- *Abdominale Lokalisation bzw. sog. Burkitt-Typ-Lymphom* (35–45%) mit Obstipation, Durchfall, Aszites, palpablen Resistenzen besonders in der Ileozökalregion und Zeichen des akuten Abdomens.
- *Mediastinales Thymuslymphom* (20–25%) mit Dyspnoe, Zyanose, Zeichen der Einflußstauung am Hals sowie Pleuraexsudation. Oft bedrohliches Krankheitsbild.
- *Periphere LKS* (10–15%), meist zervikal und/oder supraclaviculär mit Indolenz und Konfluenz.
- *Ossäre Form* (5–10%) mit Schwellung, Schmerzen und Auftreibung bei Befall von Röhrenknochen oder typischerweise des Kiefers (DD: Ewing-Sarkom).
- *Primäre ZNS-Manifestation* (5%) mit Hirndruckzeichen, meist begleitend das mediastinale Lymphom mit leukämischer Transformation desselben bzw. Knochenmarkbefall (<25%).

1.3 Lymphogranulomatose

- Praktisch keine Morbidität bei Kindern unter 3 Jahren.
- Anamnesedauer sehr variabel, kann schleichend über Monate gehen.
- Häufigstes Initialsymptom sind schmerzlose, derbe und kaum verschiebliche *LKS zervikal bzw. supraclaviculär* (80%).
- Bei Mit- oder isoliertem Befall mediastinaler Lymphknoten können chronischer Husten und zunehmende Heiserkeit wichtige Leitsymptome sein, bei zusätzlicher abdominaler Manifestation auch Bauchschmerzen.
- Oft finden sich daneben auch LKS geringerer Ausprägung axillär bzw. inguinal.
- Subfebrile Temperaturen (nicht Pel-Ebstein-Typ), Gewichtsverlust über 10% und Nachtschweiß bei ca. 15–25% der Patienten spielen als sog. B-Symptomatik eine wichtige Rolle bei der Klassifikationsstrategie des Morbus Hodgkin. Zusammen mit Blässe, Leistungsabfall bei körperlichen Belastungen, Müdigkeit weisen sie auf eine zunehmende Progression der Grundkrankheit hin.

2. Befunderhebung und Diagnostik
- Klinisch ausführliche Dokumentation des Lymphknotenstatus sowie der Leber- und Milzgröße.
- Daneben Sonographie und Computertomographie.
- Ganzes Blutbild einschließlich Retikulozyten- und Thrombozytenzahl.
- BSR (bei Lymphomen wichtig).
- Blutgruppe.
- Röntgen des Thorax und Schädels in 2 Ebenen sowie des Abdomens.
- Gezielte Skelettuntersuchungen in Abhängigkeit von der Knochenszintigraphie später.
- Bei Fieber Blutkultur und Urinbefund (Sediment, bakteriologisch).
- *Knochenmarkpunktion* (bei Säuglingen grundsätzlich aus der proximalen Tibia, bei älteren Kindern aus Sternum bzw. Bekkenkamm) bei Granulozytopenie (oft bei normaler Leukozytenzahl), und/oder Thrombozytopenie (unter 150 000/µl bzw. 150 Gpt/l), oft kombiniert mit einer normochromen Anämie und Auftreten von Leukämiezellen im Differentialblutausstrich.
- Lumbalpunktion mit Anfertigung eines Zytozentrifugenpräparates (Voraussetzung: Thrombozytenzahl über 30 000/µl bzw. 30 Gpt/l).
- Lymphknotenexstirpation zur histologischen und immunologischen Sicherung der Diagnose eines malignen Lymphoms.
- Letztere Untersuchung evtl. nur möglich bei Mediastinoskopie bzw. bei Laparotomie in Zusammenhang mit abdominaler Sonographie bzw. Computertomographie sowie bipedaler Lymphangiographie.
- Pleurapunktion bei mediastinaler Form eines Non Hodgkin-Lymphoms bzw. einer akuten lymphatischen Leukämie mit Anfertigung eines Zytozentrifugenpräparates.
- Erweiterte Diagnostik dann in der hämatologischen Abteilung (u.a. Knochenmarkgewinnung für zusätzliche Markerbestimmungen der Leukämiezellen, immunologisch, mokular- und zytogenetisch usw.).

3. Therapie
- *Transfusion eines Erythrozytenkonzentrates* spätestens bei Abfall des Hk auf 0,20 bzw. des Hb auf 4,3 mmol/l (7,0 g/

dl) (nähere Einzelzeiten s. Anämie). Diagnostik unter Pkt. 2 wird dadurch nicht beeinflußt.
- *Thrombozytensubstitution* bei klinisch manifesten Blutungen. Blutungsgefahr besonders groß bei Abfall der Blutplättchen unter 10 000/µl (10 Gpt/l). In Abhängigkeit von der Präparationsmethode (Poolpräparate von sog. Random-Spendern oder sog. Single-Präparate) enthalten die Konzentrate zwischen 0,5–3–5mal 10^{11} Thrombozyten.

    Substitutionseffekt erscheint ausreichend, wenn Thrombozytenanstieg von 10–20 000/µl (10–20 Gpt/l) 1 bzw. 24 Std. nach Transfusion erzielt wird. Dazu müssen etwa 0,2–0,3mal 10^{11} Thrombozyten/10 kg KG appliziert werden.
- Nach zytologischer bzw. histomorphologischer Bestätigung einer malignen Systemerkrankung Initiierung auch der *weiteren Supportivmaßnahmen:*

    Metabolisch Allopurinol (MILURIT®) 10 mg/kg KG/24 Std.
    Präventiv-(lokal)antiinfektiös:

Colistin p.o.	<3 Jahre 4mal 500 000 E
	≦3 Jahre 4mal 1 Mill. E
Nystatin p.o.	(MORONAL®
	Suspension 1 ml = 100 000 E,
	MORONAL® Drg. zu 500 000 E)
	<3 Jahre 4mal 500 000 E
	≧3 Jahre 4mal 1 Mill. E

    oder Amphotericin B p.o.
    (AMPHO-MORONAL®
    Suspension 1 ml = 100 mg,
    AMPHO-MORONAL®
    Tabletten zu 100 mg)
    <3 Jahre 4mal 100 mg
    ≦3 Jahre 4mal 200 mg

    Cotrimoxazol: 4 mg Trimethoprim/kg KG/24 Std. p.o. in 2 ED. Prophylaktische Wirkung von Cotrimoxazol vor allem gegen Pneumocystis carinii. Vor der kontinuierlichen Gabe über zu lange Zeiträume wird wegen der Nebenwirkungen (steigende Erregerresistenzen, Initiierung oraler Candidiasis, kein Schutz gegen Invasion von P. aeruginosa) zunehmend gewarnt. Deshalb immer die alternierende Medikationsform miterwägen.

- Beginn der risikoadaptierten Polychemotherapie einschließlich sog. zytoreduktiver Vorphasenbehandlung mit Prednisolon, danach gezielt nach den verschiedenen Therapierichtlinien der „Gesellschaft für Pädiatrische Onkologie und Hämatologie".

Idiopathische thrombozytopenische Purpura (ITP)

H. Lenk

Vorbemerkung

Die ITP ist als akut oder chronisch verlaufende hämorrhagische Diathese definiert, bei der es als Folge eines Autoimmunprozesses zu erhöhtem Thrombozytenumsatz und Thrombozytopenie kommt.

1. Symptomatik
- Thrombozytenzahl unter 100 Gpt/l, oft unter 10 Gpt/l.
- Petechiale Hautblutungen, z.T. kombiniert mit Flächenblutungen,
- Schleimhautblutungen, speziell Epistaxis.
- Evtl. Blutungsanämie.
- Fehlen einer Splenomegalie.

2. Differentialdiagnose

2.1 Bildungsstörungen
- Hereditär (z.B. Thrombopenie mit Radiusaplasie).
- Erworben (z.B. toxische Markschädigung, maligne Erkrankungen).

2.2 Umsatzstörungen
- Verbrauchskoagulopathie
- Sepsis

- Hypersplenismus
- Immunthrombozytopenien:
  Autoimmunthrombozytopenie (ITP)
  durch Alloantikörper
  medikamentös-allergisch
  Immunkomplex-induziert
- seltenere Formen

3. Diagnostik
Die Diagnostik muß neben der Bestätigung der ITP Thrombozytopenien anderer Genese ausschließen.
- Ganzes Blutbild mit Retikulozyten und Thrombozyten.
- Knochenmarkpunktion – stets vor Therapie!
- BSR, Blutgruppe.
- Röntgenaufnahme Nasen-Nebenhöhlen.
- Evtl. Blutungszeit, Rumpel-Leede, von Willebrand-Diagnostik.
- Versuch des Antikörpernachweises.

4. Therapie
- *Bettruhe* bei erheblicher Thrombozytopenie.
- *Abwarten* mit medikamentöser Therapie bei mäßiger Thrombozytopenie und geringer Blutungsneigung.
- *Prednisolon:* 3 mg/kg KG/24 Std., verteilt auf 3 Gaben bei deutlicher Blutungsneigung bzw. Thrombozytenwerten unter ca. 25 Gpt/l. Keine Langzeittherapie.
- Gabe von hochdosiertem *Immunglobulin* (intaktes IgG):
  bei Kontraindikation gegen Prednisolon (z.B. Varizelleninkubation),
  bei therapiefraktärer ITP.
  Dosierung (als Kurzinfusion): 0,4 g/kg KG 1mal tgl. über 5 Tage oder
  0,8–1 g/kg KG 1mal tgl. über 1–2 Tage.
- Gabe von *Hyperimmunglobulin Anti-D* (zur Zeit kein zugelassenes Präparat erhältlich, gleiche Indikation wie IgG).
- Bei bedrohlichen Blutungen: Thrombozytenkonzentrate bis zum Anstieg der Thrombozytenzahlen bzw. Sistieren der Blutung.

5. Neugeborene von Müttern mit ITP
- Keine Vakuumextraktion oder Forceps!
- Frühestmögliche Bestimmung der Thrombozytenzahl.

- Postnatale Sonographie des Schädels zum Ausschluß einer Hirnblutung.
- Therapie in Abhängigkeit von der Höhe der Thrombozytenwerte und evtl. Blutungen:
Hochdosiertes Immunglobulin (siehe Pkt. 4.).
Prednisolon (siehe Pkt. 4.).
Bei Blutungen Gabe von Thrombozytenkonzentrat und Austauschtransfusion erwägen.
- Kardiorespiratorisches Monitoring zur Vermeidung hypoxischer Schäden.
- Großzügige Sedierung bei invasiven Manipulationen.

Virologische Diagnostik

F.-B. Spencker

Vorbemerkungen

Eine sinnvolle virologische Diagnostik setzt eine fundierte Differentialdiagnose aus klinischer Sicht voraus. Die Labordiagnose einer Virusinfektion erfolgt optimal durch den Virusnachweis *und* die Bestimmung spezifischer Antikörper (Ak).

Indikationen
- Verdacht auf konnatale Infektion
- ZNS-Infektion
- Augeninfektion
- unklare Exantheme (insbesondere mit Bläschen)
- nosokomiale Infektionen (Kleinraumgeschehen).

Methoden
- Erregernachweis (unspezifisch): Elektronenmikroskopie (EM), Gewebekultur.
- Direkter Antigennachweis (spezifisch): Immunfluoreszenz (IF), Enzymimmunoassay (EIA).

- Nachweis virusspezifischer Nukleinsäuren (spezifisch): Gensonden (DN), Polymerasekettenreaktion.
- Antikörperbestimmungen im Serum (2 Blutproben von je 2 ml im Abstand von 14 Tagen): Bestimmung immunglobulinklassenspezifischer Ak mittels IF oder EIA möglich, Neutralisationsteste (NT), Komplementbindungsreaktion (KBR) und Hämagglutinationshemmungstest (HAHT) weisen Gesamt-Ak ohne Bezug zu Immunglobulinklassen nach.

Tabelle 1: Virusinfektionen, bei denen der Erregernachweis im Vordergrund steht.

Vermutetes Virus	Virusnachweismethoden					Antikörperbestimmung				
	Kultur	EM	IF	EIA	DN	KBR	HAHT	NT	IF	EIA
Coxsackie-, ECHO-Virus	+		+			+				
Rotavirus		+		+						+
Norwalk-, Astro-, Calici-Virus		+								
Influenza-Virus A,B	+		+			+				+
Parainfluenza-Virus 1–3	+		+			+				+
RSV	+		+			+				+
Adenovirus	+		+			+				+
Papillomatosevirus					+					

RSV = Respiratory Syncytial Virus.

Tab. 2: Virusinfektionen, bei denen die Antikörperbestimmung im Vordergrund steht.

Vermutetes Virus	Virusnachweismethoden					Antikörperbestimmung				
	Kultur	EM	IF	EIA	DN	KBR	HAHT	NT	IF	EIA
Rötelnvirus	(+)		(+)		(+)		+			+
Masernvirus	(+)	(+)	(+)			+	+			+
Parvovirus B19 (Ringelröteln)					(+)					+
HIV (AIDS)	(+)		(+)		(+)					+
Hepatitis A-Virus				(+)						+
Hepatitis C-Virus			(+)							+
Mumpsvirus	(+)					+				+
FSME-Virus										+
VZV	(+)	(+)								+
EBV									+	
Hantaan-Virus			(+)						+	

FSME = Frühsommer-Meningoenzephalitis, VZV = Varicella-Zoster-Virus, EBV = Epstein-Barr-Virus.

Tab. 3: Virusinfektionen, bei denen stets sowohl Erregernachweis als auch Antikörperbestimmung versucht werden sollte.

Vermutetes Virus	Virusnachweismethoden					Antikörperbestimmung			
	Kultur	EM	IF	EIA	DN	KBR	HAHT	NT	EIA
Herpes simplex-Virus	+		+	+					+
Zytomegalie-Virus	+			+	+	+			+
Hepatitis B-Virus				+					+
Poliovirus	+							+	

Untersuchungsmaterial zum Virusnachweis

- Rücksprache mit Viruslabor wegen Transportmedium.
- Material sofort kühlen (4 °C) und sofort transportieren.
- Stuhl: Etwa 1 g (1 ml) Stuhl in ein Röhrchen ohne Zusatz geben.
- Urin: Etwa 5 ml Urin in ein Röhrchen geben, das die gleiche Menge Transportmedium enthält.
- Rachenabstrich: Mit Stieltupfer gründlich die Rachenhinterwand und den Gaumenbogen abstreichen und sofort in das Röhrchen mit Transportmedium stecken.
- Trachealsekret: Etwa 1 ml in Röhrchen mit Transportmedium geben.

- Bläscheninhalt: Inhalt punktieren (Tuberkulinspritze) und in Transportmedium geben. Ist Punktion nicht möglich, Abstrich machen und Tupfer in Röhrchen mit Transportmedium stecken.
- Liquor: 0,5–3 ml in Röhrchen ohne Zusatz geben.

Zum Virusdirektnachweis (Elektronenmikroskopie, direkter Antigennachweis, Nachweis virusspezifischer Nukleinsäuren): Modalitäten mit dem Viruslabor absprechen.

Tab. 4: Geeignete Untersuchungsmaterialien für bestimmte Viren.

Gesuchtes Virus	Untersuchungsmaterial
Zytomegalie-Virus	Urin, Rachenabstrich, heparinisiertes Blut
Varicella-Zoster-Virus	Bläscheninhalt
Herpes simplex-Virus	Bläscheninhalt, Rachenabstrich, Bindehautabstrich
Coxsackie-, ECHO-, Polio-Virus	Stuhl, Rachenabstrich, Liquor
Adenovirus	Rachenabstrich, Bindehautabstrich, Stuhl
Influenza-Virus A,B	Rachenabstrich
Parainfluenza-Virus 1–3	Rachenabstrich
RSV	Trachealsekret
Rotavirus	Stuhl

3. TEIL

Diagnostik und Therapie in der Ambulanz, Beratung, Vorsorge

Adipositas

W. Hoepffner, E. Keller, H. Willgerodt

Vorbemerkungen

Definition: Eine Adipositas liegt vor, wenn das zur Körperlänge gehörende mittlere Körpergewicht um 2 Standardabweichungen oder mehr, d.h. um 20–25% oder mehr, überschritten wird.

Faustregel: Vom Alter von 9 Jahren an errechnet sich die obere Normgrenze ($x + 2s$) nach der Formel: Größe in cm minus 100. Vor der Pubertät beeinflussen Unterschiede des Knochenbaus und der Muskelmasse das Gewicht nur gering. Die Bestimmung der Fettmenge, z.B. durch Messung der Hautfaltendicke, erübrigt sich somit in der pädiatrisch-poliklinischen Routine.

Striae distensae haben im Kindesalter nur einen geringen differentialdiagnostischen Wert.

Dystrophia adiposogenitalis (Fröhlich): Dieser Begriff sollte den Veränderungen vorbehalten bleiben, die durch einen dienzephalen oder hypothalamischen destruierenden Prozeß hervorgerufen werden (D. a.-g. = Hirntumor!). Ein durch reichliches Fettpolster auf der Symphyse klein wirkendes Genitale darf nicht als Genitaldystrophie fehlgedeutet werden! Vor Beginn der Pubertät haben die Hoden nahezu gleichbleibend ein Volumen von nur 1–2 ml!

Adiposogigantismus = Konstitutionelle harmonische Beschleunigung von Wachstum und Knochenalter (konstitutioneller Entwicklungsvorsprung) mit Adipositas.

Einteilung der Adipositas

	Primäre Adipositas	Sekundäre Adipositas
Synonyma	einfache A., monosymptomat. A., alimentäre A., konstitutionelle (familiäre) A.	komplizierte A., polysymptomatische A., Sonderformen
Fettgewebsvermehrung	vordergründig	nach- oder nebengeordnet
Körpergröße	normal bis erhöht	meist vermindert
Knochenalter	normal bis erhöht	meist vermindert
begleitende Mißbild.	selten	häufig
Ätiologie	vorwiegend exogen (Eßsitten und -mengen!)	vorwiegend endogen oder genetisch bedingt
Häufigkeit	häufig (ca. 97%)	selten (ca. 3%)

1. Diagnostik

1.1 Klinische Befunde
- Körpergröße, Körpergewicht, Blutdruck
- Beschreibung der Fettverteilung
- Pubertätsmerkmale nach Tanner
- Hodenvolumen sowie Beurteilung der Penisgröße nach Zurückdrängen des suprapubischen Fettpolsters
- Konstruktion einer Wachstumskurve und einer Kurve des Gewichtsverlaufs (körpergrößenbezogen!) in einem Standarddiagramm.

1.2 Laborbefunde
- Gesamtcholesterol, HDL- und LDL-Cholesterol, Triglyceride, Harnsäure i.S.
- Glukosetoleranztest bei einem Körpergewicht über 140% der größenbezogenen Norm.

1.3 Weitere Untersuchungen
- *Keine* weiteren Untersuchungen, wenn die Anamnese (auch Familienanamnese!), die Größen- und Gewichtskurve und eine sonst altersentsprechende Entwicklung die Diagnose einfache Adipositas zulassen.
- Bei *Hypertension* an entsprechende differential-diagnostische Untersuchungen denken (s.a. Kapitel Hypertension).

- *Röntgenaufnahmen der linken Hand* zur Bestimmung des Knochenalters, wenn die Körpergröße deutlich (Faustregel: mehr als + oder − 5 cm) vom Altersdurchschnitt abweicht.
- *Spezielle gezielte* Befunderhebung und Funktionsdiagnostik entsprechend den klinischen und anamnestischen Befunden in Abschnitt 2.

2. Formen der sekundären Adipositas

2.1 Fettleibigkeit prominent (vorwiegend hypophysär-dienzephale Störungen)

2.1.1 Cushing-Syndrom (NNR-Hyperplasie oder Tumor)
- Klinik: Stammfettsucht, Büffelnacken, Vollmondgesicht, facies rubra, relativ dünne Arme und Beine, verminderte Wachstumsrate seit Monaten bis Jahren (die Wachstumskurve „kreuzt die Perzentilen"), Körpergröße unterdurchschnittlich, Knochenreifung retardiert.
- Diagnostik: Kortisolausscheidung im 24-Stunden-Harn, Kortisoltagesprofil, Dexamethasonhemmtest, Sonographie der Nebennieren, RöA der Sella, Corticotropin-Releasing-Hormon-Test.

2.1.2 Prader-Labhart-Willi-Syndrom (relativ häufig!)
- Klinik: exzessive Adipositas und Oligophrenie nach dem 1. Lebensjahr, hochgradige Muskelhypotonie besonders im 1. Lebensjahr. Kleinwuchs bzw. Minderwuchs, hypoplastisches Genitale mit Kryptorchismus bei Knaben sowie fehlenden kleinen Schamlippen bei Mädchen, ausbleibende Pubertät.
- Diagnostik: Chromosomenanalyse, LHRH-Test.

2.1.3 Syndrome mit Adipositas, Polydaktylie, Oligophrenie und Hypogenitalismus
- Biedl-Bardet-Syndrom mit Retinitis pigmentosa (Augenarzt!)
- Biemond-Syndrom mit Iriskolobom und Hypospadie (Augenarzt!)
- Carpenter-Syndrom mit prämaturer Nahtsynostose, Akrozephalie und Syndaktylie (RöA Schädel).

2.2 Fettleibigkeit weniger prominent

2.2.1 Hormonale Erkrankungen
- Hypothyreose: Minderwuchs, Skelettreifung mehr verzögert als Längenwachstum (s.a. Kapitel Hypothyreose)

- Hypophysärer Minderwuchs (s.a. Kapitel Minderwuchs)
- Pseudohypoparathyreoidismus: Verkürzung einzelner Mittelhandknochen, z.T. Oligophrenie, intrazerebrale Verkalkungen und Katarakte (s.a. Kapitel Hypocalciämien in Teil 2).

2.2.2 Stoffwechselerkrankungen und Glykogenosen (s.a. diese Kapitel)

2.2.3 Genetische Fehlbildungssyndrome
- Börjeson-Forssman-Lehmann-Syndrom (Mikrozephalie, Oligophrenie, Hypogonadismus, zerebrale Atrophie)
- Alström-Hallgren-Syndrom (progressive Schalleitungsschwerhörigkeit, atypische Retinadegeneration, Diabetes mellitus).

3. Therapeutische Grundsätze
- Ist eine zugrundeliegende Krankheit diagnostiziert worden, geht die Adipositas zurück, sofern eine Kausaltherapie möglich ist.
- Bei primärer Adipositas ist eine therapeutische Intervention zur Gewichtsreduzierung erforderlich, wenn einer oder mehrere der folgenden Risikofaktoren vorliegen:
Gewicht über 140% der größenbezogenen Norm
Störungen im Lipidstatus
Hypertension
gestörte Glukosetoleranz.

Anfallsleiden

St. Wässer

Inhaltsverzeichnis

1. Anamnese
2. Fieberkrämpfe
3. Komplizierte Fieberkrämpfe
4. Affektkrämpfe
5. Pavor nocturnus
6. Synkopale Anfälle
7. Epilepsien
7.1 Anfallsdiagnosen
7.2 Einteilung der Epilepsien
8. Langzeittherapie
9. Belastbarkeit

Vorbemerkungen

Das Symptom „Anfall" kann Ausdruck sehr verschiedener auslösender Ursachen und Krankheiten sein. *Eine genaue Anfallsanamnese ist durch keine andere Untersuchungsmethode zu ersetzen.* Sie benötigt Zeit und Geduld und läßt in etwa 80% die Diagnose stellen. Mit Hilfe der Anamnese sollen folgende Fragen alternativ beantwortet werden:
– Liegt ein zerebrales Anfallsleiden vor?
– Handelt es sich um Affektkrämpfe?
– Kommen andere (in erster Linie kardiale) Ursachen in Frage?

Aus der Beantwortung dieser Fragen ergeben sich die Indikationen zu differentialdiagnostischen Untersuchungen, wobei wegen eventueller therapeutischer Konsequenzen dringliche von nicht-dringlichen unterschieden werden müssen. Differentialdiagnostisch ist immer zu denken an:
– Meningitis, Enzephalitis,
– Schädel-Hirn-Trauma, Insolation,
– Intoxikationen, akutes Hirnödem,
– Hypoglykämie, Hypokalzämie, Hypomagnesiämie,
– Hirntumoren.

Bei jeglichem Krampfgeschehen ist intensive Befragung nach der Situation vor dem Anfall von größter Wichtigkeit. Damit können insbesondere physikalische Einwirkungen, Intoxikationen und Affektkrämpfe weitgehend ausgeschlossen werden. Ein Schädel-Hirn-Trauma kann sowohl Ursache als auch Folge eines Krampfanfalls sein.

1. Anamnese

1.1 Anfallsbeschreibung
– *Aus welcher Situation trat der Anfall auf?*
– Aus dem Wachzustand
   Uhrzeit; nach dem Erwachen; vor dem Einschlafen; bei welcher Tätigkeit;
   möglicher Auslösungsmechanismus: nach Aufregungen, nach Schlafentzug (Feiern), nach Alkoholgenuß, unter Aktivierungsbedingungen (Fernsehen, Lichtreize, Selbststimulation), im Zusammenhang mit Fieber, mit akuten Erkrankungen, plötzliches Aufstehen, Schreck, Schmerz, Husten, Pressen, Erbrechen, Schreien, Miktion.
– Aus dem Schlaf
   Uhrzeit; kurz nach dem Einschlafen, kurz nach dem Erwachen; aus dem Tiefschlaf; Erwachen durch den Anfall.
– *Aus welcher Position? Körperhaltung und Körperbewegung als Ganzes?*
   Aus dem Stehen, Gehen, Sitzen, Liegen.
   Umsinken; blitzartiger Sturz; Hinsetzen; Halt suchen; Festklammern;
   Innehalten einer Tätigkeit; Fortsetzen einer Tätigkeit; gestreckte Haltung; gekrümmte Haltung; Dreh- oder Wendebewegung; sinnlose Handlungen.
– *Kopf und Gesicht?*
   Gesichtsausdruck (entspannt, verzerrt)
   Lippen- und Gesichtsfarbe (blaß, hochrot, zyanotisch)
   Kopfwendung (Seite?), Blickwendung (Seite?), Verziehen des Mundes (Seite?)
   Speichelfluß, Schaum;
   Lautgebung: Atemgeräusch; (Myo)-kloni;
   Automatismen (Schlucken, Schmecken, Schmatzen, Kauen, Lecken, Schnüffeln).
– *Extremitäten?*
   (Arme und Beine gesondert auf Seitenunterschiede achten); Haltung, Muskeltonus, (Myo)-kloni.

Automatismen (Nesteln, Reiben, Klopfen, Herumfuchteln, Scharren, Strampeln)
- *Anfallsdauer?*
- *Weitere Beobachtungen oder Untersuchungen während des Anfalls?*
  Bewußtseinslage (Reaktion auf Anruf; Reaktion auf Schmerzreize; Sprechvermögen)
  Pupillenweite, Pupillenreaktion auf Licht;
  Urin-, Stuhlabgang;
  Fieber?
- *Zustand nach dem Anfall?*
  Verletzungen durch den Anfall (Zungenbiß, Wangenbiß, Platzwunde, sonstige Verletzungen);
  Müdigkeit, Erschöpfung, Schlaf, Umdämmerung, Erregungszustand; Erbrechen; Kopfschmerzen;
  Lähmungen (besonders einseitige), welche Seite? Dauer der Lähmung?
  Sprachstörungen;
  Körpertemperatur; Erinnerungsvermögen an den Anfall;
  wann erster Anfall, wann letzter Anfall, Häufigkeit.

1.2 Allgemeine Anamnese
Schwangerschafts- und Geburtsverlauf, frühkindliche Entwicklung, Erkrankungen mit möglicher zerebraler Beteiligung, Impfkomplikation, Operationen, Schädeltraumen.

1.3 Familienanamnese
Familiäre Belastung mit Anfällen oder mit anderen Erkrankungen des ZNS? Bei wem? Welche?

1.4 Behandlungsanamnese
- Beginn der Behandlung?
- Welche Medikamente?
- Welche Dosis?
- Längstes anfallsfreies Intervall überhaupt bzw. in den letzten 6 Monaten?
- Unerwünschte Nebenwirkungen?
- Regelmäßige Einnahme?
- Andere Medikamente? Warum?
- Komplikationen der Behandlung, z.B. psychische Störungen?
- Intoxikationen?

2. Fieberkrämpfe (etwa 50% aller Anfallsleiden)
2.1 Typische Befunde
- Generalisierte tonisch-klonische Krämpfe.
- Klinisch: Infekt der oberen Luftwege oder andere Fieberursache.
- Körpertemperatur höher als 38,5 °C.
- Anfallsdauer maximal 15 Minuten, meist weniger als 5 Minuten.
- Keine zerebrale Vorschädigung, keine familiäre Belastung mit Epilepsie, kein Schädel-Hirn-Trauma, kein Hinweis auf Intoxikation.
- Neurologisch und psychisch keine Auffälligkeiten.
- Alter: 6 Monate – 3 Jahre.
- Pro Infekt nur 1 Anfall.
- Anfallshäufigkeit: max. 3.

2.2 Diagnostik
- In der Regel (insbesondere bei erstmaligem Fieberkrampf) LP im akuten postkonvulsiven Zustand zum Ausschluß einer entzündlichen Erkrankung des Gehirns oder der Hirnhäute
- Dextrostix-Blutglukose-Bestimmung
- Blutentnahme für Kalzium- und Glukosebestimmung
- allgemeine interne und neurologische Untersuchung einschließlich Blutdruckmessung
- EEG im typischen Fall nicht dringlich
- Augenhintergrund meist sinnvoll
- Röntgenaufnahme des Schädels nur bei Verdacht auf Trauma

Anmerkung
Ein Fieberkrampf wird hauptsächlich durch den Ausschluß anderer Erkrankungen diagnostiziert!

2.3 Konsequenzen
- Anfallsunterbrechung, Antipyrese, Infektbehandlung
- Fieberkrämpfe nach Pkt. 2.1 bedürfen bei normalem EEG keiner antikonvulsiven Dauertherapie

2.4 Prophylaxe
- Bei jedem neuen Infekt rechtzeitig fiebersenkende Maßnahmen (medikamentös und/oder physikalisch) schon bei Temperaturen über 38°C.
- Läßt sich das Fieber nicht kontrolliert und sicher unter 38,5°C senken, dann Diazepam (FAUSTAN®, VALIUM®)

prophylaktisch applizieren (oral, insbesondere aber Zäpfchen: unter 15 kg KG – 5 mg, bei höherem KG – 10 mg, nach 12 Stunden ein weiteres Zäpfchen, maximal 2 Zäpfchen pro Tag über höchstens 2 Tage).
- Besteht dann noch weiterhin Fieber, auf nochmalige Vorstellung beim Kinderarzt drängen.
- Für neuerliche Krämpfe Eltern in die Handhabung und den Einsatz von DIAZEPAM-DESITIN-RECTAL-TUBEN® einweisen (s.a. Kapitel Therapie des akuten zerebralen Anfalls).
- Möglichst Merkblatt mitgeben.

3. Komplizierte Fieberkrämpfe

3.1 Typische Befunde
- Auslösende Ursache wiederum Infekt, Körpertemperatur jedoch mitunter unter 38,5°C.
- Anfälle z.T. seitenbetont
- und/oder länger als 15 Min. andauernd
- und/oder postiktal nachweisbare neurologische Halbseitensymptome
- und/oder Anfallsserien.
- Auch die weiteren Angaben abweichend von Punkt 2.1, insbesondere meist pathologische neurologische und/oder psychologische Befunde sowie mögliche belastende Faktoren in der Vorgeschichte.

3.2 Diagnostik
- LP wie 2.2 (bei wiederholtem Fieberkrampf größere Zurückhaltung als beim 1. Fieberkrampf möglich)
- LP insbesondere indiziert
  wenn Krampfanfall nicht im typischen Fieberkrampfalter auftritt,
  wenn der Krampfanfall erst im Verlauf einer fieberhaften Erkrankung beobachtet wird (typische Fieberkrämpfe treten initial auf),
  wenn Allgemeinzustand – mehr als üblicherweise zu erwarten – beeinträchtigt ist,
  bei fokalem Krampfanfall
  wenn sich das Kind nach dem Krampfanfall ungewöhnlich langsam erholt.
- EEG indiziert
- Augenhintergrunduntersuchung umgehend

- Röntgenaufnahme des Schädels bzw. Schädel-CT
- sonstige Untersuchungen s.a. Pkt. 2.2.

3.3 Konsequenzen
- Prophylaktische Maßnahmen s.a. 2.3
- Entscheidung über Einleitung einer antikonvulsiven Langzeitbehandlung ist in Grenzen eine Ermessensfrage und sollte nach allgemeiner Ansicht einem Erfahrenen vorbehalten bleiben.

4. Affektanfälle (-krämpfe)

4.1 Typische Befunde
- Rezidivierende Anfälle von Apnoe, Bewußtlosigkeit (sofern die Apnoe längere Zeit anhält), Änderung im Muskeltonus, Zyanose (selten blaß), mitunter Konvulsionen.
- Immer ausgelöst durch Schreck, Schmerz, Trotz, Wunschverweigerung u.ä., meist beginnend mit Weinen.
- Typisches Alter: 2.–4. Lebensjahr.
- Nach dem Anfall kurze Phase von Mattigkeit.
- Schwangerschaftsanamnese, Geburt und frühkindliche Entwicklung o.B.

4.2 Diagnostik
Im anamnestisch typischen Fall sind keine weiteren diagnostischen Maßnahmen erforderlich.

4.3 Konsequenzen
- Anfallsbeginn mittels energischer Anrede, leichtem Klaps, Bespritzen mit kaltem Wasser o.ä. unterbrechen.
- Schutz vor Verletzungen und vor Aspiration bei meist seltenem Erbrechen beachten.
- Im Anfall Ruhe bewahren, den typischen Ablauf abwarten, anschließend für Ausruhen sorgen.
- Pädagogische Beratung.
- evtl. Milieuwechsel.

5. Pavor nocturnus

5.1 Typische Befunde
- 1–2 Stunden nach dem Einschlafen Aufschreien, expressives Händeringen, stark verängstigt, gequältes Weinen, bruchstückhafte Äußerungen von Angsterlebnissen.
- Inadäquates Reagieren auf Anrede, erst langsame Beruhigung und Reorientierung.

5.2 Ärztliches Handeln
- Atmosphäre und Gewohnheiten der abendlichen Familiensituation erfassen.
- Angsthaltung abbauen bzw. bessern.
- Mitunter auch abendliche Gabe unterschwelliger Diazepamdosen nötig.
- Nicht mit nächtlichen psychomotorischen Anfällen (s.a. 7.1.2.2) verwechseln!

6. Synkopale Anfälle

6.1 Typische Befunde
- Kurzdauernder Bewußtseinsverlust (vorübergehende Störung der Blutversorgung des Gehirns).
- In der Regel ohne Konvulsionen (regungsloses Daliegen).
- Typische Merkmale wie Auslösung durch orthostatische Faktoren und emotionale Momente, Initialsymptome wie Schwindelgefühl, Schwarzwerden vor Augen, Blässe, Schweißausbrüche u.a. können auch fehlen.
- Neben vasoreflektorischen Störungen bieten auch andere kardiovaskuläre Krankheiten die Möglichkeit der Auslösung synkopaler Zustände: Rhythmus- und Reizleitungsstörungen, vaskuläre Störungen, auch Herzfehler.

6.2 Diagnostik
- Objektivierung der häufigen orthostatischen Dysregulation versuchen: *Schellong*-Test, Steh-EKG.
- Orientierende Frage nach der Herzfrequenz im Anfall („Herzrasen" oder „überhaupt nicht fühlbare Herzreaktion").
- Nach kardiovaskulären Ursachen forschen, z.B. auch EKG-Langzeitaufzeichnungen (s.d.), zum Erkennen einer QT-Verlängerung auch Belastungs-EKG.

6.3 Konsequenzen bei orthostatischer Dysregulation
- Ohnmächtige sind in horizontaler Lage zu belassen bzw. bei drohender Ohnmacht in eine solche mit Kopftieflage und Hochlagern der Beine zu bringen.
- Anpassung der Lebensgewohnheiten an die schlechte Regulationsfähigkeit des Kreislaufs.
- Kreislauftraining (allmähliches Aufstehen aus liegender Position, Wechselduschen, sportliche Betätigung).

- Mögliche Medikamente (erst nach Versagen der physikalischen Therapie): Etilefrin (EFFORTIL®), Dihydroergotamin (DIHYDERGOT®), Belladonna-Präparate in Kombination mit Ergotamintartrat und/oder Phenobarbital.

7. Epilepsien
- *Definition:* Zerebrale Anfälle rezidivieren ohne akut auslösende Ursache chronisch.
- Selten ist ein Anfall der Beginn einer Epilepsie. Zur Diagnose Epilepsie sind zwei Parameter notwendig: *Anfallsdiagnose* (generalisierte Anfälle oder partielle Anfälle = Herdanfälle) *plus EEG-Diagnose = Epilepsiediagnose.*
- Die Ableitung eines *EEG* ist bei anamnestisch begründetem Verdacht *sofort* zu veranlassen bei:
- Absencen, BNS-Krämpfen, Anfallsstaten, Häufung von Anfällen in kurzer Zeit, fokalen Anfällen.
- In allen anderen Fällen, insbesondere nach einem einmaligen Anfall, kann eine EEG-Ableitung nach den Möglichkeiten des EEG-Labors geplant werden.

7.1 Anfallsdiagnosen
7.1.1 Generalisierte Anfälle
7.1.1.1 Generalisierter Grand mal-Anfall
- abrupter Beginn (Bewußtlosigkeit, Sturz)
- kürzere tonische Phase, nachfolgend längere klonische Phase, generalisiert
- motorische Phänomene seitengleich
- Dauer mehr als 1 Minute
- terminaler Schlaf

7.1.1.2 Absence
- paroxysmale Bewußtseinseinschränkung als Leitsymptom
- Beginn und Ende scharf begrenzt
- verschiedene motorische Phänomene möglich
- keine posteklamptische Müdigkeit
- Dauer: Sekunden

7.1.1.3 Myoklonischer Anfall
- blitzartige Zuckung (Körperteile seitengleich betroffen) als Leitsymptom
- keine Bewußtseinseinschränkung
- meist längerdauernde Serie

- Dauer: weniger als 1 Sekunde

7.1.1.4 Astatischer Anfall
- Abrupter Tonusverlust (Nick- und/oder Sturzanfälle) als Leitsymptom
- Symptome seitengleich
- Dauer mehr als 1 Sekunde

7.1.2 Partielle Anfälle (Herdanfälle)
7.1.2.1 Einfach partiell (Bewußtsein ungestört)
- Auren (optisch, olfaktorisch u.a.)
- Jackson-Anfälle
  Beginn mit sensiblen, motorischen oder sensomotorischen Symptomen, meist in der Peripherie einer Extremität oder in einer Gesichtshälfte, möglich ist die Ausbreitung auf eine Körperseite mit Schwinden des Bewußtseins und Kulmination in einem seitenbetonten Grand mal
- Adversivanfälle
  tonische kontralaterale Wendebewegung von Bulbi, Kopf und Rumpf unter gleichzeitigem Anheben des gebeugten oder gestreckten kontralateralen Armes

7.1.2.2 Komplex-partiell (Bewußtsein gestört), z.B. psychomotorische Anfälle
(Synonyma: Dämmerattacken, da Patient im „dreamy state"), „alles so komisch", „wie durch eine Brille", oft Automatismen (s.1.1), bisweilen Erscheinungen aus vegetativer Sphäre, „wirres Reden", „sinnlose Handlungen", Anfallsdauer: 1/2–2 Minuten.

7.1.2.3 Generalisierend partiell (Bewußtlosigkeit, Grand mal-Anfälle mit Herdsymptomatik)

7.2 Einteilung der Epilepsien
7.2.1 Primäre generalisierte Epilepsien
Klinische Merkmale:
- Von Beginn an generalisierte epileptische Anfälle als Grandmal, Absencen und Myoklonien. Beim gleichen Patienten können ein Anfallstyp oder mehrere auftreten.
- keine Hinweise für zerebrale Läsion
- Beginn im Kindes- und Jugendalter
- hereditäre epileptische Disposition

Klinische Formen:
- Mit myoklonisch-astatischen Anfällen (=zentrenzephales myoklonisch-astatisches Petit mal)

- mit Absencen (=Absence-Epilepsie)
- mit Myoklonien (=Impulsiv Petit mal)
- mit generalisierten Grand mal-Anfällen (=generalisierte primäre Grand mal-Epilepsie)

7.2.2 Sekundär generalisierte Epilepsien
Kennzeichen:
- Prognostisch überwiegend ungünstig (therapieresistent)
- diffuse oder multifokale Hirnschäden (kryptogene Formen sind die Ausnahme).

Klinische Formen
- *West-Syndrom* (Blitz-Nick-Salaamkrämpfe, *BNS-Krämpfe*, Propulsiv-Petit mal)
    hauptsächlich um den 5.–6. Lebensmonat auftretend, Neugeborenenkrämpfe häufig als Vorläufer, z.T. Serien und Staten, organischer Hirnschaden meist offensichtlich; Hypsarrhythmie im EEG (letzteres bei Verdacht am gleichen Tag ableiten),
    Therapie sofort einleiten.
- *Lennox-Gastaut-Syndrom*
    Epilepsieverlauf mit myoklonisch-astatischen Anfällen, tonischen Anfällen, atypischen Absencen, generalisierten Krampfanfällen und BNS-Anfällen,
    Manifestation hauptsächlich zwischen 2. und 6. Lebensjahr,
    Neigung zu Anfallsserien und Staten,
    meist neurologische (ICP, motorischer Entwicklungsrückstand) und psychopathologische Symptome (geistiger Entwicklungsrückstand, Verhaltensstörungen), Endstrecke maligner Verläufe verschiedener kindlicher Epilepsien;
- *Sekundär generalisierte Epilepsie mit Grand mal-Anfällen*
    (generalisierte Anfälle fokaler und multifokaler Genese). Einleitung und Ausgestaltung des Anfalls durch fokale Symptome. Scharfe Abgrenzung gegen primär generalisierte Grand mal-Epilepsie, die einer anderen Therapie bedarf, wichtig.

7.2.3 Epilepsien mit Partialanfällen (fokale Epilepsien, partielle Epilepsien)
Klinische Merkmale:
- Partialanfälle, fokales Grand mal
- häufig interiktale neurologische Symptome

- Beginn in jedem Lebensalter, relativ selten bei Säuglingen und Kleinkindern
- in der Regel organische Gehirnkrankheiten als Ursache

7.2.4 Unklassifizierbare Epilepsien

8. Medikamentöse Langzeitbehandlung der Epilepsie

8.1 Allgemeine Behandlungsrichtlinien
- Epilepsiediagnose muß sicher sein.
- Nur klinisch manifeste Epilepsien behandeln.
- In jedem Fall initial einen epileptologisch erfahrenen Neuropädiater hinzuziehen.
- Schlafdefizite vermeiden.
- Ärztliche Hilfe auch bei schulischen, beruflichen oder familiären Problemen.

8.2 Auswahl der Antiepileptika
(Abkürzungen s. Pkt. 8.3; DEX= Dexamethason)

Klinische Anfallsform	*Antiepileptika*
Grand mal	
1. Fokale oder multifokale Genese (meist diffuses tageszeitliches Auftreten oder nur im Schlaf)	CARB, DPH
2. Primär generalisiert (meist Aufwach-Grand mal)	PHB, PRIM, VAL
Einfache fokale Anfälle	DPH, CARB
Komplexe fokale Anfälle (=psychomotorische Anfälle)	CARB, DPH
BNS-Anfälle	DEX/ACTH, VAL, CLON + PHB
Myoklonisch-astatische Anfälle	PHB + CLON, VAL, ggf. DEX oder ACTH
Pyknoleptische Absencen	SUCC (ggf. + PHB), VAL
Myoklonisch-impulsive Anfälle	SUCC, PHB, VAL

8.3 Überdosierungserscheinungen (Ü) und Nebenwirkungen (N) unentbehrlicher Antiepileptika

Phenobarbital (PHB): LEPINAL®, LUMINAL®, PHENAEMAL®, MALIASIN® (Mischpräparat PHB + Barbexaclon)

Primidon (PRIM):	LISKANTIN®, LEPSIRAL®, MYLEPSINUM®, RESIMATIL®
Ü:	akut: Somnolenz, Koma, Erregungszustände chronisch: Verlangsamung, bisweilen Erregbarkeitssteigerung
N:	Osteopathie, erhöhte Blutungsneigung bei Neugeborenen phenobarbitalbehandelter Mütter, Verminderung der Wirksamkeit östrogenhaltiger Antikonzeptiva
Phenytoin (DPH):	EPANUTIN®, PHENHYDAN®, ZENTROPIL®
Ü:	Gangataxie, Schwindel, Erbrechen, Doppelbilder, Dysarthrie, Tremor, Nystagmus,
N:	Gingivahyperplasie, Hypertrichose, megaloblastische Anämie, teratogene Wirkung in der Schwangerschaft (fetales Hydantoin-Syndrom)
Carbamazepin (CARB):	FINLEPSIN®, SIRTAL®, TEGRETAL®, TIMONIL®
Ü:	Wie bei Phenytoin
Valproat (VAL):	CONVULSOFIN®, CONVULEX®, ERGENYL®, LEPTILAN®, MYLPROIN®, ORFIRIL®
Ü:	Tremor, Somnolenz
N:	Gerinnungsstörungen, toxische Hepatopathie, Haarausfall, teratogene Wirkung in der Schwangerschaft (Spina bifida)
Succinimide (SUCC):	PETNIDAN®, PYKNOLEPSINUM®, SUXILEP®, SUXINUTIN®
Ü:	Somnolenz
N:	Appetitlosigkeit, Übelkeit
Clonazepam (CLON):	ANTELEPSIN®, RIVOTRIL®
Ü:	Somnolenz, Hypotonie
N:	Hypersekretion der Speichel- und Bronchialdrüsen, Verschlechterung tonischer Anfälle.

9. Belastbarkeit von Kindern mit Anfallsleiden

9.1 Krippe, Kindergarten, Schule: im allgemeinen möglich

9.2 Sportbefreiung

Zunehmend werden die günstigen Auswirkungen sportlicher Aktivitäten (positiv für allgemeines Befinden, Selbstwertgefühl und zwischenmenschliche Kontakte) auch und gerade für Anfallskranke betont. Sportbefreiungen für den Schulsport sollten zurückhaltend ausgestellt werden. Lediglich für die Ersteinstellung auf Antikonvulsiva kommt für 3–6 Monate eine totale Sportbefreiung in Betracht, ansonsten lediglich partielle Sportbefreiungen. Aus Sportübersichtstabellen kann der Nichtepileptologe Voraussetzungen zur Sportempfehlung entnehmen. Lassen sich diese nicht im Schulsport realisieren, kommen Teilsportbefreiungen für Sportarten mit Verletzungs- oder Absturzgefahr (alle Geräte- und Kletterübungen), Schwimmen, Wasserspringen und Tauchen in Betracht.

9.3 Berufseinschränkungen
- Frühzeitige Orientierung auf geeignete Berufe!
  Individuelle Berufsberatung und -eingliederung abhängig von
  Erreichter Anfallsfreiheit
  Psychischen Störungen
  Schulischem Leistungsvermögen
  Anfallsform
- Vor Abschluß der medikamentösen Behandlung keine Berufe, die verbunden sind mit
  erhöhter Unfallgefahr für die eigene Person und andere
  Arbeiten an rotierenden und schneidenden Maschinen
  Führen von Fahrzeugen und Hebefahrzeugen
  Absturzrisiko
  Bedienen von Starkstromanlagen
  speziellen neuro-toxischen Stoffen
  Laser
  Druckluft
  Vibration
  Einzelarbeitsplätzen außerhalb von Sicht- und Rufweite
  Schichtarbeit
  Berufe mit starkem Publikumsverkehr

Juvenile chronische Arthritis (JCA)

M. Borte

Inhaltsverzeichnis
Vorbemerkungen
1. Diagnostik
1.1 Anamnese
1.2 Klinische Befunde
1.3 Laboruntersuchungen
1.4 Untersuchungen am Gelenk
1.5 Bildgebende Diagnostik
1.6 Augenärztliche Untersuchung
1.7 Diagnostische Hilfe für eine Frühdiagnose der JCA
2. Therapeutische Grundsätze
3. Medikamentöse Therapie
3.1 Nichtsteroidale Antirheumatika
3.2 Basistherapeutika
3.3 Immunsuppressiva und Glukokortikoide
4. Krankengymnastische und physikalische Therapie
5. Operative Therapie
6. Sozialmedizinische Betreuung
7. Indikation zur Schulsportbefreiung
8. Ambulante Überwachung und Verlaufskontrolle

Vorbemerkungen

Arthritiden im Kindesalter treten überwiegend als *akute* Formen auf, die infektiös oder reaktiv entstehen und nach Wochen bis Monaten, ohne Folgezustände zu hinterlassen, wieder abklingen. 70% aller *chronischen* Arthritiden im Kindesalter lassen sich der JCA zuordnen mit einer Prävalenz von 10–20 auf 100 000 Kinder. Der Erkrankungsbeginn liegt am häufigsten zwischen dem 2. und 4. bzw. 8. und 12. Lebensjahr. Die JCA ist durch ihre vielfältigen Folgezustände und durch ihre Gesamtletalität von 5–8% bedeutungsvoll.

Diagnostische Kriterien für eine JCA (s.a. Pkt. 1.7)
– Arthritis mit Beginn vor dem 16. Lebensjahr.
– Dauer von mindestens 3 Monaten.
– Ausschluß aller ähnlich verlaufenden Erkrankungen (s.u.).

Die Arthritis ist als Schwellung und/oder Schmerz mit Bewegungseinschränkung bzw. Überwärmung definiert.

Wichtigste Ausschluß- bzw. Differentialdiagnosen bei JCA
(s.a. entsprechende Kapitel)
- Rheumatisches Fieber.
- Infektionen (Arthritis purulenta, gelenknahe Osteomyelitis, Tbk).
- Para- und postinfektiöse Arthritis = reaktive Arthritiden (Röteln, Hepatitis, andere Viruserkrankungen, Salmonellosen, Shigellosen, Yersiniose, Borreliose).
- Immundefekterkrankungen.
- Kollagenosen (Lupus erythematodes, Dermatomyositis, Sklerodermie, Sharp-Syndrom, Periarteriitis nodosa).
- Hämatologische Erkrankungen (Hämophilie, Leukosen).
- Neoplasmen (synovial, ossär).
- Traumen.
- Fremdkörpersynovialitis.
- Arthritis villonodulosa pigmentaria (villonoduläre Synovialitis).
- Verschiedene Erkrankungen (Sarkoidose, Gicht, Ochronose, M. Gaucher, Mukopolysaccharidosen).
- Kälteschäden bei Kleinkindern („Frostbite").
- Orthopädische Erkrankungen.
- Psychogene Arthralgien.

Klassifikation der JCA

Die JCA stellt kein einheitliches Krankheitsbild dar. Ihre Einteilung in fünf Subgruppen bzw. Verlaufsformen erfolgt entsprechend der Symptomatik bei Erkrankungsbeginn (innerhalb der ersten 3 bzw. 6 Monate). Die Klassifikation ist sinnvoll, da sich die einzelnen Subgruppen in ihrer Prognose unterscheiden, und verfolgt das Ziel, zu einer differenzierten Therapie zu gelangen.

1. Systemische JCA (=Still-Syndrom einschließlich Wissler-Syndrom)
Bei 10–15%, Kleinkindalter, sepsisähnlich hohes, intermittierendes Fieber mit z.T. fleckigen Exanthemen, extraartikuläre Symptome (Lymphadenopathie, Hepatosplenomegalie, Polyserositis, Myokarditis), häufig HLA-B 35 nachweisbar, Arthritis

bei 40% oligoartikulär, bei 60% polyartikulär, aber meist erst nach Monaten hinzutretend, dann jedoch oft progredient destruktiv. Selten Iridozyklitis. Amyloidosegefährdung (Niereninsuffizienz). Prognose ernst.

2. Seronegative (kindliche) Polyarthritis
Bei 30–40%, gesamte Kindheit, der IgM-Rheumafaktor (RF) ist negativ, deutliche Mädchenwendigkeit, symmetrische Polyarthritis (mehr als 5, meist 8 und mehr Gelenke) großer und kleiner (einschl. Fingergelenke und HWS) Gelenke. Selten Iridozyklitis. Prognose besser als seropositive Form.

3. Seropositive (adulte) Polyarthritis
Bei 5–10%, Beginn in der Pubertät, IgM-RF positiv, häufig HLA-DR 4 nachweisbar, besonders Mädchen betroffen, symmetrische Polyarthritis großer und kleiner Gelenke, keine Iridozyklitis. Verlauf persistierend, progredient, destruierend entsprechend adulter Form.

4. Frühkindliche Oligoarthritis (Iridozyklitis-Typ)
Bei 25–30%, Kleinkindalter, überwiegend Mädchen, IgM-RF negativ, antinukleäre Antikörper (ANA) bei 80% positiv!, häufig HLA-DR 5 nachweisbar, assymmetrischer Befall weniger großer Gelenke, bei bis zu 50% chronische Iridozyklitis! Prognose wird durch die Augenschäden bestimmt (hier 4–6wöchentliche Spaltlampenuntersuchungen!).

5. Spätkindliche Oligoarthritis (Sakroiliitis-Typ)
Bei 20–25%, spätes Schulalter, überwiegend Jungen, IgM-RF negativ, HLA-B 27-Assoziation bei 80%, überwiegend Befall großer Gelenke (Hüftgürtelbefall, Enthesopathien), bei 20% akute Iridozyklitis. Übergang in juvenile Spondylarthritis möglich (Spondylitis ankylosans!).

Die HLA-B 27-assoziierten chronischen Arthritiden im Kindesalter überlappen sich. Man betrachtet heute deshalb folgende Erkrankungen als Sonderformen der JCA:
– juvenile Spondylarthritis.
– juvenile Psoriasisarthritis.
– Arthritis bei M. Crohn und Colitis ulcerosa.
– Chronisches Reiter-Syndrom.

1. Diagnostik

1.1 Anamnese
- Dauer und Art der Allgemeinbeschwerden: Blässe, Abgeschlagenheit, Appetitmangel, Gewichtsverlust; auch schleichender Krankheitsbeginn mit anfangs fehlender Schmerzhaftigkeit.
- Dauer und Art der Gelenksymptome: Schwellungen, Überwärmungen, Bewegungseinschränkungen, Schonhaltungen, Hinken oder andere fehlerhafte Bewegungsabläufe, morgendliche Schmerzen, Morgensteifigkeit.
- Fieber?
- Exantheme?
- Sehstörungen?

1.2 Klinische Befunde
- Sorgfältiger Gelenkstatus: Erwärmung, Rötung, Weichteilschwellung (Umfangmessung!), Ergußzeichen, schmerzhafte Funktionseinschränkungen und/oder Achsenabweichungen (Winkelmessung möglichst nach Neutral-0-Methode!). Beachtung von Kontrakturen, Tenosynovitis, Bursitis, regionärer Muskelatrophie.

  Für die Unterteilung in die Subgruppen der JCA sind Muster und Zahl der betroffenen Gelenke bedeutsam; die Arthritis muß stets in das Gesamtbild eingeordnet werden.
- Extraartikuläre Symptome: Fieber, Exanthem, Lymphadenopathie, Leber- und Milzgröße, Polyserositis (Perikarditis, Pleuritis), Myokarditis.

1.3 Laboruntersuchungen
Weil beweisende oder ausschließende Laborbefunde fehlen, dürfen sie nur zusammen mit dem klinischen Bild beurteilt werden, normale Laborbefunde schließen eine JCA nicht aus!
1.3.1 Unspezifische Entzündungsparameter
- BSR: beschleunigt.
- CRP: erhöht.
- DBB: Leukozytose, Thrombozytose, Lymphozytose (85%). Linksverschiebung besonders bei systemischer Verlaufsform. Leukopenie (15%). Auf weite Sicht Entwicklung einer hypochromen Anämie.
- Serumeiweißelektrophorese: Dysproteinämie (Albuminverminderung, Erhöhung von Alpha$_2$- und Gamma-Globulin).

- Immunglobuline: IgM erhöht in der akuten Phase, IgA und IgG erhöht bei persistierender Krankheitsaktivität.

1.3.2 Spezielle immunologische und immungenetische Parameter
- RF (IgM-RF, IgA-RF): positiv nur bei polyartikulären Formen.
- ANA: bei frühkindlicher Oligoarthritis bei 80% positiv.
- Komplementspiegel (C3c, C4): besonders in akuten Entzündungsphasen und bei RF-Positivität häufig erniedrigt.
- Immunkomplexe i.S.: bei 30–40% erhöht bei systemischem Verlauf.
- HLA-Assoziationen: B 27 bei spätkindlicher Oligoarthritis, DR 5 bei frühkindlicher Oligoarthritis, DR 4 bei seropositiver Polyarthritis, B 35 bei systemischem Verlauf.

1.3.3 Differentialdiagnostisch bedeutsame Parameter
- Erregernachweis im Rachenabstrich, in Blutkultur oder Gelenkpunktat.
- Antikörpertiter gegen verschiedene bakterielle und virale Infektionen.
- Differenzierung der ANA-Spezifitäten bei ANA-Positivität (Antikörper gegen DNS und die extrahierbaren nukleären Antigene Sm und RNP sowie SS-A- und SS-B-Antikörper). Bedeutsam bei Verdacht auf Lupus erythematodes, Polymyositis oder Sharp-Syndrom.
- Weitere Auto-Antikörper: z.B. ANCA, AMA, SMA, AK gegen quergestreifte Muskulatur.
- Hämatologische Befunde einschließlich Knochenmark.
- Harnsäurekonzentration i.S., ALAT, ASAT, Elektrolyte, Kreatinin.

1.4 Untersuchungen am Gelenk
- Gelenkpunktion: Untersuchung der Synovia sowie Entlastung bei massivem Erguß. Gelenkpunktionen können ultraschallgestützt zielsicher erfolgen.
  Charakteristik der Synovia: Menge erhöht, Viskosität erniedrigt, Eiweißgehalt erhöht (40–70 g/l), Rheumafaktornachweis (häufig positiv, auch wenn im Serum negativ, besonders bei monartikulären Verläufen). Komplementspiegel erniedrigt, CRP erhöht, Zellzahl erhöht (5,0–50,0 Gpt/l)

und Differentialzellbild (Rhagozyten!), Kristalle, mikrobiologische Kultur.
- Arthroskopie evtl. mit Synovialisbiopsie.

1.5 Bildgebende Diagnostik
- Arthrosonographie.
- Röntgen.
  Dokumentation zu Erkrankungsbeginn: betroffene Gelenke, HWS, Handgelenke.
  Bei Verdacht auf Herzbeteiligung Rö. Thorax und Echokardiographie einschl. EKG.

1.6 Augenärztliche Untersuchung
- Spaltlampenuntersuchung (Iritis?, Iridozyklitis?).

1.7 Diagnostische Hilfe für eine Frühdiagnose der JCA
Weil per definitionem (WHO/EULAR) für die Diagnosestellung „JCA" eine Arthritisdauer von mindestens 3 Monaten gefordert wird, immer nach Merkmalskombinationen suchen, die eine *frühere* Diagnosestellung ermöglichen:

Klinische Merkmale
 1. Arthritis mit einer Dauer von mehr als 3 Wochen.
 2. Beteiligung von mindestens 3 Gelenken im Verlauf der ersten 3 Wochen der Erkrankung.
 3. Symmetrische Beteiligung kleiner Gelenke.
 4. HWS-Beteiligung.
 5. Gelenkerguß.
 6. Morgensteifigkeit.
 7. Tenosynovitis oder Bursitis.
 8. Rheumatoide Augenbeteiligung.
 9. Rheumatoide Knötchen.

Sonographische/röntgenologische Merkmale
10. Zeichen eines Gelenkergusses.
11. Weichteilschwellung.
12. Evtl. Gelenkspaltverschmälerung, subchondrale Entkalkung.
13. Periartikuläre Osteoporose.

Labormerkmale
14. BSR mehr als 50 mm/Std.
15. Positiver RF-Nachweis.
16. Positiver histologischer Befund (Synovialis).

Bewertung
Eine JCA ist beim Vorliegen von 3 der 16 Merkmale „wahrscheinlich", bei mindestens 4 Merkmalen „sicher" und bei Vorliegen von 8 und mehr Merkmalen (Spezifität 100%) als „klassisch" zu bezeichnen.

2. Therapeutische Grundsätze

- *Behandlungsziele:*
  Senkung der allgemeinen und lokalen Entzündungsaktivität.
  Beseitigung der daraus resultierenden Schmerzen.
  Erhaltung bzw. Wiederherstellung der Gelenk- und Muskelfunktion.
  Verhütung von Destruktionen und Deformitäten.
  Verhütung von irreversiblen Sehstörungen.
  Verhütung von Schäden an den inneren Organen.
  Vermeidung von iatrogenen Schäden durch die notwendige medikamentöse Therapie.
- Die Therapie so früh wie nur irgend möglich beginnen, von Anfang an als *Komplexbehandlung*: medikamentöse Behandlung in Verbindung mit regelmäßiger krankengymnastischer Behandlung und Ergotherapie, gezielte lokale Kälte- oder auch Wärmeanwendungen, gegebenenfalls chirurgische Interventionen, adäquate Schienenversorgung, Hilfe bei sozialen Problemen und vor allem konsequente Langzeitführung der gesamten Familie.
- Die Koordination all dieser Maßnahmen gehört in die Hand eines pädiatrischen Rheumatologen, in enger Zusammenarbeit mit dem Hausarzt (Pädiater).
- Für jeden Patienten muß ein individueller und spezifischer *Behandlungsplan* aufgestellt werden, der dem Verlauf angepaßt wird; Langzeitbehandlung auch nach Erreichen einer inaktiven Phase und uneingeschränkter Gelenkfunktion nach 12–24 Monaten in sinnvoller Dosierung weiterführen.
- Über eine sachgemäße Schienenlagerung (Nachtlagerschiene, Redressionsschiene) hinaus (in hochaktiven Entzündungsphasen zur Vermeidung oder Beseitigung von Fehlstellungen und Kontrakturen) ist eine Ruhigstellung der Gelenke in keiner Erkrankungsphase berechtigt! Von besonderer Bedeutung ist eine permanente Bewegungstherapie; günstige Sportarten sind Schwimmen im warmen Wasser, Radfahren, Gymnastik und im Winter Langlauf. Von Anfang an sind in

den Therapieplan Beschäftigungstherapie und Beschulung zu integrieren. Der psychischen Führung der Patienten kommt besondere Bedeutung zu.
- Es stehen *3 Pharmakagruppen* (s. Pkt. 3.1-3.3) zur Verfügung. Immer Nutzen und mögliche unerwünschte Nebenwirkungen sorgfältig abwägen! Man beginnt mit der Verabreichung eines nichtsteroidalen Antirheumatikums, was bei akuten Arthritiden und vielen oligoarthritischen Verlaufsformen in der Regel ausreicht. Anhaltende und hohe Krankheitsaktivität sowie die meisten Polyarthritiden und systemischen Formen erfordern zusätzlich den Einsatz von Basistherapeutika oder ggf. von Immunsuppressiva. Glukokortikoide sollten überwiegend lokal angewandt werden: für intraartikuläre Injektionen oder am Auge bei Iridozyklitis. Ihre systemische Verabreichung bleibt schweren Verläufen, insbesondere mit gleichzeitig bestehenden viszeralen Manifestationen, vorbehalten.

3. Medikamentöse Therapie

3.1 Nichtsteroidale Antirheumatika (NSAR)
- *Indometacin* (INDOMET-RATIOPHARM®, AMUNO®):
  2–3 (–4) mg/kg KG/24 Std. verteilt auf 3–4 ED.
  Sehr gute analgetische, antipyretische und besonders antiphlogistische Wirkung, deshalb bevorzugte Anwendung bei exsudativen Gelenkprozessen.
  Cave: Konzentrationsschwäche in der Schule, die durch Umverteilung oder Verminderung der Dosis in der Regel behoben werden kann.
- *Diclofenac* (REWODINA®, VOLTAREN®):
  2 (–3) mg/kg KG/24 Std. verteilt auf 3 oder 4 ED.
  Sehr gute Verträglichkeit, deshalb Ausweichpräparat z.B. bei Indometacin-Unverträglichkeit.
- *Acetylsalicylsäure* (ACESAL®, ASPIRIN®, ASS RATIOPHARM®):
  60–80 (–100) mg/kg KG/24 Std. verteilt auf 3–4 ED.
  Kontrolle der Serumkonzentration (anzustreben sind 15–25 mg/dl) erhöht die therapeutische Sicherheit. Acetylsalicylsäure nicht gleichzeitig mit anderen NSAR verabreichen, da Resorption wechselseitig gestört wird (gilt auch für Glukokortikoide, hier Gefahr der Salicylatintoxikation beim Abbau der Steroidtherapie). Wegen der Gefahr von

häufigen und teilweise gravierenden Nebenwirkungen hat die ASS bei der Behandlung der JCA an Bedeutung verloren!

– *Ibuprofen* (IBUPROFEN BERLIN-CHEMIE®, DOLGIT®):
(15–) 20 mg/kg KG/24 Std. verteilt auf 2–3 ED.

Einnahme vor oder während den Mahlzeiten. Antipyretische und analgetische Wirkung geringer als bei Indometacin, aber bei leichten Verlaufsformen bzw. Unverträglichkeit anderer Substanzen geeignet.

Cave: Bei Patienten mit Bronchialasthma kann Ibuprofen (ähnlich wie ASS) Asthmaanfälle über den Prostaglandinmechanismus auslösen.

– *Naproxen* (PROXEN®):
10–15 mg/kg KG/24 Std. in 2 ED.

Seine längere Halbwertzeit ermöglicht eine nur zweimalige Gabe morgens und abends, deshalb verbesserte Compliance vor allem bei Jugendlichen. Günstige Wirkung bei juveniler Spondarthritis.

– *Nebenwirkungen der NSAR*

Gastrointestinale Reizerscheinungen (Appetitlosigkeit, Übelkeit, Bauchweh, Erbrechen; Ulkusentstehung selten).

ZNS-Symptome (Kopfschmerzen, Schwindel, Unruhe, Müdigkeit, Konzentrationsschwäche mit Schulschwierigkeiten, Hörstörungen).

Nieren-Symptome (Hämaturie, selten Proteinurie).

Regelmäßig kontrollieren: Blutbild, Kreatinin i.S., Transaminasen.

Wegen besserer Verträglichkeit sollten NSAR immer zusammen mit oder nach den Mahlzeiten eingenommen werden. Bei gleichzeitiger Verabreichung von Antacida (ALU-GEL®, GELOFALK®, MAALOXAN®) wegen dann eintretender Resorptionsverzögerung beachten, daß das Antacidum erst 1–1 1/2 Std. nach dem NSAR gegeben wird!

3.2 Basistherapeutika

Wirkungseintritt meist erst innerhalb von mehreren Wochen bis Monaten („slowly acting drugs"). Sie bremsen den entzündlichen Prozeß und vermögen die Zerstörung von Knorpel und Knochen zu verzögern oder auch zu verhindern. Ihre Wirkung hält meist noch einige Zeit über das Absetzen hinaus an.

– *Chloroquin*

Chloroquindiphosphat (CHLOROCHIN BERLIN CHEMIE®, RESOCHIN®): 4–5 mg/kg KG/24 Std. in einer ED abends für 1–2 (–3) Jahre.

Hydroxychloroquin (QUENSYL®): 5–7 mg/kg KG/24 Std. in einer ED abends für 6–12 Monate.

Chloroquin ist insgesamt schwächer wirksam als andere Basistherapeutika, wird aber deutlich besser vertragen. Kombination mit den klassischen NSAR ist möglich.

Nebenwirkungen: Einlagerungen in der Cornea sind dosisabhängig und reversibel, bei Langzeitbehandlung Retinopathia mit bleibenden Sehstörungen möglich (augenärztliche Kontrollen in dreimonatlichen Abständen!). Selten intestinale Beschwerden, Hauterscheinungen, Depigmentierung der Haare und Haarausfall.

– *Goldsalze*

Natrium-Aurothiomalat (TAUREDON®): Aurothioglukonat (AUREOTAN®):

In der Aufsättigungsphase 5–10 mg/Woche, danach Dosis allmählich bis zu 2mal wöchentlich 1 mg/kg KG steigern. Nach 3 Monaten Erhaltungstherapie mit 1 mg/kg KG alle 2 Wochen. Nach 6 Monaten Indikation zur Fortführung der Therapie (bis zu einem Jahr) neu überprüfen, wenn sich kein ausreichender Effekt abzeichnet, der bei ca. 70% der Kinder zu erwarten ist.

Die orale Goldtherapie mit Auranofin (RIDAURA®) ist bisher für Kinder vom BGA nicht zugelassen, obwohl es nach vorliegenden Studien gut toleriert wird, jedoch weniger wirksam zu sein scheint als parenterale Goldsalze.

Nebenwirkungen: Eosinophilie, Leukopenie, Thrombozytopenie, Anämie, Exantheme, Pruritus, Stomatitis, Hepatose, Polyneuritis, Hämaturie, Proteinurie, Zylindurie. Nebenwirkungen allergisch oder toxisch ausgelöst. Wöchentlich Blutbild- und Urinkontrollen, vor Therapiebeginn alle 4 Wochen Transaminasen-Kontrolle, Lupoide Reaktion (Anstieg der antinukleären Antikörper) evtl. mit klinischer Lupus-Symptomatik möglich.

3.3 Immunsuppressiva und Glukokortikoide

3.3.1 Immunsuppressiva

Sie sind vor allem bei systemischen Verlaufsformen, bei der chronischen Iridozyklitis sowie bei destruierenden Polyarthriti-

den indiziert. Zur Therapie der chronischen Iridozyklitis vgl. Kapitel „Pädiatrische Beurteilung von Patienten der Augenklinik".
- *Azathioprin* (IMUREK®):
 Initial unter klinischer Kontrolle 4 (–5) mg/kg KG/24 Std., danach 2–3 mg/kg KG/24 Std. in 2–3 ED oral, zu Beginn ggf. i.v., immer in Kombination mit NSAR. Bei gleichzeitiger Gabe von Glukokortikoiden kann deren Dosis im allgemeinen reduziert werden (Steroideinsparung).
- *Methotrexat* (METHOTREXAT®):
 Initial 5–7,5 mg/m^2 KO/Woche, danach auf 10–12,5 (–15) mg/m^2 KO/Woche steigern. Für die Langzeittherapie reichen in der Regel 7,5–10 mg/m^2 KO/Woche aus. Dosis 1mal/Woche, verteilt auf 3 ED innerhalb von 36 Std.
 Sorgfältigste Therapiekontrolle! Gesamtmenge möglichst auf 1000–1500 mg/m^2 KO begrenzen.
- *Cyclophosphamid* (ENDOXAN®):
 Initial 3–5 mg/kg KG/24 Std. für 4–6 Wochen, danach die Hälfte der Dosis über 6 Monate.
 Nur vorübergehende Anwendung bei schwersten Verläufen (seropositive Polyarthritis mit rascher Tendenz zur Knorpel- und Knochendestruktion, systemische Vaskulitis-Syndrome).
 Cave: hämorrhagische Zystitis.
- *Nebenwirkungen:* Störungen der Hämatopoese, Agranulozytose, Thrombozytopenie. Erhöhtes Infektionsrisiko. Schleimhauterosionen, Haarausfall, gastrointestinale Reizerscheinungen, toxische Hepatopathie mit Fibrose und zirrhotischem Umbau, teratogene Wirkung (sichere Empfängnisverhütung!).

3.3.2 Glukokortikoide
Sie haben einen überragenden antiphlogistischen Effekt (Sofortwirkung) und außerdem immunsuppressive Wirkungen. Bei hochentzündlichen systemischen Verläufen sind sie unentbehrlich und teilweise lebensrettend. Anwendung nie kritiklos, sondern immer nach dem Prinzip: „lokal gegen lokal", d.h. intraartikuläre Steroidinstillation bei Mono- oder Oligoarthritis sowie externe Anwendung bei Iridozyklitis, bzw. „System gegen Sy-

stem", d.h. orale oder intravenöse Gabe bei systemischen Verlaufsformen (Still-Syndrom), die mit NSAR und Immunsuppressiva allein nicht zu beherrschen sind. Ist die Kortikoidtherapie einmal begonnen, werden die Kinder rasch „kortikoidpflichtig", und auf lange Sicht überwiegen die Nebenwirkungen.
- Prednisolon oral (PREDNISOLON®, DURAPREDNISOLON®, PREDNISOLON RATIOPHARM®) und
- Prednisolon i.v. (PREDNISOLUT®, SOLU-DECORTIN®).
- Dexamethason (DEXAMETHASON®, FORTECORTIN®).
- Methylprednisolon (URBASON SOLUBILE FORTE®).
- Triamcinolonacetonid (VOLON A®, LEDERLON®) als Kristallsuspension zur intraartikulären Anwendung.

Dosierung:
- Die Initialdosis von 1–2 mg Prednisolonäquivalent/kg KG/24 Std. sollte nicht überschritten und morgens gegeben werden und dann vorsichtig (aber so rasch wie möglich) auf 0,2 mg/kg KG/24 Std. reduziert werden; dabei alternierende Gabe jeden 2. Tag anstreben.
- Methylprednisolon-Pulstherapie: parallel zur Basisbehandlung 20–30 mg/kg KG i.v. an drei Tagen mit jeweils einem Tag Pause.

4. Krankengymnastische und physikalische Therapie
- *Grundsatz:* Keine Tablette ohne Bewegungsübungen!
  Ziel: Gelenkfunktionen erhalten, Fehlstellungen und Kontrakturen vermeiden.
- Festlegungen zur Physiotherapie sind immer gemeinsam mit einer Physiotherapeutin im Sinne einer gezielten Einzelbehandlung zu treffen. Wichtig sind Einbeziehung und Anleitung der Eltern von Anbeginn, damit die Übungen täglich zu Hause weitergeführt werden können.
- Beginn bereits beim akut entzündetem Gelenk mit passiv assistiertem Bewegen, danach erfolgen bei eingeschränkter Beweglichkeit eine Bewegungserweiterung sowie das Üben der Muskelreaktion und -koordination (gezielte Gangschulung).
- Ergotherapeutische Maßnahmen und Hilfsmittel.
  Wichtig sind die Versorgung mit individuellen Schienen (z.B. zum gelenkschonenden Schreiben bei Schulkindern), Anpassung von Nachtschienen nur, wenn am Tag Bewegungsübungen erfolgen, Versorgung mit Einlagen oder Gehstützen.

- Lokale Kälte- und Wärmeapplikation.
  Kälteanwendung bei akuter Gelenkentzündung zur Verminderung der Schmerzhaftigkeit mittels Eismanschetten oder Alkoholwickeln (Isopropylalkohol). Wärmeanwendung bei eingeschränkter Gelenkfunktion nach Abklingen der akuten Entzündung durch Fangopackungen (SACHSEN-FANGO-KOMPRESSE®), Gelpackungen (PELOSE HEILSCHLAMM®). Feuchtwarme Packungen oder Einreibungen (ERLINT®, VOLTAREN GEL®) bei schmerzhaften Kontrakturen.
- Kurortbehandlung ist indiziert während latenter Aktivitätsphasen und nach operativen Synovialektomien.

5. Operative Therapie
- Synovialektomie, Tenosynovialektomie und Tenotomie unabhängig vom Alter des Patienten erwägen, wenn die Gelenksymptomatik nach 3–6monatiger Kombinationsbehandlung persistiert oder rezidiviert bzw. wenn ein stärkerer Pannus radiologisch oder arthroskopisch nachweisbar ist.
- Frühsynovialektomie. Bei hoher Allgemeininaktivität erbringt die (Früh-!)Synovialektomie großer befallener Gelenke oft eine vorübergehende oder dauernde Aktivitätsminderung durch eine günstige Beeinflussung der Grundkrankheit (Entfernung bzw. Reduzierung des immunologischen „Reaktionsfeldes").
- Tenosynoviale Verschwellungen mit beginnender Inaktivitätsatrophie, Destruktionstendenz oder drohender Sehnenruptur sind in jeder Aktivitätsphase operativ anzugehen.
- Sehnenverlängerungen oder Osteotomien bei schweren Kontrakturen oder zur Korrektur auffälliger Wachstumsstörungen erwägen.
- Einsatz von künstlichen Gelenken nur als ultima ratio nach Wachstumsabschluß, wenn anderenfalls die totale Invalidität droht.

6. Sozialmedizinische Betreuung
- Täglicher *Schulunterricht*, auch während des Klinikaufenthaltes. Ggf. Hauslehrer, jedoch der Ausbildung in der Gemeinschaft der Schulklasse den Vorzug geben.
- *Berufsberatung, Ausbildungs- und Arbeitsplatzbeschaffung* in Zusammenarbeit mit einem spezialisierten Berufsberater

des Arbeitsamtes. Besonders geeignet sind Berufe mit teils sitzender, teils stehender Tätigkeit. Finanzielle Möglichkeiten nutzen, die die Eingliederung Behinderter in das Berufsleben sowie die Gestaltung des Arbeitsplatzes fördern.
- Für *Rehabilitationsmaßnahmen* sind die gesetzlichen Krankenversicherungen bzw. das Sozialamt zuständig, die die Eltern gemeinsam mit dem Arzt über medizinische, berufsfördernde und weitere Maßnahmen beraten. Kontaktaufnahme mit Elterngruppen rheumakranker Kinder sinnvoll.
- Für den Fall der Behinderung und/oder Hilflosigkeit s.a. Kapitel „Sozialhilfen".

7. Indikationen zur Schulsportbefreiung

Aus psychosozialen Gründen sollte dem Kind die Teilnahme am Schulsport prinzipiell ermöglicht werden. Das Kind muß lernen, erkrankte Gelenke möglichst viel zu bewegen, jedoch nicht zu überlasten. Das bedeutet, den natürlichen Bewegungsdrang des Kindes in vertretbare Bahnen zu lenken, was wiederum Einschränkungen erforderlich macht.

Volle Sportbefreiung ist erforderlich:
- Bei allen generalisierten Verlaufsformen mit viszeraler Aktivität.
- Bei erheblicher lokaler Aktivität (Gelenkerguß!).
- Bei allgemeiner Osteoporose.
- Ein Jahr nach Synovialektomie.

Teilsportbefreiung ist angezeigt:
- Bei nur noch gelegentlicher und geringfügiger Krankheitsaktivität ohne Allgemeinerscheinungen.
- Bei Ankylosierung einzelner Gelenke.
- Bei lokaler Osteoporose.
- Vom zweiten Jahr nach Synovialektomie an.
- Für eine Übergangsphase nach voller Sportbefreiung.

8. Ambulante Überwachung und Verlaufskontrolle

Bei den regelmäßigen ambulanten Kontrollen sind drei Fragestellungen zu beachten:

8.1 Ist der Patient *gut eingestellt oder* kommt es zur *Reaktivierung?*
Dazu im Abstand von (4–) 6–8 (–10) Wochen in Abhängigkeit von der Klinik und dem Spektrum der eingesetzten Therapie:

- Gelenkstatus
- BB
- BSR
- CRP
- evtl. Komplementkonzentration und Immunkomplexe i.S. sowie Auto-Antikörper-Titer.

Bei Reaktivierung oder Rezidiven erwägen, ob ambulante Neueinstellung möglich, sonst stationäre Aufnahme erforderlich.

8.2 Zeigt sich eine Progredienz des Gelenkbefundes?
- Viertel- bis halbjährliche Kontrolle der Gelenkfunktionen (Winkelmessung!, Dokumentation!).
- Bei Erfordernis entsprechende Anweisungen zur Krankengymnastik und physikalischen Therapie bzw. zur Änderung der medikamentösen Therapie.

8.3 Treten Nebenwirkungen auf?
In Abhängigkeit von der medikamentösen Therapie im Abstand von (2–) 4–6 (–8) Wochen:
- BB
- Urin
- Ggf. Leberwerte, Nierenwerte
- Körpermaße
- Ggf. bildgebende Diagnostik

8.4 Überweisung zum Augenarzt mit der Fragestellung „rheumatoide Iridozyklitis?"
- Prinzipiell einmal pro Jahr.
- Bei frühkindlicher Oligoarthritis alle 4–6 Wochen.
- Bei spätkindlicher Oligoarthritis alle 4–6 Monate.
- Bei Chloroquin-Therapie alle 3 Monate.

Asthma bronchiale – Anamnese, Befunderhebung, Lungenfunktions- und Allergiediagnostik

Ch. Fritzsch

Vorbemerkungen

Asthma ist eine teilweise oder ganz reversible Atemnot auf dem Boden einer Hyperreagibilität des Bronchialsystems. Die

Atemwegsobstruktion tritt in der Regel anfallsweise auf oder verstärkt sich anfallsweise, sie wird von trockenen Nebengeräuschen (exspiratorisches Giemen, Brummen) begleitet.
Aufgrund der Polyätiologie spricht man von:
   extrinsic Asthma (exogen-allergisch),
   intrinsic Asthma,
   mixed extrinsic Asthma,
   exercise-induced Asthma (Anstrengungsasthma),
   Analgetika-Asthma usw.
Für das therapeutische Vorgehen ist eine Schweregradeinteilung des Asthmas nach Häufigkeit und klinischen Beschwerden nützlich:

Grad	Symptomatik	Asthma
I (1)	<5 Anfälle/Jahr	leicht
II (2,3)	10–12 Anfälle/Jahr (monatlich)	mittelschwer
III (4)	wöchentlich Anfälle, wiederholter Status asthmaticus	schwer
IV (5)	permanente Ruhedyspnoe (fast tgl. Anfälle), maligne Asthmakrise	sehr schwer

1. Anamnese

1.1 Familienanamnese
– Asthma bronchiale, Heuschnupfen, Ekzem, Urtikaria,
– Nahrungsunverträglichkeiten, Allergien.

1.2 Eigenanamnese
– Wann erstmals pulmonale Beschwerden, unter welchen Begleitumständen?
– Hauptsymptome, Dauer, Schwere und Häufigkeit der Erkrankung.
– Auslösung der Symptome durch Atemwegsinfekte?
– Treten die Atemnotanfälle bei Kaltluft, Nebel, Tabakrauch oder bei körperlicher oder psychischer Belastung auf?
– Sind die Symptome ganzjährig oder saisonal (Pollenzeit)?
– Gibt es Hinweise auf Sensibilisierungen im häuslichen Milieu (Haustiere, Hausstaub, Schimmelpilze)?
– Werden die Symptome durch Nahrungsmittel oder Arzneimittel ausgelöst?

- Hat oder hatte der Patient Milchschorf, Neurodermitis (endogenes Ekzem), Heuschnupfen?
- Genaue bisherige Diagnostik und Therapie.

2. Klinischer Befund
- Inspektion:
Thoraxform (Thorax piriformis?),
Atemtyp, exspiratorische Dyspnoe, thorakale Einziehungen,
Zyanose,
atopische Dermatitis.
- Perkussion:
Hypersonorer Klopfschall,
tiefstehende Zwerchfelle.
- Auskultation:
Verlängertes Exspirium,
trockene Rasselgeräusche, Giemen, Pfeifen, Brummen.
- Bei Komplikationen:
Abgeschwächtes Atemgeräusch,
feuchte klingende Atemgeräusche,
Bronchialatmen.

3. Basisdiagnostik
- Ganzes Blutbild (Eosinophile in Absolutwerten), BSR, CRP.
- Quantitative Immunglobulin-Bestimmung.
- Alpha-1-Antritypsin-Bestimmung.
- Schweißelektrolytbestimmung.
- Blutgasanalyse (im akuten Anfall und bei permanenter Überblähung im symptomfreien Intervall).
- Thoraxröntgenaufnahme in 2 Ebenen (zum Ausschluß intrathorakaler Anomalien, Atelektasen usw., Dokumentation der Überblähung).
- Röntgen der NNH nur bei klinischem Befund.

4. Lungenfunktionsdiagnostik
Da keine enge Beziehung zwischen subjektiver Dyspnoe und Funktionsstörung besteht, sind Lungenfunktionsprüfungen notwendig. Die abgestufte Funktionsdiagnostik erfolgt im klinisch symptomfreien Intervall (Spirometrie, Pneumotachographie, Atemwiderstandsmessung, Ganzkörperplethysmographie).

5. Unspezifische Provokationstests der Atemwege
Zum Nachweis und zur Beurteilung des Schweregrades der Hyperreagibilität der Atemwege.
– Provokation mit chemischen Mediatoren (Histamin) oder cholinergen Agonisten (Acetylcholin, Carbachol).
– Provokation mittels ergometrischer Belastung oder Kaltluft.

6. Allergiediagnostik
– Karenz-, Expositions- und Reexpositionstest (Symptomkalender, Kontrolle mit Peak Flow-Meter).
– Hauttests (Sensibilisierungsnachweis spezifischer Allergene in der Haut): Prick- und Intrakutantest, Scratch- und Reibetests.
– Bestimmung allergenspezifischer IgE-Antikörper im Serum
  RAST   Radio-Allergo-Sorbent-Test
  EAST   Enzym-Allergo-Sorbent-Test
  FAST   Fluoreszenz-Allergo-Sorbent-Test
  MAST/CLA Multiple Allergen Simultaneous Test/Chemiluminescent Assay
– Inhalativer Provokationstest mit Allergenen
  Zum Nachweis der klinischen Aktualität am Manifestationsorgan.
– Enterale Provokation
  Bei Hinweis auf nutritive Allergie.
– Empfohlene Karenz von Medikamenten, die eine Reaktion bei Hauttestungen und inhalativen Provokationstests mit Allergenen und Histamin beeinflussen, s.S. 342.

	Hauttest	Absetzen vor Provokation
β₂-Agonisten, inhalativ	nicht nötig	12 Stunden
β₂-Agonisten, p.o.	nicht nötig	12 Stunden
Theophyllin-Derivate	nicht nötig	48 Stunden
Steroide p.o., i.m., i.v. Steroide inhalativ	nicht nötig	für Sofortreaktionen: nicht nötig; verzögerte Reaktion: 4 Wochen
DNCG	nicht nötig	24 Stunden
Ketotifen	7 Tage	48 Stunden
Antihistaminika (ohne Astemizol)	7 Tage	24 Stunden
Astemizol	4 Wochen	4 Wochen
trizyklische Antidepressiva	7 Tage	24 Stunden

7. Zusatzuntersuchungen

- Bronchoskopie und bronchoalveoläre Lavage (BAL):
  Zum Ausschluß anderer Ursachen einer Bronchialobstruktion.

  Therapeutische Bronchial-Lavage im schweren Asthmaanfall, um Schleimmassen durch Spülung und Absaugung zu entfernen.

  Indikation zur BAL sonst vorwiegend aus wissenschaftlichem Interesse.

- Bronchographie bei Verdacht auf Bronchiektasen.
- EKG, Echokardiographie bei vermehrter Rechtsherzbelastung.
- Psychologische Untersuchungen bei Patienten, deren Anfälle überwiegend auf emotionale Auslöser zurückgeführt werden können.

Asthma bronchiale – Langzeittherapie

Ch. Fritzsch

Vorbemerkungen

Das Therapieziel ist die Beschwerdefreiheit in Ruhe, bei körperlicher Belastung und bei Exposition gegen immunologische (Allergene) und nicht-immunologische (z.B. Kältereiz) Stimuli der Atemwegsobstruktion. Eine Behandlung *nur* der akuten Atemnot ist heute nicht als ausreichend zu betrachten.

1. Therapieempfehlungen

Die altersabhängigen Therapieempfehlungen in der nachfolgenden Tabelle wurden modifiziert nach dem „Konsensus Statement" pädiatrischer Pneumologen (1989).

Zum Schweregrad vergleiche Tabelle auf S. 339.

Therapieempfehlungen

Alter	Schweregrad				
	leicht 1	intermittierend mittelschwer 2	andauernd mittelschwer 3	intermittierend schwer 4	chronisch schwer (sehr schwer) 5
1. Lebensjahr	(konstitutionell nicht belastet) keine medikamentöse Therapie (evtl. Sekretolyse)	Bei Bedarf orale β_2-Agonisten und/oder orale Xanthin-Derivate. Evtl. Ersetzen durch inhalative β_2-Agonisten (mit Spacer oder Vernebler) bzw. β_2-Agonisten und/oder Ipratropiumbromid	zusätzlich zu 2 DNCG bzw. Ersatz durch inhalative Steroide (Spacer, Dosieraerosol)	zusätzlich zu 2 Intervalltherapie mit oralen oder rektalen Steroiden	2 + 3 + orale Steroide (möglichst nur jeden 2. Tag)
2.–3. Lebensjahr	Bei Bedarf oral intermittierend β_2-Agonisten und/oder Xanthin-Derivate	ersetzen durch inhalative β_2-Agonisten	zusätzlich zu 2 DNCG inhalativ (oder Ketotifen)	3 ersetzen durch inhalative Steroide und β_2-Agonisten	4 + orale Steroide (niedrig dosiert jeden 2. Tag) bzw. 3 + inhalative Steroide bzw. orale Steroide

3.–5. Lebensjahr	(oral oder) inhalative $β_2$-Agonisten (Trocken-Aerosol, Spacer)	1 + DNCG oder 1 + Xanthin-Derivate	wie 2 bzw. 2 + inhalative Steroide	1 + inhalative Steroide bzw. 1 + kurzzeitig orale Steroide	inhalativ: Steroide und $β_2$-Agonisten (in 2–3 Monaten auf Minimaldosis einstellen), wenn notwendig zusätzlich: Retard-Xanthine oder Retard-$β_2$-Agonisten. Ersetzen der Standarddosis inhalativer Steroide durch hohe Dosen bzw. orale Steroide zusätzlich (niedrigstmögliche Dosis nur jeden 2. Tag)
5.–18. Lebensjahr	Bei Bedarf inhalative $β_2$-Agonisten	zusätzlich zu 1 inhalativ DNCG oder DNCG allein	wie 2, evtl. zusätzlich inhalative Steroide oder Ersatz der Therapie durch inhalative Steroide und inhalative $β_2$-Agonisten	inhalativ: $β_2$-Agonisten und Steroide bzw. 1 + kurzzeitig orale Steroide	zusätzlich zu 3 Retard-$β_2$-Agonisten oder Retard-Xanthine (Spiegelbestimmung) oder/und Ipratropiumbromid, bei unzureichendem Erfolg: Ersatz der Standarddosierung durch hochdosierte inhalative Steroide (4–6 Wochen). Wenn kein Erfolg: zusätzliche orale Steroide (vorzugsweise jeden 2. Behandlungstag)

2. Auswahl häufig benutzter Präparate entsprechend den in den Therapieempfehlungen genannten Wirkstoffgruppen

2.1 β_2-Agonisten (β_2-Sympathikomimetika)

Clenbuterol	(SPIROPENT®, CONTRASPASMIN®)
Fenoterol	(BEROTEC®)
Reproterol	(BRONCHOSPASMIN®)
Salbutamol	(BRONCHO®-Spray/Inhalat, SULTANOL®, VOLMAC®, LOFTAN®, SALBUTAMOL®)
Terbutalin	(BRICANYL®, ARUBENDOL®, ASTHMO-PROTECT®, TERBUTURMANT®)

β_2-Agonisten in Kombinationspräparaten mit DNCG (Dinatriumsalz der Cromoglicinsäure):
Reproterol   (AARANE®, ALLERGOSPASMIN®)
Fenoterol   (DITEC®)

mit Ipratropiumbromid:
Fenoterol   (BERODUAL®)

2.2 Xanthin-Derivate
- Theophyllin-Handelspräparate
  (AEROBIN®, AFONILUM®, BRONCHOPARAT®, BRONCHORETARD®, DURAPHYLLIN®, SOLOSIN®, UNIPHYLLIN®)
- Theophyllin-Ethylendiamin-Präparate
  (AMINOPHYLLIN®, DURAPHYLLIN®, EUPHYLLIN®, THEOPHYLLIN-EDA®)
- andere Xanthin-Derivate
  Cholintheophyllinat (BRONTHEO-DEPOT®, BRONTHEO REKTAL®)
  Theophyllin-Natriumglycinat (BRONCHOPARAT®)

2.3 Anticholinergika (Muskarinantagonisten)
Ipratropiumbromid (ATROVENT®)
Oxitropiumbromid (VENTILAT®)

2.4 Dinatrium cromoglicicum (DNCG)
(INTAL®, CROMOLYN®, CROMOGLICIN®)
COLIMUNE® bei Nahrungsmittelallergie

2.5 Ketotifen (H_1-Antagonist)
(ZADITEN®)

2.6 Kortikosteroide
- Parenterale Applikation nur im akuten Asthmaanfall.
- Wenn Dauertherapie notwendig, *möglichst nur* inhalativ, eventuell mit Inhalationshilfe.
- Bei schweren Verlaufsformen orale Kortikoidgaben mit einer Anfangsdosis von 2 mg Prednison/kg KG/24 Std., die innerhalb einer Woche auf die Hälfte reduziert wird.

– Beclometasondiproprionat	(SANASTHMAX®, SANASTHMYL®, BECLOMET®, BECLOTURMANT®)
– Budesonid	(PULMICORT®)
– Dexamethasonisonicotinat	(AUXISON®, AUXILOSON®)
– Flunisolid	(INHACORT®)
– Prednison	(DECORTIN®, RECTODELT®)
– Prednisolon	(DECORTIN H®, PREDNISOLUT®, KLISMACORT®)
– Prednyliden	(DECORTILEN®, DECORTILEN SOLUBILE®)
– Methylprednisolon	(URBASON®, METYPRED®)
– Triamcinolon	(BERLICORT®, VOLON®)
– Cloprednol	(SYNTESTAN®)
– Dexamethason	(DEXAMETHASON®, DEXA®, FORTECORTIN®)
– Betamethason	(CELESTAN® solubile)

3. Weitere therapeutische Maßnahmen

3.1 Immunologische (allergologische) Therapie
- Expositionsprophylaxe und Antigenkarenz.
- Spezifische Hyposensibilisierung: Depot-Extrakte (Aluminiumhydroxid bzw. Tyrosin als Adsorbat),
Allergoide (modifizierte Allergene),
wäßrige Extrakte.

3.2 Expektorantien
Expektoration des zähflüssigen Sekretes beim Asthmakranken kann durch Mukolytika und Sekretomotorika unterstützt werden.

- Um Sekreteindickung zu verhindern, sollte reichlich Flüssigkeit zugeführt werden.
- Sehr wirksam ist auch Inhalation isotonischer Kochsalzlösung.
- Expektorantien-Einsatz bei massiver Asthmasymptomatik vorwiegend oral und/oder parenteral.
- In Frage kommen:
  Bromhexin (BISOLVON®, PAXIRASOL®)
  Ambroxol (MUCOSOLVAN®)
  Acetylcystein (MUKOSOLVIN®, FLUIMUCIL®)
  Carbocistein (TRANSBRONCHIN®)

3.3 Antibiotika
- Nur bei bakteriellem Bronchialinfekt indiziert.
- Angewendet werden:
  Amoxicillin
  Erythromycin
  Cefalosporine, Cefuroximaxetil (ELOBACT®), Cefaclor (PANORAL®)

3.4 Inhalationstherapie (Aerosoltherapie)
- Inhalation hat den Vorteil einer selektiven Wirkung am Manifestationsorgan.
- Hohe lokale Wirkstoffkonzentration, rascher Wirkungseintritt, geringe systemische Nebenwirkungen.
- Formen der Aerosolapplikation:
  Düsenvernebler (z.B. Pari Inhalierboy)
  Ultraschallvernebler
  Dosieraerosol
  Dosieraerosol mit Inhalationshilfe (Spacer, Aerochamber usw.)
  Trockenaerosol (Pulverkapsel, Inhalette)

3.5 Atemtherapie/Atemgymnastik
- Soll zur Optimierung der Ventilation und zur verbesserten Ökonomie der Atemarbeit beitragen.
- Soll die Verspannung der an der Atmung direkt und indirekt beteiligten Muskelgruppen lösen.
- Soll zu einer bewußten Bauchatmung führen, jedoch eine Preßatmung vermeiden (u.a. durch Anwendung der „Lippenbremse").
- Soll eine vorhandene paradoxe Atmung beseitigen.

3.6 Psychotherapie
- Psychische Einflüsse können sowohl Asthmaanfälle auslösen als auch das Asthma verschlimmern oder aufrechterhalten.
- Ziel der Psychotherapie ist, einer beginnenden neurotischen Fehlhaltung beim Kind entgegenzuwirken.
- Psychotherapeutische Verfahren sind Einzeltherapie, Gruppentherapie und Familientherapie.
- Den geringsten Aufwand erfordert das autogene Training.
- Einige Übungen bieten eine kombinierte psychotherapeutische und physiotherapeutische Behandlung.

3.7 Patientenschulung (meist als Gruppenkurs)
- Sie sollte integraler Bestandteil der Asthmabehandlung sein.
- Wird mit Kindern ab dem 4. Lebensjahr (mit Eltern) durchgeführt.
- Will im wesentlichen zur Selbstverantwortung erziehen, vermittelt die dafür notwendige Einsicht in Krankheits- und Behandlungsfaktoren.
- Lehrinhalte: Wissensvermittlung über Asthma, medikamentöse Therapie, korrekte Benutzung der Dosier-Aerosole, Selbstkontrolle mittels Peak-Flow-Messung, Anfallsprophylaxe und -therapie, Dosisanpassung der Medikation an den jeweiligen Schweregrad.

3.8 Sole- und Klimakuren
Sie sollten so früh wie möglich und so oft wie nötig zur Anwendung kommen.
- Die Patienteneltern holen die Kurunterlagen (für Eltern und Arzt) von ihrer Krankenkasse, beantworten den Elternfragebogen und stellen das Kind zur Kuruntersuchung dem Kinderarzt vor; die Unterlagen werden dem Rentenversicherungsträger zugesandt.
- Für Kleinkinder gibt es Mutter-Kind-Kuren.

4. Akuttherapie asthmatischer Beschwerden
4.1 Erstmaßnahmen
- Lagerung mit erhöhtem Oberkörper.
- Je nach Schwere Sauerstoffgabe über Maske oder Nasensonde.

4.2 Anamnese
- Atemnot erstmalig?
- Welche Medikamente, in welcher Dosis, wann appliziert?

- Bei bekanntem Asthma:
  welche Dauertherapie? Retardpräparate (Dosis, wann verabreicht)?
- Klärung, ob übliche Dosis der β_2-Agonisten ausgeschöpft oder überschritten.

4.3 Medikamentöse Therapie akuter asthmatischer Beschwerden

Bei intermittierend auftretenden Anfällen ohne Krankheitszeichen zwischendurch zusätzlich zur üblichen Behandlungsdosis:
- 1–2 Sprühstöße eines β_2-Agonisten aus dem Dosieraerosol (Fenoterol, Reproterol, Salbutamol, Terbutalin) alle 4–6 Stunden (auf richtige Handhabung des Dosieraerosols achten!)
- *oder* (oft besser) Inhalation mittels Düsenvernebler z.B.: 1–2 Tropfen/Lebensjahr (maximal 8 Tropfen) einer 0,5%igen Salbutamollösung in 3 ml physiologischer Kochsalzlösung, 4–6mal/24 Std.
- *oder* bei Säuglingen und Kleinkindern (8–22 kg KG) 0,125 mg Fenoterol/kg KG aus einer 0,5%igen BEROTEC®-Lösung auf 3 ml isotonische Kochsalzlösung als Einzelinhalation bis 3mal/24 Std.
- Kommt es zur Besserung, sollten die β_2-Agonisten noch 2 Tage angewendet werden.
- Bleibt Besserung aus, dann kurzzeitig orale Steroide in einer Gesamtdosis von 1,5 mg Prednisolon-Äquivalenten/kg KG/24 Std. bis der Anfall gestoppt ist.
- Zusätzlich Theophyllin 16–20 mg/kg KG/24 Std. oral, möglichst als Retardpräparat (Konzentration i.S. kontrollieren!) oder i.v. in 4 Einzeldosen bzw. 1/3 als Initialdosis und den Rest als Dauerinfusion.
- Reichlich Flüssigkeitszufuhr (2–3 l/m^2 KO in 24 Std.).

4.4 Medikamentöse Therapie eines unerwarteten Asthmaanfalls
- Verneblung einer maximalen Dosis von β_2-Agonisten (s.a. 4.3).
  oder s.c. Injektion von β_2-Agonisten
  (Terbutalin s.c. = 0,005–0,01 mg/kg KG, Wiederholung alle 4–6 Stunden).
- Wirkt die inhalative bzw. s.c. Applikation von β_2-Agonisten unzureichend, dann zusätzlich:

Bolusgabe von 5 mg/kg KG Theophyllin über 10–20 Minuten (erhielt der Patient Theophyllin oral, dann ist eine Bolusgabe von 0,01 mg/kg KG Salbutamol i.v. über 10 Minuten vorzuziehen)
und i.v. 2–8 mg/kg KG Prednison pro Dosis im Anfall (bis 4mal in 24 Std.) bzw. 4 mg/kg KG Hydrocortison als Bolusgabe i.v.
- 0,5–1 mg/kg KG Bromhexin i.v. pro 24 Std. in 2–3 Dosen.
- Klingt der Anfall nicht ab bzw. Symptome verstärken sich, dann Klinikeinweisung.
- In Klinik: Siehe Kapitel Status asthmaticus in Teil 2.

Beurteilung von Patienten der Augenklinik

W. Hoepffner, D. Rösch, Ch. Matzen, W. Handrick,
P. Schneider, M. Borte

Vorbemerkungen

In diesem Kapitel werden die am häufigsten von den Augenärzten an den Kinderarzt gerichteten Anfragen kommentiert. Dabei entscheidet der Pädiater grundsätzlich nicht über „Narkosefähigkeit", sondern er erhebt lediglich den Status praesens aus seiner Sicht. Über die Indikation und den Zeitpunkt für einen operativen Eingriff einigen sich Augenarzt und Anästhesist unter Berücksichtigung des pädiatrischen Befundes.

1. Ist sofortige Narkose für Untersuchung (z.B. Buphthalmus) oder Operation (z.B. Augentumor) angezeigt, sind die folgenden Stellungnahmen zu den am häufigsten auftretenden Umständen abzugeben:

1.1 Infekte der oberen Luftwege sind meist virusbedingt. Narkosen in dringenden Fällen u.U. dennoch

- unter Fortführung der evtl. begonnenen antibiotischen Therapie,
- anderenfalls unter einer perioperativen Prophylaxe mit Ampicillin/Amoxicillin oder Cefotiam (SPIZEF®) i.v., 30–60 min vor dem Eingriff, evtl. gefolgt von einer 2. Gabe nach 6 Stunden,
- unter Fortführung dieser Prophylaxe als Therapie, sofern sich Infektionszeichen einstellen (Infektionsdiagnostik nicht vergessen!).
- Über zusätzlich erforderliche Therapie (z.B. bei obstruktiver Bronchitis) im Einzelfall entscheiden.

1.2 Bei Verletzungen im Bereich der Lider mit Infektionsmöglichkeit und bei perforierenden *Bulbusverletzungen* Rücksprache mit Infektiologen und antibiotische Therapie in Abhängigkeit von den individuellen Umständen.

1.3 Organdefekte (z.B. zyanotische oder nichtzyanotische Herzfehler oder Nierenmißbildungen) ergeben für eine Narkose im Fall einer *Dekompensation* besondere Umstände. Es sind dann spezielle Beratungen zwischen Anästhesist und Pädiater erforderlich.

1.4 Bei nicht näher geklärten *Anfällen* in der Anamnese ist im Rahmen der Narkose auf Propaphenin und Prothazin zu verzichten. Eine laufende antikonvulsive Therapie wegen eines bekannten Anfallsleidens darf nicht unterbrochen werden.

1.5 Bei bekannten Störungen der Blutgerinnung, insbesondere bei *Hämophilie*, sind i.m. Injektionen untersagt. Operation erst nach ausreichender Substitution!

2. Vorstellung von Patienten der Augenklinik zur sog. „Fokussuche" bzw. „Durchuntersuchung"

2.1 Sind die Eltern des Patienten dabei, *Anamnese* zu den Fragestellungen des Augenarztes. Anamnestische Angaben der Augenärzte sonst nur verwerten, wenn sie gezielt formuliert sind.

2.2 In jedem Fall klinischer Befund, DBB, Urin, BSR, CRP. Dazu
- bei Verdacht auf spezielle *Infektionskrankheiten* entsprechende serologische Untersuchungen,

- *bei Iritis, Iridozyklitis und/oder Uveitis* Rheumaserologie (Rheumafaktoren, antinukleäre Faktoren, HLA-Konstellation),
- bei *Katarakt* zum Ausschluß einer Galaktoseintoleranz „Leberwerte" abnehmen, Guthrie-Test auf Galaktosämie, evtl. orale Galaktosebelastung (Dosierung der Galaktose: 2 g/kg KG bei unauffälligen Kindern, 0,5 g/kg KG bei Kindern mit Oligophrenie und/oder Verdacht auf Leberschaden),
- bei *Vitamin-A-Mangel* an chronische enterale Resorptionsstörung denken!

3. Zu Fragen hinsichtlich einer Prednisolontherapie

3.1 Kontraindikationen bestehen aus pädiatrischer Sicht *nicht,* wenn sich anamnestisch und klinisch bei den Patienten keine Hinweise auf chronische oder rezidivierende Organinfektionen, Immundefekt, Tbk, Diabetes mellitus oder behandlungsbedürftige gastrointestinale Beschwerden ergeben.

3.2 Höhe und Dauer der Prednisolongaben ergeben sich aus Indikation und angestrebtem Ziel (entzündungshemmende Therapie: 1 mg/kg KG/Tag, immunsuppressive Therapie: 2–3 mg/kg KG/Tag). Dosisreduktion in Abhängigkeit vom klinischen Erfolg. Ist die Therapie nur für 3 Wochen erforderlich, kann sie nach Reduzierung ohne weiteres abgesetzt werden.

3.3 Bei *Langzeittherapie* sollte die Erhaltungsdosis von 2 Tagen jeden 2. Tag einmal morgens gegeben werden. Sollte die lokale und systemische Kortikoidtherapie länger als 6–8 Wochen erforderlich sein, ist eine systemische Behandlung mit Azathioprin (IMUREK®) in einer Dosierung von 2 mg/kg KG/24 Std. risikoärmer.

3.4 Besteht die Entzündung trotzdem weiter (*chronische Iridozyklitis oder Uveitis* mit Hinweisen auf Sekundärglaukom und/oder Cataracta complicata), immunsuppressive Therapie besser mittels Methotrexat in einer Dosierung von 10 mg/m^2 KO/Woche, das evtl. in 4wöchentlichem Wechsel mit Azathioprin verabreicht werden kann. Einsatz von Prednisolon hierbei nur nach spezieller Beratung zwischen Augenarzt und Pädiater.

3.5 Eine begleitende Antibiotikaprophylaxe ist *nicht* indiziert. Treten Infektionen auf, werden diese nach den üblichen Regeln diagnostiziert und behandelt.

Indikationen zur genetischen Beratung und zytogenetischen Diagnostik

H. Theile

Vorbemerkungen

Die *Effektivität* der Tätigkeit einer Humangenetischen Beratungsstelle ist entscheidend von der Mitwirkung der einweisenden Ärzte und von Art und Umfang des überstellten Befundmaterials abhängig. Jede Beratung muß als individuelles Gespräch auf die Situation der Familie abgestimmt sein und sollte möglichst beide Partner einbeziehen.

Anlaß einer Beratung ist praktisch immer ein bestehender Kinderwunsch bei nachfolgend beschriebenen Risikosituationen oder zumindest bestehendem Verdacht auf ein Risiko.

Ziel der Beratung ist deshalb die Klärung der Risikosituation und die umfassende Information der Familie über diese Situation sowie die vorhandenen diagnostischen und therapeutischen Möglichkeiten, so daß die Familie über die weitere Familienplanung selbständig entscheiden kann.

Als *Konsequenz* der Beratung können sich alternativ folgende Hinweise ergeben:
1. Kein Risiko vorhanden – keine Bedenken gegen (weitere) Kinder.
2. Definiertes Wiederholungsrisiko, hoher Krankheitswert, keine Maßnahmen möglich – Verzicht auf eigene Kinder? (etwa 10% der Beratungen).
3. Definiertes Wiederholungsrisiko, hoher Krankheitswert, Pränataldiagnose möglich – mögliche Maßnahmen besprechen (etwa 90% der Beratungen).

1. Indikationen zur genetischen Beratung

1.1 Geburt eines Kindes mit erbbedingter Erkrankung oder entsprechendem Verdacht.

1.2 Sichere oder fragliche erbbedingte Erkrankung eines Ratsuchenden.

1.3 Erbbedingte Krankheiten in der (näheren) Verwandtschaft.

1.4 Verdacht auf Chromosomenanomalien eines Probanden oder naher Verwandter (s.a. 2.).

1.5 Sterilität/Infertilität sowie 3 oder mehr habituelle Aborte, nach differenzierter gynäkologischer Diagnostik.

1.6 Sicherer oder potentieller Konduktorinnenstatus bei geschlechtsgebundenen erbbedingten Erkrankungen (z.B. Muskeldystrophie Duchenne).

1.7 Sichere, vermutete oder nachgewiesene Heterozygotie für autosomal rezessiv erbbedingte Erkrankungen (z.B. PKU, CF).

1.8 Multifaktoriell (polygen) bedingte Krankheiten mit besonderer klinischer Relevanz (z.B. Neuralrohrdefekt).

1.9 Höheres Alter potentieller oder werdender Eltern (ab 35. Lebensjahr bei Frauen bzw. 50. Lebensjahr bei Männern).

1.10 Status nach Strahlen- und/oder Zytostatikabehandlung.

1.11 Einwirkung sicher oder potentiell teratogener Noxen während einer bestehenden Schwangerschaft (Medikamente, Toxine, Infektionen, Alkohol sowie 1.10).

1.12 Geplante Verwandtenehe.

2. Indikationen zur zytogenetischen Diagnostik

Chromosomenanalysen werden durch das zytogenetische Labor nach vorheriger Vereinbarung und in der Regel anläßlich der direkten Vorstellung der Patienten in der Humangenetischen Beratungsstelle veranlaßt. In dringenden Fällen können 3–4 ml Blut im heparinisierten Röhrchen übergeben werden.

2.1 Verdacht auf autosomale Störungen

2.1.1 Syndrome, die obligat numerische oder strukturelle Chromosomenaberrationen aufweisen (z.B. Down-Syndrom, Katzenschrei-Syndrom u.a.).

2.1.2 Definierte Syndrome, bei denen Chromosomenstörungen ursächlich in Betracht kommen (z.B. Prader-Willi-Syndrom, Langer-Giedion-Syndrom, EMG-Syndrom u.a.).

2.1.3 Psychomotorische Entwicklungsstörungen mit Dysmorphie und/oder extrazerebralen Organfehlbildungen.

Für das Vorliegen einer autosomalen Chromosomenaberration spricht hierbei folgende Kombination:
- niedriges Geburtsgewicht (hypoplastisches Neugeborenes)
- geistige und häufig gleichzeitig körperliche Retardierung
- „merkwürdiges" Gesicht (dysmorphe Stigmata)
- multiple kleinere und größere Mißbildungen
- auffälliger Hautleistenbefund der Hände (Füße).

2.2 Verdacht auf gonosomale Störungen

2.2.1 Phänotypisch gut definierte Syndrome (z.B. Turner-Syndrom und Klinefelter-Syndrom).

2.2.2 Intersexuelle Genitalfehlbildungen einschließlich Kryptorchismus.

2.2.3 Verdächtige Einzelsymptome
- Verzögerte oder ausbleibende Pubertätsentwicklung (primäre Amenorrhoe, Mikrotestes)
- Lymphangiektatische Ödeme bei neugeborenen Mädchen/ Minderwuchs bei Mädchen (Turner-Syndrom)
- „Leistenbrüche" mit Verdacht auf Leistenhoden bei Mädchen (testikuläre Feminisierung)
- Familiärer Schwachsinn und Gesichtsdysmorphie mit Makroorchidie bei Knaben (fragiles X)

2.3 Verdacht auf monogene Erkrankungen mit erhöhter Bruchfrequenz der Chromosomen
- Ataxia teleangiectatica (Louis-Bar-Syndrom)
- Bloom-Syndrom
- Fanconi-Anämie
- Xeroderma pigmentosum
- (Nijmegen breakage syndrom)

Bronchitiden

Ch. Fritzsch

Definitionen und inhaltliche Gliederung

Akute Bronchitis ist eine entzündliche Erkrankung der Bronchialschleimhaut, die innerhalb von 14 Tagen ohne Folgen ausheilt (Abschnitt 1).

- Evtl. genetische Einflüsse.
- Sozioökonomische Einflüsse.

2.3 Diagnostik
- Obengenannte Faktoren berücksichtigen!
- BSR und Granulozytose unzuverlässig.
- Es gibt keinen typischen Thoraxröntgenbefund für chronische Bronchitis.
- Mikrobielle Diagnostik setzt endoskopische Materialentnahme voraus.
- Indikation für Bronchoskopie und Bronchographie, wenn klinische Symptome und lange Verlaufsbeobachtung für chronische Bronchitis bzw. Bronchiektasen sprechen.
- Zilienfunktion im Nasenschleimhautbioptat bestimmen.

2.4 Therapie
- Möglichst Ursachen und begünstigende Faktoren beseitigen.
- Inhalationstherapie und begleitende Physiotherapie (Vibrations- bzw. Klopfdrainage, Atemübungen, sportliche Aktivitäten).
- Sekretolytika (Bromhexin, Ambroxol), evtl. Mukolytika (N-Acetylcystein).
- Bei akuter Exazerbation Antibiotikagabe gerechtfertigt (mindestens für 14 Tage in Abhängigkeit von klinischen Symptomen, evtl. alternierende Dauertherapie über Monate).
- Orale Antibiotika: Cefuroximaxetil (z.B. ELOBACT®), Cefaclor (PANORAL®), Amoxicillin, Amoxicillin + Clavulansäure (AUGMENTAN®).
- Klimakuren (regelmäßige Physiotherapie, Meidung von Luftschadstoffen und Tabakrauch).
- *Nur* bei Hypo- oder Agammaglobulinämie Gamma-Globulinsubstitution.

3. Akute Bronchusobstruktion im Säuglingsalter
- Vor allem durch akute Bronchiolitis und akute obstruktive Bronchitis verursacht.
- Beide Erkrankungen werden in diesem Alter von Viren (RS-Virus, Parainfluenza, Influenza) ausgelöst.
- Beide Krankheiten beim gleichen Kind in zeitlicher Folge möglich (Bronchiolitis zuerst und einmalig, gefolgt von rezidivierenden obstruktiven Bronchitiden).

3.1 Klinik

Akute Bronchiolitis
- Häufigste akute und bedrohliche Erkrankung der intrathorakalen Atemwege im Säuglingsalter (Häufigkeitsgipfel im 1. Lebensjahr).
- Beginnt mit banalem Schnupfen, Stunden später trockener Husten.
- Innerhalb von 1–2 Tagen typische Symptome der Obstruktion.
- Säuglinge machen kranken Eindruck, unruhig, Nahrungsaufnahme durch Dyspnoe erheblich gestört.
- Körpertemperatur wenig erhöht.
- Erkrankung der kleinen bzw. kleinsten Bronchien, dadurch bis zur extremen Überblähung der Lunge.
- Generalisierte feinblasige Rasselgeräusche und abgeschwächtes Atemgeräusch.
- Exspiratorisches Geräusch ist kaum oder überhaupt nicht zu hören.
- Häufig von Apnoen begleitet.

Akute obstruktive Bronchitis
- Ihr liegt eine bronchiale Hyperreagibilität zugrunde.
- Häufig als banaler Atemwegsinfekt beginnend.
- Mittlere und größere Bronchien in die Obstruktion einbezogen.
- Exspiratorische Dyspnoe und Giemen.
- Normalerweise keine feinblasigen Rasselgeräusche.
- Bei atopischer Disposition bzw. positiver Familienanamnese Manifestation eines Kleinkindasthmas sehr wahrscheinlich.

3.2 Diagnostik

- Es gibt für beide Erkrankungen keine typischen Laborbefunde.
- Thoraxröntgenbild: Überblähung, tiefstehende Zwerchfellgrenzen mit horizontalem Verlauf, vermehrte Strahlentransparenz, einseitige Überblähungen (Hinweis auf Bronchusstenosen).
- Blutgasanalyse zur Überwachung im akuten Stadium unerläßlich.

3.3 Therapie
3.3.1 Basistherapie
- Monitorüberwachung wegen häufiger Apnoen bei RS-Virusinfektion.
- Isolation und Händedesinfektion.
- Pulsoxymeter zur kontinuierlichen Überwachung der Sauerstoffsättigung im akuten Stadium.
- Sauerstoffgabe mittels Nasensonde (oder Zelt), meist 40% O_2 ausreichend.
- Atemluft anfeuchten (nicht mit Ultraschallvernebler!).
- Rehydrierung, *keine* Hyperhydratation!
- Inhalation mit physiologischer Kochsalzlösung.
- Bei obstruktiver Bronchitis zusätzlich 125–250 µg Ipratropiumbromid (ATROVENT®) inhalieren.

3.3.2 Zusatztherapie bei Verschlechterung
- Theophyllin bei drohender Erschöpfung oder Apnoen.
- β_2-Agonisten nur dann, wenn die Sauerstoffsättigung *nicht* abfällt.
- Steroide und DNCG bei eindeutigem Hinweis auf Kleinkindasthma.
- Antibiotika bei Verdacht auf Superinfektion.
- Bei respiratorischer Insuffizienz CPAP (5 m H_2O) oder Respiratortherapie.

3.3.3 Therapie bei RS-Bronchitis (zur Zeit noch in Erprobung)
- Immunglobulingabe 2 g/kg KG über 12–24 Stunden intravenös (mit hohen Titern RSV-neutralisierenden Antikörpern).

4. Rezidivierende oder chronisch obstruktive Bronchitis

4.1 Allgemeine Bemerkungen
- Im Kleinkindesalter, seltener im Schulalter.
- Sind Bronchusstenose bzw. Broncheomalazie Ursache für die Bronchitis, verschwinden die klinischen Symptome meist im 3.–4. Lebensjahr (*nicht* bei hochgradiger Stenose!).
- Verlauf und langfristige Prognose werden durch evtl. Grundkrankheit bestimmt.
- Es gibt fließende Übergänge zum Asthma bronchiale.
- Ätiologische und begünstigende Faktoren, Differentialdiagnosen:

Angeborene oder erworbene Bronchusmalazie und Bronchusstenose (extra- und intramural, intraluminär).
Angeborene Herzfehler und Gefäßanomalien.
Tuberkulös bedingte Bronchusstenose.
Gastroösophagealer Reflux.
Unerkannt gebliebener Fremdkörper.
Mukoviszidose.
Beginnendes Asthma bronchiale.

4.2 Klinik
Es besteht eine exspiratorische Atemnot, die alle Schweregrade erreichen kann, mit typischem Auskultationsbefund (Giemen, Brummen, verlängertes Exspirium).

4.3 Diagnostik (s.a. Pkt. 2.3 und Kapitel Asthma)
– Rö.-Thorax in 2 Ebenen.
– Ganzes Blutbild, BSR, CRP.
– Immunglobuline i.S.
– Alpha-1-Antitrypsin.
– Tuberkulintest.
– Allergologische Diagnostik (s.a. Asthma).
– Lungenfunktionsdiagnostik.
– Broncholysetest.
– Bronchoskopie (bei Verdacht auf Fremdkörper, Bronchusstenose, Bronchusmalazie, Bronchiektasen, Tumor, Tbk).
– Bakteriologische Untersuchung des Bronchialsekretes, evtl. Sputum.

4.4 Therapie
4.4.1 Bronchospasmolytika
– β_2-Agonisten
   inhalativ: Terbutalin, Salbutamol, Fenoterol.
   oral: Clenbuterol.
– Anticholinergika (Parasympatholytika)
   inhalativ: Ipratropiumbromid (ATROVENT®), Kombinationspräparat (BERODUAL®).
– Xanthin-Derivate
   Theophyllin-Präparate (oral, Retardpräparate),
   Aminophyllin (Mixtur, Supp., Retard-Drag.),
   Cholintheophyllinat (BRONTHEO® rektal).

4.4.2 Sekretolytika
- Bromhexin.
- Ambroxol (MUCOSOLVAN®).
- Mixtura solvens cum Kalio Iodato SR: Schulkinder bis 3mal 1 Eßl./24 Std. (für 5 Tage).
- Acetylcystein als wirksamstes Mukolytikum auch bei rezidivierender und chronischer Bronchitis sowie bei Bronchiektasen bewährt (Dosierung siehe Mukoviszidosebehandlung).
  Wichtig ist, daß die Kinder ausreichend abhusten können, sonst muß anschließend endotracheal abgesaugt werden.

4.4.3 Kortikosteroide
- Möglichst inhalativ Beclometason (SANASTHMYL®, BECLOMET®), Budesonid (PULMICORT®), Flunisolid (INHACORT®).
- Sonst Prednison oral:
  Bei akuter Verschlechterung initial 3–5 mg/kg KG/24 Std.
  Dosisreduzierung um jeweils 50% an 3 aufeinanderfolgenden Tagen.
  Bei protrahiertem Verlauf akuter Bronchitiden bzw. bei einer chronischen Bronchitis, wenn keine andere Therapie wirksam ist: 1–1,5 mg/kg KG/24 Std. in einer Gabe am Morgen gemeinsam mit einem Antibiotikum bis zu 6 Wochen.

4.4.4 Inhalationstherapie (mit Düsenvernebler)
- 1–2mal tgl. 15 Minuten mit Sole oder physiologischer NaCl-Lösung (evtl. + 0,1 ml Novodrin-Inhalat).
- Bei chronischen Bronchitiden zu Beginn 1–2mal tgl. Sole oder physiologische NaCl-Lösung für 1 Woche. Wenn keine Besserung, Inhalation mit MUCOSOLVIN® erwägen.
- Bei Bronchiektasen 1mal tgl. Acetylcystein als Inhalation oder per os.
- Lösungen bzw. Medikamente zur Aerosoltherapie:
  Isoton. Natriumchloridlösung, Inhalatio Salis Ems 2% SR, Acetylcystein (MUCOSOLVIN®, MUCOLYTICUM Lappe®), Dexpanthenol (PANTHENOL® Amp., BEPANTHEN® Roche Lsg.).

4.4.5 Physiotherapie

4.4.6 Kuren (Sole und Klimakuren), Kurorte am Meer bevorzugen.

4.4.7 Antibiotika

- Eine intermittierende Therapie sollte 2 Wochen dauern und beginnen, sobald Halsschmerzen oder Husten auftreten. Nur bei inoperablen Bronchiektasen und schwer deformierender Bronchitis ist nach einer initialen antibiotischen Therapie von 6 (–12) Wochen, bei Exazerbation eine 3 (-6)wöchige Intervalltherapie zu empfehlen.
- Orale Antibiotika (abhängig von vorausgegangener Antibiotikatherapie):

  Erythromycin
Säuglinge	30–40	mg/kg KG/24 Std. in 4 ED
Kinder	40(–80)	mg/kg KG/24 Std. in 4 ED

  Flucloxacillin (STAPHYLEX®)
      50   mg/kg KG/24 Std. in 3 ED

  Cefaclor (PANORAL®)
bis 10 J.	30(–50)	mg/kg KG/24 Std. in 3 ED
über 10 J.	3mal 500	mg/24 Std.

  Amoxicillin   50   mg/kg KG/24 Std. in 3–4 ED

  Amoxicillin + Clavulansäure (AUGMENTAN®)
unter 2 Jahre	37,5(–50)	mg Augmentan-Wirkstoff/kg KG/24 Std. in 3 ED
2–6 Jahre	3mal 6–8	ml Trockensaft
6–10 Jahre	3mal 8–12	ml Trockensaft

  Cefuroximaxetil (z.B. ELOBACT®)
3 Mon.–5 J.	20–30	mg/kg KG/24 Std. in 2 ED
5–12 J.	2mal 125–250	mg/24 Std.

  Ampicillin + Sulbactam (UNACID®)
bis 30 kg/KG	50	mg/kg KG/24 Std. in 2 ED

- Antibiotika zur Injektion s. Pneumonietherapie.

Atopische Dermatitis

M. Borte, B. Biella

Vorbemerkungen

Die atopische Dermatitis (aD, Synonyme: Neurodermitis constitutionalis sive atopica, endogenes Ekzem, atopisches Ekzem) ist eine ekzematöse, chronisch-rezidivierende, juckende Hauterkrankung, die bereits in den ersten Lebensmonaten beginnen kann und mit einer Inzidenz von 8–10% zu den häufigsten Kinderkrankheiten überhaupt gehört. Sie ist oft kombiniert mit anderen Erkrankungen des atopischen Formenkreises (allergische Rhinitis, allergisches Asthma bronchiale) und zusätzlichen Störungen der humoralen und/oder zellulären Immunität mit teilweise gravierenden viralen, bakteriellen oder mykotischen Infektionen. Die aD beruht auf einer polygen vererbten Disposition mit IgE-Regulationsstörung, wobei exogene Realisationsfaktoren (Inhalations- und Nahrungsmittelallergene, Streß) Expression und Verlauf mitbestimmen.

Für die aD gibt es keinen eindeutigen klinischen, histologischen oder laborchemischen Marker. Die Diagnose aD kann als sicher gelten, wenn je 3 Haupt- und Nebensymptome erfüllt sind (Pkt. 1).

1. Klinische Symptomatik

1.1 Hauptsymptome
- *Juckreiz* intensiv und kaum beherrschbar, besonders im Kleinkindalter, häufig einhergehend mit Unruhe und Hyperaktivität sowie Schlaflosigkeit, durch Schwitzen oft verstärkt.
- *Typische Morphe* und *altersabhängige* Prädilektionsstellen.

  Säuglingsalter: Meist am Kopf und im Gesicht beginnend, später an Oberschenkeln und Oberarmen stark gerötete und konfluierende papulovesikulose Effloreszenzen mit Neigung zur Exsudation, wobei die austretende eiweißhaltige Flüssigkeit (Gefahr der Hypalbuminämie) zu gelblichen, übelriechenden Krusten eintrocknet (Gefahr der Sekundärinfektion).

  Kleinkindalter: Befall der ganzen Extremitäten mit Betonung der Gelenkbeugen (Handgelenke). Häufig auch Hand- und

Fußrücken oder Hals betroffen, manchmal auch nur isolierter Befall der Augenlider oder perioral. Neigung zur Exsudation jetzt geringer. Typisch sind unbeherrschbare „Kratzanfälle", deshalb zahlreiche Kratzeffekte (Gefahr der Superinfektion) und sebostatische Haut.

Schulalter: Mit klassischem Beugenekzem (Ellenbeugen, Kniekehlen) oder Befall der Hand- und/oder Fußgelenke, sehr häufig auch des Halses. Die Hautveränderungen sind überwiegend trocken, können stark schuppen und zeigen eine vergröberte, gerötete und verdickte Haut im Sinne einer Lichenifizierung.

Nach Abheilung der aD entstehen oft Leukoderme, die sich im Sommer durch die Bräunung der umgebenden Haut verstärken.

- *Chronischer oder chronisch-rezidivierender Verlauf.*
Krankheitsschübe scheinbar wahllos oder in deutlicher Abhängigkeit von Provokationsfaktoren (Klima, Jahreszeit, Infekte, Allergenexposition, Nahrungsmittel, emotionale Faktoren). Häufig Verschlechterungen zu Beginn einer Kälteperiode.
- *Positive atopische Familienanamnese oder Eigenanamnese* in ca. 60%, wobei der Schweregrad der aD oft mit einer positiven Familienanamnese korreliert.

1.2 Nebensymptome
- Früher Erkrankungsbeginn.
- Erhöhtes Serum-IgE.
- Positive Hautteste (Soforttyp).
- Allgemeine Blässe/Gesichtsblässe.
- Wollunverträglichkeit.
- Nahrungsmittelunverträglichkeit.
- Irritabilität gegenüber exogenen und emotionalen Faktoren.
- Trockene Haut/Xerodermie.
- Pityriasis alba/Leukodermie.
- Mamillenekzem.
- Cheilitis/Perioralekzem.
- Rhagaden (Unterlippe, Mundwinkel, retroaurikulär).
- Rezidivierende Konjunktivitis.
- Katarakt (bei etwa 1%)/Keratokonus.
- Gedoppelte Lidfalte (Dennis-Morgansche Falte)/Lidekzem.

- Neigung zu Hautinfektionen (besonders S. aureus und Herpes simplex-Virus).
- Halonierte Augen.

2. Diagnostik

2.1 Allgemeine Laboruntersuchungen geben nur indirekte Hinweise.
- Blutbild: Eosinophilie relativ häufig, Leukozytose mit Linksverschiebung bei infektiösen Komplikationen.
- Gesamt-Eiweiß i.S.: Vermindert, insbesondere bei sehr stark nässenden Ekzemen.
- Immunglobuline i.S.: IgA-Mangel und IgG-Subklassenverschiebungen (IgG2-Mangel, IgG4-Vermehrung) möglich. Bestimmung nur bei sehr schweren Verlaufsformen indiziert.

2.2 Mikrobiologische Untersuchungen (Abstriche, Blutkultur) bei lokalen oder allgemeinen Infektionskomplikationen.

2.3 Allergologische Untersuchungen
- Gesamt-IgE: Bei ca. 80% erhöht.
- Spezifische IgE-Antikörper: Häufig positiv, besonders gegen Pollen, Tierhaare, Schimmelpilze und Hausstaub, u.U. auch für bestimmte Nahrungsmittelallergene.
- Hauttests: Bei ca. 75% positiv, wobei im Säuglingsalter Reaktionen auf Nahrungsmittelallergene (insbesondere Eiklar und Milch), bei älteren Kindern auf Inhalationsallergene (Gräserpollen, Tierhaare, Hausstaubmilbe) überwiegen. Die Bedeutung positiver Nahrungsmitteltests (mit Ableitung strenger und mitunter schädlicher Diätpläne) wird auch heute überschätzt! Die Aktualität jeder Sensibilisierung immer im Zusammenhang mit Anamnese und Verlaufsbeobachtung sehen und durch zeitlich begrenzte Eliminationsdiät bzw. gezielte orale Provokationsmaßnahmen verifizieren.

3. Differentialdiagnosen
- *Infektionen:* Scabies, Mykosen.
- *Infektallergische Reaktionen:* Seborrhoische Dermatitis, Pityriasis rosea, Pityriasis lichenoides et varioliformis, Acrodermatitis papulosa (Gianotti-Crosti-Syndrom).
- *Systemerkrankungen der Haut:* Psoriasis vulgaris, Ichthyosis congenita (verschiedene Formen).

- *Malignome:* Histiozytosis X.
- *Besondere Ekzem-Verlaufsformen:* Mikrobielles Ekzem, Allergisches Kontaktekzem.
- *Sonstige Erkrankungen:* Acrodermatitis enteropathica.

4. Therapie

Behandlung entsprechend Akuität des klinischen Bildes sowie möglicher Komplikationen immer langfristig und als *Komplexbehandlung*:

- Ganz wesentlich sind *ärztliche Führung und Beratung* der Eltern und des Patienten (frühzeitig Hinweis auf Chronizität des Leidens und mögliche Therapierückschläge).
- *Tägliche konsequente Hautpflege*, auch bei erscheinungsfreier Haut, mit kortikoidfreien indifferenten (wirkstofffreien) Salben (Unguentum molle, Eucerin cum aqua). Zahlreiche Präparate geeignet, Verträglichkeit jedoch individuell sehr unterschiedlich.
- *Vermeidung von hautbelastenden Reinigungsmaßnahmen:* Kein zu häufiges Duschen (jedoch fördert kühles Duschen die körpereigene Kortisonausschüttung und damit die Juckreizverminderung), nur kurz und nicht heiß baden, zum Abtrocknen nicht reiben, sondern tupfen, die noch feuchte Haut wieder einfetten.
- *Verwendung von rückfettenden Badezusätzen* (z.B. Milch und Olivenöl, jedoch nicht bei Milchallergikern, oder BALNEUM HERMAL®-Serie, OLEOBAL®, LINOLA-FETTÖLBAD®) und Anwendung nicht-alkalischer Detergentien (SATINA®, DERMOWAS N®).
- *Weiche Baumwollkleidung* (keine Wolle), die nicht zu eng anliegen oder scheuern darf, keine Rollkragenpullover. Kleidung vor dem ersten Tragen sorgfältig spülen.
- Ekzemschübe möglichst rasch mit *lokalen Kortikosteroiden* abfangen. Grundsätzlich das schwächste noch wirksame Präparat verwenden, in erster Linie nicht halogenierte Glukokortikoide (Hydrocortison- und Prednicarbat-haltige Zubereitungen: CORDES H®, FICORTRIL®, SANATISON MONO® oder DERMATOP®). Ziel ist eine schnelle Unterbrechung des „Juck-Kratz-Zyklus". Nach erster Besserung rasch auf steroidfreie Externa übergehen. Systemische Kortikoidbehandlung vermeiden.

- Bei akuten Exazerbationen haben sich auch zinkoxidhaltige Präparate bewährt (Ol. zinci oxidati, Pasta zinci ox. molle). Nässende Ekzeme kurzfristig mit Umschlägen behandeln (abgek. Aqua, Chinosol 0,1, Ac. tannic 1%). Bei Nichtansprechen an antibakterielle oder desinfizierende Zusätze denken (z.B. LINOLA-SEPT®-Emulsion, EISMYCIN®-Salbe).
- Bei stärker infiltrierten chronischen Dermatitisherden *teerhaltige Zubereitungen* (*Cave:* lichtsensibilisierender Effekt): 1,5–5% Teerzinkpaste, TEER-LINOLA-FETT N® oder nichtsteroidale Antiphlogistika (BUFEXAMAC-RATIOPHARM®, PARFENAC®).
- *Harnstoffhaltige Rezepturen* (5–10%ig) wirken leicht juckreizstillend, keratolytisch, antibakteriell und proliferationshemmend (*Cave:* 10%ige Harnstoffkonzentrationen in Fertigpräparaten können besonders für Kleinkinder zu hoch sein!).
- Während der Krankheitsschübe interne Anwendung von *Antihistaminika*, solche mit sedativer Komponente (Clemastin: TAVEGIL®, Dimetinden: FENISTIL®) besonders für abendliche Medikation geeignet, tagsüber (Kindergarten, Schule) sind solche ohne sedierende Wirkung vorteilhafter (Astemizol: HISMANAL®, Terfenadin: TELDANE®). Das mitunter hilfreiche Ketotifen (ZADITEN®, KETOTIFEN STADA®, Kinder ab 3 Jahre!) regelmäßig, nicht nur bei Bedarf, geben.
- Unverzügliche und konsequente Therapie (lokal und/oder systemisch) von viralen (z.B. Herpes simplex recidivans, Gefahr eines generalisierten Eczema herpeticatum), bakteriellen und mykotischen Infektionen.
- *UV-A-Phototherapie oder kombinierte UV-A-UV-B-Phototherapie* zur Stabilisierung des erreichten Hautzustandes überdenken.
- *Klimabehandlung* (Hochgebirge, Ostsee, Nordsee, mindestens 4–6 Wochen) zur Besserung des Hautbefundes oder zum Durchbrechen eines schweren Krankheitsschubes mit vorübergehender Abheilung geeignet.
- *Passives Schwitzen* (Sauna, Lichtbogen) günstig, Schwitzen bei körperlicher Anstrengung und emotionalem Streß ungünstig.

- *Psychisch-stabile Lebensführung* hat positiven Einfluß auf den chronisch-rezidivierenden Verlauf. Psychotherapie kann die dermatologisch-pädiatrische Betreuung jedoch keinesfalls ersetzen. Kindgerechtes autogenes Training versuchen.
- Strenge *Diäten* nur bei nachgewiesenen Nahrungsmittelallergien im Zusammenhang mit Anamnese und Verlauf (Tagebuch führen lassen mit dem Ziel, Zusammenhänge zu erkennen, Verlauf über mindestens 4 Wochen notieren). Zitrusfrüchte sowie Nahrungsmittel, die biogene Amine oder Histaminliberatoren enthalten (Käse, Nüsse, Tomaten, Sauerkraut, Erdbeeren) möglichst meiden.
- Orale Provokationsteste (Eier, Kuhmilch, Nüsse, Hülsenfrüchte, Steinobst, Fisch) können Verschlechterungen des Hautbefundes auslösen. Hier *Eliminationsdiät* sinnvoll, jedoch nur bei ca. 40% erfolgversprechend. Auch farbstoff- oder konservierungsmittelhaltige Lebensmittel können Intoleranzerscheinungen auslösen.
- *Rechtzeitige Berufsberatung* dahingehend, daß nicht hautbelastende „trockene" Berufe gewählt und Berufe mit erhöhter Allergenexposition und irritativer Belastung der Hände (Bäkker, Friseur, Tierpfleger, Gärtner, OP-Schwester u.a.) gemieden werden.

5. Prognose

Bei ca. 40% innerhalb von 3 Jahren klinische Heilung, bei 50% ist mit einem jahrelangen Verlauf zu rechnen.

Prognostisch ungünstig: Frühzeitig hohes spezifisches und Gesamt-IgE, nachweisbare Sensibilisierungen, hohe Familienbelastung, später Beginn der Erkrankung und Kombinationen mit Respirationsallergien. Bei 15–30% Wechsel von der aD zu einer anderen atopischen Erkrankung.

Diabetes mellitus Typ I – Langzeitbetreuung

U. Nietzschmann

Inhaltsverzeichnis
　　Vorbemerkungen
1. Allgemeine Bemerkungen zur Insulintherapie
2. Insulinarten
2.1 Normalinsuline
2.2 Depotinsuline
2.3 Kombinationsinsuline
3. Konventionelle Insulintherapie (KT)
4. Intensivierte konventionelle Insulintherapie (ICT)
5. Diätgrundsätze
6. Selbstkontrolle des Stoffwechsels
7. Beurteilung der Stoffwechsellage
8. Verhalten bei fieberhaften Infekten
9. Therapie der akuten Hypoglykämie
9.1 ohne Bewußtlosigkeit
9.2 mit Bewußtlosigkeit
10. Kontrollmaßnahmen bei ambulanter Langzeitbehandlung
11. Belastbarkeit
12. Berufswahl
13. Sozialhilfen
14. Anhang: oraler Glukosetoleranztest (oGTT)

Vorbemerkungen

Ohne Stoffwechselselbstkontrolle ist ein Typ I-Diabetes im Kindes- und Jugendalter nicht mehr zu führen. Die Betreuung der kindlichen Diabetiker gehört in die Hand eines erfahrenen pädiatrischen Diabetologen.

Ziele der Therapie
- Eumetabolisierung bei gutem Dauerkompensationsgrad.
- Vermeidung akuter Komplikationen (keine interkurrente Ketoazidose, keine Hypoglykämie mit Bewußtlosigkeit).
- Aglukosurie, keine Ketonurie.
- Mittlere Blutglukose (MBG) <7,5 mmol/l (<120 mg/dl).
- HbA_{1C} maximal 8,5%.

- Normale körperliche Entwicklung des Kindes.
- Verzögerung des Auftretens diabetischer Makro- oder Mikroangiopathie.

Therapie- und Kontrollprinzipien
- Variable Insulinierung bei konventioneller oder intensivierter, funktioneller Insulintherapie.
- Kohlenhydratbilanzierte, ballaststoffreiche, eiweißreduzierte Diät.
- Körperliche Aktivierung.
- Tägliche Stoffwechselkontrolle (3–4mal täglich Urinzuckerbestimmung, 2–4–6mal täglich Blutglukose(BG)-messung).
- Regelmäßige Schulung der Eltern und Kinder betreffs Diät, Insulindosisanpassung nach BG-Wert und Stoffwechselführung, um die Patienten zu befähigen, den Balanceakt zwischen Kohlenhydratzufuhr, körperlicher Aktivität und Insulinsubstitution zu meistern.

1. Allgemeine Bemerkungen zur Insulintherapie
- Ausschließliche Anwendung von humanen (HM), chromatografisch gereinigten, neutralen Insulinen (Novo-Nordisk, Hoechst, Lilly).
- Generell sind nur Insuline einer Firma mischbar bzw. bei einem Patienten kombinierbar, das betrifft:
  Kurzzeit = Normal = Altinsuline,
  Depotinsuline,
  Kombinationsinsuline mit Kurzzeit- und Langzeitanteil.
- Es gibt inzwischen weit über 50 verschiedene Insuline, deshalb ist Beschränkung auf ein überschaubares Sortiment ratsam.
- Konfektionierung der Insuline
  U 40-Insulin = 40 IE/ml = 400 IE/10 ml; nur für U 40-Insulinspritzen.
  U 100-Insulin = 100 IE/ml = Pen-Insuline oder Pumpeninsuline; nur für U 100-Insulinspritzen.
- Technische Voraussetzungen für Insulintherapie:
  Einweginsulinspritzen 0,5 ccm und 1,0 ccm mit Mikro Fine IV-Nadel aufgeschweißt, sind 7 Tage im häuslichen Milieu verwendbar.

Injektionshilfen (Pens) sind insulin- und firmenspezifisch (z.B. Novo Pen 1 und 2, Optipen 1 E und 2 E) und ermöglichen Dosisvariationen in 1 E oder 2 E.

2. Insulinarten

2.1 Normalinsuline = Kurzzeitinsuline = Altinsuline

U 40-Insuline	U 100-Insuline
ACTRAPID HM®	ACTRAPID HM 100
(NOVO)	PENFILL®
H-INSULIN®	H-INSULIN 100®
(HOECHST)	

(weiter VELASULIN HUMAN® [NORDISK], HUMINSULIN NORMAL® [LILLY] u.a.)

Wirkungsbeginn:	1/2 Stunde
Wirkungsmaximum:	2–4 Stunden
Wirkungsdauer:	6–8 Stunden

Gabe: s.c., i.m., i.v. oder als i.v.-Infusion.

Anwendungsbereiche
- Therapiebeginn nach Manifestation als Bolus oder i.v.-Infusion, dann 6stündlich.
- Zur Kombinations- und Dauertherapie, z.B. in freier Mischung morgens und abends mit einem Depotinsulin.
- Zur intensivierten Insulintherapie 3–4mal täglich, meist als Pen-Insulin U 100.

2.2 Depotinsuline = Verzögerungsinsuline = NPH-Insuline

U 40-Insuline	U 100-Insuline
PROTAPHAN HM®	PROTAPHAN HM 100
(NOVO)	PENFILL®
MONOTARD HM®	–
ULTRATARD HM®	–
BASAL-H-INSULIN®	BASAL-H-INSULIN 100®
(HOECHST)	

(weiter INSULATARD HM® [NORDISK], HUMINSULIN BASAL® [LILLY] u.a.)

Wirkungsbeginn:	1–2 Stunden
Wirkungsmaximum:	4–12–16 Stunden
Wirkungsdauer:	18–22 Stunden

Gabe: nur s.c., vor Injektion stets gut mischen!

Anwendungsbereiche
- Nach Ersteinstellung 2mal täglich im Abstand von 12 Stunden.
- Zur Dauertherapie in initialer Besserungsphase.
- Zur Kombinationsbehandlung mit Kurzzeitinsulin, z.B. in freier Mischung.
- Als Basisinsulin bei intensivierter konventioneller Insulintherapie (ICT), 1mal oder 2mal/24 Stunden.

2.3 Kombinationsinsuline (als U 40– bzw. U 100–Insulin)
(Kurzzeit- plus Langzeitinsulin)
ACTRAPHANE HM 30/70® (NOVO)
= 30% Actrapid + 70% Protaphan
ACTRAPHANE HM 10/90 Penfill® 100 (NOVO)
= 10% Actrapid + 90% Protaphan
ACTRAPHANE HM 20/80 Penfill® 100 (NOVO)
= 20% Actrapid + 80% Protaphan
ACTRAPHANE HM 40/60 Penfill® 100 (NOVO)
= 40% Actrapid + 60% Protaphan
ACTRAPHANE HM 50/50 Penfill® 100 (NOVO)
= 50% Actrapid + 50% Protaphan
DEPOT-H-INSULIN® (HOECHST)
= 25% H-Insulin + 75% Basal-H-Insulin
DEPOT-H 15-INSULIN® (HOECHST)
= 15% H-Insulin + 85% Basal-H-Insulin
KOMB-H-INSULIN® (HOECHST)
= 50% H-Insulin + 50% Basal-H-Insulin

Anwendungsbereiche
- Bei stabilem Stoffwechselcharakter.
- Am Ende der initialen Besserungsphase mit ansteigenden postprandialen BG-Werten.
- Wenn im häuslichen Milieu die freie Mischung der Kurz- und Langzeitinsuline oder die intensivierte konventionelle Therapie (ICT) nicht durchführbar sind.

3. Konventionelle Insulintherapie (KT)

3.1 Grundsätze
- Anwendung in initialer Besserungsphase oder Postremissionsphase, bei stabilem Stoffwechselcharakter.
- Insulinangepaßte, zeitgebundene, kohlenhydratbilanzierte Diät.

- Meist 2 Injektionen/24 Stunden.
- Insulinbedarf: 0,5–0,8–1,0 IE/kg KG/24 Stunden.
  Verhältnis früh: abends = 2:1 oder 3:1, selten 1:1.
- Es ist eine *retrospektive* Therapie!

3.2 Möglichkeiten der KT
- 2mal tgl. NPH-Insulin (Depotinsulin)
- 1mal Mischinsulin (morgens), 1mal NPH-Insulin (abends)
- 2mal tgl. Mischinsulin als Kombinationsinsulin
- 2mal tgl. freie Mischung von Kurzzeit- und Depotinsulin in 1 Spritze
  Merke: Beim Mischen erst Kurzzeitinsulin, dann Langzeitinsulin aufziehen!

3.3 Dosisvariationen bei KT
2-Tage-Regel:
- Vorwiegend für Depotinsuline.
- Ist der UZ wiederholt in der 2. Tageshälfte zu hoch (>2–5 g/dl) und die BG 17.00 Uhr >10 mmol/l (>180 mg/dl), sollte die Frühdosis um 10% erhöht werden ($\bar{x} + 1$ E oder $\bar{x} + 2$E oder $\bar{x} + 4$ E).
- Ist der UZ in der Nacht zu hoch (>2–5 g/dl) und die BG 06.00 Uhr nüchtern $\geqq 10$ mmol/l (>180 mg/dl), sollte die Abenddosis erhöht werden (s.o.).

Sofort-Regel:
- Vorwiegend für Kombinationsinsuline und Anwendung der freien Mischung von Normal- und Depotinsulin.
- Die Anpassung der Insulindosis erfolgt nach dem Punkt- oder Momentanurin morgens oder abends vor dem Spritzen bzw. besser nach der aktuellen BG-Konzentration:

UZ g/dl	BG mmol/l	(mg/dl)	Dosisanpassung (E)
0	<4	($\leqq 70$)	−1 bis −2
$\leqq 1$	>4–9	(>70–160)	keine
>1–3	>9–15	(>160–270)	+2
>3–5	>15	(>270)	+4

- Bei freier Mischung erfolgt die Dosisanpassung nur mit dem Normalinsulin.

4. Intensivierte konventionelle Insulintherapie (ICT)

4.1 Grundsätze
- Anwendung in Phase des totalen Diabetes nach längerer Diabetesdauer bzw. ab höherem Lebensalter (14–16 Jahre).
- Freiere Gestaltung der Diät durch „BE-Regel".
- 4–6mal tgl. BG-Kontrolle und 4mal tgl. Anpassung der Normalinsulindosis (= Bolus) an BG-Wert durch Basis-Bolus-Konzept.
- Gute Patientenschulung und Stoffwechselverständnis sind Voraussetzung.
- Es ist eine *prospektive* Therapie!
- Insulinbedarf ≥ 1 E/kg KG/24 Std., davon
  60–70% Normalinsulin, verteilt auf 3 Inj. tgl.
  40–30% Depotinsulin, verteilt auf 1–2 Inj. tgl.
- *Ziel:* bessere Stoffwechselqualität, Senkung des HbA_{1C}-Wertes, freiere Lebensführung.

4.2 Durchführung der ICT
- Berechnung der Normalinsulindosis nach „BG-Regel" auf der Basis des aktuellen BG-Wertes):

mmol	BG (mg/dl)	Dosisanpassung (E)
≤ 4	(70)	−1 oder −2
>4–9	(>70–160)	keine
>9–15	(>160–270)	+1 oder +2
>15	(>270)	+4

- Berechnung der Normalinsulindosis nach „BE- oder KHE-Regel":
  morgens   2,0–2,5 E/BE
  mittags   1,5–2   E/BE
  abends   2   E/BE
- Die Basalrate = Depotinsulindosis 22.00 Uhr oder 06.00 plus 22.00 Uhr bleibt relativ konstant.
- Die Abrufrate = Bolus = Normalinsulin erfolgt 3mal tgl. vor der Hauptmahlzeit.

5. Diätprinzipien
- Grundsätze:
  mäßig aber regelmäßig,
  5–6–7 Mahlzeiten täglich,

kohlenhydratbilanziert, zeitgebunden, fettreduziert, eiweißeingeschränkt, austauschbar, kindgerecht.
- Wegen der Austauschbarkeit der Kohlenhydrate (KH) wurde als Äquivalent bzw. Einheit die KHE = Kohlenhydrateinheit = 10 g KH oder die BE = Broteinheit = 12 g KH eingeführt.
- Grundsätzlich sind nur KH einer Gruppe austauschbar, d.h. schwerresorbierbare KH untereinander bzw. verschiedene Obstsorten oder Gemüse.
- Eiweiße müssen nicht bilanziert, sollten aber auf 0,8 g/kg KG/24 Stunden reduziert werden bei beginnender oder erhöhter Mikroalbuminurie (MA).
- Eine ballaststoffreiche Kost verzögert die KH-Resorption und verhindert damit zu hohe p.p. BG-Werte.
- Schnellresorbierbare KH sollten bei BG-Abfall <4 mmol/l (<70 mg/dl) in Form von 60 g Banane oder 100 ml Obstsaft oder 10 g Glukose ($\triangleq$ 1 KHE) verabreicht werden, 2 KHE oder BE zusätzlich bei BG <3 mmol/l (<50 mg/dl).
- 1–2 Zusatz-KHE können vor stärkerer körperlicher Belastung erforderlich sein.

6. Selbstkontrolle des Stoffwechsels
- Urinzuckerkontrolle: 2–3–4mal tgl. bei KT mit Diabur-Test 5000.
- Azetonnachweis: bei Urinzucker >3 g/dl oder bei Infekten mit Keto-Diabur-Test.
- Blutglukosemessung: 2–3mal/24 Stunden bei KT, 4–6mal/24 Stunden bei ICT oder labilem Stoffwechsel.
- Blutglukoseentnahme: mittels Entnahmehilfen = Einstichgeräten (z.B. Autoclix, Autoclix P, Glukolet, Autolet, Auto-Lancet).
- Blutglukosephotometer: z.B. Reflolux „S" (Haemo-Glukosetest 20–800 R) von Boehringer, Glukometer II (Glukostix) von Bayer, Companion 2 (Exac Tech) von Medi Sense.

7. Beurteilung der Stoffwechsellage

Kompensa-tionsgrad	Urin-zucker	Blutglukose	HbA$_{1C}$
gut	0 g/dl	5–9 mmol/l (90–160 mg/dl)	6–8,5%
mäßig	0–2 g/dl	>9–15 mmol/l (>160–270 mg/dl)	8,5–9,5%
schlecht	>2–5 g/dl	>15 mmol/l (>270 mg/dl)	>9,5%

8. Verhalten bei fieberhaften Infekten
– Trotz schlechterer Nahrungsaufnahme steigt der Insulinbedarf an (UZ 3–5 g/dl, mögliche Azetonurie, hohe Blutglukose).
– Insulindosiserhöhung ist meist erforderlich (betrifft Kurzzeit- und Depotinsulin), engmaschige BG-Kontrolle!
– Infekte mit begleitender Gastroenteritis führen häufig zur stationären Aufnahme und Neueinstellung.

9. Therapie der akuten Hypoglykämie

9.1 ohne Bewußtlosigkeit (BG <3 mmol/l = <50 mg/dl)
– Sofortige Zufuhr von 2 KHE oder BE: Traubenzucker in die Wangentasche bzw. vor die Zahnleiste bei beginnender Somnolenz oder Gabe von 2 KHE Obstsaft oder Banane.
– Danach reichlich Flüssigkeit.
– Die nachfolgende Insulindosis sollte um 2 E reduziert werden.

9.2 mit Bewußtlosigkeit
– Versuch der Gabe von reichlich Glukose vor die Zahnleiste und in die Wangentasche.
– 1 mg GLUCAGON® i.m. (Notfallbesteck von Novo) injizieren, wenn das Kind noch nicht wieder ansprechbar ist.
– Notarzt rufen, wenn kein GLUCAGON® verfügbar, dann 0,5 g Glukose/kg KG i.v..
– Tritt nach GLUCAGON®-Gabe Erbrechen auf, dann ist anschließend noch reichliche KH-Zufuhr erforderlich, deshalb stationäre Einweisung.

10. Kontrollmaßnahmen bei ambulanter Langzeitbehandlung

Stoffwechselkontrollen in der Diabetes-Ambulanz sollten 4–6wöchentlich, bei interkurrenten Erkrankungen oder beginnender Stoffwechseldekompensation häufiger erfolgen, nach stationärer Ersteinstellung 1–2wöchentlich.

10.1 alle 4–6 Wochen
- Besprechung laufender Probleme, Diät, Sport, Insulindosisvariation, Verhalten bei Hypoglykämien, Kontrolle des Stoffwechseltagebuches, der Urinteste und BG-Messungen,
- Gewicht,
- Glukosurie quantitativ im Tages- und Nachturin, Azetonurie,
- Blutglukose.

10.2 alle 3 Monate
- Längen- und Gewichtsstatus, Pubertätszeichen, RR,
- Kontrolle der Spritzstellen auf Lipohypertrophie, Infiltrate, Injektionstechnik erklären (Lipodystrophie bei HM-Insulin selten),
- Urinstatus (Eiweiß, Zyturie, evtl. bakteriologische Untersuchung),
- HbA_{1C},
- Kontrolle bei erhöhter Mikroalbuminurie (>20 µg/min).

10.3 alle 6 Monate
- Mikroalbumin-Bestimmung im 4-Stunden-Nachturin nach körperlicher Ruhe bei Patienten in der Pubertätsphase oder nach 5jähriger Diabetesdauer oder nach frühzeitiger Manifestation.

10.4 jährliche Kontrollen
- Augenarzt (Linse und Augenhintergrund),
- klinischer Status mit RR und Überprüfung des Impfstandes,
- Fett-, Leber-, Nierenwerte, Australia-Antigen.

11. Belastbarkeit

11.1 Kleinkinder
- Mit Manifestation in diesem Alter muß meist die volle Berufstätigkeit der Mutter aufgegeben werden, Krippenfähigkeit besteht nicht. Kindergartenfähigkeit stundenweise bis

mittags. Führung ist nur unter regelmäßiger Blutzuckerkontrolle möglich.

11.2 Schulkinder
- Schulsport und Schwimmen: Teilnahme in vollem Umfang, normale Zensierung. Ausnahme: Befreiung vom 800- und 1000-Meterlauf bei Hypoglykämieneigung. Günstig: Ausdauerlauf ohne Zeitvorgabe.
- Bei Hypoglykämieneigung Gabe von 1–2 KHE vor dem Sportunterricht.
- Außerschulischer Sport: Bei regelmäßiger Durchführung günstiger Stoffwechseleffekt (z.B. Lauftraining, Gymnastik, Konditionierung, Schwimmen, Tischtennis usw.).
- Leistungssport nicht möglich.
- Klassenfahrten und Wandertage: Teilnahme aller diabetischen Kinder unter Anwesenheit eines Elternteils als Begleitperson erwünscht.

12. Berufswahl

12.1 Abzulehnen sind
- Berufe, die mit der Diäteinhaltung nicht vereinbar sind (Koch, Diätassistentin, Konditor, Bäcker, Gastwirt, Zuckerwaren- bzw. Spirituosenfacharbeiter u.ä.),
- Berufe, die mit unregelmäßiger Lebensweise verbunden sind (Berufe im 3-Schicht-System, Kellner, Krankenschwester u.a.),
- Berufe, die mit vorwiegend sitzender Tätigkeit verbunden sowie mit dem Auftreten der diabetischen Lento- bzw. Retinopathie nicht vereinbar sind (alle feinmechanisch-optischen Berufe, technische Zeichner, Facharbeiter für Mikroelektronik u.ä.),
- Berufe, die den Patienten bzw. seine Mitmenschen gefährden könnten (Flugzeug- und Lokführer, Dachdecker, Schornsteinfeger, Berufskraftfahrer, Gerüstbauer, Maurer, Arbeit im Bergbau u.a.).

12.2 Zu befürworten sind
- alle Berufe, die mit regelmäßiger mittlerer körperlicher Aktivität und regelmäßiger Arbeitszeit verbunden sind, so handwerkliche Berufe, medizinisch-technische Berufe, Physiotherapie, Apotheker oder Apothekenassistent usw.

13. Sozialhilfen (s.a. Kapitel Sozialhilfen)
- Einstufung aller diabetischen Kinder und Jugendlichen bis zum 16. oder 18. Lebensjahr nach Sozialgesetzbuch V mit einem Grad der Behinderung von 50–60%.
- Behindertenausweis mit Merkzeichen „H" (Hilflosigkeit), bei Kleinstkindern evtl. „H" und „B" (mit Begleitperson). Antragstellung beim Versorgungsamt (= Amt für Familie und Soziales).
- Wegen täglich wiederkehrender Pflegemaßnahmen am Kind (Diät, Insulininjektionen, Selbstkontrolle mit zeitweiser BG-Bestimmung nachts) kann beim Sozialamt nach § 69 Pflegegeld beantragt werden.
- Schwerstpflegegeld (gezahlt durch gesetzliche Krankenkassen) steht den diabetischen Kindern in der Regel nicht zu.

14. Anhang: oraler Glukosetoleranztest (oGTT)
- Während der 3 der Prüfung vorangehenden Tage kohlenhydratreiche Ernährung. Innerhalb der 12 Stunden vor der ersten Blutentnahme keine Nahrung. Bis zum Morgen des Untersuchungstages Sammelurin über 24 Stunden zur Urinzuckerbestimmung, ebenso während des oGTT.
- 1,75 g Glukose/kg KG (max. 75 g) in 300 ml Trinkwasser gelöst, innerhalb von 2–5 min oral, Geschmackskorrektur mit Zitronensäure ist zulässig, oder industriell gefertigte Lösung (z.B. Dextro® o.G.T. von Boehringer).
- Unmittelbar vor Aufnahme des Glukosetrunkes (Nüchternzustand) und 1 sowie 2 Stunden nach Beendigung des Glukosetrunkes Blutproben zur Glukosebestimmung.
- Während der Untersuchung liegen oder sitzen.
- Unmittelbar vor Untersuchungsbeginn Blase entleeren. Urin unmittelbar nach der letzten Blutentnahme untersuchen.
- Es gelten folgende Referenzbereiche für Glukose im Blut (mmol/l):

	nüchtern	1. Stunde	2. Stunde
Normalbereiche (n)	bis 5,5	bis 10,9	bis 7,7
Grenzbereiche (g)	5,6–6,6	–	7,8–10,9
Pathol. Bereiche (p)	über 6,6	über 10,9	über 10,9

- Beurteilung:
  Normale Glukosetoleranz: Alle drei Prüfergebnisse liegen im Normbereich (n – n – n).
  Pathologische Glukosetoleranz: Alle drei Prüfergebnisse liegen im pathologischen Bereich (p – p – p).
  Gestörte Glukosetoleranz bei folgenden Kombinationen (gilt nur für das Kindesalter):

nüchtern	1. Std.	2. Std.	nüchtern	1. Std.	2. Std.
n	p	p	p	p	g
g	p	p	p	n	p
g	n	p	p	n	g

Pränatale Diagnostik

H. Theile

Vorbemerkungen

Als Konsequenz einer genetischen Beratung kann bei Risikoschwangerschaften häufig eine pränatale Diagnostik angeboten werden. Ziel der pränatalen Diagnostik ist der Nachweis bzw. Ausschluß der durch die Risikosituation möglichen Erkrankung des Kindes. Die pränatale Diagnostik führt bei genetischen Indikationen in etwa 96% zum Ausschluß der Erkrankung und damit zum Erhalt der Schwangerschaft. Ausschließbar ist jedoch immer nur das konkrete Risiko, so daß niemals die Aussage, daß ein „gesundes Kind" zu erwarten sei, möglich ist. Außerhalb des konkreten Risikos mögliche Entwicklungsstörungen können nicht ausgeschlossen werden.

Pränatale Diagnostik bei genetischer Indikation, auch zytogenetische Untersuchung bei Altersindikation, erfordert in jedem Falle eine genetische Beratung (Bundestags-Drucksache 10/6775).

Die pränatale Diagnostik ist nur in enger Zusammenarbeit mit dem Gynäkologen möglich.

1. Diagnostische Verfahren

1.1 nichtinvasiv

Ultraschall ab etwa 12. Schwangerschaftswoche
Röntgen (selten).

1.2 invasiv

Blutentnahme bei der Schwangeren (z.B. serologische Untersuchungen auf Infektionen, AFP-Bestimmung; auch für Screening möglich).
Chorionbiopsie (9.-12. Schwangerschaftswoche)
Amniozentese (16.–17. Schwangerschaftswoche)
Cordozentese (20.–22. Schwangerschaftswoche)
Fetoskopie (18.–22. Schwangerschaftswoche)

2. Voraussetzungen für invasive pränatale Diagnostik

2.1 Definiertes Risiko nach genetischer Beratung.

2.2 Hoher Krankheitswert der erwarteten Störung.

2.3 Geeignete Untersuchungsmethoden mit minimaler Irrtumswahrscheinlichkeit (z.B. muß eine Aussage über die Höhe der Irrtumswahrscheinlichkeit durch mögliche Rekombination bei Kopplungsuntersuchungen unbedingt einbezogen werden).

2.4 In der Regel Bereitschaft zur Konsequenz bei pathologischem Befund (pränataler Therapieversuch, Abruptio).

2.5 Sicherung des pränatalen Befundes (ggf. nach Abruptio, sonst postnatal).

3. Labormethoden

3.1 Karyotypisierung aus Chorionmaterial, Amnionzellen oder fetalem Blut.

3.2 AFP-Bestimmung im Fruchtwasser (offene Fehlbildungen).

3.3 Metaboliten im Fruchtwasser (einige Stoffwechseldefekte).

3.4 Enzymbestimmung bei monogenen Leiden in Chorionmaterial, Amnionzellen, fetalem Blut (Stoffwechseldefekte mit bekanntem Basisdefekt, z.B. Lipidosen, Mucopolysaccharidosen).

3.5 Molekulargenetische Untersuchungen (Direktnachweis der Mutation, Kopplungsuntersuchungen) *bei monogenen Leiden* (z.B. PKU, CF, DMD) *in Chorionmaterial, selten Amnionzellen oder fetalem Blut.*

3.6 Ultrastrukturuntersuchungen der Haut nach Fetoskopie und Biopsie bei mehreren Genodermatosen.

4. Indikationen – mögliche Untersuchungen

4.1 Erhöhtes mütterliches Alter (35 Jahre) – *Karyotypisierung.*

4.2 Chromosomenanomalie bei vorausgegangenem Kind – Karyotypisierung.

4.3 Balancierte Translokation bei einem Elternteil – Karyotypisierung.

4.4 Monogene Stoffwechseldefekte – Metabolite, Enzyme, DNA.

4.5 Monogene Chromosomenbruchsyndrome – Karyotypisierung.

4.6 X-gekoppelte Defekte – Karyotypisierung zur Geschlechtsbestimmung; wenn möglich, anschließend Enzym- oder DNA-Bestimmung.

4.7 Monogene Fehlbildungen – Ultraschall.

4.8 Multifaktorielle (polygene) *Fehlbildungen – Ultraschall, AFP im mütterlichen Serum und/oder Fruchtwasser* (bei offenen Fehlbildungen, z.B. Neuralrohrdefekt, Omphalocelen).

Therapie der akuten Durchfallerkrankung des Säuglings

W. Hoepffner, K. Beyreiß, W. Handrick

Vorbemerkungen

Die akute Durchfallerkrankung ist meist durch eine enterale oder parenterale Infektion bedingt (überwiegend Viren, seltener Bakterien), die meist zu einer Enterokolitis führt. Der Begriff *Dyspepsie* ist zwar pathogenetisch nicht sinnvoll, sollte aber im Sinne der klassischen klinischen Einteilung beibehalten werden. Im folgenden werden Therapieprinzipien *der ambulant behandelbaren Dyspepsie* dargestellt. Die mittelschwere und schwere Form der akuten Durchfallerkrankung (Prätoxikose und Toxikose) bedürfen einer stationären Behandlung (siehe Kapitel Therapie der isotonen und hypertonen Dehydratation), protrahierte und rezidivierende Dyspepsien der ätiologischen Abklärung (s.a. Kapitel chronische Gedeihstörungen).

1. Klinische Symptome und Befunde
- Stühle dünnbreiig bis wäßrig, z.T. übelriechend oder schleimig. Zu blutigen Stühlen s. Pkt. 4.
- Stuhlfrequenz: mehr als 3 täglich, meist mehrere innerhalb weniger Stunden. *Merke:* Bei gestillten Säuglingen können die Stühle einen dyspepsieähnlichen Charakter haben und werden entweder sehr selten oder sehr häufig abgesetzt.
- Keine Nahrungsverweigerung, kein Erbrechen oder nur initial 1–2maliges Erbrechen.
- Der Gewichtsverlust beträgt in der Regel weniger als 5% (!) des Ausgangsgewichtes.
- Die Bauchhautfalte verstreicht prompt (kein merkbarer Wasserverlust).
- Die Atmung ist abdominal (klinisch kein Hinweis auf Azidose).
- Keine Nahrungsverweigerung.
- Das Bewußtsein ist klar.

2. Allgemeine Therapieprinzipien
- Zunächst Ersatz des Flüssigkeitsverlustes *(Rehydration)* und Deckung des laufenden Flüssigkeitsbedarfs: ca. 140–200 ml/kg KG/24 Std., verteilt auf anfangs 6–8–10 Mahlzeiten.

- Sodann Zufuhr von ausreichend Kalorien *(Realimentation)* ohne Überlastung des Darms.
- Nahrungsaufbau allmählich in Abhängigkeit von Allgemeinzustand und Stuhlbeschaffenheit.
- Das Angebot an entsprechenden Fertigpräparaten ist so groß, daß die Eltern darauf zurückgreifen sollten. Sie sind immer wieder darauf hinzuweisen, daß die Zubereitungsvorschriften der Hersteller strikt einzuhalten sind.
- Jeder Arzt sollte sich ein einfaches Schema unter Nutzung immer derselben Produktpalette erarbeiten. *Merke:* Je komplizierter die Ernährungsanweisung, um so geringer die Compliance der Mutter. Nahrungsanweisungen schriftlich geben.
- Sogenannte *Heilnahrungen* sind *nicht* erforderlich bzw. infolge von bisher nicht in der Nahrung enthaltenen Eiweißen (z.B. Soja) sogar ungünstig.

3. Spezielle Therapiehinweise

3.1 Reisschleim mit Elektrolytzusatz
- Es gibt Trockenpräparate und trinkfertige Fertigprodukte, auch in Kombination mit Karotten: ORS 200 Karotten-Reisschleim® Hipp Österreich, RES 55® Milupa, Reisschleim-Elektrolyt-Diät® Töpfer. Sie stellen die derzeit optimale Art der Rehydration dar und sind ohne Zusätze zu verabreichen.
- Bei Selbstherstellung aus Reismehl oder Instant-Reismehl, die nicht als spezielle Säuglingsdiäten deklariert sind, auf je 200 ml 3 Teelöffel Traubenzucker und eine Prise Salz hinzufügen. Neben dem Reisschleim nach Bedarf Tee mit Traubenzucker zufüttern.

3.2 Orale Rehydrationslösungen (ORL)
- Ihre Zusammensetzung hinsichtlich der Elektrolyte ist nicht besser als die unter Pkt. 3.1 genannten Nahrungen.
- Der Sättigungseffekt ist geringer, deshalb therapeutisch ohne Vorteil.
- Werden sie dennoch verordnet, dann nur unter Beachtung folgender Regeln:
  Nur bei unkomplizierter Dyspepsie, niemals bei drohender Prätoxikose oder Toxikose (s.a. Vorbemerkungen).
  Nur über 6–8–10 Stunden.
  Nur die für Säuglinge geeigneten Lösungen verwenden.

Den Empfehlungen der ESPGAN hinsichtlich der optimalen Zusammensetzung entsprechen am ehesten: Humana-Elektrolyt® und -Normolyt®.
Keine Zusätze hinzufügen.
Kontrollmaßnahmen (Pkt. 4) nicht vernachlässigen.

3.3 Teepause
− Entgegen früheren Empfehlungen gilt eine Teepause heute nicht mehr als erforderlich.

3.4 Karottensuppe
− Sie kann nach der 6. Lebenswoche eingesetzt werden.
− Selbstherstellung: 500 g geschälte Karotten in 1 Liter Wasser 1 1/2 Stunde kochen, dann im Mixer homogenisieren, auf 1 Liter wiederauffüllen und 3 g Kochsalz hinzufügen (ein knapp gestrichener Teelöffel).
− Dauer der Anwendung: 12−24 Stunden.

3.5 Einsteigern der normalen Dauerkost
− Beginn frühzeitig nach bzw. zusätzlich zu 3.1 oder 3.2, also in der Regel nach 6−8−10 Stunden.
− Täglich etwa 1/5−1/3 der Rehydrationsmengen durch die Dauernahrung ersetzen. Das Tempo ist der Stuhlbeschaffenheit und dem klinischen Befinden anzupassen.
− Bei älteren Säuglingen nach der Rehydration milchfreie Gemüsebreie und Beikost zur Erhöhung des Sättigungsgefühls hinzufügen. Als Beikost eignen sich geschlagene Banane und geriebener Apfel.
− Bei gestillten Säuglingen von Beginn an parallel zu 3.1 oder 3.2 nach Bedarf weiterstillen.

4. Kontrollmaßnahmen, mikrobiologische Diagnostik
− Nochmalige Vorstellung am selben Tag und stationäre Einweisung bei Zunahme der Symptome und Verschlechterung des Allgemeinzustandes.
− Ansonsten tägliche Wiedervorstellung und Gewichtskontrolle bis zur stabilen Besserungstendenz.
− Bei fehlender Besserungstendenz der Stühle über 5−7 Tage kann ein 2. langsamerer Nahrungsaufbau angeschlossen werden. Bestehen die Durchfälle mit mangelnder Gewichtszunahme länger als 14 Tage, ist eine ätiologische Klärung in

einer kindergastroenterologisch erfahrenen Ambulanz oder Klinik angezeigt.
- Mikrobiologische Diagnostik zur ätiologischen Klärung ist bei den ambulant beherrschbaren Dyspepsien nur im Rahmen von Endemien oder nach Auslandsreisen erforderlich. Bei blutigem Durchfall, komplizierten Verläufen, hohem Fieber, chronischem Grundleiden usw. mikrobiologische Diagnostik bei der ohnehin notwendigen stationären Aufnahme.

5. Sonstige Therapie
- *Antibiotika* sind bei einer akuten Dyspepsie mit der eingangs genannten Charakteristik und ohne eine andere Grundkrankheit *nicht* erforderlich, auch nicht bei Nachweis von Salmonellen oder enteropathogenen Coli ohne Notwendigkeit der stationären Aufnahme aus klinischer und/oder epidemiologischer Sicht. Bei persistierendem Nachweis dieser Keime nach Stuhlnormalisierung wird Laktulose (BIFITERAL®, LACTULOSE®, DUPHALAC®), 3–4mal täglich 1 Teelöffel über 7–10 Tage, empfohlen.
- Bei Soor der Mundhöhle bzw. der Haut im Windelbereich unter Verdacht auf Sproßpilzbefall des Enterons an antimykotische Therapie denken (s.a. Kapitel Sproßpilzbefall).
- Antiemetika, Adsorbantien, Sekretionshemmer, Präparate mit lyophilisierten Mikroorganismen oder motilitätswirksame Substanzen sind bei unkomplizierter Dyspepsie nicht indiziert.

Indikationen zum Langzeit-EKG

I. Dähnert, P. Schneider

Vorbemerkungen

Das Langzeit-EKG ist eine sowohl ambulant als auch stationär einsetzbare nichtinvasive und nichtbelastende Methode zur qualitativen und quantitativen Diagnostik von Herzrhythmusstörungen, die für Kinder jeden Alters anwendbar ist.

Bei Verdacht auf potentiell lebensbedrohliche Arrhythmien sind stationäre Aufnahme und Monitorüberwachung der Vitalfunktionen, später ggf. Heimmonitoring erforderlich. Das Langzeit-EKG ersetzt diese Überwachung nicht.

Auswerteprogramme für Erwachsene sind für die Anwendung bei Kindern in der Regel nur sehr bedingt geeignet. Auch die Interpretation der erhobenen Befunde folgt anderen Kriterien als bei Erwachsenen. Eine definitive Beurteilung auf der Basis einer rein automatischen Auswertung ist abzulehnen.

1. Durchführung
– Vorherige Ableitung eines *konventionellen EKG* (Extremitäten, Brustwand) und meist auch eines Belastungs-EKG.
– Während der Registrierung ein *Tagebuch* führen, besonders Schlaf- und Wachzeiten, Phasen körperlicher Aktivität und ggf. Symptome mit Uhrzeit festhalten.
– Halbautomatische *diskontinuierliche* Registrierung für Vorfelddiagnostik, zum Nachweis paroxysmaler Tachykardien, zur Quantifizierung ventrikulärer Extrasystolen und für viele Verlaufskontrollen.
– *Kontinuierliches* Langzeit-EKG für alle Fragestellungen, bei denen Existenz und Form von P-Welle und PQ-Strecke eine Rolle spielen und/oder keine plötzlichen ausgeprägten Frequenzwechsel und keine QRS-Deformitäten zu erwarten sind.

2. Kardiale Indikationen
– Manifeste Herzrhythmusstörungen:
  AV-Block II. und III. Grades, paroxysmale und chronische supraventrikuläre Tachykardien, häufige oder unter Belastung zunehmende ventrikuläre Extrasystolen, kranker Sinusknoten.
– Auffällige Ruhe-EKG-Befunde:
  Präexzitationszeichen (WPW-, LGL-), QT-Verlängerung (Romano-Ward- und Jervell-Lange-Nielsen-Syndrom), wechselnde Form der P-Welle, atrioventrikuläre Dissoziation.
– Auffällige Belastungs-EKG-Befunde:

Frequenzabnahme, häufige ventrikuläre Extrasystolen, AV-Blockierungen unter Belastung.
- Herzfehler mit häufigem Auftreten von Herzrhythmusstörungen: Kardiomyopathien, Mitralklappenprolaps, kongenital korrigierte Transposition der großen Arterien (L-TGA).
- Kontrolle von Antiarrhythmikatherapie:
  Vor Therapie, während Einstellung, Verlauf, bei Dosisänderungen und Therapieende.
- Kontrolle von Herzschrittmachern.
- Operationspflichtige Vitien:
  Vor Operation und postoperativ vor Entlassung immer, sechs Monate, ein Jahr und weiter jährlich postoperativ bei passageren postoperativen Herzrhythmusstörungen (bifaszikulärer Block, kompletter AV-Block, Asystolie) sowie bei komplexen Vitien (Fallot'sche Tetralogie, Transposition der großen Arterien, Trikuspidalatresie, Double outlet right ventricle usw.).

3. Allgemeine Indikationen
- Synkopen.
- Epileptiforme Anfälle mit stummem EEG bzw. Therapieresistenz.
- Überlebende eines beinahe plötzlichen Kindstodes.
- Geschwister eines Kindes mit plötzlichem Kindstod.
- Arrhythmiesymptome:
  Herzrasen, Herzklopfen, Herzstolpern, plötzliche Blässe, plötzliches Schwindelgefühl in Nicht-Orthostase-Situationen.

4. Keine Indikationen
- Respiratorische Sinusarrhythmie.
- Gelegentliche isolierte ventrikuläre oder supraventrikuläre Extrasystolen, die unter Belastung verschwinden.
- Orthostatische Dysregulation.
- Vagotone Ruhebradykardie mit normaler Belastungsreaktion bei herzgesunden, sportlich trainierten Patienten.
- Zustand nach Stromunfall mit normalem Ruhe-EKG.

Die Ernährung des gesunden Säuglings

K. Beyreiß

Vorbemerkungen

Im folgenden werden die Prinzipien der Säuglingsernährung entsprechend den Empfehlungen der Ernährungskommission der Deutschen Gesellschaft für Kinderheilkunde unter besonderer Berücksichtigung der Breikonzeption dargestellt. Aus Praktikabilitätsgründen wird auf die Darstellung ernährungsphysiologischer Hintergründe verzichtet.

1. Ernährung mit Muttermilch
– Das Stillen bietet bis zum 5. (6.) Lebensmonat die optimale Nahrung für den Säugling.
– Deshalb steht die Förderung des Stillwillens und der Stillfähigkeit im 1. Lebensjahr im Vordergrund.
– Die Kontamination der Muttermilch mit Rückständen von Pestiziden, Schwermetallen sowie Dioxin ist unerheblich und somit kein Grund, von den derzeitigen Empfehlungen abzuraten, 4–6 Monate voll zu stillen.
– Zur zusätzlichen Gabe von Breien und Obst-Gemüse-Säften s. Pkt. 5. und 6.

2. Die Vitamin-D_3-Prophylaxe und Fluoridierung
– Individualprophylaxe durch tägliche Gabe von 400 IE (DEKRISTOL® 400) oder 500 IE (VIGANTOL®) Vit. D_3 in Form von Tabletten (durch Tropfen sind Fehldosierungen möglich).
– Außerdem wird Säuglingsmilchnahrungen Vit. D_3 in Höhe von 40–60 IE/100 kcal zugesetzt.
– Die Individualprophylaxe mit Vit. D ist durch die Basisvitaminierung der Milchnahrung nicht überflüssig.
– Zusätzliche Gabe von Fluorid zur Kariesprophylaxe kann zusammen mit der Vit.-D_3-Gabe erfolgen (FLUOR-VIGANTOLETTE 500®).
– Es muß aber geklärt sein, ob die Fluoridierung nicht durch Anreicherung des Trinkwassers o.a. erfolgt.

3. Milchnahrungen auf Kuhmilchbasis

3.1 Anfangsnahrungen (Tab. 1)
- Nach dem Laktosegehalt werden adaptierte und teiladaptierte Nahrungen unterschieden.
- Bis zum Ende des 4. Lebensmonats sollten bei Stillunfähigkeit diese Nahrungen gegeben werden (aber auch bis zum Abschluß des 1. Lebensjahres möglich).
- Adaptierte Nahrungen enthalten Laktose als einziges Kohlenhydrat, sind ähnlich dünnflüssig wie Frauenmilch und sollten ad libitum gefüttert werden. Einige Präparate sind eisenangereichert.
- Teiladaptierte Nahrungen enthalten neben Laktose auch andere Kohlenhydrate. Sie sollten möglichst keine Saccharose (Koch-, Rüben-, Rohr-, Kristall-, Weiß- bzw. Klarzucker) und keine Fruktose (Fruchtzucker) enthalten. In der Regel sind sie eisenangereichert. Das gilt nicht für Manasan, so daß es nur bis einschließlich des 4. Monats verwendet werden sollte (außerdem ist Fluorid zugesetzt).

3.2 Folgemilchnahrungen (Tab. 1)
- Sie sollten erst ab 5. Monat, möglichst erst ab 6. Monat eingesetzt werden. Im Prinzip handelt es sich um fettadaptierte Zweidrittel-Mischungen mit Zusatz von Kohlenhydraten und Eisen.
- Saccharosefreie oder -arme (unter 2,0 g/100 ml) sollten bevorzugt werden.

Tab. 1: Industriell hergestellte Säuglingsflaschennahrungen

Hersteller	Anfangsnahrung adaptiert	Anfangsnahrung teiladaptiert	Folgemilch (+)
Abbott	Multival 1 Multival 2		
Alete	Pre-Aletemil	Aletemil(+) Manasan Ki-Na	Aletemil plus
Aponti	Pre-Aponti	Aponti 1(+)	Aponti 2
Hipp	Hippon A	Hippon 1	Hippon 2
Humana	Pre-Humana	Humana 2 H. baby-fit(+)	H. Folgemilch
Milchwerke Stendal		Milasan	
Milupa	Preaptamil Premilumil	Aptamil Milumil(+)	Nektamil
Nestle	Pre-Beba	Beba 1	Beba 2
Töpfer	Lactana A	Lactana B	

(+) = kochzuckerhaltig

3.3 Selbsthergestellte Säuglingsmilch

– Kuhmilch muß verdünnt werden.
– Nur Milch mit einem Fettgehalt von 3,5% verwenden (pasteurisiert wie die üblicherweise abgepackte Trinkmilch oder uperisiert wie H-Milch).
– Sterilisierte Voll- oder Kondensmilch nicht zu empfehlen, auch nicht Frischmilch vom Bauern, die vor der Verwendung abgekocht werden muß.
– „Zweidrittel-Milch" sollte nicht mehr angeboten werden.
– Die „fettangereicherte Halbmilch" entspricht schon eher der Muttermilch in ihrer Zusammensetzung. Statt Saccharose kann auch Laktose verwendet werden. Als Öle nimmt man Maiskeim- oder Sonnenblumenöl. Dem Risiko einer Fehlzubereitung ist gute Information entgegenzusetzen.
– Rezeptur für die Selbstherstellung von 800 ml fettangereicherter Halbmilch nach Droese und Stolley:

Milch x)	Wasser	Stärke xx) 2,5%	Kochzucker 4%	Keimöl 1,5%
400 ml	380 ml	20 g	32 g	12 g

x) Milch: 3,5% Fett, pasteurisiert
xx) z.B. Mondamin®, Maisan® (glutenfrei)

– Bei der Ernährung mit selbsthergestellter Milch müssen ab 6. Woche Vitamin-A- und -C-haltige Säfte gegeben werden.

Man beginnt mit 1/2 Teelöffel und steigert wöchentlich bis auf 2 Teelöffel pro Mahlzeit (s.a. Tab. 2).

3.4 Vollmilch
Vollmilch mit einem Fettgehalt von 3,5% kann als Flaschennahrung mit Zusätzen von Kohlenhydraten (Getreideflocken, Grieß, Saccharose) ab 7. Monat gegeben werden, später auch als Brei.

4. Erstnahrungen
– Industriell hergestellte sogenannte „Erstnahrungen (Energiesupplemente)" bis zum Beginn einer ausreichenden Laktation sind nicht erforderlich. Es genügt die Zufütterung von abgekochtem Wasser oder Tee unter Zusatz von 5% oder 10% Glukose oder Glukosepolymeren.
– Ist auch am 4. postnatalen Lebenstag die Laktation unzureichend und/oder beträgt die postnatale Gewichtsabnahme mehr als 5–10%, ist Zufütterung pasteurisierter Frauenmilch indiziert (aus Frauenmilchsammelstelle [FMS] anfordern).
– Andernfalls ist Hydrolysat-Nahrungen vor Säuglingsmilchnahrung mit intaktem Kuhmilchprotein der Vorzug zu geben.
– Zur Ernährung untergewichtiger Neugeborener ist Muttermilch oder Frauenmilch aus der FMS die günstigste Nahrung. In Abhängigkeit vom Reifegrad ist aber eine Anreicherung notwendig.
– Die Mitglieder der Ernährungskommission der Deutschen Gesellschaft für Kinderheilkunde unterstützen die Beibehaltung des bewährten Systems der FMS in den neuen Bundesländern auf Grund der guten Erfahrungen in Finnland, Frankreich und anderen Ländern.

5. Breie als wesentlicher Teil der Beikost

5.1 Grundsätzliche Bemerkungen
– Beikost umfaßt Nahrungen, die neben Muttermilch oder Flaschennahrungen dem Säugling angeboten werden. Dazu zählen Tees, Obst- und Gemüsesäfte einschl. „Löffelkost" sowie Breie.
– Breie sollten entsprechend den Empfehlungen der ESPGAN frühestens ab 5. Lebensmonat (vorbehaltlich der Empfehlungen der EG-Kommission) gegeben werden.

- Das ehemalige DDR-Prinzip der altersabhängigen Austauschbarkeit der Fertigbreie unabhängig von der Eiweißquelle läßt sich im Rahmen der zu erwartenden EG-Richtlinien nicht aufrechterhalten.
- Die altersabhängige Verwendung von Fertigbreien nach dem Baukastenprinzip gewährleistet ein ausgewogenes Nährstoffangebot nur, wenn die Empfehlungen der Ernährungskommission und des jeweiligen Herstellers im Rahmen seines Tagesernährungsplanes eingehalten werden.
- Bei den industriell hergestellten Breien wird unterschieden zwischen ergänzender Beikost und kompletter Beikost.
- Komplette Beikostmahlzeiten (Breikost) gliedern sich im Rahmen des vorgestellten täglichen Ernährungsplanes in drei Typen:
  Gemüse-Kartoffel-(andere Beilage)-Fleisch-Breie mit Fett (Menüs),
  Cerealienbreie mit Milch (Milchbreie) (zum Teil werden sie mit Wasser, zum Teil aber mit Milch zubereitet!),
  Milchfreie Getreide-Obst(Früchte)-Breie.
  Diese drei verschiedenen Typen ergänzen sich als Einzelbausteine einer gemischten Tagesernährung. Sie sind nicht gegeneinander austauschbar, jedoch untereinander unter Beachtung der Altersstufe.
- In der Regel werden drei Altersstufen angeboten. Das wird am Beispiel des Menüs von Alete dargestellt:
  Baby-Nahrung, ab 5.–8. Monat,
  Portion 190 g, fein püriert, nicht gesalzen (natriumarm),
  Juniorkost, ab 8. Monat,
  Portion 220 g, kleinstückig, leicht gesalzen,
  Kleinkinderkost, ab 12. Monat,
  Portion 250 g, großstückig, leicht gesalzen.
- Eine ähnliche Einteilung nach dem Alter gibt es auch für die Milchbreie und für die Getreide-Obst(Früchte)-Breie. Darauf muß beim Verbrauch geachtet werden!
- Der Übergang zur höheren Altersstufe ist nicht zwingend. Dagegen darf ein für ältere Säuglinge konzipierter Brei *nicht* an jüngere verabreicht werden!

Tab. 2: Beikostempfehlung

Erste Alternative (Priorität)	Zweite Alternative
ab 5. Monat: Gemüse-Kartoffel-Fleisch-Brei	Cerealien-/Milchbrei „adaptiert"
ab 6. Monat: Vollmilchbrei mit Getreide und Obst (eisenangereichert)	Gemüse-Kartoffel-Fleisch-Brei (gleichzeitig: Ersatz des „adaptierten" Milchbreis durch Vollmilch mit Cerealien)
ab 7.–9. Monat:	Vollkorn-Obst-Brei ohne Milch bzw. Vollkorn-Früchte-Brei ohne Milch
ab 6. Woche:	Einfach zusammengesetzte Säfte oder Obst- oder Gemüsezubereitungen bei Ernährung mit selbsthergestellten Nahrungen auf Kuhmilchbasis (Pkt. 3.3)

– In Zukunft ist auch zu erwarten, daß aus verschiedenen Gründen die Selbstherstellung von Breien im Haushalt größere Bedeutung erlangt. Dabei vergrößert sich aber auch das Risiko der Fehlernährung. Durch das Institut für Kinderernährung in Dortmund sind Rezepturen ausgearbeitet worden, die dieses Risiko vermindern werden.

5.2 Reihenfolge und Zeitpunkt des Einsatzes von Breien (Tab. 2)

5.2.1 Der erste Brei (Gemüse-Kartoffel-Fleisch-Fett-Menü)
– Beispiele für die Selbstherstellung:
2 Teile Gemüse (anfangs Karotten, später Kohlrabi, Blumenkohl, Fenchel, Spinat) + 1 Teil Kartoffeln + 10 g Fett (Butter/Keimöl im Wechsel) + 6mal/Woche Fleisch (anfangs 20 g, im 2. Lebenshalbjahr bis zu 35 g mageres gekochtes, püriertes Rind-, Schweine-, Kalbs-, Geflügelfleisch im Wechsel, 1mal in 2 Wochen gekochte Schweineleber) + 1mal/Woche 1 Eigelb. Gesamtmenge: anfangs 150–200 g, im 2. Lebensjahr 200–250 g. Nachspeise: Obstmus (z.B. Apfel, Banane), anfangs 30 g, im 2. Lebenshalbjahr bis 50 g.
– Dieser Brei ist dem milchhaltigen Brei (2. Alternative der Tab. 2) vorzuziehen (hoher Kaloriengehalt, großes Angebot an Kalium, Magnesium, Vitaminen A, B_1 und B_6, Eisen, Mangan und Ballaststoffen).
– Dieser Brei sollte die Mahlzeit am Mittag ersetzen.
– Von der Industrie werden Gemüse-Kartoffel-Fleisch-Breie unter dem Namen Menü als komplette Beikostmahlzeiten für

verschiedene Lebensalter (s.a. 5.1) angeboten. Zum Teil sind in diesen Breien Kartoffeln auch durch glutenhaltige Teigwaren ersetzt. Entsprechend dem erwünschten schrittweisen Aufbau des Gemüse-Kartoffel-Fleisch-Breis werden unterschieden:

1. Einfache Karottenbreie
2. Frühkarotten-Kartoffel-Breie
3. andere Gemüsepürees

Erst die 4. Stufe, das Menü, ist eine komplette Beikostmahlzeit.

5.2.2 Der 2. Brei (Vollmilchbrei mit Cerealien und Obst)

− Beispiel für die Selbstherstellung:
  200 ml Vollmilch + ca. 8% Getreide (z.B. Vollkornflocken, Haferflocken, Grieß) + 2–3% Zucker + 30–40 g Obstsaft (Orange).
− Der Brei wird ab 6. Monat verabreicht, am geeignetsten als Abendmahlzeit (hoher Kalziumgehalt, reich an Protein, Phosphat, Magnesium, Natrium und Vit. B_2). Mit Apfelsinensaft wird Vit. C dazugegeben.
− Wird der Cerealienbrei mit Milch alternativ als *erster* Brei eingesetzt, so wird der sog. „adaptierte" Brei empfohlen mit dem Fettgehalt einer adaptierten Milchnahrung. Damit soll die Energiemenge aus Fett nicht vor Ende des 1. Lebenshalbjahres unter 40% des Energieangebotes absinken.
− Im Handel sind die adaptierten Breie durch die Kennzeichnung „ab 4. Monat", die normalen Vollmilchbreie „ab 6. Monat" erkenntlich.
− Von der Industrie wird eine Vielzahl von Fertigbreien angeboten. Wie für Menüs unterscheidet man Baby-Breie von Junioren-Breien (s.a. 5.1). Die Breie sind vitaminisiert und zum Teil mit Eisen angereichert.

5.2.3 Der 3. Brei (Milchfreier Getreide-Obst[Früchte]-Brei)

− Beispiel für die Selbstherstellung:
  100 g Getreideflocken-Wasserbrei + 100 g Obstmus + 10 g Butter.
− Der 3. Brei wird ab 7. Monat als Ersatz für die Flaschennahrung am Nachmittag gegeben (milchfrei). Er ersetzt den Obst-Zwieback-Brei früherer Ernährungsempfehlungen.
− Die von der Industrie unter den verschiedenen Synonymen (Getreideflocken-Obst-Brei, Vollkorn-Obst[Früchte]-Brei,

Cerealien-Obst[Früchte]-Brei u.a.) angebotenen Breie werden natürlich nur mit Wasser zubereitet. Wie für die Menüs erfolgt die Einteilung in Abhängigkeit vom Alter.

6. Obst- und Gemüsesäfte
– Nur bei der Ernährung mit im Haushalt selbsthergestellten Flaschennahrungen sind Zusätze von Vit.-A- und Vit.-C-haltigen Produkten in Form von Obst- und Gemüsesäften ab der 6. Lebenswoche erforderlich.
– Diese dürfen aber keinen Saccharosezusatz enthalten.
– Anstelle von Obst- und Gemüsesäften kann auch Löffelkost ab der 6. Lebenswoche eingesetzt werden. Es sind als Löffelzusätze zur Flaschenkost besonders gekennzeichnete, einfach zusammengesetzte Früchte- oder Gemüsezubereitungen mit Vit.-C- und -A-Anreicherung.

7. Säuglingstees
– Die Gabe von Tees sollte für Säuglinge und Kleinkinder auf besondere Situationen beschränkt sein (z.B. Wasserverlust bei Durchfällen, Fieber, hohe Außentemperatur).
– Tees benötigen grundsätzlich keinen Zusatz von Zucker oder anderen niedermolekularen Kohlenhydraten.
– Sollten dennoch Kohlenhydrate zugesetzt werden, dann maximal 4 g/100 ml (ein gestrichener Teelöffel/100 ml) in Form von Maltodextrinen. Saccharose ist dagegen abzulehnen.
– Tees nach dem 4. Monat sollten mit Eintreten der Zahnung kohlenhydratfrei sein. Gegen Eiweißhydrolysate als Trägersubstanz bestehen dann keine Einwände.

8. Zusammenfassung der Säuglingsernährung
Die Abb. zeigt den Ernährungsplan für das 1. Lebensjahr (siehe Seite 399).
Beispiel: Gegen Ende des 7. Monats
– trinkt der Säugling morgens Vollmilch (oder Muttermilch, Folgemilch oder eine Anfangsnahrung).
– Mittags ißt er ein Menü.
– Nachmittags erhält er einen Getreide-Obst(Früchte)-Brei
– und abends einen Vollmilch-Getreide-Brei mit Obst.

Zeit			
6:00	Muttermilch	Muttermilch oder Folgemilch oder adaptierte Milch oder (ab 7. Lbm.) Vollmilch	6:00
10:00	oder	Gemüse-Kartoffel-Brei + Fleisch/Eigelb + Fett Nachspeise: Obstmus	10:00
14:00	adaptiertes oder	Getreideflocken-Obst-Brei (milchfrei) + Fett	14:00
18:00	teiladaptiertes Milchpräparat	Vollmilch-Getreide-Brei + Obstsaft	18:00
22:00			

0 1 2 3 4 5 6 7 8 9 10 11 12 Mon.

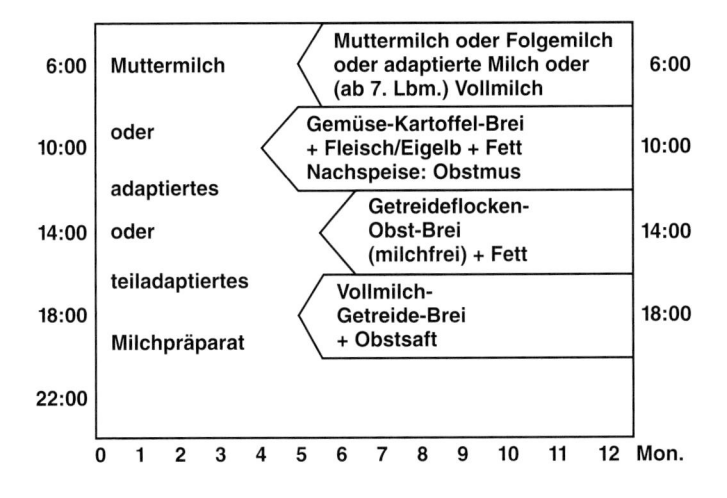

Fazialisparese

R. Lietz

Vorbemerkung

Die Fazialisparese ist eine polyätiologisch ausgelöste, komplette oder inkomplette, ein- oder beidseitig auftretende motorische und sensible Neuropathie der vom VIII. Hirnnerv innervierten Gesichts-, Kopf- und Halsmuskulatur sowie sensorisch der Geschmacksqualitäten über der Zunge.

1. Ätiologie

- Idiopathisch,
- traumatisch (u.a. geburtstraumatisch, zumeist bei Druck auf das Promontorium: bei 1. Hinterhauptslage linksseitige Parese, Borreliose),
- entzündlich oder neuroallergisch (Herpes zoster, Varizellen, Mumps, Borreliose),

- angeboren (Kernaplasie sive -hypoplasie, oft Beteiligung des N. abducens),
- tumorbedingt (Parotis-, Kleinhirnbrückenwinkel-Tumor).

2. Klinische Befunde

2.1 Zentrale Fazialisparese (supranukleär)
- Mimische Mitbewegung beim Sprechen herabgesetzt, dagegen keine erkennbaren Seitendifferenzen bei aktiver Innervation.
- Keine Asymmetrie im Stirnbereich infolge Doppelinnervation.
- Fast immer einseitig.
- Regelrechte elektrische Erregbarkeit.

2.2 Periphere Fazialisparese (nukleär und infranukleär)
- Verstrichene Stirnfalten.
- Tränenfluß, Ptosis, Lagophthalmus mit Bell'schem Phänomen, fehlender Lidschluß.
- Gelegentlich Hyperakusis (bei nukleären Läsionen fast immer der N. abducens mitbetroffen).

3. Differentialdiagnostik

3.1 Kleinhirnbrückenwinkeltumoren
Periphere Fazialisparese, gleichseitige Hörstörung, homolaterale Koordinationsstörungen vom zerebellaren Typ, homo- oder kontralaterale spastische Zeichen (Hinweise für den Ausdehnungsgrad des Prozesses).

3.2 Melkersson-Rosenthal-Syndrom
Periphere Fazialisparese, rezidivierende Gesichtsschwellung, Faltenzunge, zerebrale Symptome (Schwindelanfälle, Bewußtseinsstörungen, Hemikranien).

3.3 Bannwarth-Syndrom
Periphere Fazialisparese, lymphozytäre Meningitis.

3.4 Millard-Gubler-Syndrom
Periphere Fazialisparese, Hypoglossusparese, kontralaterale Extremitätenlähmung (bei Affektion eines oberen lateralen Ponsanteils).

4. Diagnostik
- BSR, Borrelien-Serologie, Rheuma-Serologie,
- Virus-Serologie (Herpes, Mumps, Röteln, Influenza, Zecken, Polio),
- RöA Schädel (Mastoide, Stenvers),
- LP (bei weiteren neurologischen Auffälligkeiten und/oder Bewußtseinsveränderungen),
- EMG (motorische Nervenleitgeschwindigkeit: komplette Denervierung erst nach ca. 1 Woche nachweisbar),
- CT oder MRT (bei klinisch-neurologischem Hinweis auf eine intrazerebrale Affektion).

5. Therapie
- Gesichtsmassagen und aktive Innervationsübungen (isometrisches Training) nach Anleitung durch die Physiotherapeutin.
- Elektrotherapie (Exponentialströme), die nach sichtbarer Eigeninnervation beendet werden sollte (Gefahr der Fazialiskontraktur).
- Lagophthalmuspflege nach augenärztlicher Maßgabe (umgehend Anlegen eines Uhrglasverbandes).
- Prednisolon-Therapie: Innerhalb von 3–7 Tagen nach Lähmungsbeginn (insbesondere bei Schmerzangabe indiziert): 2–2,5 mg/kg KG/24 Std. verteilt auf 3 Dosen über 4–6 Tage, dann Reduktion über weitere 8–12 Tage (bei Rückfall erneute Kur mit langsamerer Reduktion).
- Cross-face-Anastomose (distaler Fazialis-Stumpf wird mittels eines Suralis-Transplantates mit einem kontralateralen Fazialis-Ast verbunden), oder in therapieresistenten Fällen erfolgt eine Gesichtsplastik.

Diät und Medikamente bei Fruktosestoffwechselstörungen

W. Hoepffner

Vorbemerkungen

Bei diesen Störungen handelt es sich um autosomal-rezessiv vererbte genetische Defekte. Bei dem häufigsten Defekt, der

Fruktose-Intoleranz, besteht ein Mangel an Fruktose-1-phosphat-Aldolase in der Leber, wodurch kompetitiv weitere Enzyme des Glykogenabbaus und der Glukoneogenese gehemmt werden. Das Ergebnis ist eine Blockierung der Glukosebildung in der Leber und damit eine fruktoseinduzierte Hypoglykämie.

Die Therapie besteht bei allen Fruktosestoffwechselstörungen anfangs in einer Eliminierung und später einer Minimierung aller Stoffe, die in diesen Stoffwechsel einmünden, d.h. aller Nahrungsmittel, die Fruktose (Fruchtzucker), Saccharose (Kochzucker), Invertzucker oder Sorbit enthalten.

1. Verbotene Nahrungsmittel
- Fast alle Früchte und Fruchtsäfte einschließlich Südfrüchten.
- Sämtliche Süßigkeiten.
- Backwaren, Speisen und Getränke mit Zuckerzusatz.
- Alle sorbithaltigen Produkte, d.h. ein Großteil der Diabetikernahrungen.
- Bei Säuglingsfertignahrungen diejenigen mit Kochzuckerzusatz. Säuglingen keine Obst- und Gemüsesäfte geben, auch keine Möhren.

2. Erlaubte Nahrungsmittel
- Fleisch, Wurst, Fisch, Fett, Nährmittel, Backwaren, Teigwaren, Getränke ohne Kochzuckerzusatz.
- Milch und Milchprodukte ohne Kochzucker- und/oder Fruchtzuckerzusatz und ohne Früchte.
- Kartoffeln können in der üblichen Zubereitung verwendet werden.
- Von den Gemüsesorten sind erlaubt: Blumenkohl, Sellerie, grüne Bohnen, Kopfsalat, Spinat, Spargel, Rapünzchen, Chicorée, Gurken, Radieschen.
- Von den Früchten sind erlaubt: Rhabarber, Preiselbeeren, Zitronen und Zitronensaft (ungesüßt).
- Muttermilch, Frauenmilch. Alle Säuglingsflaschennahrungen ohne Kochzuckerzusatz.

3. Vitaminsubstitution
Es wird empfohlen, den durch die früchte- und gemüsearme Kost möglichen Vitaminmangel durch saccharose- und sorbitfreie Multivitamin-Tropfen auszugleichen (SUMMAVIT®-, MULTIBIONTA®-Tropfen).

4. Medikamente und Infusionslösungen

4.1 Prinzipielle Bemerkungen
Für die Verabreichung von Medikamenten gelten die gleichen Grundregeln wie für die Ernährung: Alle Galenika, die Saccharose, Fruktose oder Sorbit enthalten, sind verboten. Das gilt sowohl für die Dauermedikation bei evtl. vorhandenen zusätzlichen Leiden als auch für die Therapie akuter Erkrankungen.

4.2 Grundsätzlich saccharosehaltig und deshalb verboten sind:
Dragees,
Sirupe.

4.3 Im Einzelfall müssen auf Saccharose-, Fruktose- und Sorbitgehalt geprüft werden:
Oralsuspensionen (meist zuckerhaltig)
Trockensäfte
Mixturen
Tropfen
Granulate
Lutschtabletten (meist zuckerhaltig)
Brausetabletten.

4.4 Als in diesem Sinne schadstofffrei können gelten:
(Überprüfung im Einzelfall jedoch sinnvoll!)
Kapseln,
Tabletten,
Pulver.

4.5 Erlaubt sind Suppositorien.

4.6 Die i.v. Infusion fruktose- oder sorbithaltiger Lösungen kann durch Hypoglykämie, schwere Gerinnungsstörungen oder Leberversagen zum Tode führen. Die Anwendung solcher Lösungen gilt deshalb in der Pädiatrie generell als obsolet.

Diät und Medikamente bei Galaktosestoffwechselstörungen

W. Hoepffner

Vorbemerkungen

Der autosomal-rezessiv vererbte Mangel an Galaktose-1-phosphat-uridyltransferase führt bei Zufuhr von Galaktose (vorwiegend in Form von Laktose) infolge eines Anstaus von Galaktose und Galaktose-1-phosphat zu Leberzirrhose, Katarakt- und Zerebralschäden. Unerkannt kann dieses Leiden bei natürlicher Ernährung oder Ernährung auf Kuhmilchbasis bei Neugeborenen und jungen Säuglingen zum Tode führen.

Die Therapie besteht *lebenslang in absolut galaktosefreier Ernährung*. Grundsätzlich sind Milch und alle Milchprodukte als Hauptlieferanten von Laktose verboten. Galaktose kann Gewürzen, Konserven, Fertigprodukten und Zahnpasten zugesetzt sein.

1. Erlaubte Nahrungsmittel

Milchersatz:	SOM®, Humana SL®, Lactopriv®, Multival plus®.
Fleisch:	Kalb-, Rind-, Schweine- und Hammelfleisch, Geflügel wie Huhn, Hähnchen, Pute.
Fleischwaren:	Roher oder gekochter Schinken, kalter Braten, Bratkasseler, Roastbeef, Tatar; Wurstsorten, die ohne Zusatz von Milch- oder Molkepulver hergestellt werden (das sind Rohwurstarten wie Knackwurst, Mettwurst, Zervelatwurst, Salami, aber keine Bratwurst).
Fisch:	Alle Arten gekocht oder gebraten.
Fette und Öle:	Reine Pflanzenmargarine, Pflanzenfett. *Beachte:* Manche Margarinesorten sind als „rein pflanzlich" deklariert, enthalten aber dennoch Milchzusätze (Inhaltsstoffe genau beachten!).
Eier:	1/2–1 Ei täglich. In den ersten Lebensmonaten nur das Eigelb, später das ganze Ei.

Mehl, Teigwaren:	Mehl jeder Art, Reis, Grieß, Haferflocken, Teigwaren wie Nudeln, Spaghetti, Makkaroni, Suppennudeln.
Süßigkeiten:	Zucker, Dextropur, Marmelade, Gelee, Honig, Apfelsirup.
Kartoffeln:	Kartoffelpüree mit Eigelb und Wasser zubreitet, Salzkartoffeln, Schalenkartoffeln, Kartoffelchips.
Gemüse:	Junge, zarte Gemüse wie Karotten, Möhren, Blumenkohlröschen, Schwarzwurzeln, Kohlrabi, Spargel, grüne Bohnen, Kopfsalat, Steck- oder Speiserüben, Salat.
Obst:	Alle Obstsorten (ausgenommen die unter „verboten" aufgeführten), frisch, püriert oder als Kompott.
Getränke:	Kräutertees aller Art, frisch gepreßte oder selbstzubereitete Obst- und Gemüsesäfte; Kaba ohne Milch zubereitet.
Brot, Backwaren:	Brotsorten, die garantiert ohne Milch oder Milchpulverzusatz sowie ohne Buttermilch gebacken werden.

2. Verbotene Nahrungsmittel

Milch (in jeder Form!):	Frauenmilch, Kuhmilch (Voll- und Magermilch), Vorzugsmilch, Buttermilch, Ziegenmilch; kuhmilchhaltige Säuglingsbreie, Säuglingsmilch auf Kuhmilchbasis.
Milcherzeugnisse:	Schlagsahne, Kaffeesahne, Joghurt, Bioghurt, Quark in jeder Form, Käse aller Art.
Süßigkeiten:	Milchzucker, Milchschokolade, Zartbitterschokolade, Pralinen, Kakaobonbons, Karamellen, Marzipan, Nougat, Kaugummi.
Speisen mit Milch- oder Sahnezusatz:	Flammeris, Puddings, Aufläufe, Cremespeisen mit Sahne, Speiseeis, Halbgefrorenes, Milchmischgetränke, Trinkschokolade.
Backwaren:	Quarkstollen, Christstollen, Gebäck wie Cremeschnitten, Torten, Sahneschnitten und Backwaren, die mit Butter oder Margarine zubereitet werden; Zwieback, Nährzwieback.

Nährmittel:	Fertige Suppen- und Soßenmehle, Kartoffelpüreepulver, Puddingpulver, Puddingpulver-Instant, Instant-Produkte für Getränke mit Schokoladen-, Frucht- oder Malzgeschmack, Eiscremepulver, Kuchenmix, Kakao, Säuglingsnährmittel.
Fleischwaren:	Brüh- und Kochwurstarten (Leberwurst, Leberpastete, Jagdwurst, Bierwurst, Schinkenkochwurst, Blutwurst, Bregenwurst, Würstchen), Fleischkonserven, Fleischgerichte in Konserven oder tiefgefroren, Fleischsalate.
Innereien:	Leber, Hirn.
Fisch:	Fischkonserven, Fischsalate, Fisch in Remoulade oder Mayonnaise.
Fett:	Butter; Margarine, die unter Verwendung von Milchpulver oder Magermilch hergestellt wird (s.o.).
Außerdem:	Fertiggerichte in Konserven oder tiefgefroren, Remouladen, käufliche Mayonnaise.
Gemüse:	Getrocknete Erbsen, Bohnen und Linsen, Sojabohnen, Rote Bete.
Obst:	Erdbeeren, Birnen; alle Obstkonserven (Galaktosezusatz in Säften möglich).

3. Kalziumsubstitution

Es wird empfohlen, bei kuhmilchfreier Kost im Säuglings- und Kleinkindalter Kalzium zu substituieren. Die unter Pkt. 1 genannten industriell hergestellten kuhmilchfreien Säuglingsnahrungen enthalten diesen Zusatz bereits. Ansonsten beträgt der Bedarf mindestens 40 mg/kg KG täglich. Laktosefreie Zubereitungen verwenden (CALCIPOT®-Brausetabletten, LÖSCALCON®-Brausetabletten).

4. Medikamente

4.1 Prinzipielle Bemerkungen
Für die Verabreichung von Medikamenten gelten die gleichen Grundregeln wie für die Ernährung: Da schon Spuren von Galaktose zu Schäden führen, sind alle Galenika, die Galaktose

enthalten, strengstens verboten. Das gilt sowohl für die Dauermedikation als auch für die Therapie akuter Erkrankungen.

4.2 Sicher laktosehaltig und deshalb verboten sind:
Laktosezubereitungen,
Laktulosepräparate.

4.3 Mit relativ großer Wahrscheinlichkeit ist Laktose enthalten in:
Tabletten,
Dragees,
Pulvern
(in jedem Einzelfall genau überprüfen!).

4.4 Laktose kann auch enthalten sein in:
Oralsuspensionen,
Trockensäften,
Kapseln,
Granulaten,
Mixturen,
Lutschtabletten,
Brausetabletten.

4.5 Uneingeschränkt anwendbar, weil laktosefrei, sind:
Tropfen,
Sirupe,
Suppositorien,
Infusionslösungen.

Chronische enterale Gedeihstörungen (ceG)

W. Hoepffner, K. Beyreiß

Vorbemerkungen

Enterale Infektionen, sehr verschiedene Störungen der Resorption, einige Störungen des Intermediärstoffwechsels, psychogene Erscheinungen u.a. können sich unter vergleichbaren klinischen Symptomen äußern. Die Schlüssel zur Diagnostik sind anamnestische Angaben, klinische Befunde, Verlaufsbeobachtungen und Eliminations- und Provokationsdiäten.

Definitionen
Maldigestion: Störung der enzymatischen Aufspaltung der Kohlenhydrate, Eiweiße und Fette im Darmlumen und an der Mucosa.
Malabsorption: Störung der Absorption der Bausteine von Kohlenhydraten, Eiweißen und Fetten durch die Darmmukosa.
Nahrungsmittelallergie: Immunologisch vermittelte Reaktion vom Sofort- oder Spättyp auf bestimmte Nahrungsmittel.
Pseudoallergische Reaktion: Durch bestimmte Nahrungsmittel direkt ausgelöste und nicht immunologisch vermittelte Histaminfreisetzung (unspezifisch, biogene Amine oder Lebensmittelzusatzstoffe).
Rezidivierende Dyspepsien: Mehr als ein Rezidiv der Dyspepsie innerhalb von Tagen oder wenigen Wochen (z.T. schon während eines Nahrungsaufbaus).
Mangelhaftes Gedeihen: Gewichtsschwankungen oder fehlende Gewichtszunahme über mehr als 4 Wochen bei Säuglingen bzw. über mehr als 3 Monate bei Kleinkindern. *Merke:* Auch bei normalem Gedeihen gilt ein schlaffes, wechselnd stark gebläht es Abdomen als Verdachtssymptom für eine ceG.
Dystrophie: Das Körpergewicht liegt unterhalb der 3. *körperlängenbezogenen* Perzentile (entsprechend etwa 2 Standardabweichungen). Es hat aber keinen Krankheitswert, wenn keine weiteren klinischen Symptome dazukommen (s. Pkt. 3.4).
Merke: Der Bezug des Gewichts auf das Lebensalter ergibt bei der hohen Wachstumsgeschwindigkeit in den ersten Lebensjahren kein reales Bild der Gewichtsverhältnisse.
Richtwerte (nach *Prader et al.* 1988 und *Hesse et al.* 1990 gemittelt und für praktische Zwecke stark vereinfacht, Knaben und Mädchen gemeinsam):

Körperlänge	Körpergewicht (kg)		
(cm)	− 2 s	m	+ 2 s
60	4,6	5,7	6,8
65	5,8	6,9	8,0
70	6,8	8,3	9,8
75	7,9	9,5	11,1
80	8,7	10,7	12,7
85	9,8	12,0	14,1
90	10,8	13,1	15,4
95	11,7	14,3	16,9

1. Anamnese I

1.1 Stuhlbeschaffenheit (Inspektion durch den Arzt!)
- faulig riechend (bei gestörter Eiweißverdauung) und/oder fettglänzend (bei gestörter Fettverdauung): Pankreasinsuffizienz (insbesondere Mukoviszidose), Zöliakie und andere mit Atrophie der Zotten des Dünndarms einhergehende Erkrankungen;
- säuerlich riechend (bei gestörter Kohlenhydratverdauung): Saccharosemaldigestion, auch Frauenmilchstühle;
- Stühle morgens normal, tagsüber schlechter, durchfällig, schleimig: Irritables Kolon;
- schleimig (oft rosafarben): Oxyuren! Irritables Kolon;
- blutig: TPE, Ruhr, Colitis, Campylobacter jejuni;
- massig (bei globaler Störung der Verdauungsleistungen): Zöliakie, Mukoviszidose. *Merke:* In der Frühphase der Zöliakie sind die Stühle oft nicht massig.

1.2 Rezidivierendes Erbrechen: in erster Linie bei Passagehindernissen und Störungen des Intermediärstoffwechsels in der Leber.

1.3 Rumination (und Obstipation): können ein isoliertes Zeichen einer ceG sein.

1.4 Appetit: gut / schlecht.

1.5 Stimmungslage: gut / schlecht.

2. Anamnese II

2.1 Etappen der Änderungen der Nahrungsqualitäten
- Wie lange Mutter- oder Frauenmilch?
- Seit wann Ernährung auf Kuhmilchbasis?
- Wann erste glutenhaltige Nahrung (Zwieback, Breie)?
- Wann erste Obst- und Gemüsesäfte oder einfache Löffelkost?

Merke: Ohne Ernährung auf Kuhmilchbasis keine Kuhmilcheiweißunverträglichkeit, ohne glutenhaltige Nahrung keine Zöliakie.

2.2 Derzeitiges Nahrungsangebot im Detail
- Welche Fertignahrungen?
- Wie wird die Fertignahrung zubereitet?
- Welche Fertigbreie?
- Wie werden selbstzubereitete Breie hergestellt?
- Welche Zwischenmahlzeiten?
- Wieviel Milch täglich?
- Welche Mengen je Mahlzeit?

Merke: Künstliche Flaschennahrungen werden hin und wieder zu konzentriert zubereitet, Kuhmilch und Kuhmilchprodukte zu reichlich angeboten. Milchnährschaden (Eiweißüberangebot) dadurch möglich, Appetit negativ beeinflußt.

2.3 Abhängigkeit durchfälliger Stühle von bestimmten Nahrungsmitteln: meist unergiebig. In seltenen Fällen ergeben sich immer wieder eindeutige zeitliche Zusammenhänge zwischen einem bestimmten Nahrungsbestandteil (z.B. Ei) und einer allergischen Reaktion (z.B. Urtikaria). *Merke:* Ausführliche Deutungsversuche der Mutter sprechen für neurotische Beziehungen zum Kind. *Besser:* über 7–10–14 Tage zu Hause die Beschaffenheit jedes Stuhls (s.a. Pkt. 1.1) registrieren lassen. Das ergibt manchmal ein anderes Bild als das von der Mutter geschilderte.

3. Anamnese III

3.1 Rezidivierende Infekte: Beeinträchtigen oft das Gedeihen, unabhängig von begleitendem Durchfall. Vergleiche den Gewichtsverlauf mit den Zeiten der Infekte und mit der Zeit vor und seit Besuch einer Kindereinrichtung.

3.2 Statomotorische Entwicklung: Der Beginn des Kriechens oder des freien Laufens bringt oft soviel Aktivität, daß bei gleichbleibendem Nahrungsangebot ein relativer Kalorienmangel mit geringerer Gewichtszunahme resultiert.

3.3 Psychosoziale Situation: Gestörtes Familienmilieu, Überbesorgtheit oder neurotisches Verhalten der Mutter, zu früher Tagesbeginn (z.B. im Rahmen des Krippenbesuches) o.ä. können ohne organischen Befund Symptome einer Gedeihstörung bewirken (irritables Kolon). Dabei in der Regel keine Gewichtsabnahme, sondern nur Verzögerung des Gewichtsanstiegs.

3.4 Größe und Gewicht der Eltern und Geschwister. Merke: Sehr schlanke Mütter und Väter haben meist sehr schlanke Kinder.

3.5 Atopieneigung in der Familie?

3.6 Auslandsaufenthalte in den letzten Wochen? Kontakt mit zugereisten Ausländern aus Endemiegebieten in den letzten Tagen bis Wochen?

4. Stuhluntersuchungen

4.1 Darmparasiten
- Enteritisbakterien (TPE, Ruhr, Salmonellen, Enteritis-Coli, Campybacter jejuni).
- Rotaviren (besonders von November bis April, oft verbunden mit Infekten der oberen Luftwege. Untersuchung aber teuer und nicht zwingend, da keine spezifische Therapie erforderlich).
- Wurmeier im Analklebestreifen (nur ohne Reinigung der Analregion nach der letzten Stuhlentleerung verwertbare Ergebnisse zu erwarten) oder im Stuhl.
- Lamblienzysten im Stuhl (Aussage unsicher), besser: Lambliennachweis im Duodenalsaft oder Biopsiepräparat.

4.2 Stuhlschwimmprobe: positiv bei fetthaltigen, aber auch bei schleimigen Stühlen.

4.3 Stuhl-pH: nur bei wäßrigen Stühlen im Stuhlwasser prüfbar (saurer pH spricht für Gärung, alkalischer für Fäulnis).

4.4 Prüfung auf okkultes Blut.

4.5 *Chymotrypsin.*

4.6 *Darmpassagezeit mittels Kohletabletten prüfen.*

5. Blutuntersuchungen

5.1 Ganzes Blutbild mit Retikulozyten (Eisenmangelanämie?, Eosinophilie?)

5.2 Gesamteiweiß, Albumin, Fe^{++}, Ca^{++}, alkalische Phosphatase im Serum (Eiweißverlust? Kalziumresorptionsstörung?)

5.3 Antigliadin-Antikörper i.S. (Zöliakie?)

5.4 Säure-Basen-Haushalt (Astrup), *Elektrolyte i.S.* (Störungen des Intermediärstoffwechsels? Polyrospasmus?)

5.5 Gerinnungsstatus oder Quicktest (Vitamin K-Mangel?)

5.6 Serologische Untersuchungen auf Yersinia enterocolitica und Campylobacter jejuni.

6. Schweißuntersuchung: Chlorid- oder Natriumkonzentration (Mukoviszidose?)

7. Sonographische Untersuchungen des Abdomens (Pylorospasmus? Andere Passagehindernisse? Entzündliche Darmwandveränderungen? Pankreas- oder Leberveränderungen?)

8. Weitere Diagnostik

8.1 Dünndarmschleimhautbiopsie (ohne vorangehende probatorische Diät!). Ist primär indiziert bei positiven Anti-Gliadin-Antikörpertitern sowie (auch wenn diese negativ sind) bei Stuhl- oder Gewichtsauffälligkeiten in Kombination mit einem oder mehreren der folgenden Befunde:
– Vermehrte Hautfalten an Oberschenkeln und/oder Gesäß,
– dicker, schlaffer Bauch,
– erniedrigte Fe^{++}-Konzentration i.S. mit oder ohne Anämie,
– erhöhte alkalische Phosphatase mit oder ohne Osteomalazie.

8.2 Pankreozymin-Sekretin-Test.

8.3 Allergologische Diagnostik mittels Haut- oder Invitro-Test bei Verdacht auf Nahrungsmittelallergie. *Merke:* Ein positiver Allergietest zeigt eine Sensibilisierung an, beweist aber noch keine Allergie.

8.4 Orale Belastungen mit Disacchariden. Darauf kann verzichtet werden, wenn 8.5 möglich ist.

8.5 Dünndarmperfusion.

8.6 Röntgendiagnostik (Magen-Darm-Passage, Kontrasteinlauf).

8.7 Diagnostik des Intermediärstoffwechsels der Kohlenhydrate in der Leber (s.a. Kapitel Stoffwechselstörungen).

9. Grundsätze der Therapie

9.1 Zöliakie: Streng glutenfreie Kost lebenslang, anfangs zusätzlich evtl. milchfreie Kost und Eisen-, Kalzium- und Vitaminsubstitution über einige Wochen.

9.2 Kuhmilcheiweißunverträglichkeit: Kuhmilcheiweißfreie Kost bis in das 3. Lebensjahr, Kalziumsubstitution, evtl. auch glutenfreie Kost.

9.3 Angeborene Saccharosemaldigestion: Saccharosearme Kost lebenslang.

9.4 Pankreasinsuffizienz: s. Kapitel Mukoviszidose.

9.5 Spezielle Nahrungsmittelallergien: Weglassen offensichtlich unverträglicher Nahrungsbestandteile (Obst, Fruchtsäfte, Südfrüchte, Nüsse, Fisch usw.).

9.6 Bakteriell bedingte chronische Enteritis: s. Kapitel akute Ernährungsstörungen.

9.7 Darmparasiten: Bei Wurmbefall entsprechende Wurmmittel, bei Lambliasis Metronidazol (VAGIMID®, CLONT®, FLAGYL®).

9.8 Irritables Kolon: Milcharme Kost, Familientherapie.

9.9 Störungen des Intermediärstoffwechsels: s. Kapitel Stoffwechselstörung.

Vorzeitige Geschlechtsreife bei Mädchen

W. Hoepffner, E. Keller, H. Willgerodt

Vorbemerkungen und Definitionen

Die in jüngerer Zeit zu beobachtende Tendenz, alle vor Vollendung des 8. Lebensjahres bei Mädchen auftretenden Pubertätsmerkmale als Pubertas praecox zu bezeichnen, führt zu einer Begriffsverwirrung. Aus pathogenetischen und prognostischen Gründen sollten nach wie vor von der echten idiopathischen oder zerebralen Pubertas praecox andere klinische Entitäten eindeutig abgegrenzt werden. Das Ziel der Diagnostik ist, folgende Formen voneinander zu unterscheiden:
- Nur Beobachtung notwendig (isolierte prämature Thelarche, Pubarche und Klitorishypertrophie, temporärer Reifungsschub, frühnormale Pubertät);
- Therapieindikation mit LHRH-Analoga zu erwägen (Pubertas praecox mit und ohne neurologische oder sonstige klinische Auffälligkeiten) oder Operationen (bei den sehr seltenen Tumoren).

Da die Diagnosestellung von spezieller Erfahrung abhängig und oft erst nach längerer Beobachtung möglich ist, sollten die diagnostischen Untersuchungen, Kontrollen und Therapieentscheidungen pädiatrischen Endokrinologen überlassen werden.

Ausgehend vom normalen mittleren Menarchealter von 13 Jahren unterscheidet man (Altersangaben für praktische Zwecke leicht vereinfacht):

	erste Pubertätszeichen	Menarche
normale Pubertät	ab 8. Geburtstag	ab 10 1/2 Jahre
frühnormale Pubertät	ab 6. bis vor dem 8. Geburtstag	ab 8. Geburtstag bis 10 1/2 Jahre
Pubertas praecox	vor dem 6. Geburtstag	vor dem 8. Geburtstag

Als *prämature Thelarche* bzw. Pubarche bezeichnet man das *isolierte* Auftreten von Brustentwicklung bzw. Schambehaarung ohne die Kombination dieser Pubertätszeichen mit den übrigen Anzeichen der Geschlechtsreife (Wachstumsschub, Knochenreifungsschub, Menarche). Sie sind also nicht in den üblichen Pubertätsablauf integriert. Eine isolierte prämature *Menarche* gibt es nicht. Sie ist fast ausschließlich durch blutende Urethralpolypen vorgetäuscht.

Temporäres Auftreten von Brustdrüsenentwicklung in Kombination mit Wachstumsschub und Knochenreifungsvorsprung jedoch ohne Schambehaarung bedeutet, daß der pubertäre Entwicklungsprozeß sich nicht unbegrenzt beschleunigt, sondern nach einiger Zeit spontan wieder altersgerecht abläuft und schließlich mit einem frühnormalen oder normalen Menarchetermin endet (selten auch frühere Abbruchblutungen).

Sonderform der Pubertas praecox: *Mc Cune-Albright-Syndrom* (Kombination von Pubertas praecox mit sehr früher Menarche, flächenhaften, unregelmäßigen Hautpigmentierungen und fibröser Knochendysplasie).

1. Anamnese

1.1 Eigene Anamnese
- Allgemeine Anamnese.
- Termin des Auftretens von Brustdrüsenvergrößerung, Ausfluß, Schambehaarung, Menarche.
- Entwicklung der Körpergröße (unbedingt Zahlenangaben mit Datum der Erhebung besorgen).
- Statomotorische und psychische Entwicklung.
- Neurologische Auffälligkeiten?

1.2 Familienanamnese
- Größe und Gewicht von Eltern und Geschwistern.
- Menarchetermin der Mutter und evtl. Geschwister.
- Zeichen von sexueller Frühreife in engerer und weiterer Blutsverwandtschaft?

2. Klinische Befunde

2.1 Feststellung des Entwicklungsstadiums
- Größe und Gewicht im Vergleich zum Altersdurchschnitt.
- Stadium der Brustentwicklung nach Tanner (s. Abb.).

- Durchmesser der Brustdrüsen (Palpation zwischen Daumen und Zeigefinger, Abmessen der Distanz zwischen ihnen).
- Stadium der Entwicklung der Schambehaarung nach Tanner (s. Abb.).
- Proportionen von Klitoris, großen und kleinen Schamlippen.
- Aspekt der Vulvaschleimhaut (bei der prämaturen Thelarche meist blaß-rosig und wenig feucht, in einigen Fällen aber auch wie bei den anderen Formen deutlich östrogenstimuliert: livide, ödematös, feucht).
- Evtl. Farbe und Menge von Ausfluß.

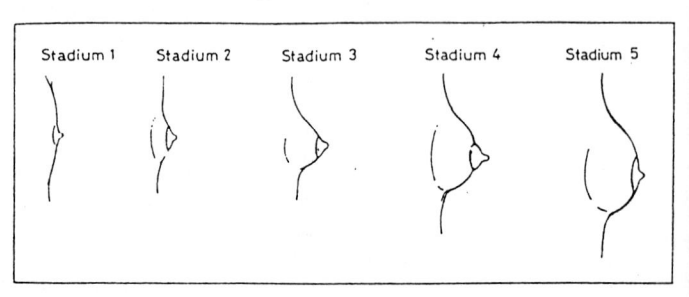

Stadien der Brustentwicklung
Stadium 1: Präpuberal: Einzig die Brustwarze ist angehoben.
Stadium 2: Knospenbrust: Leichte Erhebung der Brust und der Brustwarze, Areola gegenüber dem Stadium 1 im Durchmesser erweitert.
Stadium 3: Brust und Areola, beide vergrößert und gegenüber dem Stadium 2 weiterhin angehoben, jedoch mit überfließenden Konturen.
Stadium 4: Areola und Warze bilden eine zweite Erhebung, welche sich gegenüber derjenigen der Brust abhebt.
Stadium 5: Vollentwickelte Brust: Die Areola ist abgeflacht und hebt sich von der Kontur der Brust nicht mehr ab.
Das Stadium 4 wird nicht von allen Mädchen durchgangen, d.h. es kann ein direkter Übergang von Stadium 3 in Stadium 5 geschehen. Ferner kann das Stadium 5 erst recht spät oder überhaupt nie erreicht werden.

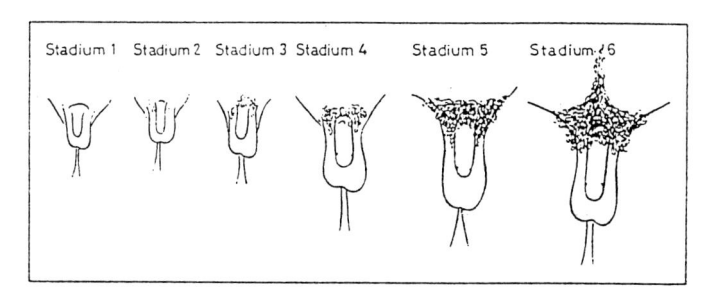

Stadien der Entwicklung der Schambehaarung

Stadium 1: Präpuberal, die Behaarung der Genitalgegend ist gleich wie die des Abdomens, d.h. keine Pubes.

Stadium 2: Spärliches Wachstum von langen, leicht pigmentierten, geraden oder nur ganz leicht gekräuselten Haaren an der Basis des Penis oder der großen Labien.

Stadium 3: Wesentlich dunklere, dichtere und gekräuselte Haare über der Symphyse.

Stadium 4: Haarstruktur vom Erwachsenentyp, jedoch noch keine dreiecksförmige Verteilung und kein Übergang auf die Oberschenkel.

Stadium 5: Dreiecksförmige Verteilung der Haare mit horizontalem Abschluß (klassische feminine Verteilungsform), Übergang auf die Innenseite der Oberschenkel.

Stadium 6: Weitere Verteilung, dreiecksförmig auf der Linea Alba gegen den Nabel zugespitzt.

(Stadium 6 wird von 80% der Männer und 10% der Frauen erreicht).

Tabelle 1: Wesentliche klinische Befunde bei Erstvorstellung

Daten bei Erstvorstellung	Prämature Thelarche	Pubertas praecox	Temporärer Reifungsschub	Frühnormale Pubertät
Relative Häufigkeit	ca. 50	1	1	3
Alter	1–2 J.	2 1/2–7 J.	3 1/2–7 J.	5 1/2–10 J.
Knochenalter im Vergleich zum Lebensalter	± 6 Mon.	2–5 J. Vorsprung	2–3 J. Vorsprung	2–4 J. Vorsprung
Körperlänge im Vergleich zum Altersdurchschnitt	± 5 cm	mehr als +6 cm	mehr als +6 cm	mehr als +6 cm
Durchmesser der Brustdrüse	1–1,5 cm selten bis 3 cm	2–4 cm	1–2 cm	2–6 cm
Pubesstadium nach Tanner	1	1, selten 2–3	1	1–2, selten 3–5

2.2 Weitere Untersuchungen

- Allgemeiner klinischer Status.
- Neurologische Untersuchung (Reflexe, Hirnnerven, Ataxiezeichen, spastische Zeichen, Sensibilitätsstörungen).
- Psychologische Untersuchung (außer bei isolierten Reifezeichen).
- Sonographische Untersuchung des inneren Genitale und der Nebennierenregion.
- RöA Hand zur Bestimmung des Knochenalters.
- RöA Sella, Schädel, Abdomenübersicht (außer bei prämaturer Thelarche).
- Augenärztliche Untersuchung mit Fundus- und Visusbefund und Gesichtsfeld (außer bei isolierten Reifezeichen).
- Estradiol-Konzentration i.S.
- LHRH-Test
- Bei Klitorishypertrophie und prämaturer Pubarche: Synacthentest mit Bestimmung von Kortisol, 17-Hydroxyprogesteron und Testosteron.

- Bei Pubertas praecox, insbesondere mit neurologischer Symptomatik: CT und/oder MRT des Schädels.
- RöA der Extremitäten bei Hinweisen auf Albrightsyndrom.
- Fotodokumentation.

Tab. 2: Typische Befundkonstellationen

	Prämature Thelarche	Pubertas praecox	Temporärer Reifungsschub	Frühnormale Pubertät
Sonograph. Befund:				
Uterus	altersentspr.	pubertär	frühpubertär	dem Tanner-Stadium entspr.
Ovarien	klein, kleinzystisch	groß, multimegalozystisch	groß, isolierte große Zysten	groß, multimegalozystisch
LHRH-Test:				
LH stimuliert*	normal	hoch–sehr hoch	niedrig–supprimiert	normal
FSH stimuliert*	übernormal (LH:FSH <1,0)	normal–erhöht (LH:FSH >1,0)	niedrig–supprimiert	normal

*in bezug auf die Normalwerte entspr. dem Stadium der Brustentwicklung nach Tanner

3. Konsequenzen

3.1 Prämature Thelarche: Bei der klassischen Konstellation der Befunde entsprechend Tab. 1 kann auf die Untersuchungen nach Pkt. 2.2 verzichtet werden, nicht aber, wenn das Kind älter oder überdurchschnittlich groß ist. Auf jeden Fall Beobachtungen in etwa vierteljährlichen Abständen über 1–2 Jahre.

3.2 Temporäre Reifungsschübe: Medikamentöse Therapie nicht notwendig, Wachstumsprognose im Normbereich. Wegen der meist zugrundeliegenden Ovarialzysten Kontrollen der klinischen und sonographischen Befunde mindestens vierteljährlich und meist über mehrere Jahre. Operative Therapie nur bei ungebremster Vergrößerung der Zysten.

3.3 Frühnormale Pubertät (relativ häufig bei Hydrozephalus trotz funktionierendem Ableitungssystem): Kontrollen vierteljährlich über 2–4 Jahre bis zur Menarche.

3.4 Pubertas praecox: Therapie zur Bremsung der pubertären Entwicklung und zur evtl. Verbesserung der Wachstumsprognose mit LHRH-Analoga (DEKAPEPTYL-DEPOT®) über 4–6 Jahre (!) erwägen.

Diagnostik bei Verdacht auf Glykogenosen

P. Bührdel

Vorbemerkungen

Glykogenosen sind genetisch bedingte Stoffwechselerkrankungen, die verschiedene Stufen des Glykogenauf- oder -abbaus betreffen.

Ebenso können Enzymdefekte der Glykolyse oder Glukoneogenese eine Auswirkung auf den Glykogengehalt besitzen (s.a. Kapitel Hypoglykämie).

Enzymdefekte bei Glykogenspeicherkrankheiten:

Typ I	(von Gierke): Glukose-6-Phosphatase
Typ II	(Pompe): saure Alpha-1,4-Glukosidase
Typ III	(Forbes): Amylo-1,6-Glukosidase
Typ IV	(Anderson): Amylo-1,4-1,6-Transglukosylase („branching-enzyme")
Typ V	(McArdle): Muskel-Phosphorylase
Typ VI	(Hers): Leber-Phosphorylase
Typ VII	(Tarui): Phosphofruktokinase
Typ VIII	Phosphoglukomutase
Typ IX	Phosphorylase-b-kinase
Typ X	Glykogensynthetase

1. Klinische Leitsymptome

Obwohl das klinische Bild der heute bekannten zehn verschiedenen Typen nicht einheitlich ist, können bestimmte Symptome die Zuordnung zu einem bestimmten Typ erleichtern.

- Eine *Hepatomegalie* ist besonders ausgeprägt bei den Typen I, III, IV und IX. Bei Typ VI ist die Leber nur gering vergrößert.
- Eine *Splenomegalie* spricht im allgemeinen gegen eine Glykogenose. Nur bei Typ IV tritt sie sekundär infolge der portalen Hypertension bei Leberzirrhose auf.
- Eine globale *Störung der Leberfunktion* mit Insuffizienz und Leberkoma gibt es nur bei Typ IV. Bei den Typen I und IX sind die Serumtransaminasen mitunter und bei Typ III immer deutlich erhöht.
- *Hämorrhagische Diathese* bei Typ I (Zahl der Thrombozyten meist erhöht). Bei Typ IV kommt es im fortgeschrittenen Stadium der Leberzirrhose zu Blutungen.
- Die Neigung zu *Hypoglykämien* ist besonders ausgeprägt bei den Typen I und X. Dagegen treten Blutglukosewerte unter 40 mg/dl (2,2 mmol/l) bei den Typen III, VI und IX nur nach längerer Nahrungskarenz und bei den übrigen Typen überhaupt nicht auf.
- Eine deutliche *Laktatazidose* gibt es nur bei Typ I (besonders dann, wenn der Blutglukosewert niedrig ist).
- Eine *Ketose* ist charakteristisch für die Typen III, VI und IX. Entgegen einer weitverbreiteten Ansicht besteht bei Typ I keine Ketose.
- Eine *Hyperurikämie* gibt es nur bei Typ I. Sie kann so ausgeprägt sein, daß sich schon im Kindesalter Gichttophie, Arthritis und Nephrolithiasis ausbilden.
- Die *Hypertriglyzeridämie* bei Typ I ist Ausdruck teilweise subklinisch verlaufender Hypoglykämien. Für alle hepatischen Typen sind deutlich erhöhte LDL/HDL-Cholesterol-Quotienten typisch.
- Eine *Myopathie* liegt bei den Typen II, III, V, VII und VIII vor. Bei Typ I ist der Muskel biochemisch nicht befallen, trotzdem ist der Muskeltonus vermindert.
- Die *Kardiomegalie* ist für Typ II charakteristisch (EKG: große QRS-Komplexe, kurzes PR-Intervall).
- Ein *Minderwuchs* ist besonders deutlich bei Typ I. Je besser die Stoffwechselführung desto normaler das Körperwachstum.

2. Diagnostische Untersuchungen

2.1 Standardprogramm

- Blutbild mit Retikulozyten und Thrombozyten
- Urin: Zucker, Eiweiß, Aceton
- Rö.-Thorax
- Serumeiweiß/Albumin
- Nüchternblutglukose
- Blutglukose-Tagesprofil
- Säure-Basen-Haushalt
- ASAT, ALAT, LAP, Gamma-GT, GLDH
- Lipidstatus (β-Lipoproteide, Cholesterol-gesamt, LDL- und HDL-Cholesterol, Triglyzeride)
- Laktat
- Harnsäure
- Gerinnungsstatus
- Kreatinin

2.2 Bei Muskelhypotonie zusätzlich zu 2.1:
(s.a. Kapitel Neuromuskuläre Erkrankungen)
- Urin: Ausscheidung von Kreatinin und Myoglobin
- Aktivitätsbestimmung von CK, LDH, Aldolase und Carnitin im Serum
- EKG
- Elektromyogramm
- Ischämietest (kein Laktatanstieg bei Typ V und Glykolysedefekten)
- Glukagonbelastung: portprandial und nach 12– bis 16stündiger Nahrungskarenz
- Muskelbiopsie

2.3 Funktionsdiagnostik
- Glukagontoleranztest bei Blutglukoseabfall (Typ I) sowie postprandial und nach 16stündiger Nahrungskarenz (Typ III)
- Enzymdiagnostik aus Leuko- und Erythrozyten (bei Typ I nicht möglich)

2.4 Leberbiopsie
- Histologische Untersuchung (Fixation in Formalin)
- Histochemische Glykogendarstellung vor und nach Behandlung mit Diastase (Fixation in absolutem Alkohol)

- Enzymhistochemische Darstellung (Untersuchungsmaterial nativ)
- Enzymatische Aktivitätsbestimmung im Homogenat (Material nativ in feuchter Kammer)
- Quantitative Glykogenbestimmung

Behandlung der Glykogenose Typ I

P. Bührdel

Vorbemerkung

Das wichtigste Ziel der Therapie ist die Vermeidung von Hypoglykämien.

1. Diät
- Frequenz der Tagesmahlzeiten individuell, im allgemeinen 2stündlich.
- Kohlenhydratanreicherung: Maltodextrin 19, Stärke, keine Glukose.
- Fruktosearm, galaktosefrei, keine Saccharose, kein Sorbit.
- Reduktion von Cholesterol und langkettigen ungesättigten Fettsäuren (tierische Fette).
- Bevorzugung von polyungesättigten Fettsäuren (pflanzliche Fette, z.B. Mazola Keimöl®).
- Ernährung im 1. Lebensjahr: Humana SL®, Nestle AL 110®.
- Während der Nachtstunden kontinuierliche intragastrale Infusionsbehandlung mit Hilfe von Pumpen: Dextro Neonat® (Oligosaccharidgemisch), Dosierung: 5–7 mg Glukose/kg KG/min.
- Bei Schulkindern Übergang auf 1–2 Nachtmahlzeiten von 1,5 g ungekochter Maisstärke/kg KG (Mondamin®, Maizena®), unmittelbar vor Gabe eingerührt in Tee oder Apfelmus.

2. Medikamente
- Allopurinol (ZYLORIC®): 8–10 mg/kg KG/24 Std., verteilt auf 3 Dosen.
- Cholestyramin (QUANTALAN®, VASOSAN® P): 0,6 g/kg KG/24 Std.
- Xantinolnicotinat (COMPLAMIN® MITE): 1 Tbl. zu 150 mg tgl.
- LIPOPHARM®-Kapseln: 2–3mal 1 Kps./Tag.

Harnwegsinfektionen (HWI)

W. Handrick, R. Schille, D. Hörmann, F.-B. Spencker, T. Lietz und B. Tillig

Vorbemerkungen

„HWI" umfaßt als Oberbegriff obere HWI, d.h. Pyelonephritis (PN), und untere HWI (Zystourethritis). HWI gehören zu den häufigsten bakteriellen Infektionen bei Kindern. Gefährdet sind vor allem Kinder mit vesikoureteralem Reflux (VUR) oder Harnabflußstörungen.

Frühzeitige exakte Diagnostik (bei jedem Fieber unklarer Genese!) und sofortige adäquate Therapie sind für die Prognose entscheidend. Besondere Beachtung verdienen Säuglinge und Kleinkinder mit PN, da in diesem Alter Fieber das einzige Symptom sein kann.

Das Übersehen einer PN erhöht die Gefahr von Parenchymschädigungen. Eine falsch gestellte Diagnose „HWI" bedeutet unnötige Diagnostik, Therapie und Nachbetreuung.

1. Symptome und Befunde
Die Symptomatik wird beeinflußt vom Alter des Kindes, der Lokalisation der Infektion und der Anzahl der bereits abgelaufenen HWI.
- Säuglinge: Fieber, Gedeihstörungen, geblähtes Abdomen, Blässe, Ikterus, Erbrechen, manchmal auch Meningismus.

- Kleinkinder, Schulkinder: Je älter die Kinder sind, desto deutlicher treten organspezifische Symptome hervor, z.B. Bauch- und/oder Rückenschmerzen, Druckschmerz in der Nierenregion, Pollakisurie, Dysurie, auffälliger Urin.
- Je häufiger bei einem Kind Reinfektionen auftreten, um so geringer ausgeprägt ist die klinische Symptomatik (evtl. nur Fieber). Reinfektionen können daher auch asymptomatisch verlaufen.
- Neugeborene und Säuglinge mit PN können ein septisches Bild bieten.
- Klinische Untersuchung:
  Nierenlagerklopf- und -palpationsschmerz?
  Veränderungen am äußeren Genitale?
  Blutdruck (Erhöhung weist auf Parenchymschädigung hin).

2. Diagnostik der HWI

2.1 Uringewinnung (möglichst Morgenurin)
- Die Ergebnisse der Untersuchungen von Spontan- bzw. Säuberungsurin sind nur dann verwertbar, wenn es sich um Normalbefunde handelt.
- Mittelstrahlurin (MSU) (nach Säuberung der Genitalregion) ist nur bei einwandfreier Technik verwertbar.
- Bei Balanitis oder Vulvitis sind Aussagen bezüglich HWI unsicher.
- Bei mehreren Kontrollen sind nur identische Ergebnisse eindeutig.
- In Zweifelsfällen Blasenpunktion (BP) (Indikation großzügig stellen).
- Der Urin muß möglichst sofort verarbeitet werden, längere Aufbewahrung verfälscht die Ergebnisse.

2.2 Urinuntersuchung
- Zyturie: Die Bestimmung der Zahl der Leuko- und Erythrozyten erfolgt mit nicht zentrifugiertem Urin in der Zählkammer.
- Bakteriurie (Keimzahl): Urin sofort vorsichtig auf Objektträger mit Nährboden gießen (bzw. Objektträger in den Urin tauchen), abtropfen lassen, in den Brutschrank stellen.

2.3 Bewertung der Zellzählung
- Bis 10 Leukozyten bzw. 5 Erythrozyten pro µl gelten als normal.

- Bei HWI meist >50 Leukozyten/µl Urin, oft gleichzeitig auch Erythrozyturie.
- Bei geringgradiger Leukozyturie besteht Verdacht auf HWI nur bei entsprechenden klinischen und paraklinischen (s.u.) Befunden.

2.4 Beurteilung der Keimzahl (KZ)

Kontamination	verdächtig kontrollbedürftig	pathologisch
MSU $<10^3$ (Monokultur) $<10^4$ (Mischkultur)	10^3-10^4 (Monokultur) 10^4-10^5 (Mischkultur)	$\geq 10^5$ (Monokultur)
KU	$\leq 10^3$ (Monokultur) $\leq 10^4$ (Mischkultur)	$\geq 10^4$ (Monokultur) $\geq 10^5$ (Mischkultur)
BPU		jede KZ pathol.
		Keimdifferenzierung

- Beurteilung immer zusammen mit klinischen und paraklinischen Befunden (auch niedrigere KZ können einmal pathologisch sein!).
- Kontamination mit extragenitalen Keimen oder sekundäre Verunreinigungen sind anzunehmen bei
  Nachweis von mehr als 2 Spezies in einer Urinprobe,
  isoliertem Nachweis von aeroben Sporenbildnern, Corynebakterien, vergrünenden Streptokokken.
- Keimdifferenzierung und Antibiogramm bei den in der Tabelle angegebenen KZ.

2.5 Blutuntersuchungen
- Blutbild, CRP, BSR.
- Blutkultur (en).
- Kreatinin i.S.
- Elektrolyte i.S. und SBS (Astrup) nur bei Verdacht auf Niereninsuffizienz.

3. Lokalisationsdiagnostik
- Wichtig für Therapie, Prognose und Nachbetreuung.
- Kriterien, die für eine PN sprechen, sind:
  Fieber >38,5°C,
  Nierenlagerklopfschmerz,
  Leukozytose mit Linksverschiebung im Blut,
  Leukozytenzylinder im Urin,

BSR >25 mm (1. Stunde),
CRP >20 mg/l in den ersten 3 Tagen,
Konzentrationsfähigkeit (in den ersten 5 Tagen) vermindert.
- Die Diagnose PN ist um so sicherer, je mehr dieser Kriterien zutreffen.
- Bei Neugeborenen und jungen Säuglingen gilt jede HWI als PN.
- Auch bei älteren Kindern sollte man von einer potentiellen PN ausgehen, wenn eine eindeutige Lokalisation nicht möglich ist.

4. Bildgebende Diagnostik

4.1 Allgemeine Indikation für Sonographie, Miktionszystourethrographie (MCU) und Ausscheidungsurographie (AU):
- Erste HWI
  Säuglinge, alle Knaben, Mädchen bis 4 Jahre mit PN oder potentieller PN:
  1. Sonographie
  2. MCU
  3. AU, bei pathologischem Sonographiebefund und/oder VUR Grad 3 oder mehr.

  Alle übrigen Mädchen:
  1. Sonographie
  2. MCU und AU, wenn Sonographie pathologisch.
- Rezidivierende HWI
  1. Sonographie wiederholen.
  2. MCU, wenn noch nicht durchgeführt.
  3. AU, wenn 1. und/oder 2. pathologisch, evtl. auch bei sehr häufigen Rezidiven.
- Zu suchen ist insbesondere nach
  Harnwegsobstruktionen,
  Nierenanomalien,
  vesikoureteralem Reflux (VUR),
  Nierennarben und -wachstumsstörungen,
  Konkrementen.

4.2 Sonographie
- Nichtinvasiv, gefahrlos, weitgehend aussagefähig.
- Möglichst bereits in der 1. Woche einer 1. HWI durchführen.
- Bei ausreichender Erfahrung auch als Miktionszystosonographie.

- Prädestiniert für Verlaufskontrollen.
- Bei Blasenentleerungsstörungen auch Restharnbestimmung.

4.3 MCU
- Zur Feststellung, Graduierung und Verlaufskontrolle eines VUR und zur Darstellung der Urethra notwendig.
- Nicht bei akuter HWI! Frühestens 2–4 Wochen nach Therapiebeginn.

4.4 AU
- Indiziert bei sonographischen Befunden, die eine Operationsindikation darstellen, sowie bei Diskrepanzen zwischen klinischen und sonographischen Befunden.
- Aussagefähiger als Sonographie bei pyelonephritischen Kelchveränderungen und Doppelanlagen ohne Stauung.
- Kontraindiziert bei Kreatininkonzentration i.S. >100 µmol/l.

4.5 Nuklearmedizinische Diagnostik
- Kameraszintigraphie zur Darstellung der Funktion jeder Niere, besonders prä- und postoperativ.
- Isotopenzystographie alternativ zur MCU.

5. Urodynamische Untersuchungen
- Wie die Sonographie ist auch die Uroflowmetrie eine den Patienten kaum belastende und nebenwirkungsfreie Untersuchung. Damit steht sie am Anfang der Diagnostik bei rezidivierenden HWI zum Ausschluß einer subvesikalen Obstruktion. Während die Uroflowmetrie bei Jungen als Screeningmethode ausreichend ist, gehört bei Mädchen außerdem die Kalibrierung des Meatus urethrae externus dazu.
- Bei bekanntem VUR sind Uroflowmetrie und Kalibrierung unbedingt indiziert.
- Kombinierte Blasendruckmessungen und EMG sind indiziert bei Enuresis, sonographisch festgestellten pathologischen Blasenkonfigurationen (z.B. Megazystis, Blasenwandhypertrophie u.ä.) und bei Verdacht auf neurogene Blasenentleerungsstörungen.
- Bei speziellen Fragestellungen und zur genauen Graduierung eines VUR hat sich das sog. druckkontrollierte MCU (MCU + kombinierte Blasendruckmessung) z.B. zur Indikationsstellung für eine Antirefluxplastik bei Grenzfällen bewährt.

6. Therapie

6.1 Therapieziel und -indikationen
- Möglichst rasche Keimelimination.
- Vor Therapiebeginn immer bakteriologische Diagnostik!
- Wenn Klinik und Paraklinik für HWI sprechen, sofort mit Therapie beginnen (d.h. bakteriologischen Befund nicht abwarten).

6.2 Vorschläge zur Initialtherapie:

	Mittel der 1. Wahl	Mittel der 2. Wahl	Dauer der Therapie
HWI ab 3.–4. Lebensmonat	Trimethoprim-Sulfonamid	Cefaclor, Cefuroximaxetil, Amoxicillin	10 (–14) Tage
Neugeborene, 1. Trimenon, Urosepsis	Cephalosporin kombiniert mit Aminoglykosid		2 (–3) Wochen
Schulmädchen mit Zystourethritis	Trimethoprim-Sulfonamid	Nitrofurantoin (5 mg/kg/d)	5–7 Tage

- Nach Eintreffen des bakteriologischen Befundes wird die Behandlung als gezielte Therapie fortgeführt.
- Im Text genannte Antibiotika:
  Amoxicillin
  Cefaclor (PANORAL®)
  Cefuroximaxetil (z.B. ELOBACT®)
  Nitrofurantoin (z.B. FURADANTIN®, NIFURANTIN®)
  Trimethoprim-Sulfonamid (z.B. BACTRIM®, BERLOCOMBIN®).

6.3 Allgemeine therapeutische Maßnahmen
- Bettruhe (solange Fieber besteht).
- Viel trinken (Tee, Fruchtsaft).
- Genitalhygiene.

6.4 Therapiekontrollen und Konsequenzen
- Urinkontrolle (Zellen, Bakterien) als Mittelstrahlurin 2–3 Tage nach Therapiebeginn.
- Bei fortbestehender klinischer und Urinsymptomatik Diagnose und/oder Therapie überdenken.
- Wenn klinisch gebessert und Urin o.B., weitere Kontrollen nach 7–10 Tagen und 3–4 Tage nach Abschluß der Initialtherapie.

7. Reinfektionsprophylaxe
– Indikationen und Dauer

Erste Pyelonephritis	2–3 Monate
Pyelonephritis-Rezidiv	6 Monate
Nachweis von Narben	mindestens 12 Monate
VUR	solange vorhanden
Häufige untere HWI	6–12 Monate
HWI bei funktionellen Miktionsstörungen	solange vorhanden
Harnabflußstörungen	solange vorhanden

– Medikamente
 Nitrofurantoin: 1–2 mg/kg KG, täglich einmalig abends, *oder*
 Trimethoprim-Sulfonamid: Trimethoprim 1–2 mg/kg KG, täglich einmalig abends (vor dem Schlafengehen, nach Blasenentleerung).
– Urinkontrolle etwa 4wöchentlich.

8. Belastbarkeit, Nachbetreuung
– Besuch von Schule bzw. Kindereinrichtung bei PN 2–3 Wochen nach Krankheitsbeginn, bei HWI ohne PN-Symptomatik meist schon früher.
– Nach akuter PN für 6 Wochen Ganzsportbefreiung und für weitere 6 Wochen Teilsportbefreiung, bei rezidivierenden HWI je nach Krankheitsverlauf und Grad der Nierenschädigung längerdauernde Sportbefreiung. Zu großzügige Sportbefreiungen vermeiden!
– Badeverbot von 3 Monaten nach akuter PN. Bei rezidivierenden HWI individuelle Entscheidung.
– Zurückstellung von Impfungen nach akuter PN für 2–4 Monate, nach Zystourethritis für 1–2 Monate.
– HWI-Nachbetreuung: Regelmäßige Urinkontrollen (zusätzlich auch bei fieberhaften Erkrankungen), klinische Untersuchung (Gewicht, Länge, Blutdruck), gegebenenfalls Kontrollen der Funktionsparameter und der bildgebenden Diagnostik.
– Überwachung bei erster unkomplizierter HWI nach einem Jahr, bei rezidivierender HWI ohne Risikofaktoren 2–3 Jahre nach dem letzten Rezidiv beenden.
– Kinder mit Risikofaktoren oder Nierennarben müssen über längere Zeit, u.U. während der ganzen Kindheit, unter regelmäßiger Kontrolle bleiben. Dafür haben sich kindernephrologische Sondersprechstunden gut bewährt. In vielen Fällen

wird anschließend eine Überweisung in eine nephrologische Sprechstunde für Erwachsene notwendig werden.

Diagnostik bei Verdacht auf einen angeborenen Herzfehler

E.-M. Meister, P. Schneider

Vorbemerkungen

Die Diagnose eines Herzfehlers wird gestellt durch:
- Anamnese,
- klin. Untersuchung,
- EKG,
- Röntgenaufnahme,
- Echokardiographie.

Damit lassen sich alternativ folgende Feststellungen treffen:
- Es liegt kein Herzfehler vor. Das Geräusch ist harmlos und akzidentell.
- Es besteht ein Herzfehler. Die genaue Abklärung hat Zeit. Der Patient bleibt in kardiologischer Betreuung.
- Es liegt ein Herzfehler vor, der einer sofortigen oder baldigen Abklärung und evtl. Operation bedarf.

1. Anamnese

1.1 Wann wurde der Herzfehler erstmals festgestellt?
- Nahrungsaufnahme und Gedeihen im Säuglingsalter.
- Statomotorische Entwicklung.
- Psychische Entwicklung und Schulleistungen.

1.2 Körperliche Leistungsfähigkeit (Vergleich mit Gleichaltrigen oder Geschwistern)
- Laufen: Wie weit oder wie lange hintereinander?
- Treppensteigen mit oder ohne Ruhepausen bzw. Atemnot?
- Hinhocken zum Ausruhen?

- Wie weit ist der Schulweg, wird er gut bewältigt?
- Tritt bei körperlichen Belastungen Dyspnoe oder eine Veränderung der Hautfarbe auf (Blässe, Zyanose)?

1.3 Stärkere Infektneigung?

1.4 Wenn Zyanose besteht
- Seit wann?
- Verstärkung unter Belastung?
- Zunahme der Intensität?

1.5 Hypoxämische Anfälle
(Treten bei Herzfehlern mit Zyanose und Pulmonalstenose auf. Äußern sich in plötzlicher Unruhe, verstärkter Zyanose, vertiefter thorakaler Atmung, evtl. Bewußtseinstrübung bis zur Bewußtlosigkeit. Treten häufig morgens auf, auch im Schlaf, ohne vorausgehende körperliche Belastung. Bei der Auskultation ist ein *vorher vorhandenes (holo-)systolisches Geräusch verkürzt oder gar nicht mehr nachweisbar.* Es besteht eine Tachykardie mit Frequenzen zwischen 140 und 180/min.)
- Anfallsbeschreibung.
- Wie oft? Täglich? Mehrfach am Tage? Wöchentlich?
- Dauer des Anfalls?

1.6 Schwangerschafts- und Familienanamnese

2. Untersuchung

2.1 Körperliche Untersuchung
- Inspektion:
  Dystrophie, Minderwuchs?
  Thoraxdeformierung?
  Zyanose, Mitralfazies?
  Trommelschlegelfinger, Uhrglasnägel?
- Palpation:
  Schwirren am Thorax? Lokalisation beschreiben.
  Radialis- und Femoralispulse prüfen.
- Auskultation:
  Punctum maximum des Herzgeräusches.
  Geräuschfortleitung.
  Falls unterschiedliche Geräusche an verschiedenen Stellen auftreten, auch an diesen Punkten Phono ableiten.
  Auf betonten oder gespaltenen Herzton achten.

2.2 Typische Fehler bei der klinischen Untersuchung

- Auskultationsfeld zu klein. Vergessen werden oft: links infraklavikulär (Ductus), linke mittlere Axillarlinie (Mitralinsuffizienz), rechte Thoraxhälfte (Kollateralgeräusche), Rücken (Aortenisthmusstenose).
- Blutdruckmessung am Bein bzw. Palpation der Femoralispulse werden vergessen.
- Leise hochfrequente Geräusche (Ductus Botallo: links infraklavikulär; Kollateralgeräusche: am Thorax außerhalb der „typischen" Auskultationsareale; Aorteninsuffizienz: Aorta, Herzmitte) sind evtl. nur in exspiratorischer Apnoe zu hören („Einatmen – ausatmen – nicht mehr atmen"-lauschen!).

2.3 EKG und Phonokardiogramm

- Bei Verdacht auf Myokardschädigung: Ruhe-EKG.
- Bei orthostatischer Dysregulation: Ruhe-, Steh-EKG, Schellong-Test.
- Rhythmusstörungen: Längeren EKG-Streifen schreiben lassen. Nach Beurteilung und bei gutem AZ auch Belastungs-EKG.
  Außerdem BW-EKG, da manche Rhythmusstörungen, z.B. Vorhofflattern, im BW-EKG besser zu erfassen sind.
  Langzeit-EKG (s.a. Extrakapitel).
- Angeborene Herzfehler: Ruhe-, BW-EKG, Echokardiographie.

2.4 Röntgenaufnahmen

- Sagittale Thoraxaufnahme (Basisuntersuchung).
- Zusätzliche frontale Thoraxaufnahme bei Säuglingen, Mitralfehlern bzw. Verdacht auf Linksherzbelastung.
- Breischluck: Bei linksbelastenden Herzfehlern im frontalen Strahlengang, bei Verdacht auf Gefäßanomalien und gefäßbedingten Stridor (dann evtl. noch Durchleuchtung und gezielte Schrägaufnahme notwendig).

2.5 Hämatokrit und Hämoglobin:
Bei Zyanose und bei Verdacht auf Zyanose.

2.6 Echokardiographie
zur weiteren differentialdiagnostischen Abklärung

3. Herzpaß

Ist ein Herzfehler bestätigt worden (Ausnahme: Vorhofseptum-Secundumdefekt), ist ein („Herzpaß") mit Empfehlungen und Hinweisen zur Endokarditis-Prophylaxe auszustellen! (s.a. Kapitel Bakterielle Endokarditis).

4. Anhang: Das akzidentelle Herzgeräusch

4.1 Anamnese unauffällig, keine Leistungsminderung.

4.2 Klinischer Befund unauffällig, Femoralispulse gut tastbar.

4.3 Merkmale akzidenteller Geräusche
- relativ leise (1–3/6, meist weniger),
- p.m. 2.–4. ICR parasternal links,
- deutlich vom 1. und 2. Herzton abgesetzt (meist frühmesosystolisch),
- oft mit ausgesprochen musikalischem Charakter,
- ist nur zeitweilig zu hören bzw. verschwindet oder wird leiser nach Belastung oder Lageveränderung,
- kein Schwirren.

4.4 Differentialdiagnosen (Herzfehler, deren Geräusche ebenso klingen können)
- Isthmusstenose (fehlende oder abgeschwächte Femoralispulse, RR am Bein nicht meßbar oder niedriger als am Arm).
- Vorhofseptumdefekt (2. Herzton konstant gespalten).
- Eisenmenger-Reaktion (Leistungsminderung, Zyanose, knallender 2. Herzton).

Konstitutioneller Hochwuchs bei Mädchen

W. Hoepffner, H. Willgerodt, E. Keller

Vorbemerkungen

Hochwüchsig sind Kinder, deren Körpergröße über der 97. Perzentile für ihr Lebensalter bzw. um mehr als 2 SD (Faustregel: um 10% oder mehr) über dem altersbezogenen Mittel liegt.

Zu Prinzipien der Größenmessung und der Benutzung von Normkurven und -tabellen s.a. Kapitel Minderwuchs.

Zur Bestimmung des Knochenalters (KA) genügt die Methode nach Greulich–Pyle (GP) den praktischen Anforderungen. Wegen ihrer differentialdiagnostischen und prognostischen Bedeutung erfordert sie entsprechende Erfahrung.

Differentialdiagnosen
– Konstitutioneller oder familiärer Hw.: Das KA nach GP eilt dem Lebensalter um nicht mehr als 2 SD, d.h. altersabhängig um nicht mehr als 1,5–2 Jahre voraus. Die Körpergröße liegt ab dem 2.–4. Lebensjahr im gleichen „Perzentilenkanal".
– Konstitutioneller Entwicklungsvorsprung: Das KA ist um mehr als 2 SD höher als das Lebensalter, die Pubertätszeichen entsprechen dem KA. Die Wachstumsprognose (Wp.) liegt zumeist im Normbereich.,
– Marfan-Syndrom (s. Anhang).
– Sotos-Syndrom mit normaler Wachstumsprognose (s. Anhang).
– Sexuelle Frühreife und Adrenogenitales Syndrom: Gekennzeichnet durch spezielle klinische Zeichen. Das KA ist stärker beschleunigt als das Längenalter.
– Hypophysärer Hw.: Tritt praktisch immer erst gegen Ende des 2. Lebensjahrzehnts auf.

1. Diagnostik

1.1 Anamnese
– Körperlänge der Eltern, Großeltern und Geschwister.
– Geburtsgewicht und -länge sowie weitere Längendaten (Kindergarten, Schule).
– Damit Anlegen einer Wachstumskurve.

1.2 Klinische Befunde
– Allgemeine klinische Untersuchung.
– Exakte Messung der Körperlänge.
– Dokumentation der Pubertätszeichen (Pubes, Brust). Menarche? Menses?
– Beurteilung der Körperproportionen und Körperhaltung, insbesondere der Wirbelsäule.
– Röntgenaufnahme der ganzen linken Hand mit Handgelenk.

– Bei Verdacht auf Marfan-Syndrom kardiologische und ophthalmologische Untersuchung.

2. Wachstumsprognosen (Wp.)
– Die Wp. nach Bayley und Pinneau (BP) ergibt bis zu einem KA von 12,5 Jahren einen z.T. deutlich zu niedrigen Wert, danach einen leicht zu hohen Wert.
– Deshalb verwenden wir nach vorläufigen Ergebnissen eigener Untersuchungen im KA-Bereich zwischen 10 und 13 Jahren folgende Korrekturformeln:
  1. Korrigierte Wp. I = 90 + 0,5 mal Wp. nach BP.
  2. Korrigierte Wp. II = 64,3 + 0,65 mal Wp. nach BP.
  3. Abweichung der Wp. nach BP von der tatsächlichen Endgröße: 2mal KA nach BP–27 (negativ = Unterschätzung, positiv = Überschätzung in cm).
– Zusätzlich kann das noch zu erwartende Wachstum (in cm) berechnet werden: 96,5–6,8mal KA nach GP.
– Die Wp. liegt dann im Bereich des Mittelwertes aller Einzelprognosen.
– Vor einer Entscheidung über eine evtl. Therapie sollten mindestens 2 Wp. im Abstand von 6 Monaten vorliegen.

3. Grundsätzliche Bemerkungen zur Therapieindikation bei konstitutionellem Hw.
– Es handelt sich um gesunde Kinder. Die hormonelle Therapie kann mit zwar seltenen, aber schwerwiegenden Komplikationen einhergehen.
– Hw. stellt für Erwachsene weder ein medizinisches noch ein schwerwiegendes psychisches oder soziales Problem dar.
– Sogar im Pubertätsalter geht der Behandlungswunsch nur in etwa 20% von den betroffenen Mädchen selbst aus.
– Soll eine Therapie einen deutlichen Effekt haben, muß sie möglichst im 11. Knochenalterjahr begonnen werden.
– Auf einen Behandlungswunsch wird deshalb nur eingegangen, *wenn die Wp. über 185 cm liegt* (bei progredienter Kyphoskoliose auch darunter). Die Therapie hat unter strengen Kontrolluntersuchungen zu erfolgen. Vor Therapiebeginn müssen die Eltern ihren Wunsch nach Therapie und die Aufklärung über mögliche Nebenwirkungen und Erfolgsaussichten durch Unterschrift bestätigen.

- Bei einem KA von 13 Jahren und mehr hat ein Therapiebeginn keinen Sinn mehr.

4. Durchführung der Therapie
- Täglich kontinuierlich 0,1 mg Ethinylestradiol (5 Tbl. PROGYNON C® oder 4 Drg. AETHINYLOESTRADIOL®). Die Dosis sollte wegen möglicher Übelkeit über 8–15 Tage eingesteigert werden.
  (Über die Therapie mit konjugierten Estrogenen liegen keine eigenen Erfahrungen vor.)
- Zusätzlich vom 1.–10. jeden Monats täglich 2 mg Chlormadinonacetat (GESTAFORTIN®, CHLORMADINON-TABL.®) *oder* 5 mg Norethisterionacetat (PRIMOLUT-NOR-5®, NORETHISTERON-DRG.–5 mg®).
- *Therapiebeendigung:* frühestens bei einem KA von 15 Jahren.

5. Therapiekontrollen

5.1 Klinische Befunde
- Körpergröße, Körpergewicht, Pubertätszeichen, Blutdruck und allgemeine klinische Untersuchung alle 3 Monate.
- Sonographische Untersuchung des inneren Genitale vor Beginn der Therapie.
- Kontrolle des Menstruationskalenders (Blutungsstörungen unter der Behandlung bedürfen der Abklärung. Zumeist sind sie Folge inkonsequenter Medikamenteneinnahme.).

5.2 Laborbefunde
- Oraler Glukosetoleranztest vor und 1/2 und 1 Jahr nach Therapiebeginn, danach jährlich.
- Leberenzyme (ASAT, ALAT, gamma-GT) halbjährlich.
- Lipidstoffwechsel (Cholesterol mit HDL und LDL, Triglyceride, beta-Lipoproteide) halbjährlich.
- Gerinnungsfaktoren (Quicktest, Antithrombin III) halbjährlich.

6. Anhang

6.1 Marfan-Syndrom
- Es ist relativ häufig unter den mit Hw. vorgestellten Kindern.
- Es liegt vor, wenn neben dem Hw. mindestens 2 der folgenden Symptome registriert werden:

Linsenektopie, Myopie, Ablatio retinae, Mitralklappenprolaps, Aortenelongation, Sternum- und/oder Wirbelsäulendeformitäten, Arachnodaktylie, überstreckbare Gelenke, Heredität.
- Eine hormonelle Therapie ist wegen möglicher Verschlechterung der Befunde an Herz und Aorta umstritten.
- Therapie entsprechend Pkt. 4 und 5 deshalb nur mit halbjährlichen kardiosonographischen Kontrollen.

6.2 Sotos-Syndrom
- Großwuchs mit beschleunigtem KA im 1.–4. Lebensjahr bei einer Geburtslänge von 53–56 cm.
- Große Hände und Füße, Makrogenitosomie, großer Hirnschädel, Dolichozephalus, vorgewölbte Stirn, eingesunkene Nasenwurzel, Spitzgaumen, Prognathie.
- Psychomotorische Retardierung.
- Bei Mädchen viel seltener als bei Knaben zu beobachten.

Hodenhochstand

W. Hoepffner, E. Keller, H. Willgerodt

Vorbemerkungen

Von einer hormonellen Therapie des Hodenhochstandes kann wegen der meist vorliegenden anatomischen Besonderheiten nur ein begrenzter Erfolg erwartet werden. Andererseits ist im 1. Lebensjahr mit einer hohen Rate von Spontanheilungen zu rechnen.

1. Untersuchungsmodus

Untersuchungen in warmer Umgebung und entspannter Atmosphäre sowohl im Liegen, im Stehen als auch im Schneidersitz und in der Hockstellung.

2. Nomenklatur
- Pendelhoden: Die Hoden werden bei mehrfachen ärztlichen Kontrollen oder zu Hause im warmen Bad sowohl inguinal

als auch im Skrotum angetroffen. Sie sind eine Normvariante und bedürfen keiner Behandlung.
- Gleithoden: Sie können zwar unter Anspannung der Samenstranggebilde ins Skrotum verlagert werden, gleiten aber immer sofort in ihre Ausgangslage zurück. Sie sind stets behandlungsbedürftig.
- Leistenhoden (retentio testis inguinalis) sind im Inguinalbereich gelegene Hoden, die nicht ins Skrotum manipuliert werden können. Eine Abgrenzung gegenüber einer supra-/epifascialen Ektopie ist klinisch nicht möglich.
- Kryptorchismus: Die Hoden sind auch durch erfahrene Untersucher nicht tastbar. Eine Retentio testis abdominalis ist von der bilateralen Anorchie, die keiner Therapie bedarf, durch den HCG-Test abzugrenzen.

3. Therapie

3.1 Alter bei Therapie
Nicht vor, aber auch nicht wesentlich nach Ende des 1. Lebensjahres.

3.2 Eine Operation ist primär durchzuführen bei
- Hodenhochstand mit Begleithernie,
- Hodenektopie,
- Hodenhochstand nach inguinaler Voroperation,
- Hodenhochstand in der Pubertät.

Das operative Vorgehen muß kinderchirurgisch versierten Operateuren vorbehalten bleiben.

3.3 Kombinierte GnRH-HCG-Behandlung
- Zunächst dreimalige tägliche Gabe (3mal 2 Sprühstöße zu 0,2 mg intranasal) über 4 Wochen von GnRH (KRYPTOCUR®).
- Anschließend über 3 Wochen 1mal pro Woche 1500 I.E. HCG i.m. (CHORAGON®, GONABION®, PREDALON®, PRIMOGONYL®).

4. Weiteres Vorgehen
- Bei erfolgreicher hormoneller Therapie muß eine regelmäßige Nachkontrolle erfolgen, da Rezidive häufig sind. In diesen Fällen kann eine hormonelle Therapie wiederholt werden.

- Bei erfolgloser hormoneller Therapie muß eine operative Korrektur vorgenommen werden.

Hyperthyreose

H. Willgerodt, W. Hoepffner, E. Keller

Definition und Vorbemerkungen

Exzessive Erhöhung der Schilddrüsenhormone im Blut und den übrigen Geweben mit deren klinischen Folgen. Bei Kindern seltene Erkrankung, die vorwiegend Mädchen im Pubertätsalter betrifft. Ursache ist zumeist eine Autoimmunerkrankung (Morbus Basedow), seltener autonome Adenome, TSH-Überproduktion u.a.

In der Initialphase dient die thyreostatische Therapie dem Ziel, durch hohe Dosierung eine rasche Besserung der klinischen Symptome und Beschwerden und eine schnelle Senkung der hohen Schilddrüsenhormonkonzentrationen zu erreichen.

Aufgabe der Langzeitbehandlung ist es, mit möglichst geringen Thyreostatikadosen über einen Zeitraum von 1–1 1/2 Jahren eine Euthyreose zu gewährleisten und therapiebedingte Nebenwirkungen möglichst zu vermeiden.

Die Therapie der Hyperthyreose gehört in die Hände eines erfahrenen pädiatrischen Endokrinologen. Zur Therapie der thyreotoxischen Krise s. Teil 2.

1. Klinische Symptome
- Struma, Exophthalmus.
- Nachlassende Leistungsfähigkeit sowohl körperlich als auch in der Schule.
- Nervosität, Unruhe, Hitzegefühl und Schwitzen, Tachykardie, Gewichtsabnahme trotz starker Zunahme des Appetits, Haarausfall. Bei pubertären Mädchen häufig sekundäre Amenorrhoe.

2. Diagnostik

2.1 Klinisch

Die Merseburger Trias, bestehend aus Struma, Tachykardie und Exophthalmus, ist für die immunogene Hyperthyreose (M. Basedow) beweisend.

2.2 Endokrinologisch
- Unbedingt T_3–, T_4– und TSH-Konzentration im Blut.
 (T_3 >3 nmol/l bzw. 195 ng/dl [selten isolierte T_3-Erhöhung], T_4 >200 nmol/l bzw. 15,5 µg/dl, TSH <0,1 mE/l bzw. 0,1 µE/ml).
- TRH-Test
 Bei typischer Befundkonstellation verzichtbar.
 Ansonsten fehlender TSH-Anstieg.
 Cave: Keinen TRH-Test bei Verdacht auf Vorliegen eines dekompensierten autonomen Adenoms! Provokation einer thyreotoxischen Krise möglich!

2.3 Immunologisch
- TSH-Rezeptor-Antikörper (TRAK): bei 80 bis 90% der Basedow-Hyperthyreosen erhöht (über 20 E/l).
- Thyreoidale Peroxidase (TPO)-Antikörper: bei 90% der unbehandelten Patienten erhöht (>100 E/ml).

Kommentar: Die immunologische Diagnostik ist bei fehlenden klinischen Zeichen (Merseburger Trias) wichtig zur sicheren Abgrenzung der Basedow-Hyperthyreose gegenüber einem autonomen Adenom, außerdem zur Verlaufskontrolle und Entscheidung über die Beendigung der Therapie (s.a. Pkt. 3).

2.4 Bildgebende Verfahren
- Sonographie
 Typisches Echomuster bei immunogener Hyperthyreose.
 Unverzichtbar zum Ausschluß evtl. nicht palpabler Knoten!
- Szintigraphie mit Technetium-Pertechnetat
 Nicht unbedingt erforderlich bei Vorliegen einer Merseburger Trias bzw. endokriner Orbitopathie und/oder bei erhöhten Antikörper-Titern.
 Bei negativen Antikörper-Resultaten unbedingt durchführen zum Nachweis bzw. Ausschluß eines dekompensierten autonomen Adenoms!

3. Therapie

3.1 Vorbemerkungen

Bei Kindern ist die thyreostatische Therapie mit Thioharnstoffderivaten die Methode der Wahl. Radiojodtherapie bedeutet zu hohe Strahlenbelastung, Operation Gefahr der permanenten Hypothyreose. Lithiumsalze und Perchlorate scheiden wegen toxischer Nebenwirkungen aus.

3.2 Initiale Therapie auf Station (Thyreotoxische Krise s. Extrakapitel)
– Methimazol (THIAMAZOL®, METHIMAZOL®, FAVISTAN®, THYROZOL®)
 Dosis: 30 mg/1,73 m² KO/24 Std. (in schweren Fällen bis 60 mg), aufgeteilt auf 3 Gaben
– *oder*
 Carbimazol (CARBIMAZOL®)
 Dosis: 30–40 (–60) mg/1,73 m² KO/24 Std., aufgeteilt in 3 Gaben.
– Zusätzlich in schweren Fällen
 Propranolol (OBSIDAN®, DOCITON®) während 4–6 Wochen (nicht als Monotherapie geeignet).

3.3 Dosisreduzierung
– Nach 7–10 Tagen abhängig vom klinischen Befund und T_4 und T_3 i.S. um ein Drittel der Initialdosis.
– Entlassung in ambulante Kontrolle nach 10–14 Tagen mit 15–20 mg Methimazol bzw. Carbimazol/1,73 m² KO/24 Std., verteilt auf 3 Gaben.

3.4 Langzeittherapie ambulant
– Methimazol
 Dosis: 5– maximal 10 mg/1,73 m² KO/24 Std., verteilt auf 2 Gaben.
– Bei Wiederanstieg von TSH auf erhöhte Werte und/oder Strumawachstum zusätzlich Levothyroxin (L-THYROXIN® Henning, L-THYROXIN® Berlin-Chemie, EUTHYROX® Merck),
 Dosis: 50–100 µg/24 Std., einmalig morgens.
– Nach 1–1 1/2 jähriger Therapie mit konstant normalen Hormonwerten und Antikörpertitern Thyreostatikagaben unter 2monatiger Kontrolle im Verlauf von 6 Monaten schrittweise

beenden. Lassen sich Hormonwerte und Antikörper nicht normalisieren, ist kein Therapieabbau möglich.
- Erneuter Anstieg von Hormonwerten und Antikörpern kündigt ein Rezidiv an: Therapie wieder beginnen bzw. Dosis steigern. Mehrzahl der Rezidive im 1. Halbjahr nach Therapieende!

3.5 Operation bei
- dekompensierten autonomen Adenomen (erst nach erreichter Euthyreose),
- großen Strumen,
- schlechter Compliance;
- nicht bei Rezidivneigung allein (mehrfache Behandlungszyklen sind möglich).

4. Kontrollen

4.1 Klinische Befunde
- Allgemeiner klinischer Status, Somatogramm.
- Volumenkontrolle (auch sonographisch) der SD (Thyreostatika wirken strumigen!).
- Auf Nebenwirkungen achten:
  Juckreiz, flüchtige Exantheme,
  gastrointestinale Beschwerden,
  Cholestase,
  Leuko-, Granulo-, Thrombozytopenie, Panzytopenie (können sich innerhalb weniger Tage entwickeln, verdächtig dafür sind hochfieberhafte Zustände),
  Arthralgien, lupusähnliche Symptome.
- Ophthalmometrie nach Hertel alle 3 Monate.

4.2 Laborbefunde
- Ganzes Blutbild; Urinstatus; ALAT, γ–GT i.S.:
  anfangs wöchentlich,
  auch bei jedem Infekt mehrfach,
  später monatlich, dann vierteljährlich.
- TSH, T_3, T_4, TRAK, TPO i.S.:
  bei Dosisänderungen,
  sonst alle 3 Monate.
- Rö. linke Hand (Knochenalter) halbjährlich.

5. Zusätzliche Maßnahmen
- Körperliche Schonung, auch bei medikamentös erreichter Euthyreose.
- Befreiung vom Sportunterricht während der medikamentösen Therapie.

Hypertonie

R. Schille, D. Hörmann

Vorbemerkungen

Die arterielle Hypertonie ist ein Risikofaktor ersten Ranges für die Entwicklung der Arteriosklerose. Bei Kindern vom 3. Lebensjahr an sollte deshalb einmal jährlich der Blutdruck gemessen werden.

Ursächlich handelt es sich überwiegend um eine *primäre* oder essentielle Hypertonie. Der Anteil der *sekundären* Formen beträgt nur ca. 5–15%. Je früher eine Hypertonie auftritt und je höher die Blutdruckwerte sind, um so wahrscheinlicher ist sie sekundären Ursprungs (vorwiegend auf der Basis renaler Erkrankungen).

Einteilung der Hypertonie
- *Milde* Hypertonie: Blutdruck <10 mm Hg oberhalb der 95. Perzentile.
- *Mittelschwere* Hypertonie: Blutdruck 10–30 mm Hg oberhalb der 95. Perzentile.
- *Schwere* Hypertonie: Blutdruck >30 mm Hg oberhalb der 95. Perzentile.

Die paraklinische Diagnostik muß sich im Umfang bzw. in der Auswahl der Untersuchungen vor allem nach den in Frage kommenden Grundkrankheiten richten, dabei handelt es sich im wesentlichen um:
- Nierenerkrankungen (parenchymatös/vaskulär),

- Herzerkrankungen (Aortenisthmusstenose, Zustand nach Herz-OP mit Vorliegen eines erhöhten Sympathikotonus),
- Zerebrale Erkrankungen (erhöhter intrazerebraler Druck bei Ödem, Blutung, Hydrozephalus),
- Endokrine Ursachen (Hyperthyreoidismus, NNR-Hyperplasie/Adenom, Hyperparathyreoidismus),
- Neoplasien (Phäochromozytom, Neuroblastom, Phakomatosen),
- Medikamentennebenwirkung (Kortikosteroide, Theophyllin, Katecholamine, Cyclosporin A, Antihypertensiva-Rebound Hypertension).

1. Anamnese

1.1 Familienanamnese
- Eltern oder Geschwister mit Hypertonie?
- Herzinfarkt vor dem 55. Lebensjahr?
- Fettstoffwechselstörungen, Diabetes mellitus, Adipositas?
- Nierenerkrankungen?

1.2 Eigenanamnese
- Postnataler Nabelvenenkatheter
- Harntraktinfektionen, unklare Fieberzustände, Dysurie, Hämaturie, Nykturie, Ödeme,
- Schwindel, Kopfschmerz,
- Chronische Erkrankungen,
- Medikamente, Nikotin, Alkohol,
- Eßgewohnheiten,
- Drogenmißbrauch,
- Zeitweise Zittern, Hitzegefühl, Gesichtsröte?

2. Klinische Untersuchung
- Klinischer Status unter besonderer Beachtung von: Adipositas, Fettverteilung, Striae, Körpergröße, Ödemen, Hautveränderungen (Café-au-lait-Flecke), Exanthem.
- Sorgfältige Palpation von Abdomen und Nierenlager.
- Auskultation von Herz und Gefäßen (auch abdominal).
- Palpation der Pulse an Armen, Leistenbeugen, Fußrücken.

3. Blutdruck

3.1 Blutdruckmessung unter standardisierten Bedingungen:
- Messung in der Regel am rechten Arm, einmal auch an allen Extremitäten,

- Meßpunkt in Herzhöhe,
- Altersentsprechende Manschettengröße (2/3 der Oberarmlänge)
- Druckablaßgeschwindigkeit ca. 2 mm/sec oder weniger,
- Ablesen des diastolischen Drucks beim ersten von zwei aufeinanderfolgenden gedämpften Tönen,
- Kein Auf- oder Abrunden.

3.2 Blutdruck-Tagesprofil

3.3 Bewertung
- Ein nur einmal ermittelter normaler Blutdruckwert schließt eine fixierte Hypertonie aus.
- Höhere Werte bei nur einem Meßvorgang erlauben keine verbindliche Aussage.
- Kontrolle des Erstbefundes mittels zweier weiterer Messungen nach psychischer/physischer Entspannung.
- Bestätigt sich die Druckerhöhung, dann müssen zwei weitere Kontrollen im Abstand von vier bis sechs Wochen durchgeführt werden (bei milder Hypertonie).
- Zusätzlich Fahrradergometrie (Feststellung der Disposition zum Belastungshochdruck).
- Blutdruckwerte oberhalb der 95. Perzentile des entsprechenden Alters (Abb. 1 und 2) werden als Hypertonie definiert.
- *Beachte:* Engere Korrelation des Blutdrucks zur Körpergröße und positive Korrelation zum Körpergewicht!
- Grenzwertige Blutdruckerhöhungen werden selten bei sekundären Hypertonieformen gefunden.

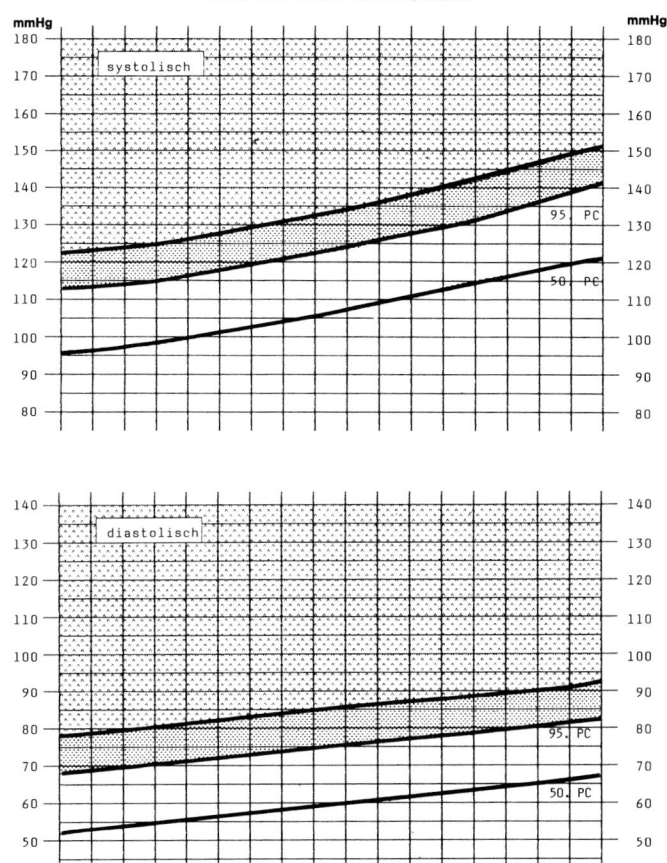

BLUTDRUCK MÄDCHEN

Abbildung 1

BLUTDRUCK JUNGEN

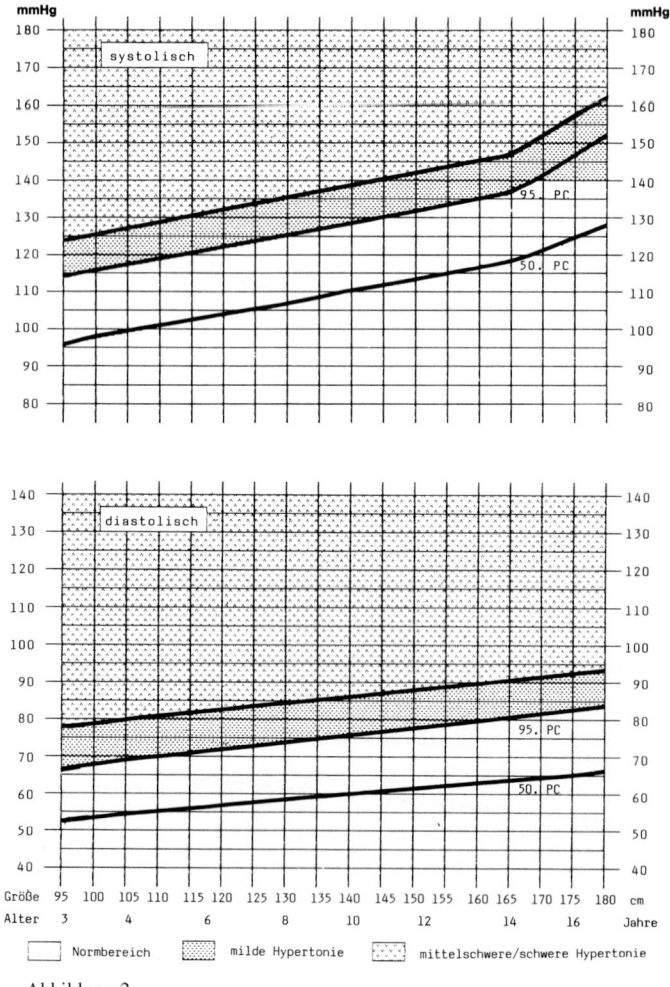

Abbildung 2

4. Paraklinische Diagnostik

4.1 Basisprogramm
- *Blut:*
  Blutbild, BSR, CRP,
  Blutglukose,
  Eiweiß, Albumin,
  Kreatinin, Na^+, K^+,
  Ca^{++}, Phosphor,
  Triglyzeride, Cholesterol.
- *Urin:*
  Eiweiß, Glukose, Azeton, Zellen,
  Keimzahl, Keimart, Resistenzspektrum,
  Vanillinmandelsäureausscheidung/24 Std.,
- Augenhintergrund,
- EKG, RöA Thorax, ggf. Echokardiographie,
- Sonographie Abdomen, speziell Nieren, Nebennieren.

4.2 Ergänzende Diagnostik auf der Grundlage klinischer Befunde und der Befunde des Basisprogramms
- *Serum:*
  Eiweißelektrophorese,
  Zirkulierende Immunkomplexe, Komplement C_3, C_4, CH_{50},
    Immunglobuline, Auto-AK,
  Parathormon, Adrenalin, Noradrenalin,
  Renin, Aldosteron
- *Urin:*
  Konzentration, Katecholamine, Elektrolyte
- *Bildgebende Diagnostik:*
  Sonographie der Nieren (Nachweis von Fehlbildungen, entzündlichen Erkrankungen, Stauungen).
  Die Dopplersonographie zeigt Strömungsänderungen durch Anstieg des peripheren Gefäßwiderstandes an, die einerseits durch eine Nierenarterienstenose, andererseits auch durch eine Nierenparenchymerkrankung bedingt sein können, somit ein sensitiver, aber nicht spezifischer Befund.
  Ausscheidungsurographie (in der Regel bei pathologischem Sonographiebefund). Die sog. Hypertonie-Urographie ist unzuverlässig und als Screening nicht geeignet.
  MCU (bei refluxverdächtigen Befunden).

Renovasographie (bei begründetem klinischen Verdacht auf Nierenarterienstenose und/oder pathologischen Befunden [z.B. Doppler-Sonographie], kombiniert mit Reninbestimmung in beiden Nierenvenen und der Vena cava inferior).

Bei Verdacht auf
- Nebennierenerkrankung: Sonographie, ggf. CT.
- Zerebrale Erkrankung: CT.
- Kardiale Erkrankung: Rö.-Thorax, Echokardiographie.

5. Therapie

5.1 Nichtmedikamentöse Therapie
- Nur bei milder, essentieller Hypertonie ist in erster Linie eine nichtmedikamentöse Therapie zu empfehlen.
- Körperliche Konditionierung (ausdauerbetonter Freizeitsport) in Kombination mit psychischer Konditionierung.
- Normalisierung eines bestehenden Übergewichtes.
- Ernährungsberatung: Kost kochsalz- und fettreduziert, Flüssigkeitsbeschränkung $\leq 1,5$ l/24 Std., ungesättigte Fettsäuren vorteilhaft.
- Rauchverbot, kein Alkoholabusus.

5.2 Indikation für eine medikamentöse Therapie bei mildem Hochdruck
- Pathologische Belastungsreaktion.
- Hochdruckkomplikationen in der Familie.
- Hinweise auf Organschäden (Herzvergrößerung, linksventrikuläre Hypertrophie, Fundus hypertonicus).
- Zusätzliche Arterioskleroserisiken (Diabetes mellitus, Hyperlipidämie).
- Renale Erkrankungen.

5.3 Grundsätze der medikamentösen Therapie der essentiellen und nephrogenen Hypertonie
- Wesentliche Kriterien bei der Auswahl der geeigneten Pharmaka sind Ätiologie und Schweregrad der Hypertonie.
- Bei leichten Hypertonieformen ist Monotherapie oft ausreichend.
- Bei mittelschweren und schweren Formen Kombinationstherapie, d.h. Anwendung von Antihypertensiva mit unterschiedlichen Wirkmechanismen (dadurch Erhöhung des therapeutischen Effektes, Dosis der Einzelkomponente kann reduziert werden, Begrenzung der Nebenwirkungen).

- Wirkungen der Antihypertensiva auf die renale Hämodynamik beachten, bei gegebener Indikation vorzugsweise Kalzium-Antagonisten und ACE-Hemmer anwenden.
- Bei Verschlechterung des Grundleidens ist eine zusätzliche krisenhafte Blutdruckerhöhung möglich (s.a. Kapitel Hypertensiver Notfall).

5.4 Therapeutischer Stufenplan bei essentieller und nephrogener Hypertonie

a) Monotherapie mit β-Blocker (OBSIDAN®, DOCITON®), Kalzium-Antagonist (NIFEDIPIN RATIOPHARM®, ADALAT®, CORINFAR®), ACE-Hemmer (CAPTOPRIL®, LOPIRIN®).
b) Kombination eines Präparates der Stufe I mit einem Saluretikum (DISALUNIL®, ESIDRIX®).
c) Kombination aus Präparaten der Stufe I plus Saluretikum.
d) Zusätzlich vasodilatierendes Medikament Prazosin (PRAZOSIN RATIOPHARM®, ADVERSUTEN®), Dihydralazin (DEPRESSAN®, NEPRESOL®), Minoxidil (LONOLOX®, MINONA®).

Hypothyreose des Klein- und Schulkindes

H. Willgerodt, W. Hoepffner, E. Keller

Vorbemerkungen

Sekundäre (hypophysäre) und tertiäre (hypothalamische) Hypothyreosen werden durch das Neugeborenen-Screening nicht erfaßt. Bei Zungengrundschilddrüsen kann die Hormonproduktion in den ersten Lebensmonaten und -jahren noch ausreichend sein und erst danach allmählich dekompensieren. Die anamnestischen und klinischen Zeichen können dezent sein. Bei Minderwuchs ist immer daran zu denken. Die Substitution mit

Schilddrüsen(SD)-Hormonen ist für eine normale körperliche und geistige Entwicklung unbedingt erforderlich.

1. Anamnese
- Zunächst normale altersgerechte Entwicklung in den ersten Lebensmonaten bis -jahren.
- Allmähliches Zurückbleiben der intellektuellen Entwicklung.
- Auffallend ruhige, folgsame Kinder mit großem Schlafbedürfnis.
- Gute Gewichtszunahme trotz mäßigen Appetits.

2. Klinische Zeichen
- Verlangsamung der Wachstumsgeschwindigkeit, Minderwuchs!
- Knochenalter stärker retardiert als Längenalter!
- Verzögerte Zahnentwicklung.
- Geistige Entwicklung mehr oder weniger beeinträchtigt.
- Trockene Haut, trockenes Haar, heisere Stimme.
- Großes Schlafbedürfnis, Kälteintoleranz.
- Obstipation.
- Hypochrome Anämie.
- Plumper Körperbau, tatzenförmige Hände und Füße.

3. Diagnostik

3.1 Standardprogramm
- Rö. linke Hand (Knochenalter).
- T_3, T_4, TSH i.S.
- TRH-Test mit Bestimmung von TSH i.S.
- SD-Sonographie, danach ggf. Indikation zu SD-Szintigraphie mit Jod oder Technetium-Pertechnetat (immer indiziert bei Verdacht auf oder z.A. von Ektopie der SD).

3.2 Spezielle Untersuchungen
- SD-Antikörper (Thyreoiditis?).
- TBG (Thyroxinbindendes Globulin) bei stark erniedrigter T_3- und T_4-Konzentration und normalem TSH, zusätzl. fT_4 und fT_3.

3.3 Typische Befundkonstellationen
- Thyreoiditis: Antikörper gegen Thyreoglobulin (TAK) und gegen Thyreoidale Peroxidase (TPO-AK) in der floriden

Phase erhöht, T_4 und T_3 anfangs normal, seltener erhöht, im weiteren Verlauf erniedrigt.
- Sekundäre (hypophysäre) Hypothyreose: Basale TSH-Werte niedrig, nach TRH kein oder nur minimaler Anstieg.
  TSH-Mangel häufig mit anderen Ausfällen (STH, LH/FSH und ACTH) kombiniert.
- Tertiäre (hypothalamische) Hypothyreose: TSH basal erniedrigt, nach TRH verspäteter und verstärkter Anstieg mit verzögertem Abfall. Bei Verdacht oder zum Nachweis TRH-Test mit Blutentnahmen für TSH auch nach 45, 60, 90 und 120 min.

4. Therapie und Therapiekontrollen
Siehe Vorbemerkungen und Pkt. 4 im Kapitel Angeborene Hypothyreosen (im Teil 1).

5. Weitere Maßnahmen
- Befreiung von der Zensierung im Sportunterricht, bei Störungen der Koordination und Tiefensensibilität zusätzlich auch von Übungen wie Turnen am Schwebebalken und Barren und speziellen gymnastischen Übungen.
- Durchführung von Schutzimpfungen unter Beachtung der üblichen Kontraindikationen möglich.
- Bei der Berufswahl sollte u.a. von Tätigkeiten abgeraten werden, die besonders hohe Anforderungen an manuelle Geschicklichkeit stellen.

Immundefekte, Abwehrschwäche

M. Borte

Vorbemerkungen

Zur Minimierung von Zeit, Kosten und der Belastung für Patienten und deren beunruhigte Eltern sollte man immer nach einem Stufenplan von der orientierenden Basisdiagnostik

(Screening) zur weiterführenden bzw. hochspezialisierten Diagnostik vorgehen.

Hinweise auf einen Immundefekt (ID) ergeben sich schon aus exakter Anamnese, genauer klinischer Untersuchung und erst sekundär aus auffälligen Laborbefunden.

Bei Erhärtung des Verdachtes auf einen ID ist eine enge interdisziplinäre Zusammenarbeit zwischen Hausarzt, Pädiater und pädiatrischem Immunologen erforderlich. Bevor eine spezifische Therapie eingeleitet wird, die oft lebenslänglich notwendig und teilweise sehr kostspielig ist, muß der spezielle Typ eines ID gesichert sein.

Grundsätzlich sind alle Geschwister mitzuuntersuchen, wenn bei einem Kind einer Familie ein ID festgestellt wurde. Bei vererbtem Leiden ist eine fundierte genetische Beratung erforderlich.

1. Anamnestische und klinische Hinweise für einen ID

– *Positive Familienanamnese.*
– *Infektionen:* Polytop, ungewöhnlich häufig, ungewöhnlich schwer, ungewöhnlich therapieresistent, rezidivierend mit demselben Erreger, unerwartetes Erregerspektrum („opportunistische" Infektionen z.B. durch Pneumocystis carinii, Staph. epidermidis, Candida, Aspergillus, Toxoplasma, versch. Viren).
  Atypische Mykobakterieninfektion, Abszesse und Pyodermien.
– *Ungewöhnliche Impfreaktionen:* Kein oder ungenügender Impfschutz nach Routineimpfungen (auch wiederholt durchgemachte typische Kinderkrankheiten). Pathognomonisch sind die generalisierte BCGitis nach Impfung, die Impfenzephalitis nach oraler Polio-Lebendimpfung, die Masern-Impferkrankung.
– *Allgemeinsymptome:* Anhaltend wäßrige Durchfälle, Hepatosplenomegalie, Fieber unklarer Genese, Wachstums- und Gedeihstörung.
– *Begleiterscheinungen* bestimmter ID können sein: Typische Facies, verzögerter Abfall der Nabelschnur, endokrine Störungen, Ekzem, Thrombozytopenie, Ataxie, Teleangiektasie, Zwergwuchs, partieller Albinismus, Knorpel-, Haarhypoplasie, Herzmißbildungen, Arthritis, Bronchiektasen, Rippenauftreibungen, Thymusaplasie, Thymom.

2. Auf einen ID hinweisende Laborbefunde
- Leukozytopenie
- Lymphozytopenie
- Eosinophilie
- Niedrige BSR trotz schwerer Infektion
- Fehlende Isoagglutinine
- Fehlende HLA-Antigene
- Erhöhung der Konzentration aller Immunglobuline i.S.

3. Ausschlußdiagnosen, bei denen ID-Abklärung nicht indiziert ist
- Häufige grippale Infekte ohne Beeinträchtigung.
- Chronischer Husten bei gut gediehenem Kind.
- Monotope Infektionen.

Immer *lokale* Ursachen rezidivierender monotoper Infektionen ausschließen, bevor systemische ID-Diagnostik erfolgt:
- Reflux oder Fehlbildungen bei rezidivierender Harnwegsinfektion.
- Liquorfistel bei rezidivierender Meningitis.
- Allergische Rhinitis oder adenoide Vegetationen bei rezidivierender Otitis media.
- Verletzungen oder Verbrennungen bei Hautinfektionen.
- Fremdkörperaspiration, Bronchus- oder Trachealstenose, defekte Zilienfunktion (Zilien-Dyskinesie-Syndrom), gestörte mucociliäre Clearance nach Schleimhautschädigung (Asthma bronchiale, bronchopulmonale Dysplasie) bei rezidivierenden respiratorischen Infektionen.
- Grunderkrankungen nichtimmunologischer Art, die für die gesteigerte Infektionsanfälligkeit verantwortlich sein können: Mucoviszidose, Zöliakie, atopische Dermatitis, Allergien (respiratorisch, intestinal), Eiweißverlustsyndrome, Rezirkulationsvitien, maligne Erkrankungen.

4. Laboruntersuchungen zur ID-Abklärung

4.1 Mikrobiologischer Erregernachweis
Er ist bei jeder manifesten Infektion unbedingt anzustreben, da bestimmten Infektionserregern ein bestimmter Immundefekt zugrunde liegen kann und es umgekehrt für bestimmte Immundefekte typische Infektionserreger gibt:

- Bei *T-Zell-Defekten* findet man schwere Virus- (EBV, Zytomegalie-, Herpes simplex-, Herpes zoster-Virus) und Pilzinfektionen (Candida, Aspergillus, Cryptococcus), aber auch Infektionen durch Protozoen (Pneumocystis carinii), Cryptosporidien, Toxosplasmen und bestimmte Baktcricn (Mykobakterien, Listerien).
- Bei *B-Zell-Defekten* überwiegen bakterielle Infektionen.
- Bei kombinierten T-B-Zell-Defekten findet man überwiegend die Erreger, die bei T-Zelldefekten gefunden werden.
- Bei *Granulozyten-Defekten* stehen bakterielle Infektionen mit S. aureus im Vordergrund, häufig sind aber auch Pilzinfektionen (Candida, Aspergillus) und mykobakterielle Infektionen mit meist schweren Verläufen.
- Bei einigen *Komplementdefekten* treten rezidivierende Pneumokokken- und Meningokokken-Infektionen auf.

4.2 Hämatologische und klinisch-chemische Basisdiagnostik
- *Blutbild* (Hämoglobin, Hämatokrit, Erythrozytenzahl und -morphologie, Leukozytenzahl, Lymphozytenzahl, Monozytenzahl, Eosinophile, Blasten).
- *BSR* und *CRP*.
- *Serumeiweiß-Elektrophorese* (Dysproteinämie?).
- *Eisen*, Transferrin.
- *Spurenelemente* (bes. Selen, Lithium, Zink und Magnesium).
- „Leber-" und „Nierenwerte" u.a. Laborwerte je nach Klinik.

4.3 Immunologische Basisdiagnostik (Immunscreening)
4.3.1 B-Lymphozyten:
- Quantitative Bestimmung von IgG, IgA, IgM und IgE sowie der IgG-Subklassen (IgG1–4).
- Nachweis natürlicher Antikörper (AB-Isohämagglutinine, spiegeln die IgM-Antikörperantwort wider).
- Nachweis von Impf- und/oder Erkrankungsantikörpern als IgG-Antikörperantwort gegen Proteinantigene (Diphtherie, Tetanus, Influenza) oder gegen Polysaccharidantigene (Pneumokokken, H. influenzae).
- Nachweis zirkulierender Immunkomplexe i.S.

4.3.2 T-Lymphozyten
- Absolute Lymphozytenzahl im peripheren Blut.
- Hauttestung mit Multitest Merieux® (Intrakutantest mit Recall-Antigenen).

4.3.3 Granulozyten
- Gesamtzahl im peripheren Blut (mehrfach!).
- Granulozytenmorphologie.

4.3.4 Monozyten
- Gesamtzahl im peripheren Blut.

4.3.5 Komplement
- Totales hämolytisches Komplement (CH50).
- AP50 (Globaltest für alternativen Aktivierungsweg).
- C3 und C4 quantitativ.
- C1-Esterase-Inhibitor (bei Verdacht auf hereditäres angioneurotisches Ödem, s.a. Kapitel „Urtikaria und Angioödem").

4.4 Weiterführende/ hochspezialisierte immunologische Diagnostik

4.4.1 B-Lymphozyten
- Gesamtzahl der B-Zellen (CD20, FACScan) und ggf. Differenzierung weiterer Oberflächenmarker (Immunglobulinmarker).
- Immunglobulinsynthese in vitro unter Stimulation durch PWM (Pokeweed-Mitogen).
- Sekretorisches IgA und Immunglobulinsubklassen IgA1 und IgA2 bei selektivem IgA-Mangel.
- Lymphknotenhistologie.

4.4.2 T-Lymphozyten
- Gesamtzahl der T-Zellen und der T-Zell-Subpopulationen (CD3, CD4, CD8, FACScan). CD4+-Zellen=T-Helfer-Zellen, CD8+-Zellen=T-Suppressor-Zellen. Ggf. Differenzierung weiterer Oberflächenmarker mittels monoklonaler Antikörper.
- In vitro-Stimulierbarkeit (Lymphozytentransformationstest, LTT) mit Mitogenen (PHA, ConA, PWM) und Antigenen (PPD, Candidin, Tetanus-Toxoid).
- Lymphozytotoxizitäts-Test (mixed leucocyte culture, MLC).
- Messung der Lymphokin-Produktion (z.B. IL-2, IL-3, IL-6, Interferon-γ).

4.4.3 Granulozyten
- Granulozytenfunktionsteste: Adhärenz, Chemotaxis, Phagozytose (Ingestion), Bakterizidie, NBT-Test, Chemilumineszenz, Superoxidproduktion.
- Knochenmark-Zytologie (Reifungsstopp bei Neutropenie).

- Enzymdefekte: Myeloperoxidase, Glukose-6-Phosphat-Dehydrogenase, Cytochrom-b.
- Zellwand-Glykoprotein-Defekte: Adhäsionsproteinmangel LFA$_1$, CR3.

4.4.4 Monozyten
- Differenzierung von Oberflächenmarkern (FACScan).
- Messung der Zytokin-Produktion (z.B. IL-1, IL-6, Prostaglandine).

4.4.5 Komplement
- Einzelkomponenten (quantitativ und funktionell).

4.4.6 Zusatzuntersuchungen
- Enzymbestimmung bei kombinierten oder reinen T-Zell-Defekten: Adenosindeaminase (ADA), Purin-Nucleotid-Phosphorylase (PNP).
- Transcobalamin II-Messung bei Immundefekt mit megaloblastärer Anämie.
- Bestimmung von Alpha$_1$-Fetoprotein (AFP) und karzinoembryonalem Antigen (CEA) bei Louis Bar-Syndrom (Ataxia teleangiectatica).
- Bestimmung von HLA-Antigenen bei Verdacht auf „bare lymphocyte"-Syndrom.
- Chromosomenanalyse bei den verschiedenen primären Immundefekten.

Kopfschmerzsyndrom

R. Lietz

Vorbemerkungen
Kopfschmerzen sind ein häufiges und teilweise bis in das Kleinkindesalter reichendes (vereinzelt auch im Säuglingsalter

auftretendes) Beschwerdebild von unterschiedlicher Dauer und Lokalisation mit vegetativer Begleitsymptomatik (Übelkeit, Erbrechen, Hyperakusis, Lichtscheu) und Auraempfinden.

Neben der vasovegetativen Ätiopathogenese treten diese Beschwerden oftmals als Begleitsymptomatik auf von
- zahlreichen fieberhaften Erkrankungen (insbesondere Otitis media, Mastoiditis, Sinusitiden),
- Sehstörungen (Refraktionsanomalien) oder
- einem großen Spektrum von neurologischen Erkrankungen (Meningitiden, Enzephalitiden, Hirnabszesse, Schädelhirntrauma, Gefäßmißbildungen, Hirntumoren).

1. Symptomatologie
- Diffuse Schmerzen (pulsierend oder nicht pulsierend) bei fieberhaften Erkrankungen und bei Meningoenzephalitiden.
- Unilaterale Schmerzen (Gefäßmißbildungen, Otitis media und Mastoiditis).
- Wiederholte, zumeist unilaterale Schmerzattacken mit Übelkeit und Erbrechen (Migräne).
- Stirnkopfschmerzen
  Anteflektionskopfschmerzen nach anhaltendem Zug an der Nackenmuskulatur.
  Psychogene Kopfschmerzen bei sensiblen, nachhaltig beeindruckbaren bzw. bei extrem strebsamen, zur Selbstüberforderung neigenden Persönlichkeitsstrukturen.

Cave: Bei den relativ seltenen Hirntumoren findet man oft persistierende Schmerzen über dem Hinterkopf, daneben begleitende neurologische Auffälligkeiten, Krampfanfälle und Psychosyndrome unterschiedlicher Ausgestaltung.

2. Diagnostik

2.1 Grundsätzliche Maßnahmen
- Ausführliche Familienanamnese (familiäre Häufung, Symptomatik, Begleiterkrankungen, Lebensgeschichte) und Eigenanamnese (Schmerzqualität, -lokalisation und -dauer, Leistungseinbußen, Zeitabstände der Symptomatik, Eruierung von Triggermechanismen, bislang versuchte Beeinflussung der Symptomatik).
- Internistische Untersuchung (unter besonderer Berücksichtigung des kardiovaskulären Systems).

- Neurologische Untersuchung.
- Neuroophthalmologische Befundung (Visus, Papille).
- Paraklinische Parameter (Blutbild, Urinstatus, BSR, Kreatinin, ALAT, Säure-Basen-Haushalt).
- Röntgen-Aufnahme des Schädels (mit möglichst gezielter Fragestellung bezüglich der zu untersuchenden Region).

2.2 In Abhängigkeit von den anamnestischen Angaben und der klinischen Symptomatik
- EEG einschließlich Anwendung von Provokationsmethoden
- LP (bei neurologischen Auffälligkeiten)
- Computertomographie des Schädels
- SPECT des Schädels
- Angiographie des jeweils affizierten Gefäßversorgungssystems (A. carotis interna und A. vertebralis).

3. Therapie

3.1 Therapieprinzipien
- Bei Kopfschmerzen im Rahmen einer Infektionskrankheit symptomatische Behandlung mit Analgetika.
- Bei Refraktionsanomalien Korrektur durch eine Brille.
- Bei Hypertension muß nach Klärung der Genese die kausale Therapie erfolgen (s. Kapitel Hypertension).
- Eine orthostatische Dysregulation erfordert neben einer Antihypotonika-Gabe vor allem physiotherapeutische Maßnahmen (Hydrotherapie, Massagen, Bewegungstherapie).
- Bei allen differentialdiagnostischen Überlegungen hat das Erkennen eines raumfordernden intrazerebralen Prozesses Vorrang; eine exakte neuropsychiatrische Untersuchung unter Würdigung von Anamnese und Beschwerdebild kann hierbei in einem hohen Prozentsatz zur Klärung beitragen. Da die Kopfschmerzproblematik sehr oft intrafamiliär eine angstbesetzte Konfliktsituation unterhält, sollte seitens des behandelnden Arztes sehr bald umfassend aufgeklärt werden.
- Migräne-Kalender führen.

3.2 Nichtmedikamentöse Maßnahmen
- Ausreichender Schlaf,
- Regulation der Eßgewohnheiten (Einnahme häufiger kleiner Mahlzeiten statt voluminöser Nahrungsaufnahmen).

- Vermeidung von Nahrungsallergenen bei nachgewiesener Diathese (häufigste Antigene sind: Konservierungsmittel, Lebensmittelfarbstoffe, Käse, Tomaten, Fisch, Schweine- und Rindfleisch, Soja, Mais, Kuhmilch, Eier, Schokolade, Weizenmehl).
- Eine empfehlenswerte oligoantigene Diät besteht aus Fleisch vom Huhn, Kohlenhydraten auf Reisbasis, Gabe einer Gemüseart, Wasser und Vitaminzusatz.
- Analyse von möglichen Trigger-Reizen: Computer-Sucht, übermäßig langanhaltendes und/oder gehäuftes Fernsehen, einförmige Ernährung, sehr langer Schlaf, erschöpfende sportliche Betätigung.
- Roborierende Maßnahmen bei erniedrigtem Blutdruck.
- Erkennen und Behandlung von psychologischen Problemen wie schulische Überforderung, ängstliche Erwartungshaltungen, Termindruck, ehrgeiziger Arbeitsstil, verspannte Arbeitshaltung.
- Verhaltenstherapie in Form der progressiven Muskelrelaxation nach Jacobsen, Biofeedback-Training und Streßbewältigungsstrategien.
- Akupunktur nach eingehender Beratung der Eltern.

3.3 Empfehlungen zur medikamentösen Therapie
- Wenn nach Ausschluß organischer Ursachen für das Kopfschmerzsyndrom die Diagnose *Migräne* gestellt wird, hat die Akuttherapie (AT) die rasche Beeinflussung des akuten Beschwerdekomplexes und die Intervalltherapie (IT) eine Reduzierung bzw. möglichst völlige Verhinderung von Migräne-Attacken zum Ziel.
- Bei der Akuttherapie ist zunächst eine Monotherapie anzustreben, um alle durch medikamentöse Interaktionen möglichen (verstärkt hervortretenden oder unterhaltenen) Kopfschmerzen zu vermeiden.

3.3.1 Akuttherapie (AT)
- Analgetika
  Paracetamol (BENURON® und andere): 5–15 mg/kg KG/24 Std.
  NW: sehr selten Allergien, Knochenmarkdepression.
  Pyrazole (NOVALGIN®) als Reserve-Analgetikum, wenn Paracetamol und Salicylate versagen: 3mal 10–20 mg/kg KG/24 Std.

NW: Magenbeschwerden, sehr selten Knochenmarkdepression.
- Thrombozytenaggregationshemmer
Acetylsalicylsäure (ACESAL®, ASS-ratiopharm®, ASPIRIN®), vor Einnahme Tabletten auflösen: 10–15 mg/kg KG/24 Std.
NW: Magenbeschwerden, erhöhte Blutungsneigung, Auslösen eines Asthma-Anfalls, evtl. Leberschädigung (Transaminasen kontrollieren).
- Kombinierte Migränemittel in Form von Tabletten oder als Suppositorien
MIGRÄNE-KRANIT N®, enthält Paracetamol und Propyphenazon: 1 Supp./ 30 kg KG/24 Std., möglichst frühzeitig verabreichen.

3.3.2 Intervalltherapie (IT)
- Serotoninantagonisten
Iprazochrom (DIVASCAN®): kurmäßige Verordnung von 2mal 1/2 bis 3mal 2 Tabl. über 8–10 Wo., bei Erfolg Reduzierung auf eine noch klinisch relevante Erhaltungsdosis.
- Sekalealkaloide
Dihydroergotaminmesilat (DIHYTAMIN liqu.® und DIHYTAMIN bukk.®), sympathikolytisch wirksam: 2–3mal 10–25 Tropf. tgl. oder 2mal 1/2–3mal 1 Tabl. tgl.
NW: Vasospasmen, Übelkeit, Sehstörungen.
- Thrombozytenaggregationshemmer
s.unter AT
- Antiallergikum
Cyproheptadinhydrochlorid (PERITOL®): 2mal 1/2–2mal 2 Tabl./24 Std.
NW: Gewichtszunahme, erhöhter Augendruck, verstärkte Magen-Darm-Tätigkeit, Auslösung eines Asthma-Anfalls.
- β-Rezeptorenblocker
Propranolol (OBSIDAN®, PROPRA.-ratiopharm® 10, 40, 80, DOCITON®): 1–5 mg/kg KG/24 Std.
NW: Blutdrucksenkung, Muskelschwäche, Bradykardie.

Lipidstoffwechselstörungen

E. Keller, U. Nietzschmann, P. Bührdel

Vorbemerkungen

Eine Untersuchung bei Kindern und Jugendlichen ist nötig bei
- familiärer Belastung mit Lipidstoffwechselstörungen,
- Erkrankungen der Herzgefäße und Durchblutungsstörungen bei den Eltern,
- Vorkommen von Haut-Xanthelasmen und Xanthomen der Sehnen,
- unklaren abdominalen Schmerzzuständen, z.B. Pankreatitis,
- Diabetes mellitus, Gicht, Hypertonie, Adipositas.

Blutabnahme am 12–14 Stunden nüchternen Patienten.

1. Befunde

	Normalwert (2. Lbj.– 18. Lbj.)	familiäre Hypercholesterolämie	familiäre Hyperlipoproteinämie	Lipoprotein-Lipase-Mangel (Bürger-Grütz-Syndrom)
Gesamtcholesterol	2,6–5,7 mmol/l (100–220 mg/dl)	↑↑	↑	n
LDL-Cholesterol	1,3–4,4 mmol/l (50–170 mg/dl)	↑↑	↑	n
HDL-Cholesterol	0,8–1,8 mmol/l (30–70 mg/dl)	↓	↓	n
Gesamttriglyzeride	0,40–1,4 mmol/l (35–120 mg/dl)	meist normal	↑	
Apolipoprotein B		↑ oder n	↑	n
Chylomikronen	nicht nachweisbar	nicht nachweisbar	nicht nachweisbar	↑↑↑

2. Therapierichtlinien

2.1 Allgemeines
- Bei Kindern sollte eine diätetische Einstellung im Vordergrund der Bemühungen stehen. Da in den meisten Fällen keinerlei klinische Symptomatik vorliegt, werden Medikamente über Jahre hinaus nicht eingenommen.
- Viertel- und halbjährliche Kontrolle der Blutfettwerte, des Blutdrucks.
- Ggf. Belastungs-EKG.

2.2 Familiäre Hypercholesterolämie
- Behandlung nötig, wenn:
  Gesamtcholesterol   >5,7 mmol/l (>220 mg/dl)
  LDL-Cholesterol   >4,4 mmol/l (>170 mg/dl)
  Quotient LDL/HDL   >3
- Cholesterolarme Diät: <150 mg/24 Std. bei Kleinkindern; <250 mg/24 Std. bei Schulkindern und Jugendlichen.
- Verzicht auf Eidotter, auf Fett und Butter, reichlich Fisch, Margarine und Pflanzenöle mit hohem Anteil an ungesättigten Fettsäuren.
- Fettrestriktion, insbesondere von tierischen Fetten.
- Evtl. Sojadiät.
- Versuch der Beeinflussung durch Gabe von Colestyramin (QUANTALAN 50®, VASOSAN P®, CHOLESTABYL®), Start mit 1 g/24 Std., allmähliche Steigerung bis maximal 0,6 g/kg KG/24 Std.; aufgeteilt in mindestens 2 Einzeldosen, stets zu den Mahlzeiten nehmen.
  Achtung: Fettlösliche Vitamine und bestimmte Medikamente wie Cumarinpräparate, Herzglykoside und Schilddrüsenhormone werden schlechter resorbiert.
- Anwendung eines HMG-CoA-Inhibitors (z.B. LOVOSTATIN®): bei Patienten älter als 16 Jahre, Start mit 20 mg/24 Std., allmähliche Steigerung bis 40 mg/24 Std. unter Kontrolle der Lipidwerte, einmalige Dosis am Abend.
- In schweren Fällen LDL-Apherese (Blutwäsche der LDL-Partikel).

2.3 Lipoprotein-Lipase-Defekt (Bürger-Grütz-Syndrom)
Strengste Diät: Verzicht auf alle fetthaltigen Lebensmittel, soweit das möglich ist. Ersatz der Fette durch mittelkettige Trigly-

ceride in Form von Öl oder Margarine. Keine medikamentöse Behandlung möglich.

Lymphadenitiden

W. Handrick, D. Brock, F.-B. Spencker, K. Rieske

Vorbemerkungen

Da bei Kindern das lymphatische Gewebe stärker ausgeprägt ist als bei Erwachsenen, kommen Lymphknotenschwellungen (LKS) bei ihnen häufiger vor.

Anamnese und Befunderhebung
- LKS schnell oder langsam entstanden?
- Schmerzen, Berührungsempfindlichkeit, Fieber?
- Verletzungen oder Entzündungen im HNO-Bereich?
- Tierkontakte (insbes. Katzen, Hunde)?
- Zahn-, Ohren-, Halsbeschwerden?
- Kontakt zu Personen mit Tbk?
- Genuß von rohem Fleisch (Toxoplasmose)?
- Allgemeinzustand, Exanthem, Fieber, Hepatosplenomegalie?
- Tonsillitis, Pharyngitis, Otitis, Impetigo, Karies, Parodontose?
- Lokalisation, Anzahl, Ausmaß der LKS?
- Erythem, Ödem, Druckschmerz?
- Lymphknoten miteinander verbacken oder einzeln und gut verschieblich?

1. Akute bakterielle Lymphadenitis

Die meisten entzündlichen LKS im Halsbereich sind bedingt durch virale oder bakterielle Infektionen (Infektionen von Pharynx, Tonsillen, Zähnen, Ohren, Nebenhöhlen).
Differentialdiagnosen: Schwellung bzw. Infektion der Speicheldrüsen, Kieferosteomyelitis, infizierte laterale Halszyste, Thyreoiditis.

1.1 Symptomatik, Diagnostik
- Meist Kinder im Alter von 1–4 Jahren mit Fieber.
- LKS meist einseitig (evtl. nur einzeln) mit Wärme, Druckschmerz.
- Wenn Erregernachweis gelingt (Blutkultur, Eiter, Abstriche), handelt es sich meist um S. aureus oder A-Streptokokken oder um eine Mischkultur aus beiden Spezies.
- Bei Verdacht auf Tbk bzw. Infektion durch atypische Mykobakterien müssen spezielle Nährböden zum Einsatz kommen (Rücksprache mit dem Bakteriologischen Labor).
- Blutbild, BSR, CRP.
- Evtl. Röntgen (Nasennebenhöhlen, Thorax) oder Ultraschall.
- Bei ausgeprägtem Befund Punktion bzw. Inzision, dann Untersuchungsmaterial bakteriologisch und histologisch (Mykobakterien) untersuchen lassen (für den Pathologen Material unfixiert).

1.2 Therapie
- LKS bei Otitis, Sinusitis, Tonsillitis, bilden sich mit deren erfolgreicher Behandlung zurück (evtl. Überweisung zum HNO- oder Zahnarzt).
- Wenn kein eindeutiger behandelbarer Ausgangspunkt vorliegt, evtl. Therapie mit Erythromycin, Cefaclor (PANORAL®), Cefuroximaxetil (ELOBACT®), evtl. auch Clindamycin (SOBELIN®).
- Im Zweifelsfall Kinderchirurgen konsultieren.
  Bei ausgeprägtem Befund Punktion bzw. Inzision.
- Bei Bedarf Antipyretika.

2. Akute nicht-bakterielle Lymphadenitis
- Am ehesten bedingt durch Virusinfekte des Respirationstrakts.
- Eine reaktive Lymphadenopathie im Rahmen eines Virusinfekts benötigt keine Antibiotika.
- Man muß aber auch an Mononucleosis infectiosa (s.d.)., Zytomegalie, Röteln, Toxoplasmose (s.d.) u.a. denken.

3. Subakute bzw. chronische Lymphadenitis colli
Mögliche Ursachen:
Katzenkratzkrankheit, Tularämie, atypische Mykobakteriosen, Toxoplasmose, Tuberkulose, Lues connata u.a.

4. Generalisierte Lymphadenitis bzw. LKS in anderen Körperregionen
- Bei generalisierter Lymphadenitis muß man u.a. denken an: Mononucleosis infectiosa, Zytomegalie, Röteln, Toxoplasmose.
- Bei lokalisierten LKS 1 Woche – 1 Monat nach Verletzungen durch Hund oder Katze kann es sich um eine Infektion durch Pasteurella multocida oder um die Katzenkratzkrankheit handeln.

5. LKS und Verdacht auf malignes Lymphom

5.1 Symptome und Befund
- Meist ältere Kinder.
- Besonders verdächtig sind LKS in der hinteren supraklavikulären Region.
- Die LKS sprechen auf die Therapie nicht an bzw. werden nicht kleiner, u.U. sogar größer.
- Keine Schmerzen, keine Berührungsempfindlichkeit.
- LKS meist fest, evtl. fixiert und nicht verschieblich.
- Verdächtig sind: beeinträchtigter Allgemeinzustand, Gewichtsabnahme, nachlassende Leistungsfähigkeit.

5.2 Vorgehen
- Gründliche klinische Untersuchung.
- Blutbild, BSR, evtl. Röntgen und/oder Ultraschall.
- Spezialisten konsultieren (stationäre Aufnahme? Lymphknotenexstirpation? Sternalpunktion?).
- Material für die histologische Untersuchung nativ einschikken.

6. Generalisierte Lymphadenopathie durch andere Ursachen
Man muß denken an: Lupus erythematodes, Rheumatoidarthritis, Kawasaki-Syndrom, Arzneimittel-Unverträglichkeit, Histiocytosis X u.a.

Diagnostik bei Minderwuchs

E. Keller, W. Hoepffner, H. Willgerodt

Definitionen

Ein *Minderwuchs* liegt vor, wenn die Körpergröße unter der 3. Perzentile (ca. −2 SD) der Altersnorm liegt. Von *Kleinwuchs* spricht man, wenn die Körpergröße zwischen der 3. und der 10. Perzentile der Altersnorm liegt. Empfohlene *Perzentilenkurven*: Brandt und Reinken, Clin. Paediatr. (1988) 2451–2456, oder (besser) Prader, Largo et al., Helv. Pediatr. Acta, Suppl. 52 (1989) mit allen weiteren wichtigen Normdaten.

Noch wichtiger ist das Feststellen einer Wachstumsstörung: Sie liegt vor, wenn die jährliche *Wachstumsgeschwindigkeit* die altersbezogene 25. Perzentile unterschreitet (<8,0 cm/Jahr bei einem 2jährigen Kind; <7,0 cm/Jahr bei einem 3jährigen Kind; <6,0 cm/Jahr bei einem 4–6jährigen Kind und <4,0 cm/Jahr bei einem älteren Kind bis zum Pubertätsbeginn). Der Abstand zweier Messungen sollte im 1. Lebensjahr mindestens 3 Monate, im 2. bis 5. Lebensjahr 4 Monate, ab dem 6. Lebensjahr 6 Monate betragen.

1. Standard-Deviation-Score (SDS):

(Vielbenutztes Maß für Größenabweichungen)

Anwendung: für Körpergröße und Wachstumsrate, nicht für Körpergewicht (da keine Gaußsche Normalverteilung).

Zweck: Vergleichbarmachen der Abweichungen von den statistisch ermittelten Normen unabhängig vom Alter (Knochenalter) und Geschlecht.

Errechnung: $$\frac{\text{Istwert} - \text{Sollwert}}{\text{Standardabweichung (SD)}}$$

Bezugssysteme: Lebensalter des Patienten (chronologisches Alter), Biologisches Alter des Patienten (Knochenalter).

Beurteilung: minus = unter der Norm (< − 2 = Minderwuchs), plus = über der Norm (> + 2 = Großwuchs).

Zielgröße (statistisch errechnete Endgröße in bezug auf Elterngröße):

$$\frac{\text{Größe der Mutter}^x + \text{Größe des Vaters}^{xx}}{2}$$

nach Tanner:
^{x}+ 6,5 cm bei Knaben
^{xx}− 6,5 cm bei Mädchen

nach Molinari:
+ 10,5 cm bei Knaben
− 2,5 cm bei Mädchen

2. Klassifikation des Minderwuchses

2.1 Normvarianten
- Familiärer (konstitutioneller) Minderwuchs.
- Konstitutionelle Verzögerung von Wachstum und Pubertät (KEV).
- Kombination von familiärem Minderwuchs und konstitutioneller Entwicklungsverzögerung (small + delay).

2.2 Endokriner Minderwuchs
- Hypothalamisch-hypophysärer Minderwuchs: isolierter Mangel an STH: total/partiell; Mangel an STH kombiniert mit Ausfällen von TSH, LH, FSH, ACTH, neurosekretorische Dysfunktion.
- Pseudohypophysärer Minderwuchs: biologisch inaktives Wachstumshormon (Kowarski), STH-Rezeptordefekt (Laron; Pygmäen), IGFI-Mangel.
- Hypothyreoter Minderwuchs.

2.3 Primordialer Minderwuchs

2.3.1 Pränatale Manifestation
- Autosomale Chromosomenaberrationen: Trisomie 21: Down-Syndrom; Trisomie 18: Edwards-Syndrom; Trisomie 13: Pätau-Syndrom.
- Gonosomale Aberrationen: Ullrich-Turner-Syndrom (Karyotyp 45, XO, Mosaik-Formen).
- Endogen bedingte Wachstumsstörungen (meist mit kongenitalen Dysmorphien): Dubowitz-Syndrom, Cornelia-De-Lange-Syndrom, Bloom-Syndrom, Fanconi-Syndrom, Seckel-Syndrom etc.
- Exogen bedingte Wachstumsstörungen: Hypotrophe Neugeborene (small for date babies); hypoplastische Neugeborene (z.B. Silver-Russel-Syndrom). Ursache: Primär embryofetal

(Viren, Strahlen, Mehrlingsschwangerschaft); primär plazentar (Plazentainsuffizienz); primär maternal (EPH-Gestose, Zigaretten- und Alkoholabusus).

2.3.2 Postnatale Manifestation

Spezifische Fehlbildungen und progredienter Minderwuchs bei: Prader-Willi-Labhart-Syndrom, Robinow-Syndrom, Aarskog-Syndrom, Noonan-Syndrom, Cockayne-Syndrom, Louis-Bar-Syndrom, Laurence-Moon-Biedl-Bardet-Syndrom, Rubinstein-Taybi-Syndrom, Williams-Beuren-Syndrom.

2.4 Ossärer Minderwuchs

Disproportionierter Minderwuchs mit spezifischem Phänotyp, z.B. Achondroplasie, Pseudoachondroplasie, Dysostosis epimetaphysaria cong. etc.

2.5 Symptomatischer Minderwuchs
- Alimentärer Minderwuchs: Marasmus, Kwashiorkor-Syndrom, Kurzdarm-Syndrom.
- Intestinaler Minderwuchs (Morbus Crohn, Zöliakie).
- Pulmonaler Minderwuchs (Lungengerüsterkrankung).
- Kardialer Minderwuchs (z.B. angeborener Herzfehler mit Re.-Li.-Shunt).
- Renaler Minderwuchs (manifeste Niereninsuffizienz).
- Metabolisch bedingter Minderwuchs (z.B. Glykogenspeicherkrankheit).
- Minderwuchs durch chronische Anämie (Sphärozytose, Thalassämie).
- Psychosozialer Minderwuchs.

3. Meßmethoden

3.1 Messung der Körpergröße
- Bis zum Ende des 2. Lebensjahres Messung der Körpergröße im Liegen, da ein ruhiger Stand nicht möglich ist. Verwendetes Meßinstrument: Meßschale oder Präzisionsmeßinstrumente mit Millimeter-Angabe. Zur Messung sind unbedingt 2 Personen notwendig.
  Obsolet: Messung mit Bandmaß.
- Nach dem 2. Lebensjahr Messung der Körpergröße im Stehen mit Hilfe eines Statiometers oder einer Meßlatte, die fest fixiert sein muß.

- Beachtung der Meßanweisung: Kind steht aufrecht und gerade; der Warzenfortsatz wird nach oben angehoben (Beachtung der Frankfurter Linie: Waagerechte vom Auge zum Gehörgang). Die Ablesung muß vom Untersucher aus in Augenhöhe erfolgen. Gefordert wird eine Meßgenauigkeit von maximal ±0,5 cm im Liegen und maximal ±0,3 cm im Stehen.

3.2 Körpergewicht

Das Körpergewicht ist stets am unbekleideten oder nur mit Unterwäsche bekleideten Patienten zu erfassen. Die Meßgenauigkeit der Waage sollte ±100 g betragen.

3.3 Körperproportionen
- Die Messung erfolgt mit dem gleichen Meßgerät, wobei jedoch der Patient auf einem Hocker sitzt. Die Sitzhöhe ist der Meßbetrag des Patienten minus Höhe des Untersatzes. Gesamtkörperlänge minus Sitzhöhe = Unterlänge. Vergleich der gefundenen Proportionen mit einer Perzentilen-Kurve.
- Die Messung der Spannweite erfolgt von Spitze zu Spitze beider Mittelfinger. Deutliche Abweichungen der Spannweite von der Körpergröße (>3,5 cm) sind pathologisch und sprechen für eine disproportionierte Wachstumsstörung.

3.4 Kopfumfang (mit Metallmeßband messen)

4. Anamnese	**Diagnostische Hinweise**
4.1 Familienanamnese	
– Eltern- und Geschwistermaße mit Berechnung der Zielgröße	familiärer Kleinwuchs
– Pubertäts- und Wachstumsverlauf von Eltern und Geschwistern	konstitutionelle Verzögerung von Wachstum und Pubertät (KEV)
– Wachstumsstörungen in der Familie	hereditäre Formen eines STH-Mangels
4.2 Eigenanamnese	
– Schwangerschaftsverlauf und -dauer	primordialer Minderwuchs
– Geburtsgewicht, Geburtslänge	
– Geburtslage, APGAR-Score	Hypophyseninsuffizienz durch Abriß des

	Hypophysenstiels
– Polyurie, Nykturie, Enuresis nocturna, Osmolalität in Nüchternharn und Serum	Diabetes insipidus
– Obstipation, Ikterus, Myxödem	Hypothyreose
– Erkrankungen, Unfälle, Operationen	
– Medikamente	

4.3 Wachstumsanamnese
- Anlegen einer individuellen Perzentilenkurve
- Errechnung der individuellen Wachstumsgeschwindigkeit (SD-Scores)

4.4 Psychosoziale Anamnese	psychosozialer Minderwuchs

5. Diagnostik   **Diagnostische Hinweise**

5.1 Klinische Untersuchung

– Körpermaße (s. Kapitel 3.)	
– Ernährungszustand, Hautfaltendicke	Malabsorptionssyndrom,
– Stuhlanamnese	Maldigestion, Zöliakie
– Pubertätsstadium nach Tanner	KEV
– Hodengröße mit Orchidometer nach Prader	
– Degenerative Stigmata, auffallender Habitus	spezifisches Syndrom, z.B. Ullrich-Turner-Syndrom
– Neuroophthalmologischer Befund (Visus, Augenhintergrund, Gesichtsfeld) bei Kopfschmerzen und Nausea	Hirntumor

5.2 Chromosomenanalyse bei Mädchen

5.3 Foto von Meßwand mit Angabe des chronologischen Alters und der Sollgröße

5.4 Röntgen
- Bestimmung des Knochenalters:
  Neugeborene und Säuglinge bis 3. Lebensmonat: Unterschenkel frontal mit Knie- und Sprunggelenk,
  Säuglinge >3. Lebensmonat sowie Klein- und Schulkinder: li. Hand p.a.; Auswertung mit Hilfe von Normatlanten (Greulich-Pyle, TW2-System).
- Sellagröße und -form, Ausschluß von Verkalkungen.
- CT der Hypothalamus-Hypophysenregion,
- evtl. Kernspintomographie des Schädels.

5.5 Röntgenologische Skelettuntersuchung bei Verdacht auf ossären Minderwuchs
- Schädel in 2 Ebenen
- Li. Hand p.a.
- 1 Arm a.p. mit Schulter-Ellenbogen-Handgelenk
- BWS und LWS in 2 Ebenen
- Becken
- 1 Bein a.p. mit Knie-, Sprunggelenk und Fuß.
- Bei Neugeborenen, wenn generalisierte äußerlich sichtbare Veränderungen vorliegen, evtl. als erste Aufnahme Ganzaufnahme des Skeletts.

6. Biochemisch-endokrinologische Untersuchungen

6.1 Standardprogramm
- Messung der Wachstumsfaktoren im Serum:
  IGFI (Insulin growth factor) älter als 8 Jahre
  IGFBP3 (Bindungsprotein 3) jünger als 8 Jahre
  evtl. GHBP (growth hormone binding protein)
  (unter Beachtung der altersspezifischen Normwerte).
- Eiweiß, Albumin, Eisen, Gliadinantikörper im Serum, evtl. Dünndarmbiopsie (s.a. Kapitel Chronische Gedeihstörungen),
- BB, Nüchternblutglukose, Serumelektrolyte,
- Transaminasen,
- Ca^{++}, PO_4^{++}, alk. Phosphatase,
- Kreatinin,
- Säure-Basen-Status (Astrup).

6.2 Endokrinologische Funktionsdiagnostik

Indikation durch Endokrinologen nach Vorliegen aller Befunde und Wachstumsdaten, insbesondere einer pathologischen Wachstumsgeschwindigkeit.

- TSH, T_4, (fT_4), evtl. TRH-Test (Hypophysenschilddrüsenachse).
- LH-RH-Test, Gonabiontest (Hypothalamus-Hypophysen-Gonadenachse).
- CRH-Test, Synacthentest, Metopirontest, Cortisoltagesprofil (Hypothalamus-Hypophysen-Nebennierenachse).
- GH-RH-Test (Hypothalamus-Hypophysenachse).
- STH-Stimulationstests: Exercise, Glukagon, Clonidin, Arginin, Insulin.
- 12 (24) Std. Spontansekretion von STH (Auswertung mit Pulsar-Analyse).

Therapie mit gentechnischem Wachstumshormon

E. Keller, H. Willgerodt, W. Hoepffner

Vorbemerkungen

Seit die Gentechnologie die Synthese des humanen Wachstumshormons in großem Umfang ermöglichte, gelten andere Therapieformen bei Wachstumshormonmangel als obsolet. Der STH-Mangel stellt die klassische Therapieindikation dar. Andere Indikationen sind bereits anerkannt (Ullrich-Turner-Syndrom) oder werden in klinischen Studien wissenschaftlich geprüft (Minderwuchs infolge einer Niereninsuffizienz, ossärer und primordialer Minderwuchs u.a.). Als Präparate stehen zur Verfügung:

NORDITROPIN®: \
Fa. Nordisk \
HUMATROP®:   } Ursprung: Escherichia coli \
Fa. Lilly \
GENOTROPIN®: /
Fa. Kabi
SAIZEN®:   Ursprung: Säugetierzelle
Fa. Serono

Die Therapie mit Wachstumshormon erfordert sehr viel spezielle Erfahrung, so daß sie endokrinologischen Betreuungsstellen vorbehalten bleiben sollte.

1. Therapie bei hypothalamisch-hypophysärem Minderwuchs (Wachstumshormonmangel)

- Start: 12 E/m^2 KO/Woche, verteilt auf tägliche subkutane Injektionen.
- Aufholwachstum im 1. Behandlungsjahr, Einpendeln auf eine Wachstumsrate, die +0,5 − +1,0 SD über dem altersentsprechenden Mittelwert liegt.
- Nachlassen dieser Wachstumsrate: Erhöhung der Dosis auf 18 E/m^{2}KO/Woche.
- Im Pubertätszeitraum kann die Dosis weiter gesteigert werden: Nach Überschreiten des Wachstumshöhepunkts 24 E/m^2 KO/Woche und noch höher möglich.
- Ende der Therapie bei einem Knochenalter bei Jungen von ca. 16 Jahren, bei Mädchen von ca. 15 Jahren. Normale Endlänge wird heute angestrebt (Beachten der Zielgröße!). Neuer Gesichtspunkt: Fortsetzung der Therapie auch im Erwachsenenalter (metabolische Wirkungen).

2. Therapie bei Ullrich-Turner-Syndrom (s.a. Kapitel Turner-Syndrom)

Für diese Indikation neuerdings zugelassen. Deutliche Verbesserungen der Wachstumsraten sind möglich.
- Anfangstherapie 18 E/m^2 KO/Woche.
- Bei nachlassender Rate Erhöhung der Dosis auf 24–28 E/m^2 KO/Woche möglich.
- Zusatz von niedrig dosiertem OXANDROLON® 0,05 mg/kg KG/24 Std. möglich.

- Beginn der Substitution mit Östrogenen (später auch Gestagenen) bei Anstieg der LH-Konzentration im Serum bzw. im Pubertätsalter.

3. Therapie der Wachstumsstörung bei niereninsuffizienten Kindern
- Dosierung: 28 E/m² KO/Woche.
- Zur Zeit nur als klinische Studie möglich.

4. Mögliche Nebenwirkungen der Wachstumshormontherapie
- Lokale Nebenwirkungen, u.U. auch durch Nichtbeachtung der Sterilität.
- Pathologische Glukosetoleranz, Diabetes mellitus (bei hoher Dosis).
- Akromegale Veränderungen bei hoher Dosierung.
- Lokale Lipodystrophie (deshalb ständiger Wechsel der Injektionsstellen notwendig).
- Hypothyreote Stoffwechsellage (ggf. zusätzliche Hormontherapie).
- Beschleunigung des Knochenalters und damit des biologischen Alters (zu hohe Dosierung).
- Induktion der Pubertät bzw. Beschleunigung des Pubertätsverlaufes.
- Nekrose der Epiphyse des Femurkopfes.
- Induktion einer Leukämie bzw. eines Tumors (sehr unwahrscheinlich und wissenschaftlich nicht bewiesen).

5. Kontrollen bei Wachstumshormontherapie

5.1 Vierteljährlich
- Körpergewicht, Körperlänge
- Gesamtthyroxin (evtl. freies Thyroxin), IGFI i.S.

5.2 Halbjährlich (Dosisüberprüfung)
- Knochenalter.
- Kalkulation verschiedener Indizes:
 altersbezogener SDS für die Körpergröße,
 altersbezogener SDS für die Wachstumsgeschwindigkeit,
 Quotient Knochenalter/Lebensalter,
 Quotient Zunahme des Längenalters/Zunahme des Knochenalters
 (>1,0 günstig; <1,0 ungünstig).

- Laborwerte
  Blutbild, ALAT, alkalische Phosphatase, Kalzium, Phosphat, Urin, Nüchternblutzucker, HbA_{1C} (bei hoher Dosierung)

5.3 Jährlich
- Oraler Glukosetoleranztest (bei hoher Dosis)
- STH-Antikörper i.S.

6. Zusatztherapie

6.1 Substitution mit L-Thyroxin oral (100 µg/m^2 KO/24 Std.) in einmaliger Dosis (früh) bei nachgewiesener Hypothyreose (sekundär oder tertiär, selten primär).

6.2 Substitution mit Hydrokortison oral (7,5 mg/m^2 KO/24 Std.) in 2–3 Dosen (früh 1/2, mittags und spätnachmittags je 1/4) nur bei klinisch nachgewiesener Hypoglykämiesymptomatik.

6.3 Substitution mit Sexualsteroiden im Pubertätsalter bei Knaben (Knochenalter mindestens 13 Jahre) in 3 Varianten
- Start mit HCG (CHORAGON®, PREDALON®, PRIMOGONYL®, GONABION®): 1mal 1500 E/Woche i.m. über 6 Monate, dann Testosteronenantat (TESTOSTERON-DEPOT®, TESTOVIRON-DEPOT®): 1mal 50 mg/Monat über 6 Monate, danach 1mal 100 mg/Monat über 1 Jahr, danach 1mal 250 mg alle (2–)3(–4) Wochen.
- Start sofort mit Testosteronenantat wie oben.
- Start mit Gonadorelin (LUTRELEF®) mittels Zyklomat®-Hormonpumpe.

6.4 Substitution mit Sexualsteroiden im Pubertätsalter bei Mädchen (Knochenalter mindestens 11 Jahre): s. Kapitel Ullrich-Turner-Syndrom.

Mononucleosis infectiosa (M.i.), EBV-Infektion

W. Handrick, W. Hoepffner, K. Rieske, F.-B. Spencker

Vorbemerkungen
Übertragung des Epstein-Barr-Virus (EBV) durch Speichel (Küssen, Trinken aus demselben Gefäß, mit Speichel kontaminiertes Spielzeug) oder Blut (Frischbluttransfusion).
Hauptmanifestationsalter: 10.–25. Lebensjahr.
In dieser Altersgruppe kommt es bei etwa 50% der Infektionen zur typischen M.i., bei Kleinkindern und Säuglingen ist der Anteil der inapparenten bzw. atypischen Infektionen wesentlich höher.

1. Klinische Symptomatik
- Kardinalsymptome:
 Fieber, akute exsudative Tonsillitis und Pharyngitis, generalisierte (vorwiegend zervikale) LKS, weiche Milz- und Lebervergrößerung.
- Fakultative Symptome:
 ödematöse Schwellung peritonsillär, der Augenlider, des Gesichts; palatinale Petechien, Konjunktivitis, flüchtiges Exanthem, evtl. Ikterus.
- Atypische Verläufe:
 Bei Kleinkindern und jungen Säuglingen, bei Kindern nach Operationen mit der Herzlungenmaschine bzw. Transfusionen (Postperfusionssyndrom) und bei Kindern mit zytostatischer Therapie können EBV-Infektionen atypisch verlaufen.

2. Labordiagnostik

2.1 BSR, ALAT, ASAT, Blutbild (mit Thrombozyten).
Bei typischen klinischen Symptomen und charakteristischem Blutbild (>50% lymphomonozytäre Zellen mit etwa 10% Lymphoidzellen) kann auf die Serodiagnostik verzichtet werden.

2.2 Heterohämagglutinine
- Der Mononukleose-Schnelltest kann bei niedrigen Antikörper-Titern negativ sein.

- Bei der Wöllner-II-Rekation (nur bei neg. Schnelltest) sprechen auch niedrige Titer (1:12, 1:24) für eine M.i.
- Kinder unter 4 Jahren haben nur selten, Kinder im Alter von 4–8 Jahren nur in etwa 50% und Adoleszente in 85–90% Heterohämagglutinine.

2.3 EBV-Antikörper-Nachweis (nur in besonderen Fällen)
- IgG-Antikörper gegen das virale Kapsidantigen EBV-CA, vorhanden bei aktiver und bei zurückliegender Infektion, persistieren lebenslang.
- IgM-Antikörper gegen EBV-CA, vorhanden bei primärer EBV-Infektion, verschwinden meist innerhalb von 1–2 Monaten.
- Antikörper gegen nukleäres Antigen EBNA, erscheinen 3–4 Wochen nach Krankheitsbeginn und persistieren lebenslang.

2.4 Bakteriologische Diagnostik
Rachenabstriche auf hämolysierende Streptokokken der Gruppe A sind sinnvoll (bei etwa 25% der Patienten positiv).

3. Verlauf, Organbeteiligung, Komplikationen
- Klinische Zeichen einer Hepatitis in 20–40%, Transaminasenerhöhungen in 85–95%, Ikterus in 5–8%.
- Relativ häufig flüchtige EKG-Veränderungen.
- Leichte bis mäßiggradige Thrombozytopenie bei 15–40%, selten sind hämolytische Anämien.
- Selten sind Beteiligungen des ZNS (Meningitis, Enzephalitis, Polyneuritis, Guillain-Barré-Syndrom).
- Milzruptur bei 0,2–0,5% *(Vorsicht beim Palpieren!)*.
- Bakterielle Superinfektionen sind sehr selten (z.B. Peritonsillarabszeß).
- Evtl. leichter inspiratorischer Stridor als Folge des entzündlichen Weichteilödems bzw. LKS im Rachen.

4. Differentialdiagnosen
Angina Plaut-Vincent, Streptokokken-Angina bzw. Scharlach, CMV-Mononukleose, Virushepatitis, Röteln, Mumps, Toxoplasmose, Leukämie, Arzneimittelallergie, Diphtherie.

5. Therapie
- Bettruhe bis zur Entfieberung und Rückgang der Milzschwellung,

- evtl. feucht-kalte Halswickel,
- flüssig-breiige Kost, Mundpflege,
- abschwellende Nasentropfen, evtl. Antipyretika,
- nur bei Hinweisen auf bakterielle Superinfektion der Tonsillen (*Abstrich!*) Penicillin oder Erythromycin oder Cefaclor (PANORAL®) bzw. Cefuroximaxetil (ELOBACT®) (*kein Ampi- oder Amoxicillin!*) für 7–10 Tage. Auf die Rückbildung der Tonsillitis hat die Chemotherapie keinen Einfluß.

6. Weitere Maßnahmen
Isolierung nicht notwendig, Sportbefreiungen sind bei unkomplizierten Verläufen nicht erforderlich.

7. Prognose
Bei einzelnen Patienten können nach überstandener M.i. noch über viele Monate Müdigkeit, Malaise, Haarausfall, Fieberzakken und LKS beobachtet werden.

Morbus Wilson (MW)

H. Willgerodt, E. Keller, W. Hoepffner

Vorbemerkungen
Definition: Angeborene genetisch bedingte Störung des Kupferstoffwechsels mit Ausbildung von Kupferablagerungen in Leber, ZNS und anderen Organen, die zu toxischer Schädigung der Organfunktionen führen.
Behandlungsprinzip: Ausschwemmung der vorhandenen Kupferdepots und anschließende lebenslange medikamentöse und Diättherapie zur Erzielung einer negativen bis ausgeglichenen Kupferbilanz.
Beachte: Die klinischen Symptome des MW sind selten vor dem 6. Lebensjahr nachweisbar. Die typischen laborchemischen Veränderungen manifestieren sich ebenfalls nicht vor dem 4.–6. Lebensjahr. Bei Geschwisteruntersuchungen mit unauffälligen

Befunden daher Kontrollen im 6.–8. Lebensjahr unbedingt erforderlich! Zum sicheren Ausschluß bzw. Nachweis der Erkrankung ist Radiokupfertest oder Kupferbestimmung in der Leber unverzichtbar!

1. Diagnostik

1.1 Anamnese
- Chronische Lebererkrankungen evtl. in Kombination mit neurologischen Auffälligkeiten in der Familie.
- Abgeschlagenheit, diffuse Oberbauchbeschwerden, Völlegefühl, insbesondere nach fettreichen Mahlzeiten, Leistungsminderung.
- Verhaltensauffälligkeiten, „zittrige Schrift" – bei Kindern selten und meist erst zusammen mit Leberdekompensation.

1.2 Klinische und paraklinische Befunde
- Rezidivierende Ikterusschübe mit erhöhten Werten für Transaminasen u.a. Enzyme (ALAT, ASAT, GLDH, Gamma-GT, alkalische Phosphatase u.a.). Im Intervall evtl. nur mäßig erhöhte Leberenzyme.
- Rezidivierende hämolytische Schübe unklarer Genese mit erhöhten Werten von Bilirubin und Ausscheidung von Gallenfarbstoffen im Urin, erhöhten Werten für die Leberenzyme im Blut.
- Vergrößerungen von Leber und Milz. Sonographischer Nachweis wichtig! Dabei typischer Befund einer Fettleber.
- Kayer-Fleischerscher Kornealring selten schon im Anfangsstadium nachweisbar. Untersuchung mit Spaltlampe erforderlich.
- Grobschlägiger Intentionstremor, „Flügelschlagen" der Arme, evtl. Hypersalivation.
- Fehlen neurologischer und psychischer Symptome schließt Morbus Wilson nicht aus, da bei typischer kindlicher Verlaufsform abdominelle Symptomatik vordergründig.

1.3 Spezifische Diagnostik
- Zöruloplasmin im Serum ist erniedrigt unter 0,150–0,300 g/l (15–30 mg/dl).
  Beachte: Bei 5–10% der Patienten normale Zöruloplasminwerte. Daher nur positive Befunde diagnostisch beweisend. Normale Zöruloplasminkonzentrationen schließen Morbus Wilson (MW) nicht aus!

- Erhöhte Kupferausscheidung im Urin. Werte sind alters- und nahrungsabhängig. Kupferausscheidung >150–200 µg/24 Std. (2,3–3,1 µmol/24 Std.) ist verdächtig für MW.
- Kupferkonzentration im Serum <11 µmol/l (70 µg/dl).
- Kupferkonzentration der Leber auf mehr als das Fünffache erhöht (normal 15–55 µg/g Trockengewicht der Leber). Für MW sprechen Konzentrationen >250 µg/g Lebertrockengewicht.
- Verminderter Einbau von radioaktivem Kupfer in Zöruloplasmin (Radiokupfertest).

2. Therapie

2.1 Standard-Therapie mit D-Penicillamin (METALCAPTASE®, TROLOVOL®, Tabl. zu 150 und 300 mg)

- Therapiebeginn immer auf Station (wegen möglicher Nebenwirkungen). Gilt auch für Patienten bei noch klinischem Wohlbefinden.
- Tagesdosis in 3 ED aufteilen und 1/2 Std. vor den Mahlzeiten geben.
- Medikamentöse Therapie mit 150 mg/24 Std. beginnen, alle 3–4 Tage um 150 mg steigern.
- Dosierung im 1. Behandlungsjahr um 150–300 mg/24 Std. höher als für Langzeittherapie.
- Dosierung für Langzeittherapie:

Lebensalter	Penicillamin-Dosis/24 Std.
6–10 Jahre	450– 700 mg
>10–14 Jahre	750–1000 mg
>14 Jahre	750–1250 mg

- Individuelle Dosierung im Bereich vorstehender Richtwerte auf Grundlage der Kontrollbefunde (Pkt. 2.2), insbesondere der Kupferausscheidung im Urin (Sollwert 7–8 µmol = 455–520 µg/m^2 KO/24 Std.). Anfangs deutlich höhere Kupferausscheidung (Ausschwemmung von Cu-Depots).
- Penicillamin ist bei Penicillin-Allergie kontraindiziert.
- Mögliche *Nebenwirkungen* von Penicillamin (meist in den ersten Therapiemonaten, selten nach vielen Monaten oder nach Jahren):
  Exantheme, Urtikaria, Fieber (relativ häufig).
  Geschmacksstörungen, Übelkeit, Erbrechen (relativ häufig).

Granulozytopenie, Thrombozytopenie, Agranulozytose (seltener).

Proteinurie, Hämaturie, Immunkomplexnephritis, Nephrotisches Syndrom (selten).

Lupus-erythematodesähnliche Symptome (selten).

– *Zusatztherapie*

Pyridoxin (VITAMIN B6®, B6 VICOTRAT® u.a.) wegen der antagonistischen Wirkung von Penicillamin gegenüber Vit. B6: 20–40 mg tgl. oral.

KALIUMSULFID®-Kapseln: Notwendigkeit umstritten. Soll Cu-Resorption im Darm verhindern. Relativ häufig fauliges Aufstoßen.

2.2 Kontrollen bei Penicillamin-Therapie

– Initialphase:

Leukozytenzahl und Urinbefund alle 2 Tage, DBB wöchentlich.

ASAT, ALAT, GLDH, Gamma-GT, alkalische Phosphatase, Bilirubin, Eiweiß und Albumin im Serum wöchentlich.

– Nach Entlassung von Station alle 2–3 Wochen, später alle 3–4 Monate:

Klinischer Befund,

DBB,

Urinbefund,

ASAT, ALAT, GLDH, Gamma-GT, alkalische Phosphatase, Bilirubin, Eiweiß und Albumin im Serum.

– Kupferausscheidung im Urin alle 3 Monate.
– Sonographie von Leber und Milz alle 3–6 Monate.
– Leberbiopsie in Abhängigkeit vom Ausgangsbefund, evtl. jährlich.
– Neurologische und ophthalmologische Untersuchung sowie EEG jährlich.

2.3 Alternative Therapie bei Nebenwirkungen von D-Penicillamin oder Penicillin-Allergie

– Zunächst Versuch mit Therapiepause von 1–2 Wochen und erneutem Einsteigern von D-Penicillamin zusammen mit Prednisolon (2 mg/kg KG/24 Std., verteilt auf 3 Einzeldosen).
– Bei Scheitern dieses Versuches:

Triäthylentetramin (TRIEN®, TRIENTIN®, Hersteller ist die britische Firma K. u. K. Greff Ltd.).

Dosierung: 3mal tgl. 200–600 mg, 1/2 Std. vor den Mahlzeiten.

Nebenwirkungen gering: Übelkeit, Erbrechen, Exantheme.
- Oder: Zink oral, Dosis 3mal 50 mg elementares Zink, 1/2 Std. vor den Mahlzeiten als Zinksulfat oder -azetat (SOLVEZINK®-Brausetabl.).

Zur Therapiekontrolle ist Kupferausscheidung im Urin ungeeignet.

Zinkkonzentration im Serum soll zwischen 25 u. 30 µmol/l liegen.

3. Diät
- Unterstützt die medikamentöse Therapie.
- Zu meiden sind Innereien, Vollkornbrot, Weizenkeimlinge, Schokolade, Nüsse.
- Zu bevorzugen sind frisches Obst, Milch, Milchprodukte.
- Zusätzliche Mineralsalzgaben sind nicht erforderlich.

4. Weitere Maßnahmen
- Intensive Beratung zur Lebensführung, insbesondere zur Vermeidung von Alkohol.
- Geschwisteruntersuchungen im 4.–6. Lebensjahr (Vererbung autosomal-rezessiv!).
- Therapie bei betroffenen Geschwistern auch bei noch fehlender klinischer Symptomatik.
- Berufsberatung: Zu meiden sind Berufe in der Gastronomie und in der chemischen Industrie sowie solche mit Umgang mit Lösungsmitteln oder mit hohen Ansprüchen an die Feinmotorik.

Mukoviszidose, Cystische Fibrose (CF)

T. Lietz, W. Handrick, Ch. Fritzsch

Vorbemerkungen

Die CF ist mit 1:2800 die häufigste Stoffwechselerkrankung in Mitteleuropa. Pathogenetisch liegt eine Dysfunktion aller exokrinen Drüsen mit Bildung eines abnorm viskösen Sekretes vor. Der Verlauf ist chronisch progredient, eine kausale Therapie gibt es zur Zeit noch nicht.

Die *Diagnostik* ist frühzeitig einzuleiten bei Mekoniumileus, rezidivierender Bronchitis, chronischer Sinusitis oder Gedeihstörungen. Sie erfolgt durch die Bestimmung des Chloridgehaltes bzw. Natriumgehaltes im Schweiß nach Pilocarpin-Iontophorese. Die Normalwerte sind altersabhängig, sie liegen für beide Ionen bei 20–40 mmol/l Schweiß, Werte über 60 mmol/l Schweiß sind für eine CF beweisend.

Bronchopulmonale Manifestation
Die Dyskrinie führt zur Störung der mukoziliären Clearance und damit zu partieller Verlegung der Atemwege mit nachfolgender chronischer Entzündung und Umbauprozessen in der Lunge.

Gastrointestinale, hepatobiliäre Manifestation
Exokrine Pankreasinsuffizienz, Gallensäuremangel, Mangel an Aktivatoren (Enteropeptidasen) führen zu Maldigestion und Malabsorption. Das körperliche Gedeihen beeinflußt entscheidend die Lungenfunktion. Anzustreben ist ein Gedeihen auf der 50er Perzentile, dazu ist eine überdurchschnittlich hohe Energieaufnahme erforderlich.

Kinder mit CF benötigen eine langfristige intensive *Betreuung* durch ein Team, bestehend aus Facharzt in einem Zentrum mit angeschlossener stationärer Einrichtung, Physiotherapeutin, Psychologin, Sozialarbeiterin und Diätberaterin. Eine enge Zusammenarbeit mit dem Hausarzt ist notwendig (z.B. termingerechte Durchführung der Impfungen, optimale Antibiotikatherapie usw.).

Befunderhebung, Kontrolluntersuchungen
– Anamnese: Befinden nach Angaben von Patienten und Eltern; Husten? Auswurf? Infekte? Bauchschmerzen? Stuhlfrequenz? Stuhlkonsistenz? Compliance?
– Status: Größe, Gewicht.
  Atemwege: Hautfarbe, Atmung, Uhrglasnägel, Trommelschlegelfinger, Thoraxform, Auskultationsbefund, Perkussionsbefund.

Verdauungsorgane: Meteorismus, Leber-Milz-Größe, Skybala, Rektumprolaps, Druckschmerz, Resistenzen.
HNO-Bereich: Adenoide, Rachenhinterwand, Otoskopie.
Kardialer Befund, Cor pulmonale?
- Sputum bzw. tiefer Rachenabstrich nach Husten, mindestens vierteljährlich, ansonsten bei akuter Exazerbation.
- Thorax-Röntgen bei klinischer Indikation, aber mindestens einmal jährlich.
- Mindestens einmal im Jahr: BSR, CRP, Blutbild, GOT, GPT, GammaGT, Gallensäuren, LDH, AP, Bilirubin, Protein, Elektrophorese, IgG, IgA, IgM, IgE, Eisen, Blutgerinnung, Blutzucker, HbA_{1c}.
- Sonographie Abdomen (Leber, Pankreas, Milz).
- SBS (Astrup) und paO_2.
- Lungenfunktionsdiagnostik ab 5. Lebensjahr (Spirometrie, Fluß-Volumenkurve, Bodyplethysmographie), Spiroergometrie, Bronchospasmolysetest.

1. Orale Sekretolyse
- Acetylcystein (ACETYLCYSTEIN Berlin-Chemie®, ACETYLCYSTEIN ratiopharm®, FLUIMUCIL®, FREKA-TUSS®) in Form von Granulat, Brausetabletten oder Ampullen.
- Einnahme vor der Mahlzeit in Flüssigkeit gelöst.
- Bei Therapie mit Cephalosporinen zeitlichen Abstand von mindestens 2 Std. einhalten.
- Beginn der Einstellung immer stationär! Ermittlung der optimalen Dosis nach klinischen Zeichen (Husten, Auswurf, Darmtätigkeit).
- Dosierung:
  Säuglinge (ab 10. Lebenstag) und Kleinkinder unter 2 Jahren: Beginn mit 50 mg, dann steigern auf 3mal 50 mg bis max. 3mal 100 mg/24 Std.
  Kinder bis 6. Lebensjahr 3mal 150 mg (maximal 3mal 200 mg)/24 Std.
  Kinder ab 6. Lebensjahr 3mal 200 mg (maximal 3mal 300 mg)/24 Std.

2. Sekretolyse durch Inhalation
– Anwendung bei unzureichender oraler Wirksamkeit von Acetylcystein sowie bei akuten pulmonalen Exazerbationen und bei fortgeschrittenen Lungenveränderungen.
– Sie erfolgt mittels Düsenvernebler (Pari Boy, Inhamat) zusätzlich zur oralen Tharapie (Anleitung durch die physiotherapeutische Abteilung).
– Vernebelt werden:
  0,9% NaCl-Lösung.
  Bei nachgewiesener Obstruktion und Reaktion auf Broncholytika: Zusatz von Salbutamol (SULTANOL®-Lösung), 1 Tropfen/Lebensjahr, maximal 10 Tropfen.
  Cromoglicinsäure oder Beclometason bei bronchialer Hyperreagibilität.
  Bei starker Verschleimung Acetylcystein mindestens 1:1 verdünnt mit 0,9% NaCl (ansonsten Gefahr der Erhöhung des bronchialen Widerstandes).
  Ambroxol (AMBROHEXAN®): bis 30 Tropfen unter dem 5. Lebensjahr, ab 5. Lebensjahr 30–45 Tropfen in 0,9% NaCl-Lösung.
– Inhalationsdauer: Optimal 20 min, danach Entfernung aller Medikamentenreste aus dem Vernebler, Säuberung mit Wasser, gründliches Trocknen !
– 1mal wöchentlich Desinfektion mit 15%iger H_2O_2-Lösung (Gefahr der Kontamination durch Pseudomonasbakterien).

3. Physiotherapie
– Etwa 30 min nach der Sekretolyse zur Schleimelimination, zur Atemverbesserung und zur Verhütung von unkontrolliertem, uneffektivem Husten.
– Die zu wählenden Methoden sind abhängig von Alter, Schweregrad der Erkrankung und Kooperabilität des Kindes und werden individuell variiert.
– Die wichtigsten sind:
  Thoraxerschütterungen (Schüttelungen, Vibrationen, Klopfungen).
  Drainagelagerung mit Thoraxerschütterung.
  Autogene Drainage.
  Therapeutische und atemerleichternde Körperstellungen.
  FAT (forcierte Atemtechnik).

- Hilfsmittel sind: PEP-Maske, Flutter (beide bewirken einen positiven endexspiratorischen Druck mit verbesserter Schleimlösung), Trampolin und Pezzi-Ball.
- Das Erlernen der verschiedenen Behandlungsmethoden sowie deren Kontrolle erfolgen in der physiotherapeutischen Abteilung.

4. Sport
- Ziel: Training der Ausdauerleistungsfähigkeit, Herz-Kreislauf-Training, Förderung des Muskelstoffwechsels, allgemeine Förderung des Abhustens, positive psychische Wirkung.
- Sportbefreiung nur bei akuter Exazerbation und fortgeschrittener CF (Leistungsermittlung durch Lungenfunktionsprüfung mittels Spiroergometrie und Pulsoximetrie). Wichtig sind das Erkennen und Vermeiden belastungsinduzierter Obstruktionen.
- Empfohlene Sportarten: Laufübungen, Spiele, Schwimmen, Springen.

5. Antibiotika
Die Qualität der Antibiotika-Therapie der respiratorischen Infektionen bestimmt entscheidend Verlauf und Prognose der CF.
- Akute Infektionen: Sofortiger Therapiebeginn nach Sputumgewinnung entsprechend dem vermuteten Erreger bzw. letzten Resistogramm mit einem der folgenden Mittel:
  Erythromycin: 50 mg/kg KG/24 Std. in 2–4 ED.
  Flucloxacillin (STAPHYLEX®) oder Oxacillin (STAPENOR®): 100–200 mg/kg KG/24 Std. in 4 ED.
  Amoxicillin bzw. Amoxicillin-Clavulansäure (AUGMENTAN®): 50 (–100) mg/kg KG/24 Std. in 3–4 ED.
  Cefaclor (PANORAL®): 30–50 mg/kg KG/24 Std. in 3 ED.
  Cefuroximaxetil (z.B. ELOBACT®): 20–30 mg/kg KG/24 Std. in 2 ED.
  Doxycyclin ab 9. Lebensjahr: Initial 4 mg/kg KG/24 Std., dann 2 mg/kg KG/24 Std. als ED.
- Umstellung der Therapie nach Vorliegen des Resistogramms.
- Therapiedauer individuell, aber mindestens 14 Tage.
- Eine antibiotische Langzeitbehandlung sollte nur bei Säuglingen und bei Kleinkindern mit sehr häufigen Exazerbationen erfolgen.

6. Pseudomonas-Besiedelung und -Infektion

– Diese bestimmen durch die spezifischen Eigenschaften des Erregers den weiteren Krankheitsverlauf wesentlich mit.
– Mit zunehmendem Lebensalter steigt die Häufigkeit der Pseudomonasbesiedelung im Respirationstrakt.
– Durch ein adäquates Hygieneregime auf Station kann eine Pseudomonasbesiedelung verhindert bzw. verzögert werden.
– Bei der Erstbesiedelung empfiehlt sich eine intensive i.v. und inhalative Antibiotika-Therapie, um evtl. eine Keimeradikation zu erreichen.
– Die systemische Therapie sollte mit einem Betalaktam-Antibiotikum in Kombination mit einem Aminoglykosid erfolgen:
 Azlocillin (SECUROPEN®) i.v.: 100–300 mg/kg KG/24 Std. in 3–4 ED oder
 Ceftazidim (FORTUM®) i.v.: 50–150 mg/kg KG/24 Std. in 3 ED.
 Gentamicin i.v.: 3–7,5 mg/kg KG/24 Std. in 3 ED.
 Tobramycin (GERNEBCIN®) i.v.: 3–7,5 mg/kg KG/24 Std. in 3 ED.
– Eine Intervalltherapie alle 3 Monate bessert deutlich die Prognose.
– Bei leichteren Exazerbationen ist orale Therapie mit Chinolonen möglich, zugelassen jedoch erst nach Abschluß des Körperwachstums:
 Ciprofloxacin (CIPROBAY®) oral (oder i.v.) bei Resistenz gegen oben genannte Antibiotika: 15–30 mg/kg KG/24 Std. in 2 ED.
– Eine antibiotische Langzeitinhalationsbehandlung erfolgt *nach* der Sekreteliminatioin mit
 Gentamicin oder Tobramycin: jeweils 80 mg/Inhalation in 0,9% NaCl-Lösung,
 Polymyxin B (COLISTIN®): 1 Million IE pro Inhalation, 1–2mal täglich.

7. Ernährung

– Bei optimaler Nahrungszusammensetzung und Energiezufuhr, minimierter Zusatzarbeit, guter Atemtechnik und Vermeidung schwerer pulmonaler Infektionen liegt der Kalorienbedarf 20–30% über der Norm.
 Bei progredientem Verlauf ist er höher.

- Im 1. Lebensjahr 100–120 kcal/kg KG/24 Std., alle 3 Jahre 10 kcal/kg KG/24 Std. weniger, beim Erwachsenen 30–40 kcal/kg KG/24 Std.
- Deshalb Einstellung auf fettreiche (mit mittelkettigen Triglyzeriden und ungesättigten Fettsäuren angereicherte) proteinreiche Kost.
- Säuglinge: Muttermilch, dazu vor und während der Mahlzeit Enzymgranula, bei ungenügendem Gedeihen Anreicherung mit Getreideschleimen, Dextrinmaltose oder etwas Sahne.
  Bei schwerer Verdauungsinsuffizienz Gabe von Pregomin® oder Alfaré® 16–18%ig (mindestens 5 Mahlzeiten).
  NaCl-Substitution mit ca. 1 g/24 Std., besonders bei Infekten und sehr starkem Schwitzen.
- Ab 1. Lebensjahr Übergang auf altersgerechte, angereicherte Kleinkinderkost (mit 2 g NaCl tgl.). Frühzeitige Anerziehung einer Neigung zu energiereichen Fett-Protein-Speisen. Schleckereien und Süßigkeiten nach den Mahlzeiten! Verteilung der Gesamtenergiemenge auf mindestens 3 Haupt- und (2–)3 Nebenmahlzeiten.

8. Fermentsubstitution
- Optimale Dosierung nach Feststellung der (Rest-)Aktivität des Pankreas mittels Pankreozymin-Sekretin-Test und Bestimmung des Stuhlfetts unter normaler Ernährung.
- Klinisch: Optische Stuhlprobe, Stuhlschwimmprobe, gutes Gedeihen, Fehlen von Bauchschmerzen und Blähungen.
- Medikamente: Mikroverkapselte, mikroportionierte, magensaftresistente Pellets:
  KREON® 10000 bzw. 20000 IE Lipase/Kapsel,
  PANZYTRAT® 10000 bzw. 20000 IE Lipase/Kapsel.
- Therapiebeginn mit einer Kapsel pro Mahlzeit und Steigerung nach Bedarf und Nahrungszusammensetzung.

9. Vitamine
- Multivitaminpräparat

	Säuglinge	Kleinkinder	Schulkinder
SUMMAVIT®	2mal 15 Tr.	1mal 1 Drag.	2mal 1 Drag.tgl.
MULTISANOSTOL®	2mal 5 ml	2mal 1 Kps.	2mal 2 Kps. tgl.

- Zusätzlich Vitamin E: 5–15 mg/kg KG/24 Std.
- Vitamin D: 1000–2000 IE tgl. im 1. Lebensjahr (abhängig von Verdauungsleistung und alkalischer Phosphatase im Se-

rum), im 2. Lebensjahr 500–1000 IE tgl. (Beachte Vitamin-D-Gehalt im Multivitaminpräparat!).

- Folsäure: Säuglinge   80 µg/kg KG/24 Std.
             Kleinkinder   160 µg/kg KG/24 Std.
             Schulkinder   240 µg/kg KG/24 Std.
             Adoleszente   320 µg/kg KG/24 Std.

10. Therapie von Begleiterkrankungen und Komplikationen im HNO- und bronchopulmonalen System

10.1 Adenoide
Sie bestehen fast immer und rezidivieren häufig. Eine Adenotomie ist bei häufigen Infekten, bei Atembehinderung und Hörstörungen indiziert.

10.2 Sinusitis
Die Diagnose erfolgt klinisch und sonographisch, da die Kieferhöhlen bei CF stets verschattet sind.
Therapie:
- Antibiotika (s.o.).
- Inhalative Sekretolyse per Maske.
- Nasal Acetylcystein (RINOFLUIMUCIL®).

10.3 Bronchiale Hyperreagibilität
Ist bei CF häufiger als in der Normalpopulation. Sie erschwert die Sekretmobilisation. Zusätzliche Therapie wie bei Asthma bronchiale erforderlich (β2-Mimetika wegen erhöhter Bronchialwandlabilität nicht unproblematisch).

10.4 Aspergillus fumigatus-Infektion
Häufigkeit von 30–40%, Nachweis kulturell, serologisch, röntgenologisch (typisches Bild) und mittels Hauttest, sowie anhand der Eosinophilie im Blutbild.
Therapie:
AMPHOTERICIN B® und 5-Fluorocytosin (ANCOTIL®).
Steroide inhalativ und oral.

10.5 Pneumothorax
Pneumothorax ist selten vor dem 10. Lebensjahr zu beobachten, dann zunehmend häufiger, Rezidivhäufigkeit 50%.
Therapie:
- Saugdrainage bei ausgedehntem Befund (Sog 5–10 mmHg).

- Bei kleinem Pneumothorax 4–5 Tage abwarten, eventuell Einzelpunktionen.
- Zurückhaltung vor Pleurodese und Pleurektomie, denn sie stellen (relative) Kontraindikation zur Transplantation dar.

10.6 Hämoptoe

Sie tritt häufig bei akuter Exazerbation auf (Blutungsquelle ist meist eine arrodierte erweiterte Pulmonalarterie), sistiert meist innerhalb von Tagen.

Therapie:
- Möglichst konservativ: antiinfektiös, Sauerstoffgabe, Sedierung, Transfusion.
- Inhalation von Ornipressin.
- Als ultima ratio Verödung durch Embolisierung.

10.7 Atelektasen

Sie treten meist im Säuglings- und Kleinkindalter auf, die klinischen Symptome sind gering.

Therapie:
- Intensivierung der Physiotherapie.

10.8 Pulmonale Hypertension, Cor pulmonale

Alveoläre Hypoventilation führt zur Konstriktion der Lungenarteriolen und damit zu erhöhtem pulmonalen Gefäßwiderstand. Die Umbauprozesse beeinflussen ebenfalls den Kreislauf, es kommt zur Ausbildung eines Cor pulmonale. Diagnostik mittels Echo- und Dopplerechokardiographie.

Therapie:
- Sauerstofftherapie bereits bei beginnender pulmonaler Hypertension. Kriterien: paO_2 unter Belastung <75 mmHg bzw. in Ruhe 70 mmHg. Nachweis der Wirksamkeit mittels Testatmung: paO_2-Anstieg um >10 mmHg, kein pCO_2-Anstieg.
- Voraussetzung ist eine ausreichende Motivation und Kooperation. Die Anwendung soll mindestens 8 Std. kontinuierlich innerhalb eines Tages erfolgen.
- Diuretika nur bei sicherer kardialer Dekompensation.
- Zurückhaltung bei der Digitalisierung (evtl. halbe Sättigung).
- Kalziumantagonisten bisher ohne sichere Ergebnisse.
- (Herz-)Lungentransplantation ist in Erwägung zu ziehen, wenn die Lebenserwartung noch ca. 2 Jahre beträgt und keine Kontraindikationen bestehen.

11. Therapie der Begleiterkrankungen und Komplikationen im gastrointestinalen System

11.1 Diabetes mellitus
- Etwa 10mal häufiger als in der Normalpopulation.
- Früherkennung durch HbA_{1c}-Bestimmung und oralen Glukosetoleranztest.
- Therapie:
  Intensivierte Insulintherapie (siehe Diabetes mellitus).
  Erhöhung der Fettkalorien.
  Verzicht auf schnell resorbierbare Kohlenhydrate.
  Splitting der Mahlzeiten.

11.2 Dystrophie
- Zufuhr hochkalorischer, speziell zubereiteter Sondenkost, entweder oral oder nachts über nasogastrale Sonde oder über Gastrostoma: Fresubin® (auch für Diabetiker), Pulmocare®, Sonona®.

11.3 Leberfunktionsstörungen, Leberzirrhose
- Viele kleine Mahlzeiten, um die Gefahr der Ösophagusvarizenblutung zu mindern.
- Diätetische oder medikamentöse Pufferung der Magensäure durch H_2-Antagonisten (CIMETIDIN®) und Antazida.
- Ursodesoxycholsäure (URSOFALK®): 10–20 mg/kg KG als abendliche Einzeldosis.
- Eiweißreduktion bei Shunt-Operationen auf 1–1,5 g/kg KG/ 24 Std.

11.4 Gallensteine
Nachweis sonographisch, Therapie medikamentös, chirurgisch oder mittels Lithotrypsie.

11.5 Akute und chronische Stuhlverhaltung
- Reichlich trinken.
- Reichlich schlackenhaltige Kost (Obst und Gemüse, keine Kleieprodukte).
- Genügend Pankreasenzyme zuführen.
- Körperliche Bewegung.
- Medikamentöse Beeinflussung der Motilitätsstörung des Magens (CISAPRID®).
- Für regelmäßigen Stuhlgang sorgen (evtl. Spüleinläufe mit Polyethylenglycol [PEG] oder Elektrolytlösung).

11.6 Darmblähungen
Nach Ausschluß anderer Ursachen Gabe von Entschäumern (LEFAX®, ESPUMISAN®).

Neuromuskuläre Erkrankungen (NmE)

R. Lietz

Vorbemerkungen

NmE sind klinisch auffällige Funktionsstörungen des Bewegungsapparates. Die Grundstörung läuft bei den Myopathien primär und bei den Neuropathien sekundär am Muskelgewebe ab. Ätiologische Trennung in hereditär und erworben, nach Verlauf in akut und chronisch.

1. Definition und Klassifikation

1.1 Muskeldystrophien
Genetisch determiniert und fortschreitend degenerativ, unterteilt nach Verteilungsmuster, Schweregrad und Vererbungsmodus:
- Maligne infantile X-chromosomal rezessive Form (Duchenne)
- Benigne juvenile X-chromosomal rezessive Form (Becker-Kiener)
- Autosomal-rezessive Gliedergürtelform (Leyden-Möbius)
- Autosomal-dominante fazioskapulohumerale Form (Landouzy-Dejerine)
- Okuläre Muskeldystrophien.

1.2 Kongenitale Muskeldystrophien
Genetisch determiniert, spezifische intrazelluläre Strukturstörungen; klinisch den Muskeldystrophien oder neurogenen Atrophien ähnlich.

1.3 Metabolische und endokrine Myopathien
Klinisch sehr differente Bilder: Schwäche der Hüftmuskulatur, Nachahmung der spinalen Muskelatrophie oder der Muskeldystrophie, Muskel-Crampi, Muskelsteife bei Belastung oder vorübergehende Schwäche auffällig.

1.4 Myotonie-Syndrome
Gekennzeichnet durch fehlende Erschlaffung bzw. fortbestehende Kontraktion der Skelettmuskulatur.

1.5 Störungen im Bereich des peripheren Neurons
Anfänglich meist eine distal betonte Muskelschwäche und -atrophie, Ausprägung und Verlauf sehr unterschiedlich.
- Spinale Muskelatrophie (Werdnig-Hoffmann), mittelgradige Muskelatrophie (Kugelberg-Welander), fazioskapulohumerale Form der spinalen Muskelatrophie.
- Hereditäre periphere Neuropathien (HMSN, HSN).

1.6 Myasthenie-Formen
Abnorme Ermüdbarkeit nach wiederholter oder anhaltender Muskelaktivität infolge von Enzymdefekten: neonatale, kongenitale oder infantile und juvenile Myasthenie.

1.7 Myositiden
Histologisch Nachweis von Phasen einer Entzündung
- Dermatomyositis.
- Bakterielle, virale und parasitäre Myositis.

1.8 Floppy-Infant-Syndrom
Klinisch abnorme Haltung und Bewegung, fehlender Widerstand gegen passive Bewegungen: neuromuskuläre, zentralnervöse oder außerhalb des neuromuskulären Systems liegende Störung, die einer weiterführenden Diagnostik bedarf.

1.9 Störungen mit Muskelkontrakturen und Gelenkrigidität
Einschränkung der Gelenkbeweglichkeit durch anhaltende Muskelverkürzung:
- Arthrogryposis, kongenitaler Klumpfuß, kongenitaler Tortikollis.
- Rigid-spine-Syndrom.
- Myositis ossificans.

2. Anamnese
- Verzögerte statomotorische Entwicklung, auffälliges Gangbild, verminderte Muskelleistungsfähigkeit, Angaben über Muskelkrämpfe und Muskelsteife.
- Jeweils zu erfragen: seit wann, unter welchen Umständen, wie lange anhaltend?
- Entwicklungsneurologische Parameter:
  NG-Periode – Beugehaltung der Extremitäten, Kopfhalten in Bauchlage für Sekunden.
  3. LM – kurzzeitige passive Sitzhaltung mit Kopfhalten, Unterarmstütz in Bauchlage.
  6. LM – Unterarmstreckstütz, Stehversuche, palmares Greifen mit Wechsel von Gegenständen zwischen den Händen.
  9. LM – freies Sitzen für ca. 1 min, selbständiges Greifen, selbständiges Aufziehen zum Stehen, Robben.
  12. LM – Laufen mit Unterstützung, freies Sitzen, Zangengriff, Krabbeln.
  18. LM – freies Laufen ohne Hinfallen.
  2. LJ – sicheres Rennen, Fußballspiel.
  3. LJ – Stehen auf einem Bein.
  4. LJ – Hüpfen auf einem Bein.

3. Familienanamnese
- Auftreten von NmE (in welchem Alter, mit welchem Ausgang?)
- Verzögerte frühkindliche Entwicklung?
- Gangstörungen, zeitlich begrenzte Bewegungseinschränkungen.
- Fuß- und andere Gelenkdeformitäten, Skoliose.

4. Klinisch-neurologische Untersuchung

4.1 Muskeleigenreflexe

Bizepssehnenreflex	(BSR)	C_5–C_6
Brachioradialisreflex	(BRR)	C_5–C_6
Patellarsehnenreflex	(PSR)	L_2–L_4
Achillessehnenreflex	(AchSR)	S_1–S_2

4.2 Fremdreflexe

Bauchhautreflexe	(BHR)	Th_7–Th_{12}
Kremasterreflex	(CR)	L_1–L_2

Babinski-Zeichen: Extension der Großzehe und/oder Beugung und/oder Fächerung der übrigen Zehen.

4.3 Intensitätsgrade von 4.1 und 4.2
0 nicht auslösbar
((+)) angedeutet auslösbar
(+) schwach auslösbar
+ regelrecht auslösbar
++ lebhaft auslösbar (mit rasch erschöpflichen Kloni)
+++ gesteigert auslösbar (mit schwer erschöpflichen Kloni)

4.4 Tonusbeurteilung (Bewertung nur bei kooperativen Kindern)
- Normoton: Leichter Widerstand bei passiver Beugung und Streckung.
- Hyperton: Deutlich vermehrter Widerstand gegen eine passive Bewegung.
  Spastizität (pyramidales Zeichen): Zunehmender Widerstand bei rascher passiver Dehnung, elastische Rückkehr des gedehnten Muskels in die Ausgangslage.
  Rigor (extrapyramidales Zeichen): Abnorm starker gleichbleibender Widerstand bei passiver Dehnung *ohne* elastische Rückkehr in die Ausgangslage.
- Hypoton: Verminderter Widerstand und abnorme Dehnbarkeit bei Gelenkbewegungen mit mehr oder minder beeinträchtiger Motorik bei normal, vermindert oder nicht auslösbaren Reflexen.

4.5 Bewertung des Bewegungsausmaßes bei Willkürbewegungen bezogen auf die betroffene(n) Extremität(en) mittels MRC-Skala (international gebräuchliche Einteilung nach Angaben des Medical Research Council)
0 – keine Kontraktion
1 – sichtbare Kontraktion ohne Bewegungseffekt
2 – aktive Bewegung ohne Überwindung der Schwerkraft
3 – aktive Bewegung gegen die Schwerkraft
4 – aktive Beweglichkeit gegen Widerstand
5 – normale Kraftentwicklung

4.6 Gesamtbeurteilung
- Muskelprofil, Muskelkonsistenz (durch Palpation).
- Vorzugshaltungen der Extremitäten und des Rumpfes im Liegen und Stehen.
- Muskelfaszikulieren (insbes. an der Zunge).

5. Biochemische Untersuchungen (s.a. Glykogenosen)

Sogenannte Leitenzyme bei Muskelerkrankungen sind die Kreatinkinase (CK) und die Laktatdehydrogenase (LDH); ausschließlich muskelspezifische Enzyme sind nicht bekannt.

- CK: Sehr hohe Werte (5– bis 10fach über der Norm) bei Polymyositis, im Frühstadium der progressiven Muskeldystrophie Duchenne, geringer Aktivitätsanstieg (2– bis 5fach) bei Spätstadien der progressiven Muskeldystrophie, einem Teil der Konduktorinnen, Myotonien, anderen progredienten neuromuskulären Erkrankungen, damit lediglich zur Differenzierung der Dystrophie-Formen geeignet. CK-Erhöhung ist Ausdruck eines stärkeren Zellmuskeluntergangs.
- LDH-Isoenzyme: LDH-1 in den Herzmuskelfasern und Typ II in den Skelettmuskelfasern lokalisiert. LDH-5 wird vorwiegend in der Leber und den Typ I-Skelettmuskelfasern gebildet.
- Ald. (Aldolase): höchste Werte bei Skelettmuskelerkrankungen (aber auch bei Leber- und Myokardleiden); insgesamt von geringem differentialdiagnostischen Wert.

6. Weiterführende Diagnostik

- Elektrolytstatus (K^+, Na^+, Ca^{++}, Mg^{++}, Zn^{++}, PO_4^{---}), von Bedeutung bei periodischen Lähmungen und elektrolytabhängiger Muskelschwäche.
- BSR, CRP, DBB zur raschen Orientierung bei entzündlichen Begleitprozessen.
- Kreatin- und Kreatininausscheidung im Urin gibt einen Einblick in das Ausmaß des gesteigerten Muskelstoffwechsels.
- Myoglobin im Urin als Hinweis für die Muskelzellmembranschädigung.
- Lipidstatus (Gesamt-Cholesterin, Triglyceride, Phytansäure) einschließlich der Lipidelektrophorese dienen der Beurteilung des Ausmaßes der Lipidspeicherung.
- Carnitin-Spiegel (freies und gebundenes Carnitin) zur Differenzierung bei den Lipidspeichermyopathien.
- Laktat, Pyruvat, Ammoniak (Ischämie-Test) zeigen Veränderungen bei Mitochondriopathien.
- Liquor-Untersuchung (Elektrophorese) zur Beurteilung der Hirn-Liquor-Schranke.
- Hormone (TSH, T_3, T_4, Parathormon) bei endokrinen Myopathien.

- EKG zur Beurteilung einer möglichen kardialen Beteiligung.
- EMG und ENG dienen der Differenzierung von neurogenen und muskulären Komponenten.
- Muskelbiopsie (licht- und elektronenmikroskopische Bewertung).

7. Therapieprinzipien
- Der verbreitete therapeutische Nihilismus bei Myopathien ist nur bei ganz wenigen Formen berechtigt; zunehmend werden therapeutische Möglichkeiten entwickelt.
  Alle NmE sind – zumindest vorübergehend – zu stabilisieren bzw. zu bessern. Voraussetzung ist immer eine exakte Diagnose!
- Krankengymnastische Methoden (Klopf-Druck-Massage, Unterhauttechnik, Ganzkörperisometrie, Bewegungstraining, komplexe Bewegungsstimulation) verbessern und verlängern Beweglichkeit, Aufrichtung und Haltung des Patienten, optimieren die regionale Durchblutung und den Zellstoffwechsel.
- Diätetische Maßnahmen bieten dem Organismus notwendige Substrate an, vermeiden Übergewicht und regulieren die Darmtätigkeit.
- Verhaltenstherapeutische Einflüsse bessern die Kind-Eltern-Interaktion, gewährleisten die altersgerechte Konfliktbewältigung und verbessern die emotionale Grundbefindlichkeit des Kindes.
- Medikamente sind kausal nur bei einzelnen bekannten Enzymdefekten wirksam. Vitamin E unterstützt das antioxydative Potential des Zellstoffwechsels, und mittels Verabreichung von B-Vitaminen läßt sich ein möglicher relativer Mangelzustand vermeiden.

Akute Otitis media

W. Handrick, W. Hoepffner, H. Müller

Vorbemerkungen
Der Otitis geht meist ein akuter Virusinfekt der Atemwege voraus. Daneben kommt der gestörten Belüftung des Mittelohres und dem behinderten Sekretabfluß infolge Schleimhautschwellung der Tube und/oder verlegten Tubeneingängen (z.B. durch Adenoide) Bedeutung zu.

Die akute Otitis media ist eine Krankheit mit großer Selbstheilungstendenz, eine generell abwartende Haltung ist aber nicht gerechtfertigt. Es scheint, daß Anzahl und Schwere der Komplikationen sowie die Rate an Dauerschäden bei rechtzeitig einsetzender und konsequenter Therapie deutlich geringer sind als bei natürlichem Verlauf.

1. Klinische Symptomatik und Untersuchung

1.1 Allgemeinbefunde und -symptome
Folgende Symptome bzw. Befunde können einzeln oder kombiniert (bei Säuglingen und Kleinkindern deutlicher als bei Schulkindern) auftreten:
- Fieber, Reizbarkeit (evtl. Meningismus), Berührungsempfindlichkeit, Abgeschlagenheit.
- Erbrechen, Nahrungsverweigerung.
- Ohrenschmerzen (nachts stärker als tags), Greifen nach dem Ohr oder Reiben am Ohr, druckempfindlicher Warzenfortsatz.
- Plötzliches schrilles Aufschreien und Weinen (meist aus dem Schlaf heraus oder beim Trinken).

1.2 Otoskopischer Befund in Abhängigkeit von der Erkrankungsphase
- Stadium 1 (exsudative Entzündung):
  Klinik s. Pkt. 1.1, Dauer 1–2 Tage.
  Otoskopie: Hyperämie, danach „feuchte Durchtränkung" und „schollige Trübung" der Trommelfelloberfläche, Verwischung der Konturen des Hammergriffs und kurzen -fortsatzes („Entdifferenzierung" des Trommelfellreliefs). Auf dem Höhepunkt Vorwölbung des Trommelfells (vor allem

hinterer oberer Quadrant). Bei Säuglingen ist es oft mattgraurot, entdifferenziert und kaum vorgewölbt, selten Spontanperforation.
- Stadium 2 (Abwehr und Demarkation):
Dauer 3–8 Tage, nach Spontanperforation Eiterentleerung (plötzliches „Ohrlaufen"), danach Nachlassen von Fieber und Schmerzen.
Otoskopie: Nadelstichfeine Perforation (meist hinterer oberer Quadrant), aus der Sekret austritt.
- Stadium 3 (Heilungsphase):
Dauer 2–4 Wochen, Nachlassen des Ohrflusses, Normalisierung des Hörvermögens.

2. Differentialdiagnosen
- Akuter Tubenkatarrh, Sero- bzw. Mukotympanon.
- Subakute Otitis media mit Erguß (Anamnese, Trommelfellbefund).
- Chronische Otitis media (Anamnese, Trommelfellbefund, spezielles Erregerspektrum).
- Otitis externa (schmerzhaft entzündeter Gehörgang bei normalem Trommelfell).
- Otitis interna (Schwindel, Erbrechen, Nystagmus, zunehmende Schwerhörigkeit).

3. Diagnostik

3.1 Blutbild, BSR, CRP.

3.2 Nach Trommelfellperforation: Bakteriologischer Abstrich (Kultur, Antibiogramm).

3.3 In besonderen Fällen spezielle Untersuchungen durch den HNO-Arzt (pneumatische Otoskopie, Tympanometrie, akustische Reflexaudiometrie).

4. Therapie
Entscheidung über ambulante oder stationäre Therapie in Abhängigkeit vom Allgemeinzustand.

4.1 Grundsätzlich (und oft ausreichend):
- Schmerzen lindern!
- Fieber senken!

- Abschwellende Nasentropfen!

4.2 Antibiotische Therapie

4.2.1 Allgemeine Bemerkungen
- Eine rechtzeitige, adäquate, systemische Antibiotika-Therapie kann den Verlauf verkürzen, die Perforation des Trommelfells verhindern und Komplikationen vermeiden.
- Wichtigste Erreger sind Pneumokokken (>50%), H. influenzae, Moraxella catarrhalis, Streptokokken, selten Staphylokokken.
- Therapiedauer: 7–10 Tage, mindestens 2–3 Tage über das Schwinden der klinischen Symptome hinaus.

4.2.2 In Frage kommende Mittel
- Amoxicillin oral, gut wirksam gegen Pneumokokken, Streptokokken, die meisten H.i.-Stämme; nicht wirksam gegen Betalaktamasebildende Stämme von H.i., Staphylokokken und Moraxella.
- Cefuroximaxetil (z.B. ELOBACT®), Cefaclor (PANORAL®).
- Trimethoprim-Sulfonamid oral.
- Erythromycin oral, gut wirksam gegen die meisten Otitis-Erreger, nicht optimal wirksam bei manchen H.i.-Stämmen, wirkt aber gegen Mykoplasmen.
- Mittel der Wahl sind Amoxicillin (bzw. Amoxicillin + Clavulansäure), Cefaclor oder Cefuroximaxetil.

4.3 Lokaltherapie, Parazentese
- Gehörgangstoilette:
  Bei perforierter Otitis media acuta (oder nach Parazentese) Spülung mit körperwarmem Wasser, evtl. versetzt mit Kamillenextrakt oder 0,1%igem Hydroxychinolon, anschließend Trocknung des äußeren Ohres.
- Lokale Antibiotikagabe (nach Antibiogramm):
  Nur nach Spontanperforation bzw. Gehörgangsentzündung mit Sekretstau.
- Ohrentropfen mit schmerzstillender Wirkung (z.B. OTALGAN®):
  Wirken nicht kurativ, aber schmerzlindernd und beschleunigen die Spontanperforation.
- Sonstige Maßnahmen:
  Abdecken der Ohrmuschelhaut mit Creme oder Paste (bei starker Sekretion), kein Verschluß des Gehörganges durch

Tampons oder Watte (Sekretstau, Bildung einer feuchten Kammer), der therapeutische Nutzen von Wärme (oder seltener Kälte) ist nicht belegt.
– Parazentese:
Indikation und Durchführung durch den HNO-Arzt.

5. Komplikationen

5.1 Wichtigste Komplikationen
– Übergang in subakute Otitis media mit Erguß (ohne Selbstheilungstendenz), evtl. als glue ear, sog. „Leimohr" (Gefahr des Adhäsivprozesses mit bleibender Schwerhörigkeit).
– Mastoiditis.
– Thrombophlebitis der Hirnsinus (Sinus sigmoideus).
– Bakterielle Meningitis, Hirnabszeß.
– Periphere Fazialisparese.
– Otitis interna.
– Übergang in chronische Otitis media (heute sehr selten).

5.2 Klinische Zeichen otogener Spätkomplikationen
(2.–3. Woche nach Beginn)
– Ausbleiben einer Normalisierung des Hörvermögens.
– Wiederanstieg des Fiebers.
– Auftreten von Kopfschmerzen.
– Verzögerte Rekonvaleszenz oder Verschlechterung des Allgemeinzustandes.
– Wiederauftreten von Ohrenschmerzen und/oder Ohrfluß,
– Aktivierung der Entzündungsparameter (Leukozytose, Linksverschiebung, BSR-Anstieg, CRP positiv).

6. Prophylaxe, Rezidivprophylaxe

6.1 Allgemeine Maßnahmen
– Optimale Ernährung (Nahrungszusammensetzung, Fütterungstechnik): Stillen des Kindes über 5–7 Monate; bei Flaschenernährung Kind nicht liegend im Bett füttern, sondern aufnehmen und in Schräglage versorgen.
– Rechtzeitige Erkennung und Behandlung allergischer Erkrankungen sowie von Adenoiden.
– Ausschluß von Fehlbildungen (z.B. submuköse Gaumenspalte).

- Expositionsprophylaxe: Infektionen (z.B. Krippenmilieu). Inhalative Schadstoffbelastung (z.B. passives Rauchen).

6.2 Spezielle Maßnahmen
- Adenotomie bei vorhandenem Rachenmandelpolster.
- Parazentese und evtl. Einlegen eines Paukenröhrchens beim Übergang in ein Sero- bzw. Mukotympanon.
- Chemoprophylaxe (nur in Ausnahmefällen) mit Trimethoprim-Sulfonamid, 1mal tgl. (abends) 1–5 mg/kg KG für mehrere Monate.
- H.i.b.-Impfung.
- Eine Gammaglobulin-Dauersubstitution über mehrere Monate ist nur indiziert bei nachgewiesenem humoralen Immundefekt.

Pertussis

W. Handrick, F.-B. Spencker

Vorbemerkungen

Die Pertussis ist eine in Zukunft wahrscheinlich wieder häufiger vorkommende hochkontagiöse Erkrankung. Kinder unter einem Jahr sind am meisten gefährdet und sollten stationär aufgenommen werden.

Wegen der Gefährlichkeit der Pertussis gehört die Pertussisschutzimpfung zu den empfohlenen Impfungen.

1. Klinische Symptomatik
- Prodromal-Stadium (St.) = St. catarrhale (1–2 Wochen),
- St. convulsivum (3–5 Wochen),
  typisch sind die stakkatoartigen Hustenanfälle, die mit einem hörbaren keuchenden oder juchzenden Inspirium enden, danach Herauswürgen von zähem, klarem Schleim,
- St. decrementi (1–2 Wochen).

Beim jungen Säugling kann der „Hustenanfall" atypisch verlaufen. Nach uncharakteristischem Husten wird er sofort livid oder blaß (apnoischer Anfall).

2. Differentialdiagnosen
Infektionen durch B. parapertussis, Chlamydia trachomatis, Mycoplasma pneumoniae, Adenoviren und Moraxella catarrhalis.

3. Diagnostik

3.1 Bakteriologische Diagnostik
− Durchführung des Nasopharyngealabstrichs: Ein besonderer (dünner, biegsamer) Tupfer wird mit ca. 0,5 ml physiologischer NaCl-Lösung angefeuchtet, durch die Nase in den Nasen-Rachen-Raum vorgeschoben, dort 5−10 sec belassen und anschließend sofort auf Spezialnährböden ausgestrichen.
− Kulturelle Anzüchtung von Bordetella (B.) pertussis erfordert eine Bebrütungszeit von bis zu 7 Tagen und gelingt zumeist nur in der 1.−3. Krankheitswoche.
− Falsch negative Ergebnisse vor allem unter Antibiotikabehandlung.
− Hustenplatten sollten nicht mehr angewendet werden.

3.2 Serologische Diagnostik
− Antikörper ab 15.−25. Krankheitstag nachweisbar (für wenige Monate).
− Spezifische IgA-AK nur bei natürlicher Infektion.

3.3 Blutbild, BSR
− Absolute Lymphozytose ab 2. Krankheitswoche.
− Bei Säuglingen oder teilweise immunisierten Patienten können Lymphozytose und typische Symptome fehlen.
− Die BSR ist bei unkompliziertem Verlauf normal.

4. Therapie

4.1 Antibiotika
− Während der Inkubationszeit wird der Ausbruch der Krankheit verhindert.
− Im St. catarrhale und im frühen St. convulsivum wird der Krankheitsverlauf abgekürzt und abgeschwächt.

- Im späten St. convulsivum sind die Symptome toxinbedingt, d.h. durch Antibiotika nicht beeinflußbar.
- Komplikationen (Pneumonie, Atelektasen, Enzephalopathie, Otitis media) werden verhindert.
- Nach Abschluß der Behandlung kann wieder eine Gemeinschaftseinrichtung besucht werden.
- Mittel der Wahl: Erythromycin, 50–60 mg/kg KG/24 Std. (verteilt auf 3 Dosen) für 14 Tage.
- Alternativen: Trimethoprim-Sulfonamid, evtl. auch Amoxicillin.

4.2 Sonstige Therapie
- Salbutamol soll Häufigkeit und Dauer der Hustenattacken reduzieren.
- Kortikosteroide evtl. indiziert bei Säuglingen mit schwerer Pertussis unter stationären Bedingungen.

Leistungen der Sozialämter, Krankenkassen und Versorgungsämter bei Körperbehinderung (außer Blindenhilfe)

M. Fabian, W. Hoepffner

Vorbemerkungen

Für Eltern, Familien und Elternteile, die durch Krankheit ihrer Kinder auf sozialrechtliche Hilfen angewiesen sind, soll dies ein kurzer Überblick über die Möglichkeiten der Hilfen sein.

Kinder mit angeborenen und erworbenen Krankheiten sind in vielfältiger Weise beeinträchtigt und daher unterstützungswürdig. Die Eltern chronisch kranker und behinderter Kinder sollen nicht versäumen, sich mit den Möglichkeiten der Hilfen auseinanderzusetzen, auch wenn Kosten, Wege und Zeit damit verbunden sind. Informationen und Beratungen geben Sozialarbeiter und Sozialarbeiterinnen.

Voraussetzung für den Erhalt einer Leistung ist immer das Stellen eines Antrags an die zuständigen Ämter und Institutionen.

1. Begriffsbestimmungen

1.1 Pflegebedürftigkeit nach BSHG §§ 68/69
Man unterscheidet zwischen:
- leichter Pflegebedürftigkeit (§ 69 Abs. 2),
- erheblicher Pflegebedürftigkeit (§ 69 Abs. 3),
- außergewöhnlicher Pflegebedürftigkeit (§ 69, Abs. 4, 2. Halbsatz),
- Schwerpflegebedürftigkeit (§ 69 Abs. 4 Satz 2, in Verbindung mit § 1 VO zu § 24 Abs. 2 Satz 1).

1.2 Schwerpflegebedürftigkeit
Schwerpflegebedürftig ist, wer nach ärztlicher Feststellung wegen einer Krankheit oder Behinderung so hilflos ist, daß er für die gewöhnlichen und regelmäßig wiederkehrenden Verrichtungen im Verlauf des täglichen Lebens auf Dauer in sehr hohem Maße der Hilfe bedarf.

1.3 Hilfebedürftigkeit
Die Anerkennung setzt einen Dauerzustand voraus. Das ist der Fall, wenn der Zustand seiner Natur nach voraussichtlich nicht nur vorübergehend ist.

1.4 Hilflosigkeit
Hilflosigkeit ist durch körperliche, psychische und geistige Defizite bedingt.

Maßstab für die Beurteilung der Defizite ist die Fähigkeit, bestimmte Verrichtungen im Ablauf des täglichen Lebens auszuüben.

1.5 Merkzeichen
Die nachfolgend aufgeführten Merkzeichen haben folgende Bedeutung:
G = Erhebliche Beeinträchtigung der Bewegungsfähigkeit im Stadtverkehr
aG = Außergewöhnliche Gehbehinderung
B = Notwendigkeit ständiger Begleitung
Bl = Blindheit
H = Hilflosigkeit

RF = Befreiung von Rundfunk- und Telefongebühren

2. Übersicht über Leistungsträger und Leistungsarten

Einrich-tung/Amt	Was wird beantragt?	Wer beantragt?	Verfahrensweise
Sozialamt	Hilfe in besonderen Lebenslagen. Hilfe zur Pflege §§ 68/69 BSHG.	Eltern der Kinder oder Angehörige mit Vollmacht.	– Antrag stellen, – Formular ausfüllen, – Ärztliches Attest der Bestätigung d. Pflegebedürftigkeit beifügen, – zur Bearbeitung aller Unterlagen an das Sozialamt zurück.
Kranken-kasse	Häusliche Pflegehilfe. Schwerpflegebedürftigkeit § 53 SGB V.	Eltern der Kinder oder Angehörige mit Vollmacht.	– Gleiche Verfahrensweise wie beim Sozialamt.
Amt für Familie und Soziales Versorgungsamt	Feststellen des Grades der Behinderung (GdB v. 10% bis 100%). Erstellen des Behindertenausweises § 4 Abs. 1 u. 5 SchwbG.	Eltern, Patienten oder Angehörige mit Vollmacht.	– Antrag stellen, – Antragsvordruck ausfüllen, – 3 Einverständniserklärungen unterschreiben und wieder mit abgeben. – Ärztliche Gutachten, Berichte usw. werden vom Versorgungsamt nach Antragstellung angefordert, können aber auch schon mitgegeben werden.

3. Pflegegeld nach §§ 68/69 Bundessozialhilfegesetz

3.1 Allgemeine Bemerkungen

Die Hilfe zur Pflege leisten Sozialämter in der Regel in Form einer monatlichen Pflegehilfe oder eines monatlichen Pflegegeldes.

Die Höhe der Zahlung hängt vom Grad der Pflegebedürftigkeit ab.

Pflegegeldleistungen als Sozialleistungen sind einkommens- und vermögensabhängig und werden nur gewährt, wenn
- kein ausreichendes eigenes Einkommen oder Vermögen vorhanden ist,
- kein leistungsfähiger, unterhaltspflichtiger Angehöriger eintreten muß,
- die erforderlichen Leistungen nicht von anderen Trägern zu erbringen sind.

Die Einkommensvoraussetzungen werden von den Sozialämtern überprüft.

Pflegegeldleistungen der Sozialhilfe sind immer nachrangig (§ 2 BSHG).

3.2 Verfahren

Zur Feststellung und Einstufung des Grades der Pflegebedürftigkeit des Antragstellers wird ein Gutachten des amtsärztlichen Gutachterdienstes des Gesundheitsamtes angefordert.

Dem Gesundheitsamt liegt dazu ein ärztlicher Bericht, eine Stellungnahme des Sozialdienstes und in Zweifelsfällen das Ergebnis einer eigenen Untersuchung vor.

Die endgültige Entscheidung über die Höhe des Pflegegeldes hat das Sozialamt.

Ob Pflegegeldleistungen nach § 69 BSHG gekürzt werden dürfen, wenn auch die gesetzlichen Krankenkassen zahlen, ist derzeit rechtlich noch sehr umstritten. Regional bestehen ganz unterschiedliche Handhabungen. In Sachsen wird die Kürzung des Pflegegeldes nach BSHG um 200,00 DM (50%) praktiziert.

3.3 Widerruf

Gegen einen ablehnenden Bescheid des Sozialamtes kann innerhalb eines Monats schriftlich Widerspruch eingelegt werden.

Wird dem nicht stattgegeben, kann Klage beim Verwaltungsgericht erfolgen.

4. Pflegegeld von den gesetzlichen Krankenkassen (KK)

4.1 Allgemeine Bemerkungen

Häusliche Pflegehilfe (§ 53 ff. SGB V) erhalten von den Krankenkassen Versicherte, die schwerpflegebedürftig sind und über bestimmte Versicherungszeiten bei der KK verfügen.

Bei schwerpflegebedürftigen Kindern muß ein Elternteil mindestens 36 Monate (Kalendermonate) in den letzten 60 Monaten vor Feststellung der Schwerpflegebedürftigkeit versichert gewesen sein.

4.2 Leistungen im Rahmen der häuslichen Pflegehilfe
- Höchstbetrag von 750,00 DM monatlich für eine professionelle Pflegekraft (§ 55 SGB V).
Die Abrechnung erfolgt mit der jeweiligen Sozialstation bzw. dem Sozialdienst (25 Pflegeeinsätze im Monat).
- Statt der Pflegehilfe kann der Pflegebedürftige einen Pauschalbetrag von 400,00 DM monatlich beantragen, wenn er eine Pflegeperson hat (§ 57 SGB V). Bei Kindern sind das meist die Mütter.
- Wenn die Pflegeperson wegen Krankheit oder Urlaub ausfällt, stellt die Krankenkasse einmal im Jahr einen Betrag von 1.800,00 DM für eine Ersatzkraft zur Verfügung (§ 56 SGB V).

4.3 Entscheidung
Die Entscheidung, ob Schwerpflegebedürftigkeit vorliegt, obliegt der Krankenkasse unter Berücksichtigung aller ihr zur Verfügung stehenden Unterlagen, insbesondere des Gutachtens des Medizinischen Dienstes der Krankenkasse und der Entscheidung anderer Sozialleistungsträger.

4.4 Widerruf
Wird einem Antrag nicht stattgegeben, kann innerhalb eines Monats bei der Krankenkasse schriftlich widersprochen werden.

Wird auf den Widerspruch nicht reagiert oder dem Antrag wieder nicht stattgegeben, kann beim Sozialgericht Klage erhoben werden.

5. Behindertenausweis

5.1 Allgemeine Bemerkungen
Wer körperlich behindert ist, hat nach dem Sozialgesetzbuch ein Recht auf Hilfe.

Von einer Behinderung spricht man, wenn ein gesundheitlicher Schaden zu funktionellen Einschränkungen führt und diese Einschränkung soziale Beeinträchtigungen zur Folge haben.

Das Vorliegen einer Behinderung wird nur auf Antrag festgestellt.

Die Entscheidung ist jedem Patienten (bzw. deren Eltern) überlassen, ob ein Ausweis beantragt wird oder nicht.

Das Feststellen einer Behinderung, des Grades der Behinderung und die Ausstellung eines Behindertenausweises erfolgt nach dem Schwerbehindertengesetz § 4 Abs. 1 und 5.

5.2 Verfahren

Der Antrag wird von den Patienten, von den Erziehungsberechtigten oder von einem Bevollmächtigten gestellt. Es muß ein amtlicher Antragsvordruck ausgefüllt werden, und mindestens 3 Einverständniserklärungen müssen unterschrieben werden, um Gutachten, ärztliche Berichte, Unterlagen usw. anfordern zu können.

Die Feststellung der Behinderung und die Ausstellung eines Behindertenausweises obliegt den Versorgungsämtern beim Amt für Familie und Soziales.

Die Schwere der Einschränkung wird in einem „Grad der Behinderung" (GdB von 10% bis 100%) ausgedrückt. Wichtig für die Inanspruchnahme vieler Nachteilsausgleiche ist das Vorliegen bestimmter gesundheitlicher Merkzeichen/Merkmale („H", „B", „Bl", „G", „aG") im Ausweis.

Dadurch können Steuervergünstigungen, Freifahrten im öffentlichen Fernverkehr usw. in Anspruch genommen werden. Der Umfang der möglichen Hilfen richtet sich immer nach dem GdB und dem gesundheitlichen Merkmal.

Die Bearbeitung eines Antrags dauert zumeist 3–6 Monate.

Die Ausweise werden in der Regel für 5 Jahre, bei Kindern längstens bis zum 10. Lebensjahr, bei Jugendlichen bis zum 20. Lebensjahr ausgestellt.

5.3 Widerruf

Bei Ablehnung des Antrags kann binnen 4 Wochen Widerspruch eingelegt werden. Führt auch der Widerspruch nicht zum Erfolg, kann man wieder binnen einer Frist von einem Monat bei dem zuständigen Sozialgericht Klage erheben.

Sproßpilzinfektionen an Haut und Schleimhaut

W. Hoepffner, W. Handrick, M. Rytter

Vorbemerkungen

Ein Soor der Mundschleimhaut bzw. der Haut im Windelbereich ist auch bei sonst gesunden Säuglingen keineswegs selten. Daneben steht heute fest, daß die Dermatitis seborrhoides und die Erythrodermia desquamativa des Säuglings entweder durch Sproßpilze hervorgerufen oder sekundär durch Sproßpilze infiziert sind.

Die lange Zeit übliche gewesene Therapie mit Farbstofflösungen gilt heute als problematisch:
- Gefahr lokaler Verätzungen durch zu hohe Konzentrationen oder ausfallende Kristalle in den Lösungen.
- Gefahr der Verwechslung der wäßrigen mit äthanolischen oder phenolhaltigen Lösungen.
- Therapie nur unter täglicher ambulanter ärztlicher Kontrolle möglich.
- Wäscheverschmutzung, speziell bei Behandlung des Windelbereichs.

Entschließt man sich dennoch dazu, dann nur *wäßrige* Lösungen (max. Konzentration von *0,5%*) anwenden, z.B. Gentianaviolett, Methylrosanilin. Danach Trocknen, darüber Nystatin-Paste (sog. Sandwich-Therapie).

1. Hygienische Maßnahmen
- Häufigerer Wäsche- bzw. Windelwechsel.
- Po nicht bei jedem Trockenlegen mit Wasser waschen, sondern mitÖlläppchen reinigen.
- Nicht abtrocknen, sondern abtupfen oder trockenfönen.
- Verwendung gut saugender Windeln und luftdurchlässiger Windelhöschen.
- Evtl. Wechsel des Waschmittels, Wäschespülen ohne Weichspüler.
- Sauger gründlich auskochen (10 Minuten) bzw. Beseitigung infizierter Ring- und Flaschensauger. Nach Abschluß der Therapie nochmals alle Sauger und Schnuller erneuern.

2. Unspezifische Therapie

2.1 Verwendung adstringierender Badezusätze (z.B. TANNO-SYNT® flüssig).

2.2 Bei einfacher Windeldermatitis Hautschutz- und/oder Wundheilmittel.

2.3 Bei gleichzeitiger aber nur wenig schuppender Ausprägung einer Erythrodermie genügt oft die Behandlung mit antiseptischen Salben oder Cremes.

2.4 Bei starker Schuppen- und Krustenbildung, speziell auf dem behaarten Kopf: Vor antimykotischer erst keratolytische Therapie über 1–3 Tage: Einfache Vaseline, evtl. mit zusätzlicher Salicylsäure, aber nur 1– bis maximal 2%ig und dann nie großflächig anwenden!

3. Grundsätze der Therapie mit Antimykotika

3.1 In der Regel genügt die lokale Anwendung nicht-resorbierbarer Antimykotika. Bei Nichtansprechen evtl. Mittel wechseln, ggf. stationäre Aufnahme (mykologische Diagnostik, Suche nach evtl. Grundkrankheit, u.U. parenterale antimykotische Therapie).

3.2 Anwendung derselben Substanz für alle Lokalisationen, genügend hoch dosiert, lange genug (7–10–14 Tage).

3.3 In hartnäckigen Fällen ist kurzzeitige Kombination mit Kortikoiden (z.B. Hydrocortison) *möglich* (niemals fluorierte Steroide!).

3.4 Anwendung auf der Haut: Creme oder Salbe deckend einstreichen, bei jedem Windeln erneuern nach Reinigung (s.a. Pkt. 1.).

3.5 Bei ausgedehnter Windeldermatitis und speziell bei gleichzeitigem Auftreten von Mundsoor ist der Darm als Pilzreservoir anzusehen und entsprechend zu behandeln:
Im Magen-Darm-Trakt *vor* der Mahlzeit, in der Mundhöhle *nach* der Mahlzeit.

3.6 Bei Soorbefall der Mundhöhle gestillter Säuglinge sollten auch die Brustwarzen der Mutter mitbehandelt werden.

3.7 Darreichungsformen und Anwendungsgebiete

Softpaste	Windelsoor auf wunder Haut.
Paste	Nässende Hefemykosen in intertriginösen Räumen; Windeldermatitis.
Fertigsuspension	Hefebefall von Mund und Rachen, Magen und Darm; zur Soorprophylaxe bei Neugeborenen.
Dragees	Zur Sanierung des Darmes.
Creme	Hefemykosen der unbehaarten und behaarten Haut, Hefemykosen im Genitalbereich.
Salbe	Trockene, schuppende Hefemykosen in allen Bereichen der Haut.

4. Antimykotika

4.1 Nystatin (Mittel der 1. Wahl)
- Cremes, Pasten und Salben: 10 Mio E/100 g (für Säuglinge und Kleinkinder werden sog. Softpräparate angeboten, z.B. CANDIO-HERMAL®, NYSTATIN-LEDERLE®).
- Tropfen oder Suspensionen: 100 000 E/lg, Dosierung: 4–6mal täglich 100 000 E (1–2 ml mit der Pipette applizieren) (z.B. MORONAL®-Susp.).

4.2 Miconazol (Mittel der 2. Wahl), z.B. DAKTAR®
- Creme: 20 mg/lg,
- Mundgel: 100 mg/5 g, Dosierung: 4–5mal täglich 25 mg.

4.3 Clotrimazol (Mittel der 3. Wahl), z.B. CANESTEN®
- Nur Creme und Lotio zur Hautbehandlung verfügbar (1 g/100 g bzw. 100 ml).

5. Prophylaxe

Neben unter Pkt. 1 genannten Maßnahmen:
- Zur Nachbehandlung bzw. Rezidivprophylaxe z.B. CANDIO-HERMAL®-Softpaste.
- Bei Säuglingen, die über mehr als 10 Tage *Antibiotika* erhalten (insbesondere bei oraler Gabe), eine Candida-Prophylaxe mit Nystatin in Erwägung ziehen.

Diagnostik bei Verdacht auf angeborene Stoffwechselerkrankungen (angeborene Störungen des Intermediärstoffwechsels)

P. Bührdel

Vorbemerkungen

Stoffwechselerkrankungen liegen genetisch bedingte Enzymopathien zugrunde, die sofort nach der Geburt, im Verlaufe des ersten Lebensjahres oder später zu klinisch unterschiedlichen Erscheinungsbildern oder Entwicklungsstörungen führen.

Die Verbesserung der biochemischen Analytik ermöglicht, viele Stoffwechselstörungen bereits so frühzeitig zu erkennen, daß eine rechtzeitige Therapie eingeleitet werden kann (s.a. Kapitel Glykogenosen, Hypoglykämien und PKU).

Wann ist an eine Stoffwechselerkrankung zu denken?
- Familienanamnese: Wiederholungserkrankung bei Geschwistern und naher Verwandtschaft, ungeklärte Todesfälle Neugeborener.
- Eigenanamnese: Rezidivierende Zustände von Bewußtseinsänderung und Erbrechen.
- Abhängigkeit der klinischen Attacken von der Eiweißzufuhr bzw. von der Zufuhr von Fruktose oder Galaktose.
- Fortschreitender ZNS-Abbau bei fehlenden Mißbildungen.

Akuter Verlauf häufiger bei Aminosäuren- und Kohlenhydratstoffwechselstörungen sowie Organoazidopathien.

Chronischer Verlauf bei Speicherkrankheiten wie Neurolipidosen und Mukopolysaccharidosen.

1. Leitsymptome

1.1 Allgemeine Leitsymptome

Apathie bis Koma, Krämpfe	Leuzinose
	Nichtketotische Hyperglyzinämie
	Enzymdefekte im Harnstoffzyklus
	Organoazidopathien

Hepatosplenomegalie	Tyrosinämie Typ I
	G_{M1}-Gangliosidose
	Mb. Gaucher
	Mb. Niemann-Pick
Optikusatrophie	Metachromatische Leukodystrophie
	Globoidzellen-Leukodystrophie
	Adrenoleukodystrophie
	G_{M1}- u. G_{M2}-Gangliosidose
Korneatrübung	MPS-Typ IH (Mb. Hurler)
	MPS-Typ IV (Mb. Morquio)
	Mb. Fabry
Linsendislokation	Homozystinurie
Konjunktivitis (Lichtscheu)	Zystinose
	Tyrosinämie Typ II
Kirschroter Fleck am Augenfundus	G_{M2}-Gangliosidose
	Mb. Gaucher (teilweise)
Innenohrschwerhörigkeit	MPS Typ II (Mb. Hunter)
	Refsum Krankheit
Rachitische Zeichen	Tyrosinämie Typ I
	Zystinose
Metabolische Azidose	Leuzinose
	Organoazidopathien
	Laktatazidose
	Glutarazidurie Typ II
Ketoazidose	Organoazidopathien
Hyperaminoazidurie	Tyrosinämie Typ I
	Zystinose
Auffälliger Uringeruch	maggiartig (Leuzinose)
	Katerurin (Methylkrotonylglyzinurie)
	Schweißgeruch (Glutarazidurie Typ II, Isovalerianazidämie)
Urolithiasis	Lesch-Nyhan-Syndrom
	Xanthinurie
Hypoglykämie	Leuzinose
	Glutarazidurie Typ II

Neutropenie	Acyl-CoA-Dehydrogenase-Mangel
	Orotazidurie
	Organoazidopathie
	Mb. Gaucher
Kyphoskoliose	Mukopolysaccharidosen
	Homozystinurie
Thrombose- und Embolieneigung	Homozystinurie
Vakuolisierte Lymphozyten	Mb. Niemann Pick u.a. Speicherkrankheiten

1.2 Leitsymptome bei Hyperammonämien
– Beim Neugeborenen: Schlechtes Trinken, Erbrechen, Temperaturlabilität, Hyperpnoe, Apathie-Koma, Krämpfe.
– Ursachen: Organoazidopathien, Carnitinmangel, Enzymdefekte im Harnstoffzyklus.
– Urinuntersuchungen auf Aminosäuren, Orotsäure, organische Säuren, totales und freies Carnitin.

1.3 Leitsymptome bei Speicherkrankheiten
– Klinik:
  Gesichtszüge grob
  Organe (Leber, Milz, Herz) groß
  Haut verdickt
  Gelenkkontrakturen
  Haare struppig
  Stimme rauh
  Skelett dysplastisch (Dysostosis multiplex)
– Laborbefunde:
  Lymphozyten: Vakuolen
  Knochenmark: Speicherzellen
  Urin: Mukopolysaccharidmetabolite, Oligosaccharide, Lipide.

1.4 Leitsymptome bei Organoazidopathien
– Klinik:
  Krämpfe
  Bewußtseinsstörungen
  Muskelhypotonie
  Erbrechen
  Verschlechterung nach der Mahlzeit

Azidose
auffälliger Geruch
chronische Gedeihstörung
- Laborbefunde:
Ketoazidose
Hypoglykämie
Hyperammonämie
Hyperglyzinämie
Knochenmarksdepression

1.5 Leitsymptome bei neurometabolischen Erkrankungen

Neugeb./Säugl.	Kleinkind	Schulkind
Krämpfe	Muskelhypotonie	Entwicklungsknick
Apnoe	Ataxie	Ataxie
Benommenheit	Krämpfe	Bewegungsstörungen
Erbrechen	Entwicklungsstillstand	mentale Retardierung
Nahrungs-		Spastizität
verweigerung		Krämpfe
Muskelhypotonie		

Stoffgruppe	*Beispiel*
Aminosäuren	Phenylketonurie
	Ahornsirupkrankheit
Ammoniak	Harnstoffsynthesedefekt
Kohlenhydrat	Galaktosämie
Lysosomale Enzyme	Mukopolysaccharidosen
	Leukodystrophien
Lipide, Lipoproteine	Adrenoleukodystrophie
Harnsäure	Lesch-Nyhan-Syndrom
Metalle	Mb. Wilson

Befunde bei Neurolipidosen

Besonders betroffen

graue Substanz	weiße Substanz
(Amaurotische Idiotien)	(Leukodystrophien)
Demenz	spast. Lähmung
Krämpfe	Reflexverlust
Blindheit	Nervenleitgeschwindigkeit erhöht
Makulafleck	Liquoreiweiß erhöht
Lähmung als Spätsymptom	Demenz als Spätsymptom

2. Suchtests
5–10 ml morgendlicher Spontanurin, zur Konservierung mit 2 Tr. Chloroform versetzt (bei Postversand).
(Seren nicht geeignet, geringere Aussagekraft.)
1. Probe auf Ketonkörper (Ketur-Test).
2. Reduktionsprobe (Clinitest). Falls positiv, dünnschichtchromatographische Zuckertrennung.
3. Toluidinblau-Filterpapiertest auf Mukopolysaccharide.
4. Brandsche Probe (Zyanid-Nitroprussid-Test). Rosa bis tiefrote Farbe: Hinweis auf Zystinurie und Homozystinurie.
5. Ninhydrin-Test. Blau-purpurne Farbe: Hinweis auf Hyperaminoacidurie.
6. Dinitrophenylhydrazin-Test. Hellgelber Niederschlag: Hinweis auf PKU, Tyrosinämie oder Leuzinose.
7. $FeCl_3$-Test. Schmutziggrüner Niederschlag: Hinweis auf PKU.
8. Bestimmung der „Anionenlücke" (Differenz der Summe von Na^+ und K^+ minus Summe Cl^- und HCO_3^-). Normal 15–20 mmol/l. Erhöht bei Laktatazidose, tubulärer Azidose und Hydrogencarbonatverlust.

3. Diagnostik
Schematische Übersicht bei Neugeborenen mit Gedeihstörung, Erbrechen, Apathie, Koma, Krämpfen.

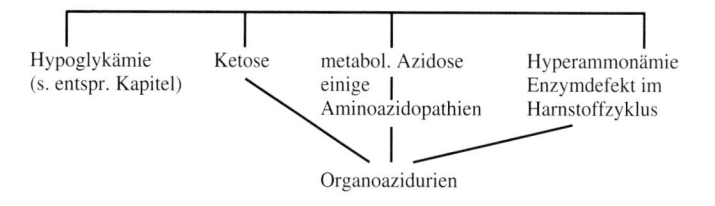

```
Hypoglykämie    Ketose    metabol. Azidose        Hyperammonämie
(s. entspr. Kapitel)      einige                  Enzymdefekt im
                          Aminoazidopathien       Harnstoffzyklus

                          Organoazidurien
```

Erkrankung	Methodik	Untersuchungsmaterial
Aminoazidopathien	AS-Analytik (SC/DC)	10 ml vom 24-Std.-Sammelurin (zur Konservierung 2 Tr. Chloroform zusetzen)
Organoazidopathien	GC/MC	10 ml vom 24-Std.-Sammelurin
Sphingolipidosen	Enzymanalytik	Leukozyten, Fibroblasten, 1 ml Serum
Oligosaccharidosen	DC Enzymanalytik	1 ml Urin auf Filterpapier, Leukozyten, Fibroblasten
Mukopolysaccharidosen	DC Toluidinblau Enzymanalytik	1 ml Urin auf Filterpapier Leukozyten, Fibroblasten
Lesch-Nyhan-Syndrom	Enzymanalytik	2 ml Heparinblut

Erklärung:
SC: Säulenchromatographie
DC: Dünnschichtchromatographie
GC: Gaschromatographie
MC: Massenspektrometrie

Strumen bei Kindern und Jugendlichen

H. Willgerodt, W. Hoepffner, E. Keller

Definition und Vorbemerkungen

Als Struma wird jede sicht- und tastbare Vergrößerung der Schilddrüse bezeichnet. Häufigste Ursache ist ein endemischer Jodmangel in der Nahrung. Nach dem Wegfall der gesetzlichen Jodprophylaxe (in der ehemaligen DDR) ist ein erneuter Anstieg der Inzidenz der derzeit kaum noch zu beobachtenden Struma connata und von Strumen im Pubertätsalter zu erwarten.

Strumen sind mehrheitlich euthyreot („blande" Struma), nur in Ausnahmefällen liegt eine Schilddrüsenüberfunktion (z.B.

Basedow-Struma) oder eine Hypothyreose (familiäre Jodfehlverwertung) vor. Auch bei euthyreoter Stoffwechsellage sind Strumen grundsätzlich behandlungsbedürftig.

Die Struma nodosa bedarf wegen der Möglichkeit der Malignität subtiler Diagnostik.

Insgesamt erfordert die Betreuung dieser Patienten ausreichende Erfahrung. Deshalb sollten sie etwa vierteljährlich einer pädiatrisch-endokrinologischen und später einer internistisch-endokrinologischen Ambulanz überwiesen werden.

1. Anamnese
– Seit wann Zunahme des Halsumfanges?
– Druckgefühl, Schluckbeschwerden, Atemnot bei Belastungen?
– Zeichen der Hyperthyreose? (s. dieses Kapitel)
– Strumen bei Verwandten 1. und 2. Grades?
– Jodexposition?

2. Klinische Befunde
– Einteilung der Strumen nach den WHO-Stadien:

Grad I: Tastbare Vergrößerung der Schilddrüse, die bei normaler Kopfhaltung nicht sichtbar ist und erst bei extrem zurückgebeugtem Hals erkennbar wird.

Grad II: Sicht- und tastbare Schilddrüsenvergrößerung bei normaler Kopfhaltung bis etwa Tennisballgröße.

Grad III: Auf größere Entfernung (2m oder mehr) sichtbare Struma sowie alle Strumen mit zusätzlichen Komplikationen wie Einflußstauung, Stridor, Knotenbildung u.a.

– Neben der WHO-Klassifikation ist eine vergleichende Beschreibung, z.B. kastaniengroß, hühnereigroß, sinnvoll.
– Palpation: Konsistenz, Schluckverschieblichkeit, Oberflächenbeschaffenheit, Schmerzhaftigkeit? Knoten einseitig oder doppelseitig? Lymphknotenvergrößerung?
– Skizze anfertigen!
– Endokrine Orbitopathie (Exophthalmus, Konjunktivitis, Chemosis, Augenmuskelparesen)?
– Tachykardie, feuchte Hände, Tremor?
– Große Blutdruckamplitude?

3. Diagnostik
- TSH, T_4 und T_3 i.S. (bei euthyreoten Strumen normal, allenfalls T_3 kompensatorisch mäßig erhöht).
- Bestimmung von Schilddrüsen-Antikörpern nur bei Verdacht auf Immun-Thyreoiditis: thyreoidale Peroxidase (TPO) und Thyreoglobulin (TAK).
- Sonographie
  Bei allen Strumen der Stadien II und III, da zahlreiche knotige Veränderungen durch Palpation nicht entdeckt werden.
  Volumenbestimmung zur Kontrolle eines evtl. Therapieeffektes!
- Szintigraphie
  In Abhängigkeit vom Ergebnis der Sonographie.
  Verzichtbar bei homogenem Echomuster, diffuser Basedow-Struma, Zysten, Thyreoiditis.
  Großzügig anzuwenden zur Klärung der Natur solitärer oder multipler Knoten.
  Grundsätzlich Verwendung von ^{99m}Tc-Pertechnetat oder ^{123}Jod.
  Kein ^{131}Jod (Strahlenbelastung!).
  Nicht-speichernde „kalte" Knoten weisen hohes Malignitätsrisiko auf und erfordern weitere Abklärung.
- Feinnadelpunktion
  Zytologische Klärung der Dignität knotiger Veränderungen der Schilddrüse sowie zum Nachweis einer Thyreoiditis.
  Wegen der Tragweite der Entscheidung (Malignom?) ist umfangreiche zytologische Erfahrung Voraussetzung. Ansonsten operative Entfernung von Knoten unbedingt vorzuziehen!

4. Differentialdiagnostische Beurteilung der Befunde
- Euthyreote (blande) Struma:
  Struma parenchymatosa diffusa (homogene Vergrößerung)
  Struma nodosa (uninodös, multinodös)
- Struma bei Hyperthyreose:
  Basedow-Struma
  Autonomes Adenom (unilokulär, multilokulär)

Kommentar: Diagnose der juvenilen Struma vorwiegend klinisch, unterstützt durch TSH, T_4, T_3 und Sonographie zur Abgrenzung von Immunhyperthyreose und Struma nodosa. Bei sonographisch verdächtigen und/oder szintigraphisch „kalten" Knoten immer Klärung der Dignität erforderlich!
- Schilddrüsentumoren
- Schilddrüsenentzündungen
- Hormonresistenz
- Jodfehlverwertung
- Struma bei Systemerkrankungen (Lymphome, Metastasen).

5. Therapie

5.1 Struma parenchymatosa diffusa
- Initial Kombinationstherapie mit L-Thyroxin und Jodid, wenn autonomes Adenom sicher ausgeschlossen ist; sonst nur SD-Hormone. Nach 6–9 Monaten Fortsetzung als Monotherapie mit Jodid wegen des endemischen Jodmangels.
- Präparate
  Levothyroxin: L-THYROXIN®, EUTHYROX® (beides in Abstufungen von 25–200 µg/Tabl.).
  Jodid: THYROJOD® 200, JODID® 100, 200, 500.
  Kombination: JODTHYROX® (100 L-Thyroxin + 100 Jodid).
  Dosierung (µg/24 Std.)

Alter	Levothyroxin	+	Jodid
1–3 Jahre	50–100 (3–5/kg KG)	+	100
3–14 Jahre	100	+	200
>14 Jahre	100	+	400

- Sonographische Volumenkontrolle vor Therapie, nach 3 und 6 Monaten.
- Therapieerfolg
  Abnahme des Schilddrüsenvolumens um ein Drittel oder zumindest eine Verhinderung des weiteren Strumawachstums.
  Bei nur 1–2 Jahre bestehenden Strumen häufig völlige Rückbildung.

5.2 Struma nodosa
- Zysten durch Feinnadelpunktion entleeren, bei Rezidiven (häufig!) operative Entfernung.

- Anschließend Kombinationstherapie wie oben!
- Bei sicher benignen „kalten" Knoten ist konservativer Therapieversuch mit L-Thyroxin + Jodid gerechtfertigt. Engmaschige sonographische Kontrolle.
- Bei ausbleibender Rückbildung des Knotens ist baldige operative Entfernung angezeigt.

5.3 Malignomverdächtige und zytologisch maligne „kalte" Knoten
- Unverzüglich operieren!
- Das Ausmaß der Radikalität (Hemithyreoidektomie, subtotale oder totale Thyreoidektomie u.a.) und evtl. Radiojodtherapie richten sich nach histologischem Typ und lokaler Ausdehnung.

5.4 Schilddrüsenentzündungen
Therapie mit Levothyroxin (ohne Jodid).

6. Therapiedauer und Therapiekontrollen

6.1 Während der medikamentösen Therapie mit T_4 und Jodid
- Kontrolle von T_4 und TSH zur Vermeidung von Überdosierungen (hohes T_4, TSH <0,5 mE/l).
- Klinische Beurteilung des Lokalbefundes.
- Sonographie im Abstand von 3–6 Monaten.

6.2 Nach isolierter Exzision eines Knotens lediglich Jodidbehandlung als Rezidivprophylaxe mit klinischer und sonographischer Kontrolle.

6.3 Nach ausgedehnterer Resektion (partielle Thyreoidektomie) *und Hemithyreoidektomie bzw. subtotaler Thyreoidektomie*
- Immer Therapie mit Levothyroxin plus Jodid für 6–12 Monate und Kontrolle von T_4, T_3 und TSH alle 6 Monate, Sonographie halbjährlich.
- Nach 1 Jahr schrittweise Reduzierung und Beendigung der Therapie unter Beibehaltung der o.g. Kontrollen versuchen.

6.4 Struma maligna
- Lebenslange TSH-suppressive Therapie mit Levothyroxin (ohne Jodid).
- Vierteljährlich Kontrollen von TSH (soll unter 1,0 mE/l sein) und T_4 (soll im oberen Referenz-Bereich liegen).

- Jährlich TRH-Test, um zu sichern, daß TSH supprimiert ist.
- Zusätzliche Maßnahmen wie Szintigraphie, TBG-Bestimmung, Röntgenkontrolle durch Spezialisten.

6.5 Immunthyreoiditis
- Vierteljährliche Kontrolle von AK, T_3, T_4 und TSH und Sonographie, um rechtzeitig Ausgang in Hypothyreose (häufig!) zu erkennen.

7. Sportbefreiungen

Bei Strumen II. Grades mit starken subjektiven Beschwerden teilweise Befreiung vom Sportunterricht (Ausdauer- und Kraftübungen). Struma III. Grades: Sportbefreiung in der Schule.

Akute Tonsillitis/Pharyngitis

W. Handrick, F.-B. Spencker, W. Hoepffner, H. Müller

Vorbemerkungen

Die überwiegende Mehrzahl der Pharyngitiden/Tonsillitiden ist viral bedingt und mit Antibiotika nicht zu behandeln! Nur etwa 10–20% der Tonsillopharyngitiden sind bakterielle Infektionen.

Es kann allein mit klinischen Mitteln in vielen Fällen nicht zwischen bakterieller und viraler Pharyngotonsillitis unterschieden werden.

Wichtigste bakterielle Erreger sind A-Streptokokken, insbesondere im Schulalter. Etwa 10% der bakteriellen Infektionen werden durch andere Bakterien hervorgerufen: Anaerobier (z.B. Angina Plaut-Vincent), Nicht-A-Streptokokken (C, G), Staphylokokken, Mykoplasmen, Branhamella catarrhalis, Haemophilus-Bakterien (die Differenzierung zwischen Infektion und Besiedlung ist bei Nachweis dieser Keime aber schwierig).

Der Nachweis von A-Streptokokken im Pharynx kann bedeuten, daß dies die Erreger der Tonsillitis sind. Es kann sich aber auch um eine virale Pharyngotonsillitis bei einem A-Streptokokken-Keimträger handeln. Immerhin gibt es unter gesunden Kindern bis zu 20% A-Streptokokken-Keimträger!

1. Lokalbefunde bei akuter Tonsillopharyngitis

1.1 Grundsätze
- Hinsichtlich Form und Oberfläche der Tonsillen ist zu unterscheiden zwischen:
rundlich und glatt,
knotig und glatt, sowie
zerklüftet.
- Bei evtl. vorhandenen Belägen ist zu achten auf:
Farbe,
Form bzw. Konfluenz,
relativer Anteil von Fibrin bzw. Eiter,
Ablösbarkeit,
Geruch.

1.2 Hyperplasie des lymphatischen Rachenrings
- Diese ist im (Klein-)Kindesalter physiologisch und muß von der Tonsillopharyngitis differenziert werden.
- In Form von extremen adenoiden Vegetationen bzw. „kissing tonsils" können diese Hyperplasien Krankheitswert bekommen.

1.3 Angina catarrhalis
Schwellung und Rötung der Tonsillen, Schleimhauthyperämie.

1.4 Angina follicularis bzw. lacunaris
Zu den unter 1.3 genannten Veränderungen kommen stippchenförmige Beläge der Tonsillen (A. follicularis) bzw. zell- und fibrinhaltige Exsudate als Belag auf den Tonsillen (A. lacunaris) hinzu.

1.5 Seitenstrangangina
Rötung und Schwellung des Gewebes hinter dem Gaumenbogen, gelegentlich auch mit (meist jedoch nicht so ausgeprägten) Belägen.

1.6 Rezidivierende bzw. chronische Tonsillitis
Die Diagnose hängt ab:
- in erster Linie von der Anzahl akuter Tonsillitiden innerhalb weniger Monate (insbesondere bei eindeutig bakterieller Genese),

– in zweiter Linie vom Lokalbefund.

2. Bakterielle Tonsillopharyngitis

Für eine bakterielle Infektion sprechen folgende Symptom- und Befundkombinationen:
- Akuter Beginn, schnell ansteigendes hohes Fieber.
- Starke Halsschmerzen, starkes Krankheitsgefühl.
- Relativ viele und große, meist schmerzhafte LKS an beiden Kieferwinkeln.
- Skarlatiniformer Rash und Himbeerzunge.
- Leukozytose, Neutrophilie mit Linksverschiebung im DBB.
- Relativ hohe BSR, positives CRP.
- Erhöhter Titer bei ASR und Anti-DNase-B-Reaktion (bei A-Streptokokken-Tonsillitis).
- Ferner s. Pkt. 5.

3. Virale Pharyngotonsillitis

Für virale Genese sprechen folgende Symptom- und Befundkombinationen:
- Temperaturen eher subfebril als febril.
- Halsschmerzen gering oder im Sinne von z.T. sehr lästigem „Kratzen".
- Krankheitsgefühl gering.
- Keine oder nur minimale LKS an den Kieferwinkeln.
- Gleichzeitiges Bestehen von Husten, Heiserkeit, serösem Schnupfen, Herpangina.
- Gleichzeitige Erkrankung mehrerer Familienmitglieder an einem Infekt.
- Relativ unauffälliges oder lymphomonozytäres Blutbild.
- BSR gering beschleunigt, CRP negativ.
- Normaler Titer der ASR, Anti-DNase-B-Reaktion unauffällig.

4. Differentialdiagnosen
- Mononucleosis infectiosa (s.d.).
- Angina Plaut-Vincent (oft nur einseitige Ulzerationen und Pseudomembranbildung, übler Mundgeruch), Nachweis von Fusobakterien und Spirochaeten im mikroskopischen Präparat.
- Diphtherie (ausgeprägte exsudative bzw. membranöse Tonsillitis); Impfstatus?!

- Agranulozytose, maligne Systemerkrankung (s.d.).
- Stomatitis aphthosa, Herpes.

5. Bakteriologische Diagnostik
- Der bakteriologische Rachenabstrich ist trotz aller Einschränkungen der „Goldstandard" der Diagnostik. Er ist verläßlicher als die modernen Schnelltests zum Antigennachweis.
- Schnelltests stellen aber eine gute Ergänzung zur bakteriologischen Kultur dar.
- Ein massives Wachstum von A-Streptokokken (hohe Keimzahl) im Tonsillen- bzw. Pharynxabstrich spricht für eine A-Streptokokken-Infektion.
- Im allgemeinen gelingt der Nachweis von A-Streptokokken beim Vollbild der eitrigen Tonsillitis wesentlich öfter als bei einer isolierten Pharyngitis.
- Blutkultur nur bei Verdacht auf bakteriell bedingte Komplikationen (Peritonsillarabszeß, Sepsis).

6. Antibiotika-Therapie (bei VD entspr. Pkt. 2)
- Bestehen Krankheitszeichen wie Fieber und Halsschmerzen erst seit weniger als 24 Stunden und ist der Lokalbefund nur gering im Sinne einer Angina catarrhalis ausgeprägt, dann sollte man zunächst nur symptomatisch behandeln (s. Pkt. 7) und über eine evtl. Antibiotika-Therapie bei einer erneuten Vorstellung am folgenden Tag unter Berücksichtigung weiterer Befunde (BB, BSR u.a.) und der Differentialdiagnosen entscheiden.
- Hauptziel der Therapie ist die Prävention von Komplikationen, erst in zweiter Linie ist es die Minderung der klinischen Symptome.
- Mittel der Wahl ist *Penicillin (G oder V) über 10 Tage.*
- Dosis für V-Penicillin:

Kinder unter 25 kg KG	3–4mal tgl. 200 000 IE (oder 2mal 400 000 IE),
Kinder über 25 kg KG	3–4mal tgl. 400 000 IE (oder 2mal 800 000 IE)

  Nur bei guter Compliance genügen 2 Dosen, die insgesamt 800 000 IE ergeben.
- Wichtig für die Langzeitprognose ist, trotz Besserung der klinischen Symptome nach wenigen Tagen die Therapiedauer von 10 Tagen einzuhalten.

- Penicillin i.m. ist schmerzhaft, erhöht aber die therapeutische Sicherheit (z.B. bei unzuverlässigen Patienten bzw. Eltern). Evtl. Beginn mit Depotpenicillin i.m., dann Fortführung p.o. An Nicolau-Syndrom denken!
  Die i.m. Gabe von Penicillin sollte die Ausnahme sein.
- *Erythromycin:* Bei Penicillin-Allergie, bei den seltenen Tonsillitiden durch Corynebacterium haemolyticum, Mykoplasmen oder Chlamydien.
  Dosierung: 40–50 mg/kg KG in 3(–4) Dosen (max. 1 g/24 Std.).
- Für *Doxycyclin* und *Cotrimoxazol* gibt es keine Indikation bei Kindern mit Tonsillopharyngitis.
- Bei einem Patienten mit *mehreren offensichtlich bakteriellen Tonsillitiden/Pharyngitiden* (Rezidiv oder Reinfektion) *in kurzer Zeit* kann statt Penicillin ein Mittel mit breiterem Wirkungsspektrum bzw. β-Laktamase-Resistenz indiziert sein. In Betracht kommen neben Erythromycin (s.o.):

Cefadroxil (BIDOCEF®)	(30 mg/kg KG/24 Std. bei 1 ED, oder 25 mg/kg KG/24 Std. bei 2 ED),
Cefaclor (PANORAL®)	(30 mg/kg KG/24 Std. bei 3 ED),
Cefuroximaxetil (ELOBACT®)	(20 mg/kg KG/24 Std. bei 2 ED).

  Auch bei diesen Mitteln Therapiedauer 10 Tage!
- Wenn klinische und Laborbefunde im weiteren Verlauf eindeutig für eine virale Genese der Infektion sprechen, kann eine begonnene Chemotherapie sofort abgebrochen werden.

7. Allgemeine therapeutische Maßnahmen
- Bettruhe, solange das Kind fiebert.
- Antipyretika nach üblichen Regeln.
- Mundpflege, evtl. tgl. mehrfaches Gurgeln mit Antiseptika oder Kamillenextrakt.
- Prießnitz-Umschläge.

Ullrich-Turner-Syndrom
(Gonadendysgenesie)

E. Keller, S. Strenge, H. Willgerodt, W. Hoepffner

Vorbemerkungen

Es handelt sich um ein Fehlbildungssyndrom, welches auf das vollständige oder teilweise Fehlen eines X-Chromosoms zurückzuführen ist. Inzidenz im weiblichen Geschlecht ca. 1:2500.

Die Therapie sollte einem erfahrenen Kinderendokrinologen überlassen bleiben.

1. Symptome

1.1 Minderwuchs
- Schildthorax, Trichterbrust, weiter Mamillenabstand.
- Pterygium colli, Cutis laxa oder Ödeme im Halsbereich.
- Bei Neugeborenen evtl. Hand- und Fußrückenödeme (Lymphödeme).

1.2 Sogenannte Dysmorphiezeichen
- „Sphinxgesicht" (Ptosis der Augenlider, Epicanthus, abfallende Mundwinkel, kleines Kinn, verminderte Mimik).
- Tiefer Nackenhaaransatz.
- Enger und hoher Gaumen mit Zahnfehlstellungen.
- Ohrmuscheldysplasie.
- Häufung von Wirbelmustern auf den Fingerbeeren und hohe Gesamtleistenzahl (TRC).

1.3 Gonadendysgenesie
- Rudimentäre strangförmige Ovarien.
- Hypergonadotroper Hypogonadismus (primäre Amenorrhöe, Ausbleiben der Pubertätszeichen).

1.4 Variable somatische Fehlbildungen
- Nierenanomalien (Hufeisennieren, einseitige Agenesie oder Verdopplung).
- Vitium cordis (insbesondere Aortenisthmusstenose und aberrante große Gefäße).
- Verkürzung der vierten Metacarpalia und Metatarsalia.

- Nageldysplasie.
- Vermehrt Pigmentnaevi.

1.5 Normale Intelligenz

2. Genetik
- Der Nachweis erfolgt durch Chromosomenanalyse. Das klassische Bild ist meist mit dem Karyoty 45,XO assoziiert.
- Auch bei milderen klinischen Bildern ist eine zytogenetische Diagnostik indiziert, da sogenannte Mosaike wie XO/XX oder XO/XY (männlicher Phänotyp möglich) sowie strukturelle Aberrationen (Isochromosom, Ringchromosom, einfache Deletionen) möglich sind.
- Es ist daran zu denken, daß bei den Patientinnen X-chromosomal rezessive Erkrankungen auftreten können.
- Es sollte unbedingt eine genetische Beratung erfolgen.

3. Wichtige Grundsätze der Betreuung durch die endokrinologische Sprechstunde
- Ausführliches Gespräch mit Eltern über das Krankheitsbild und seine Auswirkung, auch im Hinblick auf Pubertät und Erwachsenenalter.
- Ausgabe diverser Informationsmaterialien.
- Bekanntmachung mit der Ullrich-Turner-Vereinigung e.V.
- Klinische Untersuchung mit exakter Beschreibung aller Stigmata einschließlich Fotodokumentation.
- Sonographische Untersuchung der Nieren und ableitenden Harnwege zum Ausschluß einer Fehlbildung (in 60–80% Fehlbildung zu erwarten).
- Zusätzliche Urinuntersuchung (Eiweiß, Sediment, evtl. Keimzahl und Erreger).
- Sonographische Untersuchung des Herzens und der großen Gefäße zum Ausschluß einer angeborenen Fehlbildung (ca. in 20%).
- Blutdruck an allen Extremitäten.
  EKG und Röntgen-Thorax bei verdächtigen Befunden.
- Vorstellung beim HNO-Arzt bzw. Phoniater (oft Rhinophonie, 80% Fehlbildungen im Mittelohrbereich; sehr häufig Hörstörungen).

- Regelmäßige (alle 3–6 Monate) Kontrolle der Körperlänge und des Körpergewichtes und Eintrag der Daten auf die Perzentilenkurven für Ullrich-Turner-Patienten nach Ranke sowie Bestimmung des Knochenalters.
- Ausschluß eines STH-Mangels und einer Hypothyreose (s. diese Kapitel).
  LH- und FSH-Bestimmung sowie LH-RH-Test.
- Ausschluß einer gestörten Glukosetoleranz bzw. eines Diabetes mellitus.

4. Wichtige Grundsätze der therapeutischen Bemühungen bei Ullrich-Turner-Syndrom, Eingriffe

4.1 Wachstumshormontherapie (s. dieses Kapitel)
- Bestimmung der Endlänge (Endpunkt der individuellen Wachstumskurve in der Perzentilenkurve nach Ranke).
- Entscheidung über den Einsatz von Wachstumshormon (Einverständnis der Eltern und des Patienten, Ausschluß einer gestörten Glukosetoleranz durch oGTT, projizierte Endlänge sollte <1,55 m liegen).

4.2 Therapie mit dem Anabolikum OXANDROLON®
- Start möglichst im 3. Jahr der STH-Therapie bei Patienten unter dem 7. Lebensjahr, bei älteren Patienten auch sofort.
- Beginn in niedriger Dosis: 0,05 mg/kg KG/24 Std. oder niedriger.
- Therapiekontrolle wie bei STH-Therapie. Zusätzlich Lipidstatus (LDL-Cholesterol, HDL-Cholesterol) und exakte Dokumentation der Klitorisgröße (ggf. Fotodokumentation).

4.3 Therapie mit Sexualsteroiden
- Start in Abhängigkeit von Knochenalter (ab etwa 11 Jahre), LH-Serumkonzentration und individuellen psychosexuellen Gesichtspunkten.
- Therapieschema
  - 1. Jahr: Estradiolvalerat 0,5 mg tgl. ohne Pause (PROGYNOVA® 21 mite 1/2 Tabl.).
  - 2. Jahr: Estradiolvalerat 1,0 mg tgl. ohne Pause (PROGYNOVA® 21 mite 1 Tabl.).
  - 3. Jahr: Estradiolvalerat 2 mg tgl. ohne Pause (PROGYNOVA® 21, OESTRADIOL®).

ab 4. Jahr: Estradiolvalerat 2 mg tgl. ohne Pause + Chlormadinon 2 mg tgl. vom 21.–30./31. jedes Monats (CHLORMADINON®, GESTAFORTIN®).

4.4 Operative Eingriffe
- Operation eines ausgeprägten Pterygium colli (möglichst durch erfahrenen Kinderchirurgen).
- Ggf. Herzoperation (Kinderkardiologie + Herzchirurgie).
- Möglichst Zurückhaltung bei Eingriffen in Urogenitaltrakt, da trotz schwerwiegender Fehlbildungen wie Hufeisenniere oft jahrelange Beschwerdefreiheit existiert.
- Laparotomie zur Gonadektomie in jedem Fall bei Nachweis eines Teils vom Y-Chromosom, da maligne Entartung möglich.
- Klitorisplastik nur im Extremfall (>2,5 cm) (Zustand nach Oxandrolontherapie) im Adoleszentenalter.

Urtikaria und Angioödem

M. Borte

Vorbemerkungen

Urtikaria („Nesselsucht") und *Angioödem (Quincke-Ödem, angioneurotisches Ödem)* sind zwar klinische Manifestationsformen unterschiedlicher Erkrankungen, können aber gemeinsam besprochen werden, da sie Ausdruck derselben Reaktion sind, nämlich einer Mediatorenfreisetzung (hauptsächlich Histamin) aus Mastzellen auf unterschiedliche Stimuli hin.

Unter *Urtikaria* versteht man das Auftreten einzelner oder zahlreicher erhabener, juckender und erythematöser Effloreszenzen (Quaddeln). Beim *Angioödem* liegt die Schwellung tief dermal bzw. subkutan, wobei auch die Schleimhäute betroffen sein können.

Etwa 20% der Bevölkerung entwickeln irgendwann im Leben urtikarielle Symptome, wobei Atopiker häufiger betroffen sind.

Die im Kindesalter bevorzugte Form ist die *akute Urtikaria* (Dauer meist nicht länger als 2 Tage, einmalige, flüchtige Krankheitsepisode). Sofern sie nicht mit Quincke-Ödem oder Atemwegssymptomen einhergeht, ist sie harmlos und bedarf keiner besonderen Diagnostik. Allein Anamnese und klinische Untersuchung führen oft zur Ursachenfindung.

Die *chronische Urtikaria* (Dauer mindestens 4 Wochen, kontinuierlich oder rezidivierend) tritt bevorzugt im jungen Erwachsenenalter auf und bedarf sorgfältiger diagnostischer Abklärung, wobei die Intensität des Krankheitsbildes die Intensität der Diagnostik bestimmt.

Ursachen und auslösende Mechanismen
- *Immunologisch vermittelt* („allergisch"):
  Nahrungsmittel, Medikamente (z.B. Penicillin), Inhalationsallergene, Insektengifte, pflanzliche Gifte.
  Transfusionsreaktionen, Reaktion auf Röntgenkontrastmittel.
- *„Pseudo-allergisch"* (nicht immunologisch):
  Acetylsalicylsäure, Konservierungsmittel (Benzoesäure!) und Azo-Farbstoffe (Tartrazin!) in der Nahrung, Alkohol.
- *Infektionen:*
  Parasiten (Askaris, Echinokokkus, Toxokara), Pilze, Bakterien, Viren (EBV, Hepatitis, Coxsackie).
- *Physikalisch bedingt* (teilweise auch immunologisch vermittelt): Mechanisch (Druck, Vibration, Kratzen oder Bestreichen – Dermographismus). Thermisch (Kälte, Wärme). Cholinergisch (Psyche, Anstrengung). Wasser, Licht, Strahlen.
- *Enzymdefekt* (überwiegend hereditär, selten erworben bei Malignom):
  C1-Esterase-Inhibitormangel oder -funktionsstörung, Serum-Carboxypeptidase-B-Mangel, Faktor I-(C3b-Inaktivator-) Mangel.
- *Autoimmunerkrankungen:*
  Kutane Vasculitis, Systemischer Lupus erythematodes, Kryoglobulinämie.
- *Urticaria pigmentosa.*
- *Chronische idiopathische Urtikaria.*

Häufig findet sich aber auch keine Ursache oder es liegen Kombinationen verschiedener Auslöser vor.

1. Diagnostik

1.1 Anamnese
Zeitlicher Verlauf, Arzneimittel, Nahrungsmittel (ggf. Diätprotokoll), psychische Faktoren, Familienanamnese.

1.2 Klinischer Befund
Effloreszenzen, Lokalisation, Dauer der Erscheinungen, Dermographismus, ggf. Fokus-Suche.

1.3 Laboruntersuchungen
- Routine:
  Blutbild mit DBB, BSR, Transaminasen, C3, C4, CH50, IgE, Urin-Status, Stuhluntersuchung (Wurmeier). Bei entsprechendem Verdacht C1-Esterase-Inhibitor (Konzentration i.S. und Funktion).
- Weiterführend:
  Auto-Antikörper (ANA, RF), Streptokokken-Serologie, Schilddrüsenhormone, Serologien (EBV, Coxsackie, Hepatitis, Lues).

1.4 Nur bei besonderen Indikationen
Elimination und Provokation von Nahrungsmitteln bzw. Zusatzstoffen. Allergologische Untersuchungen (Hautteste, spezifische IgE-Antikörper, Histaminfreisetzung). Serum-Kryoglobuline, Kältehämolysine, Kälteagglutinine, Eiswürfel-Test. Lichttest. Hautbiopsie (Immunfluoreszenz).

2. Therapie der chronischen Urtikaria und des Angioödems

2.1 Elimination auslösender Faktoren
Z.B. Allergen-Karenz bei allergischer Urtikaria, ebenso bei Intoleranz-Reaktion auf Medikamente oder Konservierungsstoffe oder Meiden entsprechender physikalischer Stimuli bei physikalischer Urtikaria.

2.2 Symptomatische Behandlung mit Antihistaminika
Solange sich auslösende Faktoren nicht ausreichend vermeiden lassen oder nicht erkennbar sind. Dabei sind sedierende meist wirksamer als nicht sedierende.
- Präparate mit sedativer Wirkung:
  Clemastin (TAVEGIL®):
  Kinder von 1–3 Jahren   0,5–0,75 mg/24 Std. in 2–3 ED,

Kinder von 4–6 Jahren 0,75–1 mg/24 Std. in 2–3 ED,
Kinder von 7–12 Jahren 1–2 mg/24 Std. in 2 ED,
ab 13 Jahre 2 mg/24 Std. in 2 ED. Einnahme vor den Mahlzeiten.
Dimetinden (FENISTIL®):
Kinder von 1–8 Jahren 1,5–2 mg/24 Std. in 3 ED,
ab 9 Jahre 3 mg/24 Std. in 3 ED.
- Präparate mit geringer bzw. fehlender sedativer Wirkung:
Astemizol (HISMANAL®):
Kinder von 2–5 Jahren 0,2 mg/kg KG/24 Std. in 1 ED,
Kinder von 6–12 Jahren 5 mg/24 Std. in 1 ED,
ab 13 Jahre 10 mg/24 Std. in 1 ED.
Max. Wirkung erst 3 Tage nach Behandlungsbeginn.
Mequitazin (METAPLEXAN®):
0,125 mg/kg KG/24 Std. in 2 ED.
Terfenadin (TELDANE®);
Kinder von 1–3 Jahren 20 mg/24 Std. in 2 ED,
Kinder von 4–6 Jahren 30 mg/24 Std. in 2 ED,
Kinder von 7-12 Jahren 60 mg/24 Std. in 2 ED,
ab 13 Jahre 120 mg/24 Std. in 2 ED.

2.3 Kortikosteroide
Sind im Kindesalter nur bei schweren akuten Krankheitserscheinungen (massives Angioödem, Atemwegssymptome) erforderlich: 1–2 mg Prednison-Äquivalent/kg KG i.v. oder oral, einmalig oder mehrfach für wenige Tage.

2.4 Antihistaminika-Gele
PROTHANON®, VAOPIN-KÜHLGEL®, FENISTIL®, TAVEGIL®: Bei umschriebenen Quaddeln (Insektenstiche). In ihrer Wirkung umstritten, können zu Kontaktsensibilisierung führen.

2.5 „Abhärtung"
Z.B. stufenweise Kälteexposition zur Erzielung einer Kältetoleranz bei *Kälteurtikaria*. Daneben symptomatische Behandlung mit Cyproheptadin oral (PERIACTINOL®, PERITOL®):
Kinder von 2–6 Jahren 4–10 mg/24 Std. in 2–3 ED,
Kinder von 7–14 Jahren 8–16 mg/24 Std. in 2–4 ED.

2.6 Bei Urticaria solaris
Starke Sonnenexposition meiden und Sonnenschutzcremes mit hohem Lichtschutzfaktor verwenden.

2.7 Bei cholinerger Urtikaria
Hydroxyzin (ATARAX®):
Kinder von 6–10 Jahren 25–50 mg/24 Std. in 1–2 ED,
ab 11 Jahre 30–75 mg/24 Std. in 2–3 ED.

3. Therapie der Urticaria pigmentosa

3.1 Vorbemerkungen

Zum klinischen Spektrum der *Mastozytose* gehörend, wird häufig während der ersten 2 Lebensjahre manifest: Generalisierte, herdförmige Mastzellvermehrung (sichtbar als gelblichbraune Pigmentierungen), die nach mechanischer Irritation zu urtikariellen Schwellungen führen kann. Bei Kindern unter 10 Jahren meist spontane Regression, bei Auftreten im späteren Lebensalter Risiko eines systemischen Befalles.

3.2 Behandlung
- *Antihistaminika* (s.o.) sind symptomatisch bei Juckreiz und gastrointestinalen Beschwerden hilfreich.
- *Cromoglicinsäure* oral (COLIMUNE®):
  Kinder von 2 Mon. bis 2 Jahren 20–40 mg/kg KG/24 Std. in 3–4 ED,
  ab 3 Jahre 400 mg/24 Std. in 4 ED.
  Nebenwirkungen: Übelkeit, Gelenkschmerzen (selten).
- Einzelherde sprechen gut auf *Glukokortikoide* (lokal okklusiv) an.
- *Photochemotherapie* (PUVA) bei Jugendlichen sinnvoll.

4. Therapie des hereditären angioneurotischen Ödems (HANE)

4.1 Vorbemerkungen
- Autosomal-dominant vererbter Defekt des *C1-Esterase-Inhibitors* (C1-INH=C1-Inaktivator) führt zu unkontrollierter Komplementaktivierung.
- 2 Subgruppen: Bei 80% der Patienten mit HANE ist der C1-INH auf 5–20% der normalen Serumkonzentration (0,2 g/l) erniedrigt oder fehlt ganz; bei 20% hat das Protein eine normale Serumkonzentration, ist aber funktionell inaktiv.

- Klinisch: Rezidivierende spontane Schwellungen der Haut und Schleimhäute, die an ein Quincke-Ödem erinnern, aber nicht jucken und deutlich blasser sind. Beteiligung des Larynx führt zu akut-lebensbedrohlichen Zuständen, Beteiligung des Gastrointestinaltraktes zu Abdominalkoliken.
- Attacken beginnen meist erst nach dem 6.–8. Lebensjahr, im Mittel treten 3 Attacken pro Jahr auf.
- Auslösend für die Attacken können Traumen (z.B. Vibrationen: jeder Zahnarztbesuch kann zum lebensbedrohenden Glottisödem führen), psychische Streßsituationen oder Menstruation sein; oftmals kein auslösender Faktor erkennbar.
- Diagnostik: C1-INH als Protein quantitativ und funktionell messen. C4 häufig deutlich erniedrigt.

4.2 Behandlung
- Während akuter Attacken gezielte Substitution mit einem *C1-Inaktivator-Konzentrat* (BERINERT HS®):
  Einzeldosis 500 E (in schweren Fällen 1000 E) i.v.
- Langzeittherapie mit *Danazol* (WINOBANIN®):
  (50–) 100 (–200) mg/24 Std.
  Die individuelle Dosis richtet sich nach der Kinetik, eventuellen Nebenwirkungen und der C1-INH-Konzentration, die durch Danazol variabel und dosisabhängig angehoben wird.
  Nebenwirkungen:
  Seborrhoe, Veränderungen der Brustgröße, Flush, Schwitzen, Benommenheit, Vertigo, vereinzelt Klitorishypertrophie. Selten Abnahme der Dichte der Kopfbehaarung und Tieferwerden der Stimme. Muskelspasmen, Gelenkschwellungen. Veränderungen der Libido und Vaginitis. Interaktionen mit anderen Medikamenten und Beeinflussung von Laborparametern beachten.
- Kortikosteroide und Antihistaminika sind unwirksam und daher als obsolet anzusehen.
- Prophylaxe: Bei geplanten HNO- oder zahnärztlichen Eingriffen sollten prophylaktisch 1000 E C1-Inaktivator i.v. verabreicht werden.

Inhalt-Schlagwort-Verzeichnis

1. TEIL: Neonatologie

	Seite
Abnabeln s. Kreißsaal, Erstversorgung	
Absaugen s. Kreißsaal, Erstversorgung	
Anämie	3
Anfälle s. Krampfanfälle	
Apnoen	4
Asphyxie, postnatale	6
Aspiration mekoniumhaltigen Fruchtwassers	10
Atemnotsyndrom	11
Beatmung, maschinelle	13
s.a. Kreißsaal, Erstversorgung	
s.a. Sauerstofftherapie	
Blutverlust, akuter	24
Bronchialspülung s. Beatmung, maschinelle	
Choanalatresie s. Fehlbildungen	
Ductus arteriosus, symptomatischer persistierender	26
s.a. Herzfehler	
Dysfunktion, myokardiale	27
Dysplasie, bronchopulmonale	29
Emphysem, interstitielles s. Pneumothorax	
Enterokolitis, nekrotisierende	30
Ernährung, enterale	34
Ernährung, parenterale s. Infusionstherapie	
Erstversorgungsmaßnahmen s. Kreißsaal	
Fehlbildungen, verschiedene angeborene	36
Hepatitis-B-Infektion der Mutter	38
Herzfehler, zyanotische, dekompensierende	39
Hydrozephalus, posthämorrhagischer	46
Hygienemaßnahmen s. Kreißsaal, Erstversorgung	
Hypertension, persistierende pulmonale	47
Hyperthyreose	49
Hypokalzämie s. Calciumstoffwechsel (Teil 2)	
Hypothyreose, Struma connata	51
Infektionen, bakterielle; Sepsis	55
Infusionstherapie; parenterale Ernährung	62
Krampfanfälle	66
Kreißsaal, Aufgaben des Kinderarztes	70

	Seite
Kreißsaal, Erstversorgungsmaßnahmen	75
Lues der Mutter, behandelte	81
Lues connata	83
Mediastinalemphysem s. Pneumothorax	
Morbus haemolyticus neonatorum	86
Myelomeningozele s. Fehlbildungen	
Nierenversagen	90
Ösophagusatresie s. Fehlbildungen	
Pneumoperikard s. Pneumothorax	
Pneumothorax und andere extraalveoläre	
Luftansammlungen	92
Polyglobulie	96
Puffertherapie	98
Reanimation, kardiale s. Kreißsaal, Erstversorgung	
Retinopathia praematurorum	100
Sauerstofftherapie, Grundsätze	101
Sauerstofftherapie durch CPAP	105
Sepsis s. Infektionen	
Steißbeinteratom s. Fehlbildungen	
Struma connata s. Hypothyreose	
Thrombozytopenie (Teil 2)	
Toxoplasma-Infektion, Toxoplasmose	107
Wärmeschutz s. Kreißsaal, Erstversorgung	
Zwerchfellhernie s. Fehlbildungen	

2. TEIL: Diagnostik und Therapie auf Station und ITS, Notfälle

Adrenogenitales Syndrom s. Salzverlustkrisen	
Affektkrämpfe s. Anfallsleiden (Teil 3)	
Anämien	115
Anfälle, akute zerebrale	118
s.a. Anfallsleiden (Teil 3)	
Anfälle, hypoxämische	122
Arthritis, bakterielle	124
Asthma bronchiale, Status asthmaticus	127
s.a. Asthma (Teil 3)	

	Seite
Blutungsübel s. Hämophilie	
Borreliose s. Lyme-Borreliose	
Calciumstoffwechsel, Hypercalciämien	135
Calciumstoffwechsel, Hypocalciämien	138
Cellulitis der Orbita, Orbitalphlegmone	143
Cellulitis der Wangen	145
Cholestase des jungen Säuglings	147
Chylothorax, postoperativer	150
Coma diabeticum s. Diabetes mellitus	
Dehydratation, hypertone	153
Dehydratation, isotone und hypotone	156
Diabetes insipidus neurohormonalis, renalis	159
Diabetes mellitus, Stoffwechselentgleisung, Koma	162
s.a. Langzeitbetreuung (Teil 3)	
Digitalisintoxikation	167
Dyston-hyperkinetisches Syndrom	169
Endokarditis, bakterielle	170
Enzephalitis s. Meningitis, seröse	
Epiglottitis s. Laryngitis subglottica	
Erbrechen, ketonämisches	173
Ernährung, totale parenterale	174
Ertrinkungsunfälle	181
Fieberkrämpfe s. Anfallsleiden (Teil 3)	
Gerinnungsstörungen s. Hämophilie	
Hämaturie	184
Hämolytisch-urämisches Syndrom	187
s.a. Nierenversagen, akutes	
Hämophilie und andere Gerinnungsstörungen	190
Herzinsuffizienz	196
s.a. Anfälle, hypoxämische	
Herzrhythmusstörungen, bradykarde	200
Herzrhythmusstörungen, tachykarde	202
s.a. EKG (Teil 3)	
Herzschrittmacherkomplikationen	205
Hirnödem	207
Hypertension, Therapie der Krise	211
s.a. Hypertension (Teil 3)	
Hyperthyreose, Therapie der Krise	215
s.a. Hyperthyreose (Teil 3)	

	Seite
Hypoglykämien	217
s.a. Glykogenosen (Teil 3)	
Kalziumstoffwechsel s. Calciumstoffwechsel	
Kawasaki-Syndrom	221
Laryngitis subglottica, Epiglottitis,	
Laryngotracheitis maligna	225
Laryngotracheitis s. Laryngitis subglottica	
Leukämie, bakterielle Infektionen	230
s.a. Systemerkrankungen, maligne	
Lyme-Borreliose	234
Lymphogranulomatose s. Systemerkrankungen, maligne	
Malignome s. Systemerkrankungen, maligne	
s.a. Leukämie	
Meningitis, bakterielle	238
Meningitis, seröse, Enzephalitis, Polyradikultis	243
Nephrotisches Syndrom	247
s.a. Harnwegsinfektionen (Teil 3)	
Nierenversagen, akutes	253
s.a. Hämolytisch-urämisches Syndrom	
Osteomyelitis, akute hämatogene	258
Pavor nocturnus s. Anfallsleiden (Teil 3)	
Phenylketonurie	261
Phosphorstoffwechselstörungen, Rachitis	264
Pneumonie, Pleuropneumonie	268
Polyradikulitis s. Meningitis, seröse	
Purpura Schoenlein-Henoch	273
Rachitis s. Phosphorstoffwechselstörung	
Rheumatisches Fieber, akutes	276
Salzverlustkrisen bei Adrenogenitalem Syndrom	281
Schock, septischer	286
Schwartz-Bartter-Syndrom s. Diabetes insipidus	
Sepsis s. Schock, septischer	
Systemerkrankungen, maligne	294
s.a. Leukämie	
Thrombozytopenia Glanzmann s. Hämophilie	
Thrombozytopenie, idiopathische	298
Toxikose, enterale s. Dehydratation, hypertone	
Toxoplasmose (Teil 1)	

	Seite
Virologische Diagnostik	300
Waterhouse-Friderichsen-Syndrom s. Schock, septischer	
von Willebrand-Syndrom s. Hämophilie	
Zellulitis s. Cellulitis	

3. TEIL: Diagnostik und Therapie in der Ambulanz, Beratung, Vorsorge

Abwehrschwäche s. Immundefekte	
Adipositas	307
Affektkrämpfe s. Anfallsleiden	
Anfallsleiden	311
s.a. akute Anfälle (Teil 2)	
Angioödem s. Urtikaria	
Arthritis, juvenile chronische	324
Asthma bronchiale, Diagnostik, Allergiediagnostik	338
Asthma bronchiale, Langzeittherapie	343
s.a. Status asthmaticus (Teil 2)	
Augenerkrankungen, pädiatrische Beurteilung	351
Behindertenausweis s. Sozialhilfen	
Beratung, genetische, zytogenetische Diagnostik	354
Borreliose s. Lyme-Borreliose (Teil 2)	
Bronchtitiden	356
Calciumstoffwechsel (Teil 2)	
Cushing-Syndrom s. Adipositas	
Dermatitis, atopische	365
Diabetes mellitus, Langzeitbetreuung	371
s.a. Akute Entgleisung (Teil 2)	
Diagnostik, pränatale	382
Diagnostik, zytogenetische s. Beratung, genetische	
Durchfallerkrankungen, akute	385
EKG, Indikationen zum Langzeit-EKG	388
s.a. Herzrhythmusstörungen (Teil 2)	
Epilepsie s. Anfallsleiden	
Ernährung des gesunden Säuglings	391
Fazialisparese	399
Fieberkrämpfe s. Anfallsleiden	

	Seite
Fruktose-Intoleranz, Diät und Medikamente	401
Galaktose-Intoleranz, Diät und Medikamente	404
Gedeihstörungen, chronische enterale	407
Geschlechtsreife, vorzeitige, bei Mädchen	414
Glykogenosen, Diagnostik	420
Glykogenosen, Therapie bei Typ I	423

s.a. Hypoglykämien (Teil 2)
s.a. Neuromuskuläre Erkrankungen

Gonadendysgenesie s. Ullrich-Turner-Syndrom

Harnwegsinfektionen 424

s.a. Nierenerkrankungen (Teil 2)

Herzfehler, angeborene, Diagnostik 431

s.a. EKG
s.a. Herzfehler (Teil 1 und 2)

Hochwuchs bei Mädchen 434

Hodenhochstand 438

Hypercholesterinämie, familiäre

s. Lipidstoffwechselstörungen

Hyperthyreose, Langzeitbetreuung 440

s.a. Hyperthyreote Krise (Teil 2)

Hypertonie 444

s.a. Hypertone Krise (Teil 2)

Hypothyreose des Klein- und Schulkindes 451

s.a. Strumen bei Kindern
s.a. Angeborene Hypothyreose (Teil 1)

Immundefekte, Abwehrschwäche 453

Kalziumstoffwechsel (Teil 2)

Kopfschmerzsyndrom 458

Lipidstoffwechselstörungen 463

Lymphadenitiden 465

Migräne s. Kopfschmerzsyndrom

Minderwuchs, Diagnostik 468

Minderwuchs, Therapie 474

Mononucleosis infectiosa 478

Morbus Wilson 480

Mukoviszidose 484

Neurodermitis s. Dermatitis

Neuromuskuläre Erkrankungen 494

s.a. Glykogenosen

	Seite
Otitis media acuta	500
Pavor nocturnus s. Anfallsleiden	
Pertussis	504
Pflegegeld s. Sozialhilfen	
Prader-Willi-Syndrom s. Adipositas	
Pubertas praecox s. Geschlechtsreife, vorzeitige	
Sozialhilfen, Pflegegeld	506
Sproßpilzinfektionen der Haut und Schleimhäute	512
Stoffwechselerkrankungen, angeborene	515
Strumen bei Kindern und Jugendlichen	520
Tonsillitis, akute	525
Toxoplasmose (Teil 1)	
Ullrich-Turner-Syndrom	530
Urtikaria, Angioödem	533